예방과 완치를 위한

비만·군살 클리닉

황 종 찬 박사 지음
보건학박사·전서울대교수

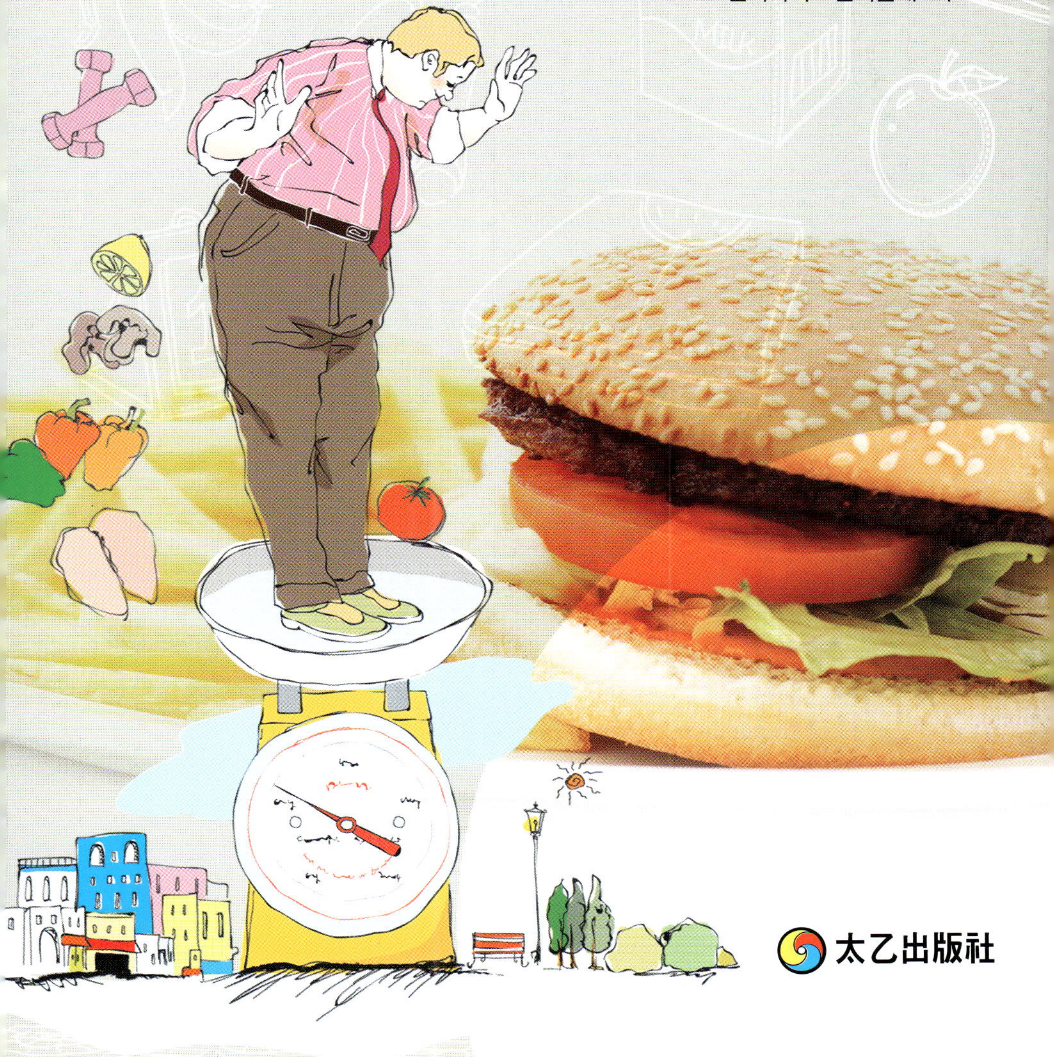

太乙出版社

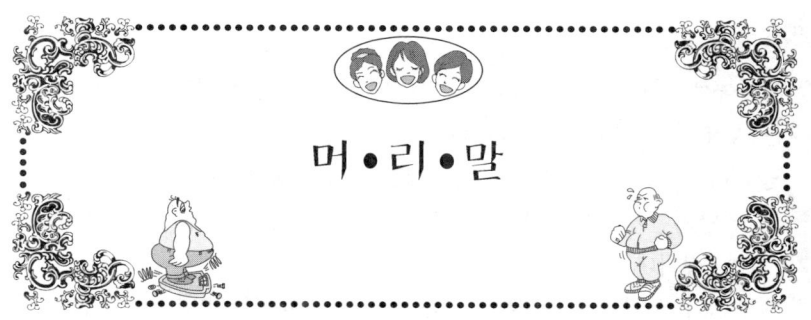

머·리·말

    몇해 전 한 출판사의 요청에 의해 「스피트 다이어트」라는 졸저를 출간한 일이 있었다. 그때 수많은 독자들이 애독하고 전화로 혹은 서신으로 많은 궁금증을 문의해 왔다. 또한 시중 서점가를 둘러 보았는데 역시 숱한 다이어트 방법에 대한 서적들이 많이 쏟아져 나와 있는 것을 보면서 그 관심의 대상에 놀라지 않을 수 없었다.
    그러나 비만의 치료 원리는 한 가지임에도 불구하고 독자들은 여전히 이것저것 좋다고 하는 다이어트 방법에 현혹되어 속전속결로 살빼기 방법에만 신경을 쓰고 있다. 그래서 여러 다이어트 책들이 날개돋힌 듯 팔려 나가는 것이 아닌가 싶다. 하지만 성공률보다는 실패율이 더 많은데, 새로운 방식이 나왔다고 하면 살빼기 위해 무작정 따라하는데 문제가 있다.
    문제는 '간편하게 살을 빼겠다'고 하는 것이다. 그러나 유감스러운 일이지만 아직 그와 같은 방법은 없다고 할 수 있다. 설사 있다 하더라도 과연 그 방법들이 신체에 안전하고 확실한가는 의문시 될 것이다.
    원래 살이 찐 비만은 하루 이틀에 생기는 것이 아니고 점진적으로

머리말

신체기능에 나타나는 증세로서, 한마디로 지나친 영양과다에 의한 호르몬 부조화로 생기는 증세이다.
 당연히 치료에 있어서도 많은 시간이 필요하게 된다. 그럼에도 불구하고 단기간에 살을 빼려는 조급증이 생겨나는 욕심, 여기에 문제가 있는 것이다.
 대부분의 사람들은 비만을 처음에는 단순히 '살쪘다'는 생각만 하다 이것이 정도를 넘어 비만이 되면 건강의 적신호임에도 불구하고 단기의 다이어트 방법으로 살을 빼려고만 한다. 즉 '살이 쪄 있으니 빼기만 하면 된다'는 잘못된 생각이 더 큰 오류를 범하고 만다.
 살이 쪘다고 하는 것은 내부의 신체 기능에 고장이 생겨 나타난 증상이다. 이 고장을 정상으로 회복시키지 않고 각종 좋다고 하는 다이어트에만 도전하면 결국 실패하기 마련이다.
 원래 비만이란 공급과 소모의 수치가 균형이 이루어지지 않았을때 나타나는 증상이다. 그러므로 치료과정은 이 과정을 정상 회복해 주는 것이 가장 안전한 살빼기 방법이 되는 것이다. 그럼에도 불구하고 대다수가 급한 나머지 내부 기능의 고장 따위는 살피지 않고 그저 다이어트로 살만 빼려하고 있다. 이러한 생각의 착오로 말미암아 감량에 실패하게 되는 것이다.
 흔히 불가에서 행복의 근원을 물었을 때 '일체유심조(一切唯心造)'라는 한마디의 말로 집약을 하는데, 다이어트 방법을 집약해 말한다면 '건강체로 돌아가면 살이 빠진다'는 말로 요약할 수 있다. 이것이 가장 실수 없는 안전한 살빼기 방법인 것이다.
 '식사량을 조절하라', '운동을 하라'고 하는 말은 먹어서 영양을 공급해 체질을 유지하고 운동을 하면서 칼로리를 소모시켜 건강을 유지하라는 것이다. 그런데 편식을 하거나 과식을 하고 움직이기를 극도로 싫어하면 신체의 균형이 깨지면서 어느 한쪽으로 기울어지게 된다. 이것이 비만의 결과인 것이다.
 그러므로 안전한 다이어트를 성공하고자 하면 '살을 찌게한 고장난 기능'을 고쳐주면 된다. 쉽게 말하면 체질 개선이다. 이 때문에 어느 전문가에 가서 물어 보아도 한결같이 신체회복에 중점을 두라고 한다. 그러나 대부분 이런 말들은 그냥 흘려버리고 우선 다이어트에만 치중하고 만다.

건강하고 날렵한 아름다운 몸매를 가지고자 한다면 먹은 만큼 소비하는 원칙부터 지켜야 한다. 운동(소모) 없이 살만 빼려 한다면 당연히 무리가 따르고 결국 몸만 망가지게 된다. 그러므로 일시에 좋다는 약으로 다이어트 하겠다는 생각은 잘못이다. 건강한 신체를 만든다면 저절로 살은 빠지게 되어 있다.

왜 살빼는 약으로 몇 kg씩 빼지 못하게 하는가 하면, 갑자기 감량한 빈자리를 식사량으로 채우니 자연히 살이 다시 찔 수 밖에 없기 때문이다. 살을 빼고 먹고, 먹고 빼고 이렇게 반복을 하다보면 살빼기가 아니라 건강만 잃게 된다. 이점을 염두에 두고 식사량을 줄여 먹은 만큼은 무슨 수를 써서라도 땀으로 혹은 배설로 칼로리를 소모시켜야 한다.

만약 운동이 힘들다면 먹는 것이라도 소식해야 한다. 또한 굶으면서 살을 빼거나 약만 먹고 살을 빼는 것도 잘못이다. 적당히 먹고 적당한 운동이 이루어질 때 건강은 정상적으로 돌아온다. 아무리 바빠도 하루 단 30분~1시간이라도 운동을 하는 것이 건강을 회복하는 지름길이기 때문이다.

위에서 언급했듯이 대중요법으로 살은 뺄 수는 있으나 그것은 안전하지 못하고, 원인요법을 취해서(기능을 회복시키는) 살을 뺀다면 그 이상 더 바랄 일은 없을 것이다.

이 책에는 '비만이 생기는 원인'에서부터 '각종 살빼는 방법'에 이르기까지 자세히 설명해 놓았다. 그러나 다시 한번 언급하지만 몸에 맞게 먹는 습관과 적당한 운동으로 몸을 관리한다면 다이어트 요법 같은 것은 필요가 없을 것이다. 건강하고 날씬한 몸매가 저절로 되기 때문이다.

머 리 말

　끝으로 다이어트 방법에 대한 궁금증에 많은 서신을 주신 독자 여러분들에게 지금에야 답장을 올리는 심정으로 늦게나마 이 한 권의 책을 내놓게 되었으니 많은 도움이 되었으며 하는 심정 간절하다.

2000년 7월

서울 청량리 홍능 寒爐書室에서
저 자

글 · 싣 · 는 · 순 · 서

머리말 — 5

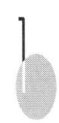

비만이란 무엇인가?
1. 비만증 — 16
2. 비만의 분류 — 18
3. 당뇨병과의 관계 — 20
4. 비만증의 원인은 어디에서 오나? — 22
5. 비만 측정 방법 — 39

인체라고 하는 기계
1. 수도꼭지와 탱크로 비유 — 52
2. 지방은 물에 뜬다. — 55
3. 과체중과 비만 — 59
4. 비대증과 야윈 몸 — 63
5. 어린이 비만 — 67
6. 중년들어 더 뚱뚱해졌다. — 70
7. 균형을 잡는 BH식사요법 — 73

글 · 싣 · 는 · 순 · 서

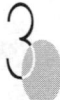

체중 조절은 어떻게 하면 좋을까?
1. 이상인인 체중은 운동으로 — 76
2. 체중 초과의 위험을 항상 경계 — 77
3. 이상적 체중이란? — 79
4. 왜 뚱뚱한 사람이 생길까? — 80
5. 체중감소의 가치는? — 83
6. 체중 증가를 위해서는? — 85
7. 체중 증가의 치료법 — 87

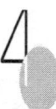

어떻게 해야 살이 빠지는가?
1. 음식물 감량이 급선무 — 90
2. 올바른 다이어트 요령 — 94
3. 다이어트를 위한 강한 동기부여 — 99
4. 산성체질을 개선하라 — 102
5. 살을 빼는 방법 — 109

약으로 살을 뺄 수 있을까?
1. 살 빼는 약의 효험은? — 122
2. 식사요법 — 126
3. 모델링 요법 — 135
4. 모델링법 성공의 4가지 포인트 — 154
5. 보조식품을 사용하라 — 158

글 · 싣 · 는 · 순 · 서

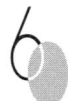

한방에서는 비만을 어떻게 보고 있나
1. 한방과 비만 — 170
2. 증상과 경과 그리고 합병증 — 171
3. 한방의 치료 — 173
4. 한방 살빼기 — 174
5. 비만 치료를 위한 한방약 — 179

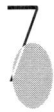

민간요법으로 살 빼는 약
1. 당근흑초 다이어트 — 201
2. 동아죽 다이어트 — 206
3. 잡곡밥 다이어트 — 209
4. 사과식초 다이어트 — 220
5. 한천젤리 다이어트 — 228
6. 바나나 다이어트 — 237
7. 생강홍차 다이어트 — 244
8. 알로에주스 다이어트 — 251
9. 식초양파 다이어트 — 261
10. 정력 왕성 마늘 다이어트 — 270
11. 해초 다이어트 — 280
12. 체지방 격감 해당화 다이어트 — 286
13. 팥죽 다이어트 — 292
14. 다이어트, 좋고 나쁜 식품 — 296
15. 다이어트를 위한 5가지 지침 — 301

비만 예방을 위한 운동
1. 운동은 반드시 해야 하는가?—306
2. 운동, 그 의미를 알고 시작하자—309
3. 운동은 어떤 방법으로 해야 하나?—322
4. 운동은 언제 시작하나?—329
5. 여러 운동을 꾸준하게 지속적으로—333
6. 손쉽게 할 수 있는 운동—336
7. 실내에서 할 수 있는 운동은?—348
8. 비만인을 위한 운동처방—356
9. 사소한 동작에도 힘을 주면 운동이다—361

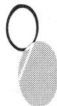

실전 다이어트 운동 치료
1. 먹으면서 다이어트하기—368
   1) 하루 한 끼는 마음껏 먹는다—368
   2) 몸을 따뜻하게 해서 살빼는 특별요리—370
2. 몸을 움직여 다이어트하기—372
   1) 유연체조로 충분히 땀을 흘린다—372
   2) 근육을 원기있게 하여 지방을 뺀다—379
   3) 지구력을 붙여서 지방을 연소시킨다—384
3. 운동 치료와 다이어트—387
   1) 다이어트를 위한 스케줄 관리—387
   2) 군더더기 지방이 붙기 쉬운 곳—390
4. 부위별 다이어트—393
   1) 배의 군살을 뺀다—393

글 · 싣 · 는 · 순 · 서

2) 허리를 꽉 조이게 하는 마사지 — 396
3) 허벅지를 가늘게 하고 각선미를 만든다 — 393
4) 허벅지를 가늘게 하는 마사지 — 393
5) 엉덩이의 늘어짐을 없애고 보기 좋게 들어 올린다 — 405
6) 히프 업(hip up) 마사지 — 408
7) 두 팔을 가늘게 한다 — 411
8) 팔을 호리호리하고 홀쭉하게 하는 마사지 — 414
9) 볼의 군살을 제거하고 얼굴을 호리호리하게 보여준다 — 417
10) 이중턱을 제거하고, 얼굴 피부를 팽팽하게 한다 — 393
11) 솟아오른 어깨의 지방을 깨끗이 제거한다 — 423
12) 등의 늘어짐을 제거하고 날씬한 선으로 — 426
13) 손가락을 가늘고 부드럽게 한다 — 429
14) 굵직한 목을 날씬하고 가늘게 한다 — 432
15) 발목을 꽉 다잡는다 — 435
16) 날씬하고 아름다운 종아리를 만든다 — 438
17) 가슴을 들어 올려 탄력있게 만든다 — 441

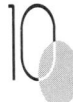

초스피드 다이어트 요법

1. 물 다이어트 요법 — 446
2. 반창고 다이어트 요법 — 465
3. 습포제 다이어트 요법 — 478
4. 링 다이어트 요법 — 480
5. 발바닥 슬리퍼 다이어트 요법 — 482
6. 지압 및 안마 다이어트 요법 — 484
7. 향기 다이어트 요법 — 487

글·싣·는·순·서

부록

1. 운동과 지도 — 498
2. 휴양과 지도 — 507
3. 처방 열량에 따른 식품군 단위 — 512
4. 식품중 콜레스테롤 함량 — 548

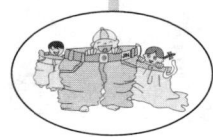

제 1 장
비만이란 무엇인가?

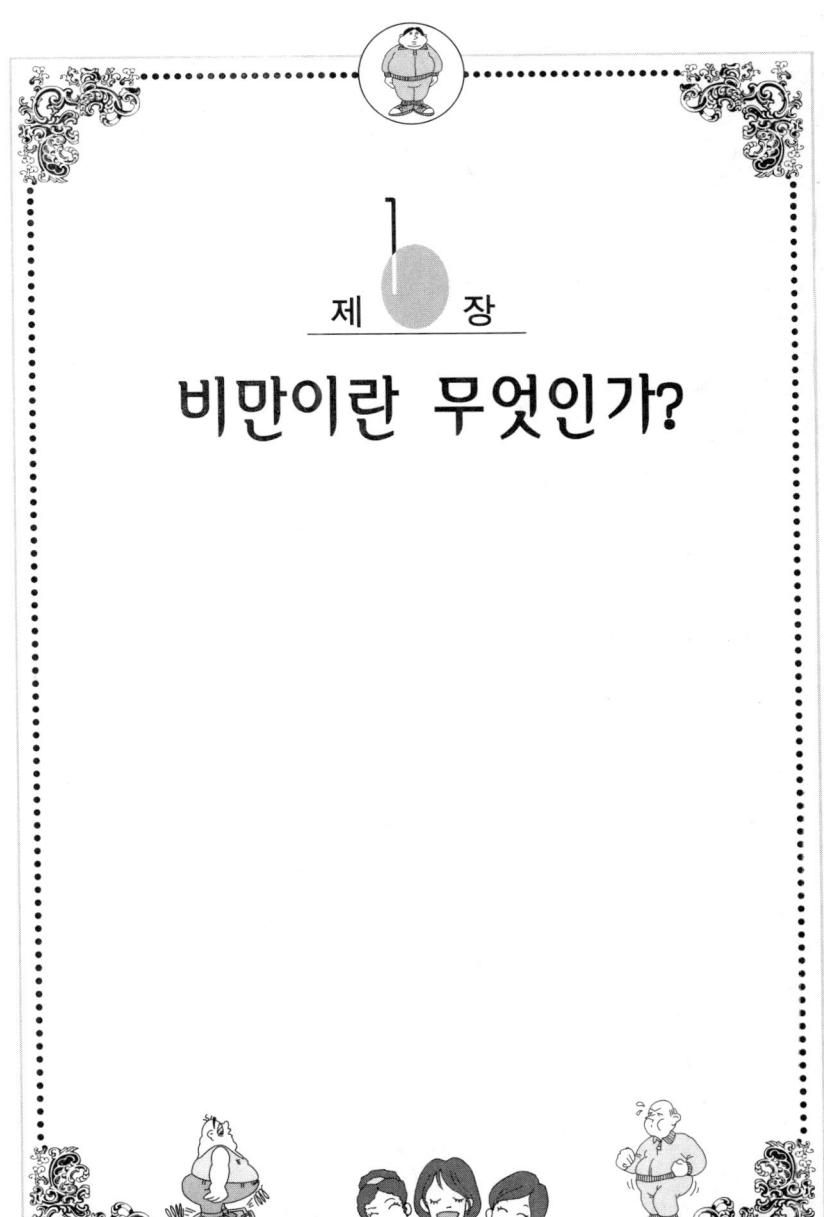

1. 비만증

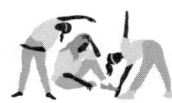 우리는 흔히 비만(肥滿)이라는 말을 자주 사용하게 된다. 그 뜻을 풀이해 보면 한마디로 '살이 찐 상태'라고 할 수 있지만 좀 더 세밀하게 말하자면, 사람의 지방조직이 과잉으로 증가된 상태를 비만증(肥滿症)이라고 한다.

보통은 표준체중과 비교해서 그보다 10~20% 이상 증가해 있는 경우를 '비만 경향'이라 하고, 20% 이상 증가되어 있는 경우를 '비만증'이라고 한다. 하지만 일부에서는 15%까지를 비만이라고 보는 견해도 있는데 그것은 학자들에 따라서 기준이 조금씩 다르기 때문이다.

$$\frac{\text{실제체중} - \text{표준체중}}{\text{신장별 표준체중}} \times 100(\%)$$

비만인가 아닌가 하는 것을 알아보는 계산 방법은 보통 위와 같이 환산한다(신장별 표준체중은 40쪽 참조). 하지만 무엇을 표준체중이라고 하는가에 있어서는 학문적으로 여러 가지 이론이 분분하다. 그

가운데 가장 많이 사용되는 것은 [신장(cm) - 100]을 표준체중으로 보는 방법이다.

그러나 이 측정 방법은 가장 적당한 표준이라고 생각되는 체중에 비해서 조금 높은 값(値)을 나타내고, 특히 신장이 클수록 그 차이는 크다고 볼 수 있다. 그러므로 여기에서는 국가에서 정한 표준신장 체중표를 기준으로 삼는 것이 타당할 것 같다. 더구나 비만이란 지방조직의 증가로 발생한 것이므로 운동선수나 근육을 많이 사용하는 노동자처럼 근육이 발달한 사람들을 비만이라고 할 수는 없기 때문이다.

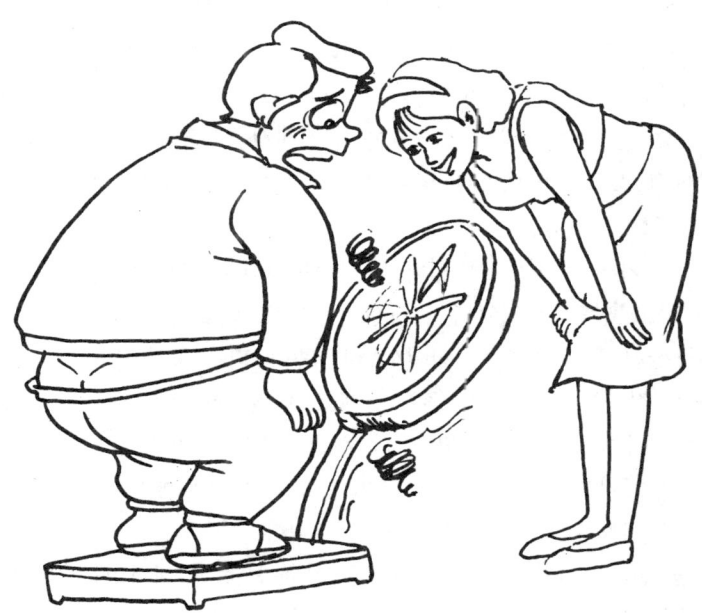

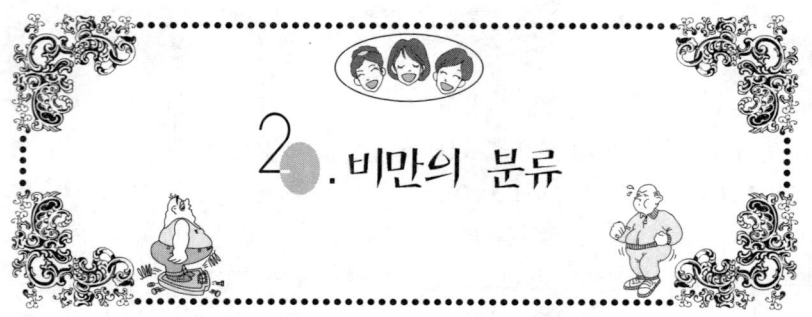

2. 비만의 분류

첫째, '단순성 비만'과 '대사성 비만'을 들 수 있다.

'단순성 비만증'은 대개 과식(過食)에 의해서 일어난다고 단정할 수 있을 것이다. 이 과식에서 생겨난 비만은 감식요법(減食療法)으로 치료할 수 있다. 그러나 이와는 달리 '대사성 비만증'은 지방조직 그 자체의 신진대사 기구에 이상이 있어서 생겨난다고 볼 수 있으므로 일반적인 감식요법을 사용한다해도 체중은 줄지 않는 것이다.

둘째, '2차성 비만증'이 있다. '2차성 비만증'이라고 함은 내분비 질환을 두고 말하는 것인데 갑상선기능저하, 인슐린분비과다증, 부신피질기능항진 등이 원인이 되어서 비만증이 되는 경우이다.

내분비 질환에 의한 비만증은 전체로 보면 5% 이하이므로 그렇게 많다고 할 수는 없다. 그리고 뇌의 시상하부의 상해로 인한 것은 거의 없다고 보아도 좋을 것이다. 그러므로 좁은 의미에서 보면 뚜렷한 원인질환을 알 수 없는 것을 말하는 것이다.

비만증 환자에 대해 통계를 내놓은 자료를 보면 재미있는 것이 있다. 그것은 뚱뚱한 비만자 중에는 결핵 환자와 자살자가 드물다는 사

사실이다. 그러나 비만자는 그 과잉된 지방조직에 의해서 신체에 이중부담을 안겨주기 때문에 건강상태는 좋지 않다. 그 하나는 육체적인 작업량의 증가이고, 다른 하나는 지방 조직의 대사를 유지시켜 주는 영양소의 문제, 즉 산소 또는 혈류의 대사량 증가이다.

비만자의 건강상태를 검사해 보면 혈당치의 상승과 내당(耐糖)능력의 저하, 혈청의 콜레스테롤 증가, 부신피질호르몬 증가, 성장호르몬 감소 등의 증세를 나타내고 있다. 따라서 정상적인 사람보다 비만자는 병에 걸리기 쉽고 특히 합병증이 일어날 확률이 매우 높다.

서양속담에 '허리띠가 길어질수록 수명은 짧아진다'라는 말이 있다. 이 말은 비만이 수명까지도 단축시킨다는 뜻이므로, 흔히 여성들이 예쁘게 보이기 위해 뚱뚱해지는 것을 싫어하는 것 이상으로 비만이 건강에 나쁘다는 사실을 반드시 기억해야 할 것이다.

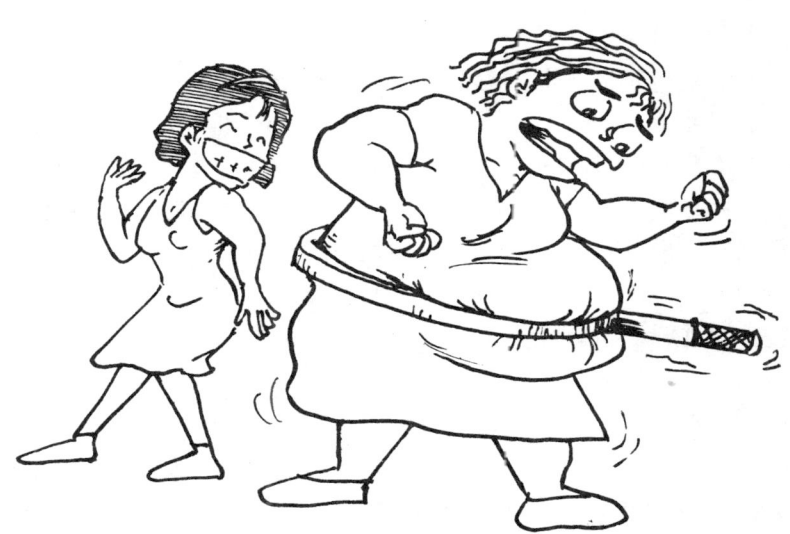

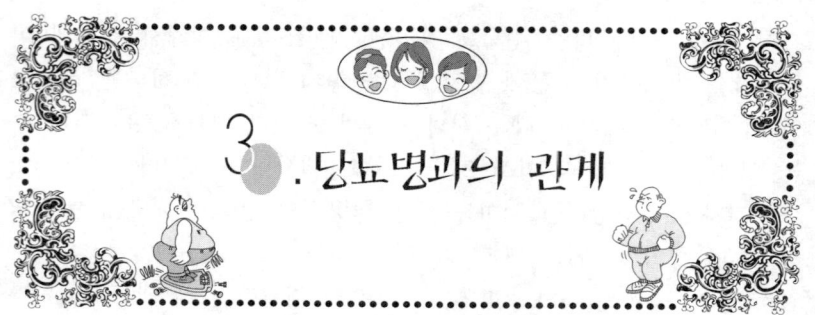

3. 당뇨병과의 관계

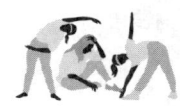 표준체중인 당뇨병 환자에 비해서 5~14% 비만인 당뇨병 환자의 사망률은 2배이다. 15~24% 비만인 당뇨병 환자는 4배, 25% 이상은 10배라고 알려져 있다. 예로부터 이 비만증은 당뇨병의 큰 원인으로 알려져 있다. 따라서 살이 찐 당뇨병 환자는 살을 빼는 것만으로 당뇨를 경감시킬 수가 있다고 한다.

환자의 75%가 체중의 감소만으로 당뇨병에 견딜 수 있는 능력이 거의 정상적인 사람과 같게 된다. 비만자의 전부가 꼭 당뇨병에 걸린다고 말할 수는 없지만 비만자에게서 흔히 볼 수 있는 당 대사의 이상은 비만의 정도나 지속기간, 연령 등에는 관계가 없으며 체중을 줄이기만 하면 90% 이상의 환자는 비교적 잘 지낼 수 있다.

당뇨병은 위에서도 잠깐 언급하였거니와 대부분 뚱뚱한 사람에게 주로 걸리는데 이 당뇨병의 발생 원인이 대개 유전적이라고 한다면 비만도 역시 유전적 소인이라고 할 수 있겠다. 다시 말하면 유전이 비만을 만든다는 것이다. 예를 들면, 양친인 부모가 비만일 때 그 자녀도 비만일 가능성이 70~80%에 달한다. 반대로 부모가 날씬하면 자녀 역시 비만률이 훨씬 많이 떨어지므로 유전적 경향이 분명하다는 것을 알 수 있다. 그래서 당뇨병의 원인으로 비만증이 중요한 요인이 되는 것이다.

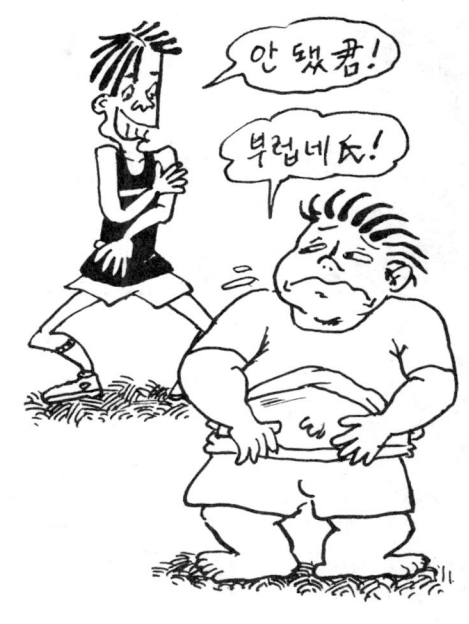

100명의 당뇨병 환자를 보면 이중 80명은 비만이다. 이것만 보아도 비만이 당뇨병의 원인이 된다는 사실을 알 수 있다. 그래서 당뇨병 환자가 체중을 줄이면 혈당이 정상화되어 당뇨병의 상태도 그만큼 호전된다고 할 수 있다. 그 이유는 비만이 있으면 '인슐린'이 비록 생산된다 하더라도 그 기능이 제대로 작용을 하지 못하기 때문이다 (인슐린 저항성 때문에). 다시 말하면 베타세포가 인슐린을 충분히 만들어 음식으로 먹은 칼로리를 저장하거나 아니면 이용하는 것을 도우려 해도 잘 되지 않는 것이다.

비만증이 오래 지속되면 인체에 필요한 많은 양의 인슐린을 췌장(膵臟)에 충분히 공급을 하지 못하는 상태가 된다. 그러므로 상대적으로 인슐린 결핍상태에 처하게 되어 자연 당뇨병적 상태가 된다는 것이다. 그러므로 뚱뚱해지는 것만큼 당뇨병에 걸릴 확률이 높아진다 해도 틀린 말은 아닐 것이다.

이렇게 볼때 최근 소아들에게서도 많이 나타나는 소아당뇨는 췌장에 인슐린 공급이 잘못되어 생긴 것이 분명하다고 할 수가 있다. 이것은 직접적으로 비만과 깊은 연관이 있다는 것이다.

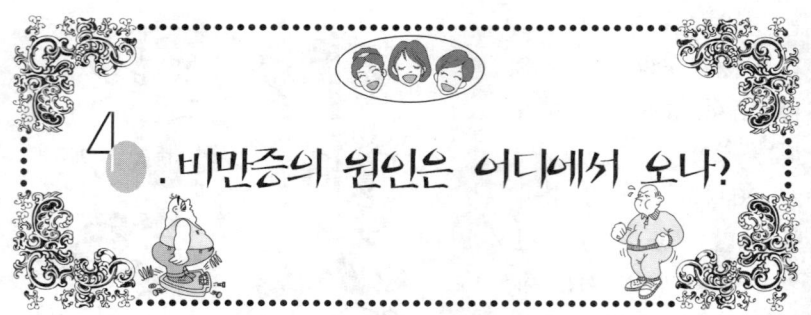

4. 비만증의 원인은 어디에서 오나?

과식과 운동부족에서 온다.

살이 찐 사람의 대부분은 표준 칼로리 이상을 먹고 있는 사람이라고 많은 학자들이 단언하고 있다. 특히 많이 먹기 쉬운 밥 또는 국수(면종류), 빵 등 주로 당질이 많이 들어 있는 식사를 하는 사람일수록 살찔 확률도 높다고 할 수 있다.

우리는 음식을 먹음으로써 에너지원을 비축하게 되고, 이것은 운동(소모)을 통해 소비되는 것인데, 먹는 양은 많고 운동량은 적으면 남는 칼로리는 결국 피하지방(皮下脂肪)으로 축적되고 그것이 바로 살이 찌는 원인이 되는 것이다.

조금밖에 먹지 않는데도 살이 찌는 것은 체질 때문이라 생각하고 체념

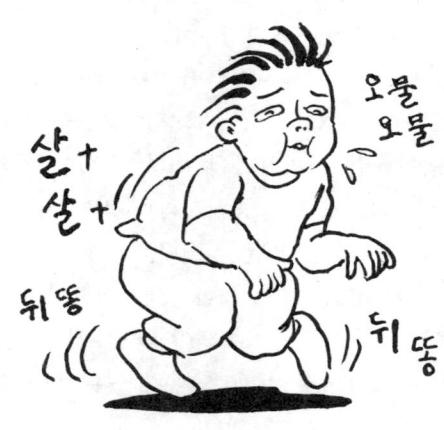

하기 이전에, 우리는 각자의 식습관을 한 번 반성해 볼 필요가 있다. 하루 세끼 밥을 먹지 않으면 직성이 풀리지 않는 사람이 있는가 하면, 가족의 식성 때문에 요리할 때 설탕을 주로 많이 넣어 요리를 하거나, 또는 단백질이 많은 육류를 좋아하는 사람도 있고 그뿐만 아니라 아이들이 과자나 사탕 같은 것을 좋아해서 언제나 빠뜨리지 않고 군것질을 하는 사람이 있다면 어떻게 될 것인가?

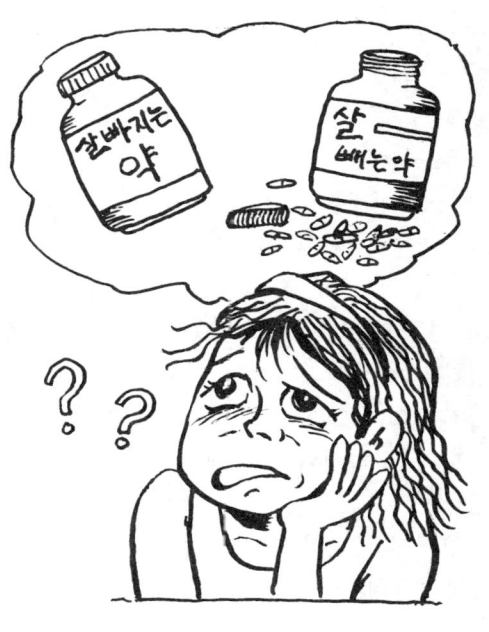

　두말할 것 없이 이와 같은 습관은 날이 갈수록 뚱뚱해지는 원인이 되는 것이다. 당질(糖質)은 우리가 의식하지 못하는 사이에 많은 양을 먹을 수 있기 때문이다.

　비만이라 할 만큼 뚱뚱한 체격을 가진 사람 중 특히 젊은 여성들은 외관상 날씬해지기를 바라는 마음에서 약국이나 병원을 찾아가 '살 빼는 특효약'을 찾는 경우가 많은 것을 볼 수 있다. 그러나 솔직히 말하지만 특효약이라고 할 만한 살 빼는 약은 없다. 신문이나 TV광고를 보면 별별 약이 다 '살 빼는 약'이라고 현혹하고 있다. 그러나 과연 기사나 광고대로 될지, 몇 %나 효과를 볼지는 의문이다. 그러니까 이것은 한 마디로 과대광고라고 할 수 있다.

　필자는 기본적으로 우선 '식사표'를 적어보라고 하고 싶다. '식사표'를 보면 자신이 어떻게 먹고 있는가를 확인할 수 있기 때문이다.

대부분의 사람들은 스스로 이미 감식요법을 하고 있으나 여전히 체중이 줄지 않는다고 탄식하고 있다. 그런 사람들의 '식사표'를 보면 대부분 먹는 양은 그리 많지 않아도 그 내용이 주로 당질이 많은 식품을 즐겨 먹는다는 것을 알 수 있다. 거기다가 편식을 하는 것이다.

어떤 여성은 하루에 우동 한 그릇과 커피 한 잔만 마신다고 말한다. 그리고 빠짐없이 케이크 한 조각씩을 먹고 있다고 한다. 그런데도 여전히 살이 빠지지 않는다고 탄식을 하고 있다. 그러나 이상에서도 설명한 바와 같이 당분이 많이 들어 있는 우동, 커피를 마시면서 첨가되는 설탕, 그리고 케이크 등 당질이 풍부한 지방(脂肪)요소만 섭취하고 있으니 어찌 살이 찌지 않을 수 있을까?

다시 말하거니와 문제는 당질에 있다는 것을 분명히 알아두어야 한다.

그러면 여기서 어느 지방대학 기숙사에서 생활하는 어느 여학생이 필자에게 보내온 서신을 통해 무엇이 이 학생으로 하여금 비만증이 되게 하였는가를 알아보기로 하자.

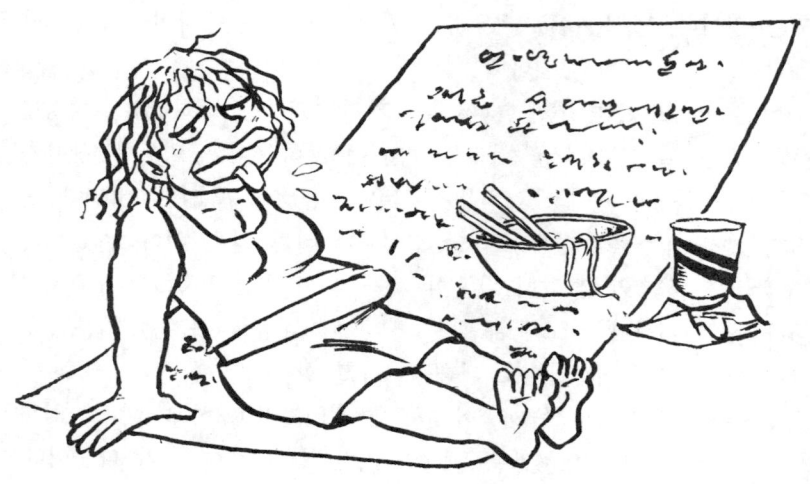

안녕하세요. 선생님!

저는 살 때문에 무척 고민하는 여대생입니다. 제 친구가 우연한 기회에 선물을 받은 것이 선생님이 집필하신 다이어트 책이었습니다. 책을 읽으면서 "정말 살이 빠질까?" 하는 생각에 한동안 잠겨 있었습니다. 그러나 이대로 더 이상 망설여서는 안된다는 생각에 염치 불구하고 생면부지의 선생님께 글을 쓰기로 한 것입니다.

선생님! 저는 키가 163cm이고, 몸무게는 68kg입니다. 평소 음식은 짜고 매운 것을 좋아하고 잠을 많이 자는 편입니다. 지금 기숙사에 혼자 들어와 있어서 밤에는 무언가 먹을 때가 자주 있습니다. 껌을 자주 씹고 '초코파이'와 '빵'을 즐겨 먹습니다. 특히 저는 중학교 때부터 라면 먹기를 좋아해서 이렇게 살이 찐 것 같습니다. 거의 매일 밤 먹었으니까요. 중학생 시절에는 키도 크고 체격이 마른 편이었습니다. 그런데 3,4년 사이에 이렇게 뚱뚱보가 되어 버리고 말았습니다. 제 생각에는 라면이 저를 이렇게 만들어 놓은 것 같습니다.

저는 한 마디로 전체적인 비만이라고 할 수가 있습니다. 머리부터 발까지 말입니다. 정말 답답하고 죽고만 싶습니다. 저의 표준체중은 57.3kg입니다. 욕심 같으나 저는 이 체중보다 적은 55kg 정도 되었으면 좋겠다고 생각하고 있습니다. 선생님 이것이 가능할까요? 무려 13kg이나 감량을 해야 하는데 힘들까요? 조금씩이라도 감량이 되었으면 좋겠습니다. 선생님의 충고와 협력이 절대 필요합니다.

저는 지금 뚱뚱하고 비만이라고 해서 의기소침하지는 않습니다. 성격이 다소 밝은 편이어서 학교생활에 그리 큰 지장은 없습니다. 그러나 이런 상태로 대학 생활을 계속하고 싶지는 않습니다.

뚱뚱해서 그런지 다른 친구들보다 힘든 것이 많이 있습니다. 한마디로 운동이 싫은 것입니다(달리기, 계단 오르내리기, 오래 걷기 같은 것). 선생님 전 저의 다른 모습을 바라고 있습니다. 날씬하고 가벼워질 내 모습을 생각하면 벌써 기분이 좋아져서 날아갈 것 같습니다. 도와주시겠지요? 믿습니다. 빠른 시일 내에 답신을 기다리겠습니다.

199×년 5월 25일 청주에서 선희 올림

 이 글을 읽으면서 이 학생의 '식사표'를 과연 어떨까 하는 생각을 했다. 예전에는 저녁마다 라면을 즐겨 먹지 않은 날이 없었다고 하고 근래 기숙사에서는 초코파이며 빵을 즐겨 먹는다고 했다.
 라면에 기름류 그리고 면(麵), 초코파이, 빵 등은 당질(糖質)의 1인자라고 할 수 있다. 매일같이 이렇게 먹고 있다면 이것만으로 칼로리는 충분하고도 남을 것이다. 그럼에도 불구하고 밥까지 곁들일 것이니 어떻게 될지는 뻔한 일이다. 더구나 운동은 하지 않고 잠을 많이 잔다고 했으니 비만이 오는 것은 물론이고 몸이 무겁고 둔하기 때문에 움직임이 고통스러운 것은 당연하다고 하겠다.
 비만(肥滿), 이것은 대부분 칼로리의 과잉(過剩)에서 오는 것이라고 전문가들은 한결같이 입을 모으고 있다. 그러나 이 학생의 경우 이미 뚱뚱해져서 자신이 고백한 것처럼 달리기나 계단 오르내리기, 그리고 오래 걷기 같은 것은 싫다고 하였으니 어떻게 에너지 소비를 하면 좋을지 모르겠다. 이 경우 에너지 소비가 없는 것이 바로 문제인 것이다.

유전적(遺傳的) 문제가 있다.

 자식은 부모의 체질을 닮는다는 말이 있기 때문에 의사들은 가족력(家族歷)에 대단한 관심을 가지기 마련이다. 그래서 의사의 의무일지 카드에 만든 것이 '가족력'이라는 난(欄)이다. 이것은 환자의 체질이 유전적이 아닐까 해서이다.
 비만에도 역시 유전성이라는 것이 있다. 부모 중 아버지나 어머니 한 분이 뚱뚱보라고 하면 다른 한쪽이 정상일 때 자녀의 반수는 뚱뚱보임을 볼 수 있다. 부모가 양쪽 다 뚱뚱보일 때는 자녀의 2/3 이상이 뚱뚱보가 된다고 통계에 의해서 알려져 있다. 뿐만 아니라 비만증 아이들의 80%는 부모 중 적어도 한 사람이 뚱뚱보이고, 20%는 부모가 다 뚱뚱보이며, 부모가 정상 체중인 경우에는 그 자녀의 9% 정도가 뚱뚱보임을 통계적으로 밝히고 있다.

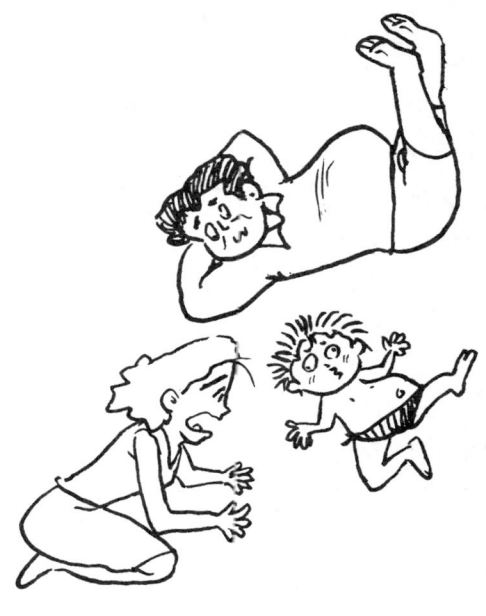

그러나 이러한 통계만으로 어디까지가 유전이고 어디까지가 부모의 식습관에서 받은 영향인가를 판단하기는 어려운 일이다. 쌍생아(雙生兒)를 두고 연구한 바에 의하면 역시 유전성이라는 사실이 입증되기는 하지만 생후의 생활 환경과 식사 습관의 영향이 훨씬 더 크다는 사실을 알 수 있다. 말하자면 위의 여학생이 보낸 편지와 같이 중학시절 때부터 밤마다 라면을 즐겨 먹었다는 식사 습관이 비만을 만든 원인이 되었다고 할 수 있을 것이다.

식사의 습관은 대부분 어려서부터 길들여지는 것으로서 비만의 약 1/3이 어릴 때부터 벌써 시작된 것이라고 할 수 있다. 여기에 인자(因子)라는 것이 있는데, 하나는 정신적 인자이고 또 하나는 생리적·외인적 인자라고 말한다.

첫번째는 정신적 인자로, 식욕은 환경이나 맛과 냄새 그리고 외관 등에 의하여 크게 영향을 받는다는 사실을 누구나 경험에서 느낄 수 있을 것이다. 그러나 좀더 다른 입장에서 본다면 과식에 의한 비만증의 원인으로 정신적 인자(精神的因子)가 중요한 역할을 하고 있다는 것을 알 수 있다.

어린이의 비만 중 어떤 경우는 부모의 욕구불만이 엉뚱한 방향으로 돌려져 자식들을 지나치게 사랑하여 많이 먹이게 된다는 것이다. 이것은 지나치게 먹임으로써 부모 자신이 만족감을 얻으려는 심리 때문이라고 한다.

또한 성인의 경우에는 정신적 좌절감이나 고독감에서 벗어나기 위해 지나치게 먹는 경우가 있다. 일반적으로 슬플 때는 식욕이 감퇴되는 것이 보통이지만 뚱뚱한 사람은 오히려 식욕이 왕성해지는 경우도 없지 않다. 그뿐만 아니라 불면증인 경우에 아침이나 낮에는 식욕이 나지 않다가 저녁이 되면 왠지 식욕이 왕성해지는 경우도 있는데 이러한 정신적 인자가 요인이 되는 것이다.

두번째는 생리적 또는 외인적 원인이 된다. 실직하거나 갑자기 한가로워질 때, 환경은 바뀌었으나 식생활 습관은 그대로 남아서 과식을 하게 되는 경우가 많다. 기초대사량(基礎代謝量)은 연령과 더불어 서서히 감소되지만 사람들의 식사량은 그와 같이 줄지 않는다. 또한 전화나 자동차 보급 등으로 육체 활동이 줄어들었는데도 식사량은 줄이지 않는 것이다. 스포츠도 실제로 행하는 사람보다 구경하는 사람이 많아지고 있다.

중년기 이후가 되면 휴식을 취하는 시간이 많아지고 또 심장병이나 아니면 관절염 같은 질병이 많아진다. 이러한 질환으로 육체적 활동이 현저하게 줄어들고 에너지의 필요량이 현저하게 감소되는데도 식사량은 줄이려고 하지 않는다.

이와 같이 과식이나 비만의 원인이 되는 생리적 및 외인적 인자는 우리가 흔히 볼 수 있다. 결국 살이 찌는 악순환(惡循環)에 빠지는 것이다. 중요한 것은 에너지의 섭취량을 줄여야 한다는 것이다. 그러나 단백질이나 비타민, 광물질 등이 부족하지 않도록 주의해야 한다.

자, 여기서 올해 중학교 3년생의 편지를 살펴보기로 하자.

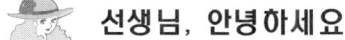 **선생님, 안녕하세요.**

선생님의 저서를 읽고 이렇게 편지를 띄웁니다. 저는 155cm의 작은 키에 62kg의 어마어마한 몸무게 때문에 고민하는 중학교 3학년 소녀입니다.

굶어도 보고 운동도 해보았지만 모두 실패를 해서 이렇게 선생님께 편지를 띄우게 되었습니다. 사실 이 편지를 보내기가 그리 쉽지는 않았습니다. "뚱뚱한 게 뭐 자랑이라고…"하는 생각 때문이었습니다. 하지만 선생님께서는 꼭 제 고민을 해결해 주실 거라고 믿고 용기를 내서 이렇게 펜을 든 것입니다.

저는 항상 친구들에게 놀림을 받고, 날씬한 몸매에 예쁜 옷을 입고 다니는 친구들을 보면 자극을 받아서 "나도 빼야지, 꼭 빼야지!"하고 결심을 했다가도 또 마음 한구석에는 "나이가 있으니 다음에, 다음이라도 늦지 않겠지?"하다가 이제는 더 이상 망설일 수 없게 되어 버렸습니다.

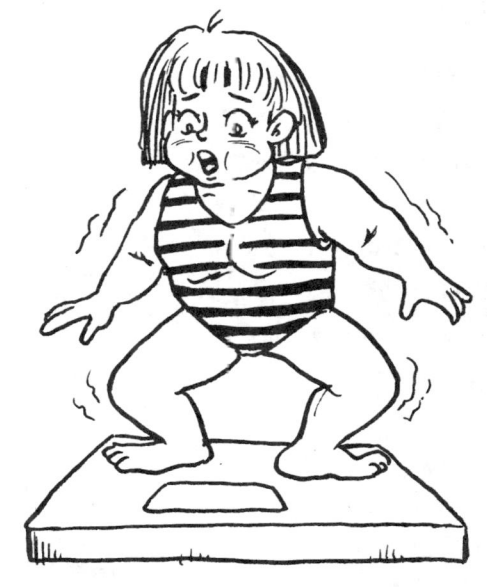

언제나 자신감보다는 두려움이 앞섰고, "뚱뚱한데 뭘 해" "뚱뚱해서~을 하면 친구들에게 욕먹을 거야"라는 생각 때문에 어떤 일도 잘 할 수가 없었어요. 이제 고등학교에 가면 날씬한 모습으로 학교에 다니면서 남자친구도 사귀고 예쁜 옷도 입어보고 학업에도 충

실하려고 결심하고 있습니다. 선생님, 그렇게 될 수 있겠지요?
　그런데 이것은 선생님께만 알려 드리는 일급 비밀인데요, 저의 식구들은 하나같이 다 뚱뚱한 비만(肥滿)입니다. 유전적인 비만은 살이 잘 빠지지 않는다고 들었는데 그 말이 사실인가요? 물론 선생님의 책에도 그런 말씀이 들어 있었습니다. 정말 어찌 했으면 좋을지 모르겠습니다.
　그리고 선생님이 말씀하신 '모델링 요법'에 대하여 상당히 궁금하거든요? 그것을 하면 몇 kg까지 뺄 수 있으며 키는 크는지요? 선생님 많은 조언(助言) 부탁 드릴께요. 꼭 살을 빼고 싶어요. 도와주세요. 그럼 이만 펜을 놓습니다. 안녕히 계세요.
199×년 3월 살빼고 싶은 소녀

이 편지 내용을 보면 독자도 한눈에 알 수 있듯이 이 소녀는 가족력이라 할 수 있는 유전적소인(遺傳的素因) 때문에 비만이 된 것을 짐작케 된다. 자신 스스로 "우리 식구들은 하나같이 뚱뚱해요"라고 말하였다. 이것이 바로 유전적 비만인 것이다.

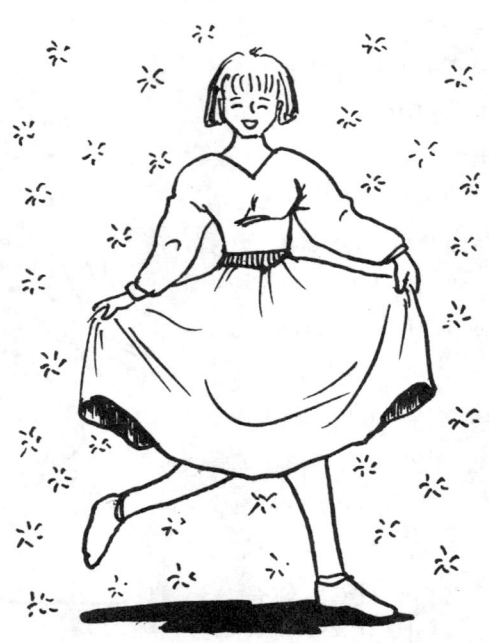

제1장 비만이란 무엇인가?

증후성(症候性), 즉 부신(副腎)질환이 문제일 수 있다.

쿠싱증후군이라고 하면 부신피질호르몬 작용에서 생기는 것이라고 할 수 있는데, 이것은 근래 가장 흔히 볼 수 있는 비만 중 하나이다. 관절염으로 오랫동안 주사를 맞았거나 혹은 약국에서 오랫동안 조제약을 먹었는데, 주사나 약을 복용할 때는 아픈 것이 씻은 듯이 사라져 그것을 장기 투약하거나 복용했더니 뚱뚱해졌다는 것이다. 이것이 바로 부신피질호르몬 이상에서 생기는 부작용에 의한 비만이라 할 수 있다. 한마디로 위험한 치료방법인 것이다.

이 증후군은 첫째 체중이 증가되고 고혈압, 내당불래성, 조모증, 무월경 그리고 다혈증 등이 포함되는데 이와 같은 치료는 즉시 중단하지 않으면 안된다. 이것은 부신이 뇌하수체의 과도한 ACTH 자극에 의해서 생겨나는 것으로서 ACTH 주사로 자극을 받았을 때 부신의 과형성(Hyperplasia)으로부터 일어난다. 이 과량의 부신피질호르몬 투여는 선종 혹은 악성종양을 불러일으킬 수도 있다. 그뿐만 아니라 지방의 몸통, 쇄골상부 경부의 뒤쪽에 축적되어 쿠싱증후군이라 하는 비만을 만드는 것이다.

특히 아동에 있어서 이 같은 증후군이 많이 나타나는데 그것은 성장이 중단되고 지방이 빠르게 축적되기 때문이다. 그러므로 '스테로이드'제는 사소한 질병에도 철저하게 전문가와 상의한 후 사용되어져야 한다.

어느 중년의 아주머니 한 분이 어깨의 신경통으로 수년 동안을 고생하다가 병원에 가서 주사를 맞은 뒤로 아픈 어깨의 통증은 사라졌으나 대신에 얼굴이 두리넓적하게 변하고 몸이 뚱뚱해져서 거동하기 어려워졌다고 호소하는 것을 본 일이 있다. 이것은 바로 부신피질호르몬 투여 때문에 생긴 부작용이다. 그래서 지금은 의사도 가능한 한 처방 하기를 꺼려하는 처방 약이기도 하다.

그 실례로 결혼을 앞둔 어느 처녀의 안타까운 사연의 글을 보기로 하겠다.

 선생님, 안녕하세요!
　　　　저는 27세의 미혼 여성입니다.

　몇 번의 망설임과 오랜 고민 끝에 이렇게 선생님께 펜을 들게 되었습니다. 남들처럼 예뻐지고 싶고 자신있게 살고 싶은 생각이 가득합니다.

　제 신장은 160cm이고 몸무게는 73kg입니다. 선생님께서도 좀 심하다는 생각이 드시겠지요. 내년 봄에 결혼을 하려고 하는데 걱정이 태산같습니다. 비대한 몸 때문에 그렇지요.

　고등학교를 졸업하고 몸에(피부-스테로이드제를 많이 사용함) 이상이 생겨 4번의 수술을 하고 4개월간의 입원 끝에 이렇게 살이 찌고 말았습니다. 저의 집 식구들은 하나같이 다들 마른 체형인데 저만 이렇게 뚱뚱하답니다. 특히 병원에 입원해 있다가 퇴원하고 난 이후로 이렇게 된 것 같습니다.

　한동안 운동도 열심히 한다고 했는데 그것도 잠시뿐, 잘 되지 않더군요. 나름대로 책도 사보고 식품에 관심을 가져 보기도 하였으나 별로 뾰족한 수가 없었습니다. 그뿐만 아니라 어떻게 해야 확실하게 살을 뺄 수 있는지 확신을 갖지 못하고 우왕좌왕하는 지경입니다.

　초등학교 4학년인 제 조카가 도서관에 갔다가 선생님이 쓰신 다이어트 책이 있어서 대출해 왔다면서 갖다 주었습니다.

　어린 조카의 눈에도 제가 너무 딱해 보였던가 봅니다. 그래서 책을 읽자마자 용기를 내어 선생님께 편지를 올리는 것입니다. 많은 조언과 좋은 말씀을 지도해 주시기 바랍니다. 그럼 안녕히 계십시오.

　　　　　　　　　　　　경북 문경에서 고민녀 지미정 올림

이 글에서 설명한 것은 4개월이나 피부병으로 병원에 입원을 한 것이다. 그후 몸이 뚱뚱해졌노라고 하였으니, 미루어 짐작컨데 아마도 병원에서 스테로이드(Corticosteroids) 제제를 많이 투여받지 않았나 싶다.

이것은 한창 왕성한 성장기 난소생리에 이상을 초래하여 조모증과 체중 증대를 가져온 것이다. 이러한 여성은 불임의 위험성도 있어서 난소절제수술(wedge resection)이 있을 수도 있다. 결국 이 경우는 부신피질호르몬 투여로 비만을 촉진한 것이라고 볼 수 있다.

운동부족에 의한 비만이 크다

누구나 다 아는 사실이지만 한마디로 비만의 원인은 운동부족에서 온다고 해도 과언이 아니다. 육체의 활동 감소는 비만 발생의 중요한 역할을 하기 때문이다. 임상실험의 하나로 쥐에게 심한 활동 제한을 하면 심한 비만이 오는 것을 볼 수 있다. 우리 인체는 식이(食餌)와 운동으로 균형을 유지하고 있다. 따라서 먹기는 많이 먹고 소모가 없다면 당연히 비만이 되는 것이다. 운동은 절대적이라고 할 수 있다.

오늘날 우리가 살고 있는 문명 사회에서 인간의 에너지 소비를 감소하는 과학적 도구는 에너지 소비를 줄이고 비만이 되는 경향을 증가시킨다. 한 임

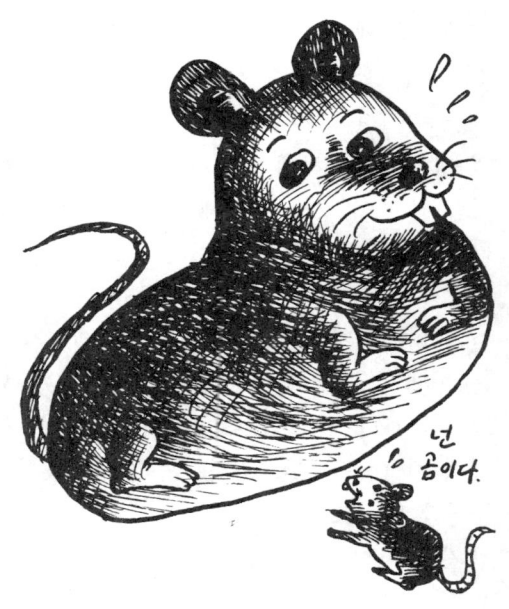

상연구에서 비만 발생 환자의 67.5%는 운동부족의 비활동성 때문이라는 통계가 있다. 또한 역학 연구에서 가장 높은 과체중을 보이는 남성은 오래 앉아서 일하는 직업을 가진 사람에게 발견된다고 한다.

　이러한 관찰은 에너지의 저장, 분포, 이용을 조절하는 시스템에서 육체적 활동 양상이 얼마나 비만과 관련이 있는가를 알 수 있는 단적인 증거라고 할 수 있다. 그러므로 운동이 비만을 탈피하는 유일한 방편이라 해도 과언이 아닐 것이다.

　그러면 여기서 현재 34세의 결혼 4년째 되는 어느 주부의 서신을 공개하고 어째서 몸무게가 늘어났는가를 생각해 보도록 하자.

안녕하세요. 선생님!

　저는 34세의 주부입니다. 결혼한 지는 만 4년이 넘었고 세 살 짜리 딸이 하나 있습니다. 몸이 자꾸 불어나는 것 같아서 감량의 필요성을 절실히 느껴 뭔가 도움 받을 자료를 찾다가 서점에서 선생님의 책을 발견하였습니다. 무엇보다 이 책을 읽으면서 느낀 확신이 있어서 어렵게 이 글을 쓰기로 마음을 먹었습니다.

　저는 결혼 전까지 살찌는 문제로 고민하는 것과는 정말 거리가 멀었습니다. 왕성하게 활동을 한 것도 사실이지만 음식도 걱정없이 먹었습니다. 키 158cm에 체중 50kg이었습니다. 그때가 가장 보기 좋았다는 생각을 합니다.

　결혼을 하고 연로하신 시어머니를 모시고 살게 되었는데 세끼 식사는 빠뜨리지 않고 했지만 결혼 전에 비해 운동이나 활동할 수 있는 기회가 전혀 없었습니다. 말하자면 가사노동만을 할뿐이었습니다. 그러다 보니 저도 모르는 사이에 체중이 늘기 시작했고 아이를 낳고는 몸이 더 불어났습니다. 현재는 57kg이니까 4년 6개월만에 7kg이 늘어난 셈이죠.

　저는 모델처럼 날씬하고 예쁜 몸매를 바라지는 않습니다. 제가 활동하기 가장 편했던 결혼 당시의 50kg 정도가 원하는 목표입니다.

동하기 가장 편했던 결혼 당시의 50kg 정도가 원하는 목표입니다. 결혼전 저는 열심히 노력하여 원하는 소망을 이루면서 늘 자신감에 차 있었지만 요즘은 우선 늘어난 체중이 가장 큰 장애가 되어 버렸습니다.

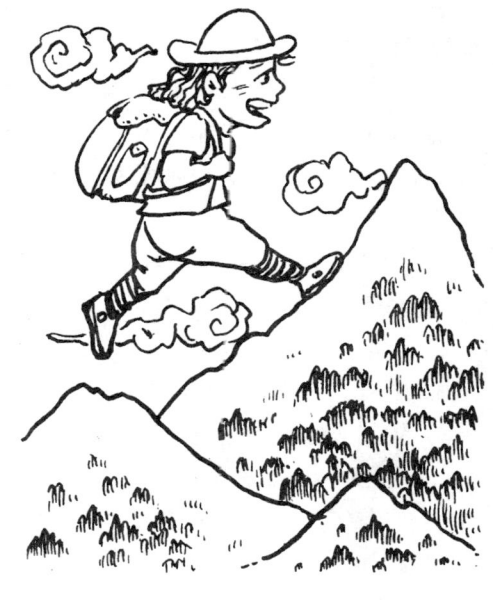

결혼 전까지 즐겨하던 수영이나 등산 같은 것도 상상도 할 수 없게 되었고, 단지 규칙적인 소량의 식사와 부위별 살빼기 체조 같은 것을 시작한 지 보름쯤 되었습니다. 하지만 지금은 살빼기에 대한 염원이 절실한 만큼 마음도 급해져서 선생님의 도움 말씀에 따른 감량작전에 돌입해 보고 싶습니다.

선생님, 저는 지금의 이 모습으로 그저 나이만 먹어 가는 것은 상상도 하기 싫습니다. 아이를 하나는 더 낳아야 할 형편이지만 둘째 낳고 난 후에는 무엇이든 제가 원하는 모습으로 살기 위해 꾸준히 노력할 예정입니다.

제 남편은 저와 동창인데, 제가 시집와서 시어머님 모시고 살면서 이전의 모든 생활을 포기했으나 남편은 자기가 하던 공부를 계속해서 학위도 따고 지금은 이곳 대덕연구단지에서 연구원 생활을 하고 있습니다. 남편이 잘 되어가니까 보람있고 가장으로서 든든하여 신뢰도 가지만, 한편으로 제가 포기한 많은 가능성들을 잃어버렸다고 생각하니 울분을 금할길이 없습니다.

하지만 제가 이런 말씀을 드린다고 해서 늘 불만에만 가득 쌓여 있는 것은 아니고, 다소 살이 쪄서 고민을 하지만 정신만은 누구보다도 건강하다고 자부하고 있습니다. 시어머니께도 최선을 다하고 있으니 말입니다. 이런 예쁜(?) 저를 선생님께서 더욱 예쁘게 돌보아 주실 수 있는지요. 부디 저에게 다시 태어난 듯한 7kg 감량의 기쁨을 맛보게 해주실 거라고 저는 믿고 있습니다. 선생님께서 지도해 주시는 대로 열심히 따르겠습니다. 안녕히 계십시오.

대전에서 오현주 드림

이 주부는 자신이 처녀 시절과 달리 수영도 등산도 하지 못하고 작은 공간 속에서 파묻혀 계속 몸이 불어나고 있다는 사실을 불만으로 토로하고 있다. 운동은 곧 에너지를 소모하는 것이므로 집안에서 아이나 기르고, 식사나 하고 그저 그렇게 살아간다면 중년이 되면서 몸이 불어나는 것은 당연한 이치일 것이다. 사람에게 먹는 것도 중요하다고 할 수 있겠으나 또한 활동하고 운동을 하지 않으면 균형 잡힌 체격을 유지할 수가 없는 것이다.

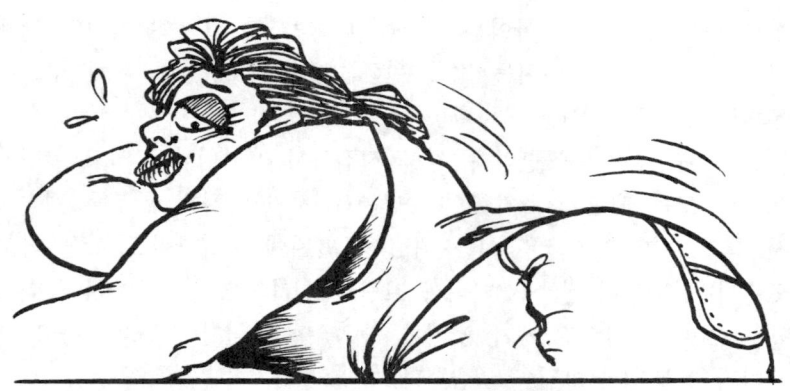

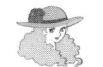 그럼 표준 체중은 얼마일까?

앞에서 잠시 표준환산법을 설명하였지만 사실 이것이 꼭 올바른 것이라고 단언할 수는 없다. 학자에 따라 표준체중 계산치를 달리 할 수도 있기 때문이다.

가령 통통하게 생긴 여성이 미인을 대표했던 것이 지금에 와서는 이미 오래 전 이야기가 되었고, 현대는 멋진 댁시드레스에 몸을 싸거나 짧은 미니스커트에 날씬하고 앞가슴 선이 뚜렷한 사람을 미인으로 꼽게 된다.

미스코리아 선발대회에 있어서도 어느 한 사람 살찐 여성은 없다. 전부 호리호리하고 균형 잡힌 몸매의 미인들만 출전하고 있다.

이와 같은 사실은 굳이 여성에게만 국한되는 것이 아니라 남성에게도 적용된다. 얼마 전 군에서 영관급 장교의 장군진급을 위해 몸무게나 운동량을 측정한다고 하는 발표를 본 일이 있다. 결국 지나친 비만 체격은 활동이 부자연스럽고 질병 발병의 위험성도 있다는 학계의 결론 때문이다. 그래서 중년의 남성들은, 내가 요즘 너무 살이 찌지나 않았나? 하고 자문해 보는 경우가 종종 있다.

체중이 지나치게 늘어나도 좋지 않고 반대로 지나치게 살이 빠져도 결코 좋지 않다. 언제나 적당한 것이 가장 안전한 것이다. 그래서 한방의학(漢方醫學)에서는 중용(中庸)의 치료원리를 강조하고 있다.

하지만 여기서는 우리가 살이 쪘다, 빠졌다라고 판단하는 것이 그리 쉽지는 않다. 많은 사람들이 목욕탕에 들어가면 체중계에 한 번쯤 체중을 올려보고는 "어? 표준체중보다 초과했네!"라고 놀라기도 하고 혹은 빠졌다고 말을 하기도 하는데 그것은 대개 '표준체중'이라고 하는 것을 기준으로 삼거나, 아니면 이전의 체중을 기준으로 하는 것이다.

그러나 표준체중은 어디까지나 하나의 표준에 불과한 것이다. 그 수치는 키가 얼마이기 때문에 이만한 키에는 이 정도의 몸무게가 좋을 것이라고 사람의 머리로 생각해 낸 숫자인 것이다.

예를 들면 발육이 끝난 25～30세의 연대는 체중변화가 적고 사망률도 낮으므로 이 연대의 신장별 평균체중을 표준체중으로 보는 사람도 있을 것이다. 이것은 극히 알기 쉬운 표준체중 산출방법이라고 할 수 있는데, 신장(身長)에서 100을 빼는 아주 간단한 방법이다. 만약에 신장이 160cm라고 하면 여기서 100을 빼고 60이 남으면, 이 60이 바로 표준체중이 된다는 것이다.

그러나 이 표준설을 좀 자세하게 보면 우리 한국 사람에게는 다소 맞지 않는다고 추정된다. 그렇기 때문에 키가 큰 사람은 110을 빼고 그와 반대로 키가 작은 사람은 105를 빼면 적당하지 않을까 싶다. 그러나 또 어떤 경우는 신장에서 100을 빼고 다시 0.9를 곱하는 것이 적절한 것이라는 사람도 있어서 확실한 표준을 정하기는 어렵다.

그러나 아주 살찐 사람이 '건강을 위해 표준체중으로 줄여야겠다' 라고 하여 10kg이나 20kg을 줄이겠다고 한다면 이것은 무리이다. 감량(減量)을 위해서 무리한 식사 제한을 하여 오히려 건강을 해치는 결과를 가져올 수도 있기 때문이다.

한국체육대학의 체중생리학 모 교수가 몸무게 83kg을 표준체중 56kg으로 목표로 하고 감식을 해서 3년 반만에 겨우 목표달성에 성공했다는 논문 발표 기사를 읽은 적이 있다. 그런데 이 교수의 연구 보고에 의하면, 운동하기에는 불편함이 없지만 건강상태는 오히려 뚱뚱했을 때보다 못하다는 것이다.

이와 같이 여러 가지 체중 산출법이 있으나 그것이 반드시 각자에게 꼭 알맞은 것은 아니라는 것이다. 사람마다 각기 나름대로의 '베스트 컨디션'의 체중이 있을 것이므로 그에 준하는 것이 좋다. 그리고 필자의 생각으로는 [신장-100]의 5% 전후 범위라면 미용적으로 다소 불만이 있을지는 몰라도 결코 비만형 체구는 아니라는 것을 말하고 싶다.

5. 비만 측정 방법

 표준 체중

비만증은 지방조직이 과잉으로 증가된 상태이다.

우리가 가장 많이 사용하는 것은 신장(cm)에서 100을 뺀 것을 표준체중으로 보는 브로카방법이다. 그러나 이것이 가장 표준이라고 생각되는 체중에 비해서 조금 높은 수치(價)를 나타내고, 특히 신장이 클수록 그 차이가 크다. 그러므로 국가에서 지정한 신장체중표를 기준으로 삼는 것이 무난하다.

표준체중인 당뇨병 환자에 비해서 5~14% 비만인 당뇨병 환자의 사망률은 2배, 15~24% 비만인 당뇨병 환자는 4배, 25% 이상은 10배라고 알려져 있다.

옛날부터 비만증은 당뇨병의 큰 원인으로 여겨져 왔다. 따라서 살이 찐 당뇨병 환자는 살을 빼는 것만으로도 당뇨병을 경감할 수 있으며, 환자의 75%가 체중의 감량만으로 당뇨병을 이겨낼 수 있는 능력이 거의 정상인과 같게 된다.

비만인에게 흔히 볼 수 있는 당 대사의 이상은 비만의 정도나 지속 기간, 연령 등과는 관계가 없으며 체중을 줄이기만 하면 90%가

한국의 표준 신장과 체중표

남자 체중(kg)	신장(cm)	여자 체중(kg)	남자 체중(kg)	신장(cm)	여자 체중(kg)
72.0	180		56.7	163	54.8
71.1	179		55.8	162	53.9
70.2	178		54.9	161	53.1
69.3	177		53.1	160	51.3
68.4	176		53.1	159	51.3
67.5	175		52.5	158	50.5
66.6	174		51.3	157	49.6
65.7	173		50.4	156	48.7
64.8	172		49.5	155	47.8
63.9	171		48.6	154	47.0
63.0	170	60.9	47.7	153	46.0
62.1	169	60.0	46.6	152	45.2
61.2	168	59.2	45.9	151	44.4
60.3	167	58.3	45.0	150	43.5
59.4	166	57.4	44.1	149	42.6
58.5	165	56.9	43.2	148	41.9
57.6	164	55.7			

회복될 수 있다. 그러나 비만인의 전체가 꼭 당뇨병에 걸린다고는 말할 수 없다.

    성인형 당뇨병에는 비만일 경우가 많아서 식이요법만 해도 그 효과가 충분하고 또 실질적으로 그것이 효과가 가장 크다. 효과가 없을 경우에는 경구혈당강하제가 도움이 된다.

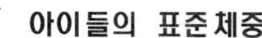 **아이들의 표준체중**

　　아이들의 경우 브로카의 방법은 이용하지 않는다. 아이들에게서는 연령이란 요소를 반드시 고려해야 하기 때문이다. 그래서 연령과 성을 무시하고 직접 표준체중을 신장으로 나누는 방법이 있다. 이 체질량 지수가 20이상이면 비만이다.

　뚱뚱하기는 하나 건강 상태가 양호하고 특별히 어떤 질병이 있어서 살이 찌는 것이 아닐 경우의 단순성 비만의 경우 태어날때부터 뚱뚱해지기 쉬운 소질이 있는 사람이 과식을 하고 운동을 하지 않게 되면 그렇게 된다. 이와는 달리 병으로 인하여 뚱뚱해지는 경우를 병적 비만이라 한다.

　단순성 비만이라도 상당히 뚱뚱해지는 경우가 있어서 뚱뚱한 정도로서 양자를 쉽게 구별할 수는 없다. 병적 비만은 비만 이외에 원인이 되는 병의 증세가 여러 가지 있는데 병적 비만을 일으키는 병에는 쿠싱증후군·갑상선기증처하증, 생식선부존증 외에 뇌의 이상 등이다.

　또 병을 판별하는 근본이 되는 증세들로는 현기증, 두통, 요통(腰痛), 배통(背痛), 월경 이상, 시력 저하, 경련 수족의 냉증, 빈혈, 정력 감퇴 등이 있다. 비만아의 경우에는 신장발육 불량, 성발육 지연, 수족의 기형, 지능 장애 등도 병적 비만의 요인이 된다.

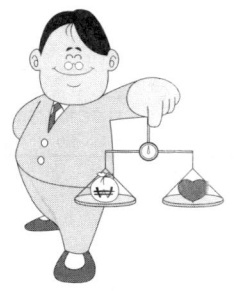

한국 소아의 신장별 표준 체중

신장(cm)	평균체중(kg)	
	남 자	여 자
158 ~ 160	48.2	51.3
156 ~ 158	45.8	49.9
154 ~ 156	44.0	48.6
152 ~ 154	41.8	46.8
150 ~ 152	40.2	45.0
148 ~ 150	38.2	42.6
146 ~ 148	36.9	39.8
144 ~ 146	35.5	37.1
142 ~ 144	34.1	34.7
140 ~ 138	33.0	33.0
138 ~ 140	31.5	31.0
136 ~ 138	30.3	30.0
134 ~ 136	29.1	28.7
132 ~ 134	28.2	27.7
130 ~ 132	27.1	26.7
128 ~ 130	26.0	25.5
126 ~ 128	25.0	24.6
124 ~ 126	24.1	23.6
122 ~ 124	23.3	22.9
120 ~ 122	22.3	21.8
118 ~ 120	21.5	20.9

(동아일보 자료 참고)

병적 비만은 단순성 비만에 비해서 아주 드문 것이므로 이상과 같은 증세가 있으면 빨리 의사의 진찰을 받도록 한다. 대개는 1~2회, 경우에 따라서는 4~5회의 진단과 검사(요, 혈액, 뢴트겐선, 혈압, 시력 검사)에 의해서 결과가 내려진다.

단순성 비만일 경우에도 지나치게 뚱뚱하면 여러 가지 장애가 따르고, 중년이 지나면 당뇨병이나 고혈압 등의 성인병에 걸리기 쉽다.

갓난아기는 피하 지방이 적고 야윈 형이다. 생후 며칠 동안에 체중이 5~10% 정도 감소하다가 10일 정도 지나면 태어날 때의 체중으로 되돌아간다. 그 후로는 체중이 점점 증가하여 3개월이면 날 때의 2배, 12개월이면 3배가 된다.

식욕이 왕성한 아기가 살찌는 정도가 지나쳐 생후 5~6개월경에 체중이 9~10kg이나 되는 수가 흔히 있다. 이러한 경우 내버려두면 식욕이 떨어지다가 돌이 지나면 점점 여위어진다.

이것은 아기 자신이 식욕을 조절함으로써 지나치게 살이 찌는 것을 조절하고 있는 것으로 이러한 시기를 겪은 아기는 유아기에는 정상 체중을 회복하게 되어 그 뒤로는 정상적인 생활을 한다.

영양 상태가 잘못되었거나 어떤 병이 있으면 체중의 증가율이 갑자기 줄어들고 자꾸 야위어지는데 이런 아기의 경우에는 먼저 영양 상태를 검토해서 그 자체에 이상이 없으면 질환이 있을 우려가 크므로 즉시 소아과를 찾도록 한다.

그러나 몇몇은 유아기에는 정상이었다가 초등학교에 들어가서 다시 뚱뚱해지는 경우가 있다. 이러한 비만 유아를 가진 부모들은 1년에 2~3회 정기적으로 신장·체중을 측정하여 비만증의 재발 여부를 지켜보도록 해야 한다.

유아기에서도 아주 드물게 쿠싱증후군에 의한 병적 비만이 보여지는 수가 있는데 이 경우에는 비만 이외에 안면이나 등에 털이 많다든지, 외음부에 음모가 난다거나 아기인데도 여드름이 나는 등의 이상이 따른다.

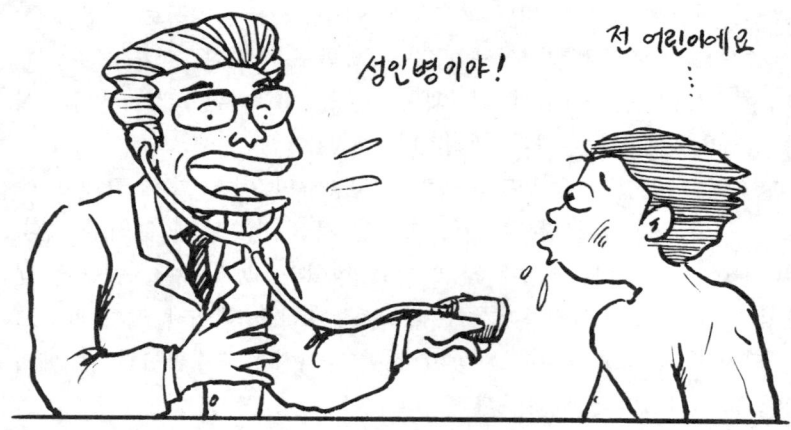

　체중이 표준보다 40% 이상이면 소아과 의사의 진찰과 지도를 받는 것이 좋다. 20%를 조금 넘을 정도이면 그 아이의 최근 2년간 체중 증가를 살펴 보았을 때 같은 비율로 체중이 증가했을 경우에는 그다지 걱정할 필요는 없다.
　이에 반해서 이를테면 2년 전에는 0%, 1년 전에는 10%였다면 그 아이는 차츰 살이 찌고 있다는 것이 되므로 앞으로는 30~40%나 체중이 늘어날 위험이 있다. 이러한 경우에는 의사의 지도를 받아 그 이상 살이 찌지 않게 미리 조심한다.
　같은 연령의 비만아는 일반적으로 신장이 표준 이상인 경우가 많고 조숙하며 사춘기도 빨리 오는 경향이 있으나 그만큼 발육 상태가 일찍 멈춤으로써 10대 후반이 되면 신장도 다른 아이들과 같아진다.
　한편 비만아가 고혈압의 진단을 가끔 받는 수도 있는데 160~170mmHg 정도의 높은 수치일 때는 고혈압의 우려가 많은 편이지만 150mmHg 정도일 경우에는 심장 전문의나 소아과 의사에게 정밀 검사를 받지 않고는 그 여부를 알 수 없다.
　아이들의 비만이 단순성 비만이면 내버려두어도 건강상 해로울 것은 없다. 그러나 심리면과 생활 적응면에서 좋지 않은 영향을 주므로로 될 수 있는 한 치료를 한다.
  남자 비만아일 경우 외성기가 작다고 고민하는 일이 있는데 이것은 살이 찜으로써 하복부의 피하지방이 두꺼워져 그 속에 음경이 매몰된 것에 원인이 있는 경우가 많으므로 걱정하지 않아도 된다.

비만아의 비만 관리 요령

① 식사를 거르지 않도록 하고 규칙적인 식사시간과 끼니마다 소식을 하도록 한다.
② 밥이나 반찬을 먹을 때마다 천천히 씹어 먹도록 한다.
③ 식사가 끝나자마자 식탁에서 일어나게 한다.
④ TV를 보거나 공부를 하면서 먹지 않도록 한다.
⑤ 기름기 없는 살코기와 섬유질이 많은 야채와 과일을 충분히 섭취하도록 한다.
⑥ 고칼로리의 드레싱이나 소스를 적게 사용해서 요리를 하되 버터나 다이어트용 마가린, 쇼트닝 대신 식물성 기름으로 요리하고 계란은 흰자위만 사용한다.
⑦ 생일 파티를 음식점에서 하지 않는다.
⑧ 매일 먹은 음식의 종류와 양을 기록하고, 매일하는 운동의 종류, 시간, 강도 등을 쓰도록 한다.

  인체에서 소요되는 칼로리와 섭취하는 칼로리가 평형을 이루면 체중이 변하지 않는데, 소요되는 칼로리보다 많이 먹는 것을 과식이라고 한다.
  과식(過食)이라는 것은 어디까지나 소요되는 칼로리와의 비교이므로 대식(大食)과는 다르다. 하루에 소요되는 칼로리는 사람에 따라서 많은 차이가 있으므로 대식이라도 소요되는 칼로리가 적은 사람은 소식(小食)이라고 생각하더라도 과식이 되어서 살이 찌는 경우가 있다.

가족들중 살이 찐 사람이 많을 경우 비만은 유전되는 것이라고 생각하기 쉬운데 비만은 그 가정의 식습관과 관계가 있는 것이다.

일반적으로 시간을 생각하지 않고 좋아하는 것을 원하는 만큼 먹이는 습관이 있는 가정에는 비만이 많다. 따라서 아이가 먹고자 하더라도 시간이나 양을 엄격하게 규제하는 것이 중요하다.

운동 부족으로 인해 소요되는 칼로리가 감소하는 것에 비해 섭취하는 칼로리가 전과 같으면 당연히 과식이 되어 살이 찐다. 갑작스럽게 운동을 그만두면 살이 찌는 일이 흔히 있는데 이것은 소요되는 칼로리는 적어졌는데도 섭취하는 칼로리는 지금까지와 같기 때문이다.

더구나 비만은 당뇨병 외에 고혈압, 심장병 같은 질환의 원인 요소가 되므로 평상시에 과식을 삼가고 적당한 운동으로서 정상적인 체중을 유지하는 것이 건강에 좋다.

이 점에 있어서는 비만인데다가 특히 당뇨병 가족력이 있는 사람은 조심해야 하며 반드시 정기 진단을 받아야만 한다.

연소형 당뇨병 환자들의 경우에는 거의 인슐린 치료가 필요하며, 경구혈당강하제를 오랫동안 사용하고 있으면 점차 효과가 적어지는데 이때도 인슐린 치료가 필요하다.

중년기의 비대증은 칼로리의 불균형(不均衡)

중년기의 비대한 남성에게 '사장타입'이 되었다고 말하면 "배가 불룩하게 나와서 부자연스럽고 곤란하다"고 말은 하면서도 사실상 다소 만족해하는 것이 대부분 사람들의 심리이다.

그러나 사람은 한 번 살찌기 시작하면 좀처럼 빠지지 않는다. 살찐 중년 부인들이 열심히 코르셋을 하고 미용체조나 헬스를 하면서 밥을 적게 먹어보지만 좀체 효과를 얻지는 못한다. 대체로 살이 찌는 것은 그 사람이 하루에 소모하는 칼로리보다 음식에서 취하는 칼로리가 더 많기 때문이다.

어느 정도 중년이 되면 남자나 여자나 생활에 여유가 생기고 경제적으로도 여유가 생겨서 음식도 칼로리가 많은 영양식을 먹게 된다. 그와 상대적으로 활동량은 적어져서 소모하는 칼로리도 적어지므로 살이 찌는 것이다.

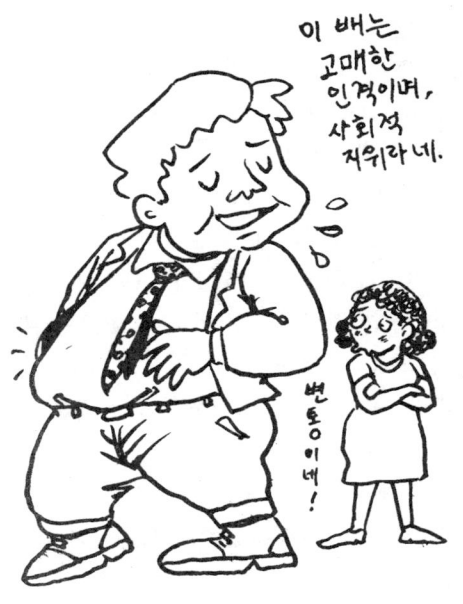

그러나 살을 빼기 위해서 음식을 적게 먹으면 도리어 영양이 불균형 상태가 되어 역효과가 나는 경우도 있다. 오히려 살이 찌는 것이다. 그러므로 섭취하는 칼로리의 양을 줄이는 것보다는 칼로리 소모량을 올리는 것이 더 효과적이라고 할 수 있다.

중년의 비만증은 자가용만 타고 다닐 것이 아니라 될 수 있는 대로 몸을 움직여야 하는 것이다. 예를 들면 골프나 가벼운 운동도 좋겠고, 일상 생활에서 가능한 한 많이 걷거나 움직이는 활동을 많이 하는 것이 좋다. 비대하다고 가만히 앉아만 있으면 몸은 더더욱 비대해지고 행동하기도 점점 어려워진다. 그뿐만 아니라 여러 가지 질병이 생겨나 어려움을 당하게 된다.

유아나 소아(小兒)의 비만은 어머니의 부주의가 원인

근래에 지나치게 살이 찌는 비만아(肥滿兒)가 많아지고 있다. 유아도 유아거니와 길거리나 학교에 나가 보면 옛날보다 확실히 비만아가 많이 눈에 띈다.

비만아 중에는 지방질이나 당질 또는 수분대사가 고르지 못해서 지방(脂肪)과 수분이 피하조직에 고여 뚱뚱하게 살이 찌는 경우가 있다. 이것은 유아 때는 대부분 진한 우유(牛乳)가 원인인 때도 있으나 과민체질(過敏體質 : 삼출성체질) 관계가 있는 경우가 대부분이다.

이런 체질의 어린이는 아무리 살이 쪄도 그것은 겉보기에 지나지 않아 병에 걸리면 약하기 이를 데 없다. 이것을 흔히 '물렁죽'이라고 표현하기도 한다. 그래서 다른 아이들보다 식은땀을 잘 흘리고 감기도 자주 걸린다. 또 피부나 점막이 과민한 탓으로 천식과 같은 기관지 계통의 질환에 걸리기가 쉽고, 습진(濕疹)으로 고생하는 아이도 많다. 몸이 무겁기 때문에 운동기능의 발달이 늦어져 모든 동작도 느리고 둔해진다.

요즘은 소아성당뇨병(小兒性糖尿病)도 많이 늘어나고 있는데 그것은 바로 비만에서 오는 결과일 것이다. 이렇게 차지게 살이 찌는 것을 막으려면 과민체질(過敏體質)일 때 빨리 분유를 떼는 것이 좋다.

체중이 7kg 이하가 되거든 월령(月齡)과 관계없이 분유를 떼고 처음에는 전분질 식사부터 시작을 하다가 점차 전분질을 줄이고 양질의 단백질이나 신선한 야채(野菜) 등을 먹이도록 한다. 그리고 식사와 함께 충분한 운동, 피부손질을 하는 것이 중요하다. 또한 일광욕과 외기욕을 꾸준히 지속적으로 하는 것이 좋다.

초등학교 아동이면서 과하게 살이 찐 아이를 가끔 보게 되는데 자

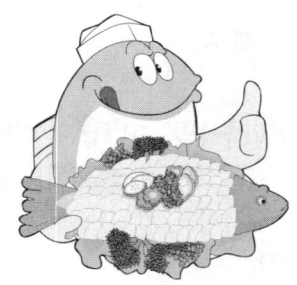

세히 조사해 보면 모두 어릴 때부터 살이 쪘다는 사실을 확인할 수 있다. 그 책임의 일부는 어머니의 무관심에서 오는 것이다. 그저 살찌게 하는 데에만 신경을 썼기 때문에 비만체(肥滿體) 아동을 만든 것이다. 지방분이 많이 들어 있는 음식물을 먹이면 편식이 되기 쉽고, 식사와 운동부족이 악순환 되어 비만아를 만드는 것이다.

비만은 여성에게는 많은 고민을 준다.

외모의 아름다움에 신경을 쓰지 않는 여성은 없을 것이다. 선을 보러 나가서 남자에게 "뚱뚱하다"는 말을 듣고 거절을 당한 처녀가 속이 상해 고민하다가 그만 자살을 했다는 이야기를 오래 전에 들은 적이 있다.

여성에게는 외모가 하나의 자존심인 것이다. 남성의 입장에서 생각한다면 "그런 일로 목숨까지 버리다니…" 하겠지만 한창 꽃봉오리처럼 피어나려는 여성에게는 치명적인 타격이라고 할 수 있다.

또 다른 남성의 입장에서는 젊은 여성이 건강하게 살찌는 것을 오히려 다행이라고 생각하는 사람들도 적지 않다. 단지 '병적'으로 살이 찌는 것이 문제가 되는 것이지 그 외에 건강체로서 다소 살찌는 것은 전혀 문제가 되지 않는 것이다. 비만증의 여성은 앞에서 말한 병 외에 여성들만이 가질 수 있는 병에만 관계가 있는 것뿐이다. 이러한 것은 뚱뚱하다고 살을 빼지 못해서 안타까워하는 여성이 반드시 기억해야 할 일이다.

일본의 저명한 교수의 조사에 의하면 부인과 외래에 찾아온 여성 비만자 23%가 불임증이고, 반수 가까이가 월경불순, 거기에다 무서운 자궁암 환자도 있다는 것이다.

이로 미루어 살이 찌고 월경불순인 사람은 체중을 줄이면 정상적으로 될 가능성이 많고, 비만과 월경불순 또는 비만과 부인병은 꽤 밀접한 관계가 있다고 볼 수 있다.

임신 중에 살찐 여성은 임신중독증을 일으키는 확률이 높고 난산이 되는 경우가 많다. 그밖에도 살이 쪄서 피부염·습진·종기가 쉽게 생긴다던가, 건강에 지장이 없다 치더라도 땀이 많아 여름에는 화장도 엉망이 되고 의자에 앉아도 무릎이 벌어져서 보기에 흉하다는 등 확실히 여성으로서 가슴 쓰린 일이 많을 것이다. 그뿐만 아니라 생활의 간소화와 검소를 위해 기성복을 사 입기도 곤란할 것이다.

그러나 걱정할 것은 없다. 여기에 기술한대로 실천한다면 얼마든지 날씬해 질 수 있기 때문이다.

피임약 복용으로도 비만이 온다.

약물 복용에서도 비만이 오는 것은 사실이다. 근래는 임신조절을 위해 신혼여성이나 중년 부인들이 자주 피임을 하고 있다. 배란 주기를 변형하는 호르몬 요법이다.

어느 주부는 장기간 '에스트로겐(Estrogen)'을 복용했더니 체중이 증가하고 뚱뚱해졌다고 한다. 의학적으로는 이것이 수부저류의 결과이지 지방축적의 원인은 아니라고 보고 있다. 그러나 이러한 약물투여에서 비만이 왔다고 하는 여성들이 적지 않은 것만은 사실이다.

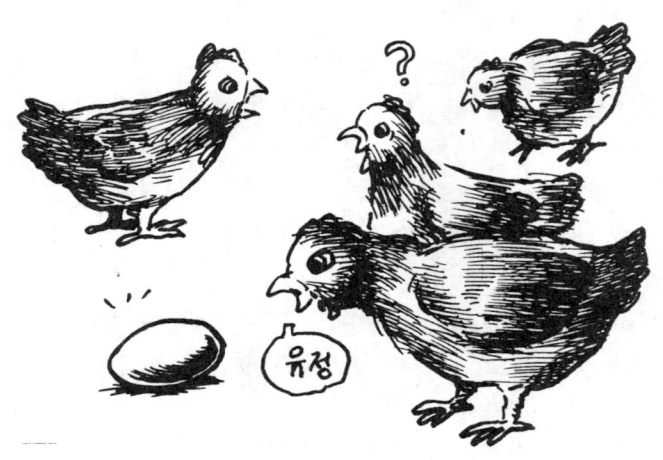

제 2 장
인체(人體)라고 하는 기계

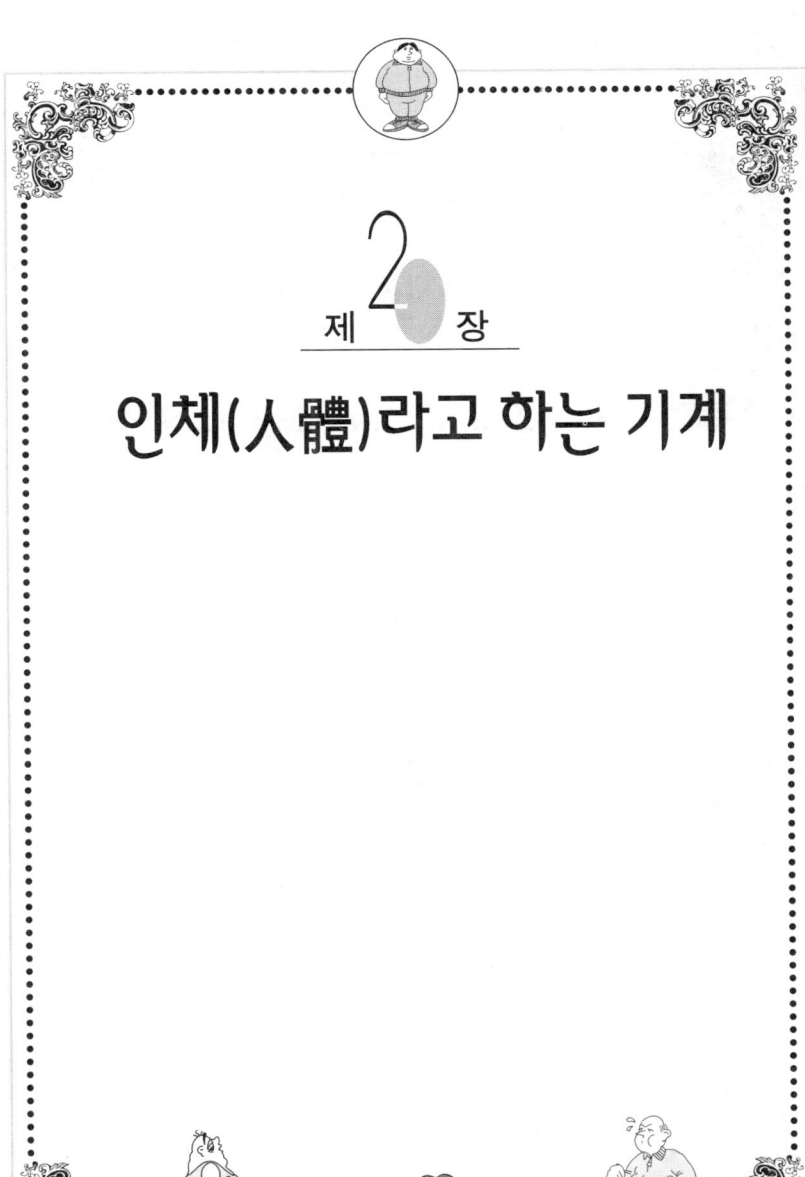

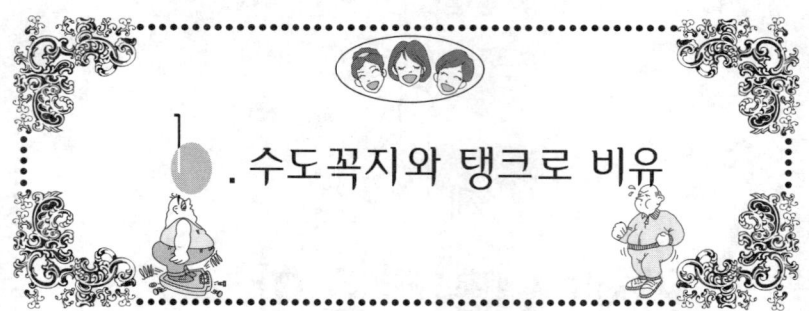

1. 수도꼭지와 탱크로 비유

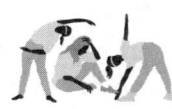 대부분의 전문가들은 비만의 원인을 과식(過食)이나 운동부족(運動不足)의 두 가지 원인이 함께 작용한 때문이라고 한결같이 입을 모으고 있다. 그러나 이런 견해가 옳지 않다는 이들도 있다.

한 예를 들어보면 얼마나 많이 먹느냐, 운동을 얼마나 적게 하느냐와는 상관없이 쉽게 살찌는 사람이 있는가 하면 그와는 반대로 뼈만 앙상하게 남아 있는 사람도 있기 때문이다. 비만(肥滿)의 경우는 사람에 따라서 다 다르고, 같은 사람이라 하더라도 그의 생활과 환경에 따라 달라질 수 있기 때문이다.

피임약을 복용하는 여성은 살이 찔 수 있다고 위에서 설명했듯이 비만의 공통적 원인이 더 먹거나 아니면 운동 부족이라는 것이지 꼭 그렇지만은 않다는 것이다.

여기서 과체중에 대한 설명을 쉽사리 이해하기 위해 물이 차는 수도꼭지에 대한 장면을 예로 들어 설명해 보자. 수도꼭지에 의해서 탱크에 물이 차고, 아래에 있는 수도관에 의해서 물은 탱크 밖으로 나가게 된다.

인체라고 하는 기계 기능이 흡사 이와 같은 물탱크로 비유될 수 있을 것이다. 위에 있는 수도꼭지로부터 물이 공급되는 것은 칼로리를 더 섭취하는 것과 같고 이것은 탱크내의 수위를 점점 상승시키게 된다. 아래쪽의 수도꼭지는 운동과 같아서 이 수도꼭지를 잠그는 것은 일상의 운동을 감소시켜 체내의 지방 증가를 가져오는 것과 같다.

이와 같은 유추(類推)는 대략 들어맞는다고 할 수 있다. 그러나 불행하게도 이런 추정은 실제 일상 경험에서는 다르다. 왜냐하면 이런 상상과 해석은 단순히 사람이라는 기계를 외부로부터 영양공급과 운동에 영향을 받는 단순한 수동적인 저장통으로 간주하기 때문이다.

인체는 실제로 수동적인 저장통이나 탱크는 아니고, 각각 서로 다르게 칼로리를 조절하고 신진대사를 움직이게 하는 복잡한 기계이다. 인체는 환경에 따라 효율적으로 작동할 수 있는 기계인 것이다. 가령 자동차가 연료에 의해 적절하게 조절되면 더 많은 거리를 질주할 수 있는 것과 같이 인간이라고 하는 기계도 변화하는 물체인 것이다.

대부분의 사람들은 휴식시 근육이 필요로 하는 에너지의 60~70%

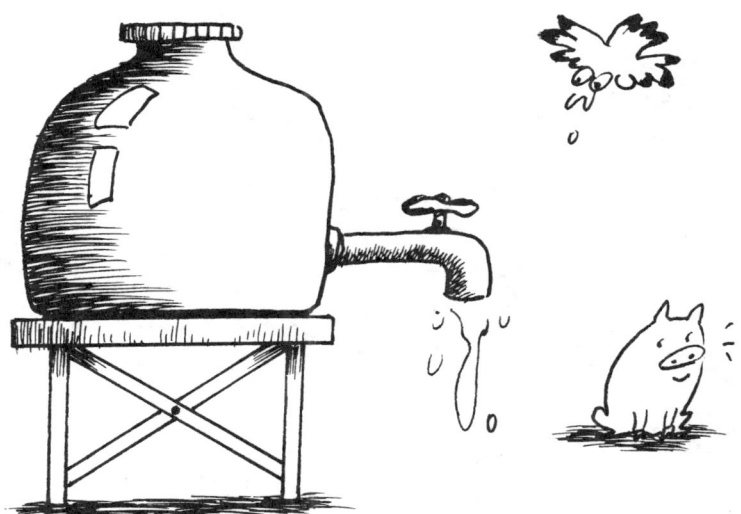

가 지방(脂肪)에 의해 공급된다는 사실을 모르고 있다. 음식섭취로 인해 저장되어 있던 지방이 혈액을 통해 근육으로 가서 근육이 필요한 에너지의 절반이상을 공급하는 것이다.

다시 말하자면 지방의 저장기능은 인체의 자연적 기능이라고 할 수 있다. 문제는 비만인 사람들이 지방저장에 능숙하지만 그것을 산화하는 데에는 정상적 수준에 미치지 못한다는 점이다. 따라서 물탱크에 비유한 학자들의 유추는 완전하다고 할 수 없는 것이다.

사람은 비만을 더 비만하게 만드는 경향이 있는데, 그것은 악순환과 같은 것이어서 살이 찌면 찔수록 몸의 화학적 반응과 신진대사가 더 많은 지방을 축적하도록 변화되기 때문이다.

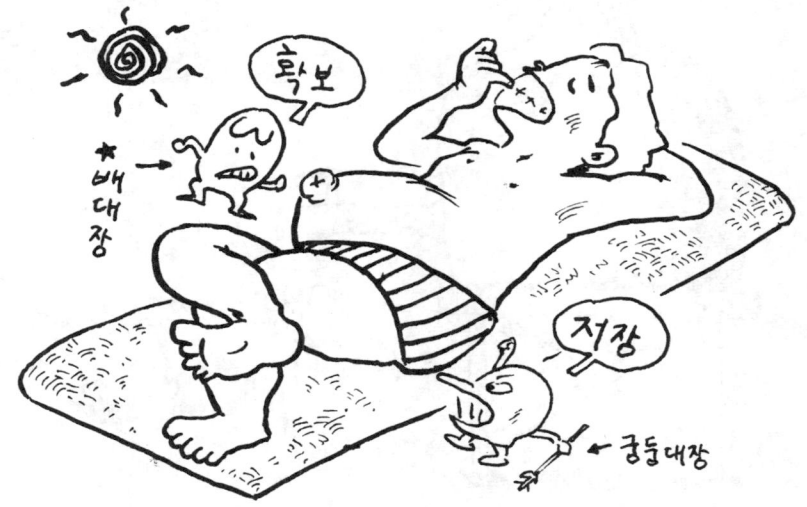

제 2 장 인체라고 하는 기계

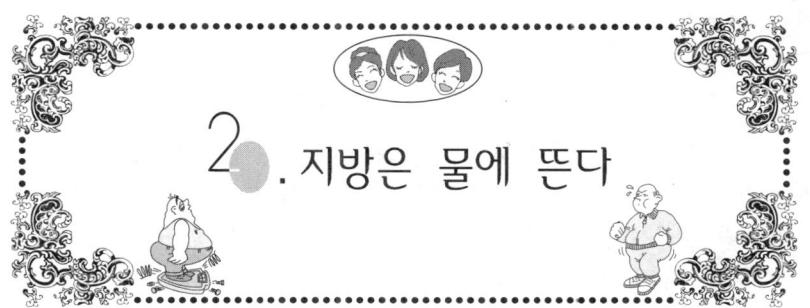

2. 지방은 물에 뜬다

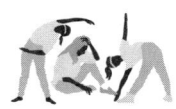

가령 지방인 버터 한 덩어리를 물에 던졌다고 하면 그것은 코르크처럼 물에 둥둥 뜰 것이다. 유조선에서 흘러나오는 기름이 바다 위에 뜨는 것 같이 지방(脂肪)은 물에 뜨게 된다. 사람의 몸 속에 지방이 많으면 많을수록 수영장에서는 가라앉지 않고 잘 뜬다. 그와는 반대로 기름기가 적은 근육과 뼈는 물 속에 쉽게 가라앉는다. 이러한 것을 학자들은 '무지방덩어리' 라고 말하는데, 이와 같이 신체를 지방과 무지방으로 구분하여 생각하는 것은 매우 적절하다.

사람의 체내 지방량을 측정하는 데에 있어서는 여러 가지 방법이 있겠으나 그 중 하나가 물에서 얼마나 뜨느냐에 기초를 두는 방법이다. 큰 저울에 매달린 의자를 앉은 상태로 커다란 물탱크 속에 넣어진 후 수중에서 무게를 재는 것이다. 이때 뼈와 근육을 많이 가지고 있을수록 몸무게는 많이 나가 쉽사리 물 속에 가라앉게 되어 있는 것이다.

그러나 이와는 달리 지방을 많이 가진 사람은 잘 뜨기 때문에 수중에서는 무게가 덜 나간다고 할 수 있다. 크고 뚱뚱한 사람이 물탱크 안에 들어가면 워낙 몸집이 커서 저울을 파괴할지도 모른다는 생각을 하겠지만 사실은 지방이 많을수록 가볍고 물에 잘 뜨게 되어 있다.

수중에서 체중을 재는 방법이 체지방 판정 방법으로는 가장 정확한 방법이라고 할 수가 있겠으나 이것은 장비가 필요한 것이므로 쉽게 이용할 수 없다는 단점이 있다. 그러나 동일한 원리에 입각하여 수용장에서 실시할 수 있는 아주 손쉬운 방법은 물에 뜨는 것을 보고 체 내의 지방량을 대략 측정하는 것이다.

두 사람이 물 속에 들어가 한 사람이 물 위에 누울 수 있도록 보조자는 손으로 등을 받쳐주고, 누운 사람에게 숨을 크게 들이마시게 한 후 '시작' 소리와 함께 숨을 내쉬도록 하고 보조자는 등에서 손을 떼도록 한다(물에서 엎드린 상태로 해도 상관없다). 이때 누워 있던 사람은 천천히 물 속으로 가라앉을 것이다. 아니 그냥 물에 떠 있는

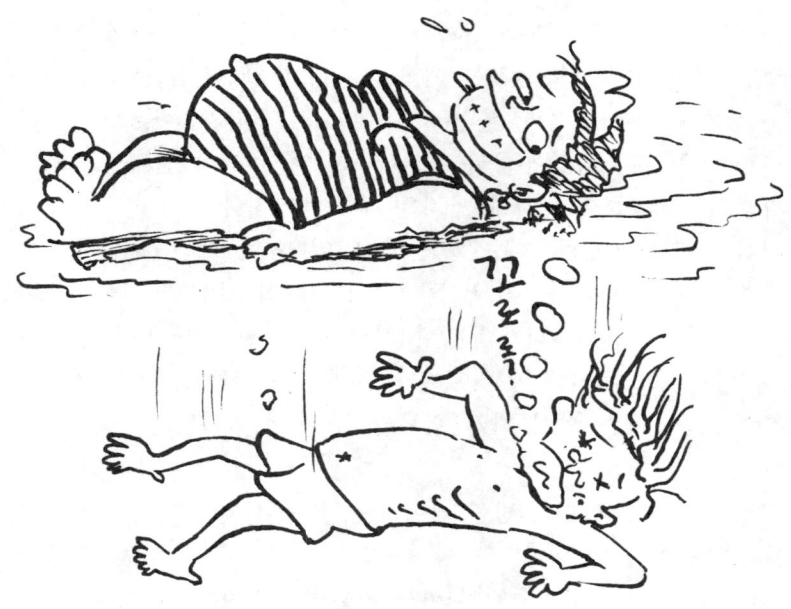

경우도 있다.
 숨을 내쉬었을 때 빨리 가라앉는 사람은 체내의 지방량이 적은 사람이고 그냥 떠 있는 사람은 지방량이 많아 천천히 물 속으로 가라앉을 것이다.
 체지방량이 전체 체중의 25% 이상이면 숨을 내쉰 상태에서도 그냥 물에 둥둥 떠 있게 된다. 22%~23%이면 얕게 숨을 쉬는 동안에도 떠 있을 수 있다. 하지만 체지방량이 15% 정도라면 숨을 들이마시고 있어도 점차 물 속으로 가라앉게 된다. 그뿐만 아니라 체지방량이 13% 이하인 경우에는 숨을 들이마신 상태라도 그냥 쑥 물 속으로 가라앉고 말 것이다.
 물론 이 수치는 사람의 폐활량이나 물의 온도 등에도 영향을 받기 때문에 정확하다고 할 수는 없지만 개략적인 판단은 가능하다. 수영장이나 물이 있는 곳에 가면 한 번쯤 시도해 볼 만한 일일 것이다.
 이외에도 체지방의 판정을 위한 여러 가지 방법이 있기는 하지만 그 방법은 대체로 육안으로 볼 수 있거나 피부를 꼬집어 볼 수 있는 피하지방의 측정만 가능한 실정이다. 이러한 방법은 근육 속에 들어 있는 지방(脂肪)에 대한 계산은 전혀 하지 않았기 때문에 정확한 방법이라고 할 수 없다.
 남자에게 있어서 체지방률 15%와 여자에게 있어서 체지방률 22%는 바람직한 건강상태를 유지하기 위한 수치이다. 여자의 높은 지방수준은 겉보기에 비록 정상적이고 건강하다고 할지라도 비만 발생률이 남성들보다 더 높게 나타나기 때문에 조심해야 한다. 이것은 여성이 남성보다 처음부터 더 많은 지방을 가지고 출발하기 때문이다.
 남성 15%, 여성 22%라는 체지방률은 개인이 정상 범위에 들 수 있는 최대치인 것이다. 수천 명을 대상으로 체지방을 측정해 본 결과 남자는 평균 23%, 여자는 36%의 체지방을 갖고 있었다. 여기서 주의할 것은 정상치와 평균치를 혼돈하지 말라는 것이다. 왜냐하면 평균이라고 하는 뜻이 정상이라는 뜻은 아니기 때문이다.

비만을 논할 때 체형에 관한 것이 주로 논란의 대상이 되는데, 중배협형인 사람에게는 체지방률이 15~20%가 적당하고 선천적으로 외배협형인 경우에는 이보다도 적어야만 한다는 것이다. 뚱보와 같은 내배협형이 더 많아야 한다고 하지만 필자의 견해는 그렇지 않다. 모든 사람들은 평균적으로 체지방률 15%를 노력해야만 한다. 굵은 뼈와 많은 근육을 가진 사람이건, 가느다란 뼈를 가진 사람이건 상관없이 모두 체지방 15%를 넘지 않도록 주의해야 한다.

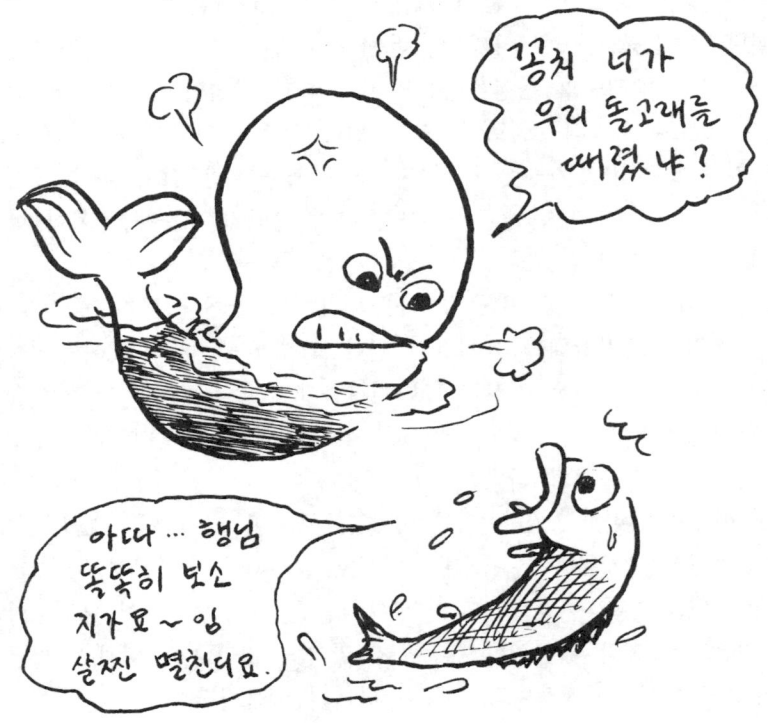

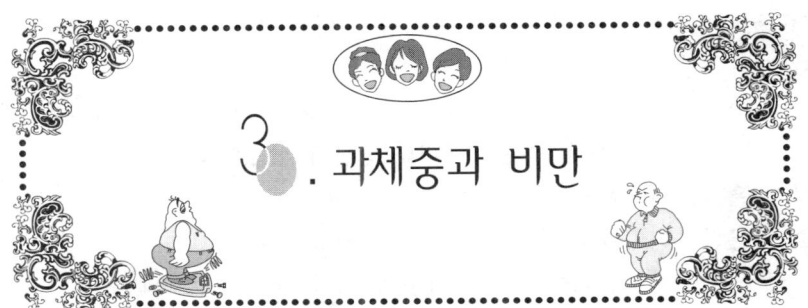

3. 과체중과 비만

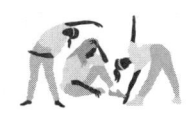

우리는 흔히 체중이 많이 나가는 것은 체내(體內) 지방이 많기 때문이라고 생각한다. 그러나 체내의 지방이 별로 많은 것 같지 않으면서도 의외로 몸 속에 지방이 많이 저장되어 있는 경우를 발견할 수가 있다. 한 역도 선수에 대한 예를 들어보자.

한창 운동을 하고 있을 당시는 매우 단단하면서도 튼튼한 근육을 가지고 있다는 평을 받아왔다. 그러나 일선에서 물러나고 훈련을 그만둔 이후의 체격은 지방이 많은 쪽으로 변하였다. 그의 체중이 전과 같다고 할지라도 이제 지방의 무게가 종전의 근육 무게를 대신하고 있는 것이다.

이와 같은 현상은 성인 남자의 90%에서 발견되고 있다. 대개 아이들은 15세 전후까지 매우 활동적이어서 섭취한 칼로리를 전부 소모하지만 이 아이가 성인이 된 이후에는 먹고 마시고, 자동차로 통근하는 편안함에 익숙해져서 근육은 점차 느슨해지고 대신 기름기는 늘어만 가게 된다.

방목(放牧)하는 목장에서 왕왕 나타나는 일로, 송아지는 어미소로부터 젖을 먹을 동안에만 서 있고 그 외에는 곧잘 장난을 치면서 뛰어다닌다. 그러나 이 송아지는 성장함에 따라 점차 활동이 줄어들고 몸에는 지방이 끼기 시작한다.

근육의 활발한 운동이 정지되면 저절로 흔히 대리석질이라고 부르는 지방선이 발달하게 되는 것이다(지방선이 많을수록 소는 식용으로서 높은 가격을 받게 된다). 위에서 예를 든 소의 경우와 같이 사람도 어른이 되면 가능한 한 활동을 자제하게 된다.

근육에 힘을 가하는 스포츠 활동에 대해 생각해 볼 때 주부들이 집안에서 청소를 하거나 아니면 요리하는 일, 혹은 아이를 돌보는 일은 운동으로 환산하지 않는 것이 좋다. 이러한 일들은 사람을 지치게 만들뿐 근육과는 전혀 상관이 없기 때문이다. 이와 같은 일상적인 가사노동은 근육에 50% 정도의 자극도 가하지 못한다. 이 50%의 자극은 오히려 근육을 위축시키고 동시에 지방질로 대체시키게 된다. 절대로 일과 운동을 혼동해서는 안된다.

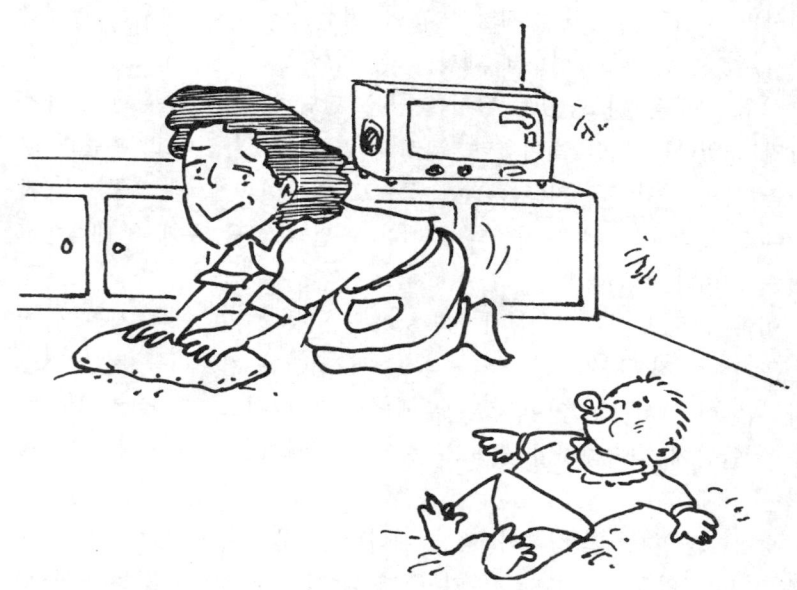

가령 근육이 지방질로 대체되어도 단지 쓰여지지 않는 근육을 대신 하는 것이기 때문에 체중은 증가하지 않을 수 있다. 20대의 체중을 40대에도 그대로 유지하고 있는 사람들의 대부분은 지방을 몸 속에 많이 저장하고 있는 것이다.

그러므로 '살이 찐다'라는 말은 근육이 내부적으로 비만이 되는 한계를 초과할 정도로 많이 먹고 운동은 하지 않을 때 생기는 것이다. 이 지방이 점차 증가하여 근육과 대체될 수 없는 상태에까지 도달하게 되면 지방은 근육 밖의 피하에 축적되기 시작하여 결국은 몸이 불어나게 된다.

이미 체중이 불어나기 시작했다고 생각하는 사람은, 가령 체중기로 5kg이 늘어났다면 실제로는 적어도 13kg의 지방이 증가한 것이라고 볼 수가 있다. 그래서 덩치가 큰 남자는 불행하게도 코치가 생각하는 이상적인 체중에 도달하기 위해서 1년 이상 운동을 계속해야만 한다.

비만과 운동능력에 관한 연구를 하는 모 대학에서는 축구선수들의 체지방을 조사한 결과 81kg나 나가는 선수가 체지방률이 2%로 나타났다. 말할 것도 없이 그 코치는 선수의 단식을 중지시켰고 그도 다이어트를 그만 두었다.

그후 그의 체중은 도로 95kg까지 늘어났지만 정상적인 비만이 유지되었으며 더 힘차게 느껴졌고 경기에도 더 훌륭한 기량을 보여 주었다. 이런 것이 비만과 과체중을 혼동한 좋은 예라고 할 수가 있다. 이처럼 체중만 가지고 지방을 얼마나 지니고 있는지 실측할 수는 없다.

필자는 지금까지 살아오면서 체중에는 큰 변동사항이 없었다. 중년기에는 55~6kg을 유지해 왔다. 체중에 대해 별반 이상이 없었던 것이다. 그러나 지금은 58~9kg을 오르내리고 있다. 먹은 나이만큼 불어난 것이다. 생각해 보면 지금까지 그리 큰 변동이 없었던 것은 술과 담배를 하지 않고 규칙적인 생활을 해왔기 대문인 것 같다.

그러나 나이를 먹어감에 따라 술도 한 잔씩은 하게 되고 안주도 어느 정도 먹게 되니 몸무게가 늘어나는 것은 당연한 일이다. 30대나 40대처럼 활발한 운동이나 활동을 하지 못하기 때문에 근래는 아침 일찍 1시간 가량 도보로 산책하는 것이 유일한 운동이라고 할 수가 있다.

근 10여년 동안 지방이 근육을 퇴화시키고 그 근육 속에서 지방을 침투시켰다. 다시 말해 지방이 근육을 대체한 것이다. 그러나 근육이 같은 양의 지방으로 가득 채워져 잉여 칼로리는 근육 밖의 피하에 축적되었고 이러한 피하지방은 어떤 것으로도 대체될 수가 없어서 결국 나이도 나이거니와 체중이 증가되고 있는 것이다.

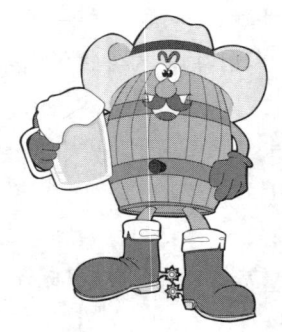

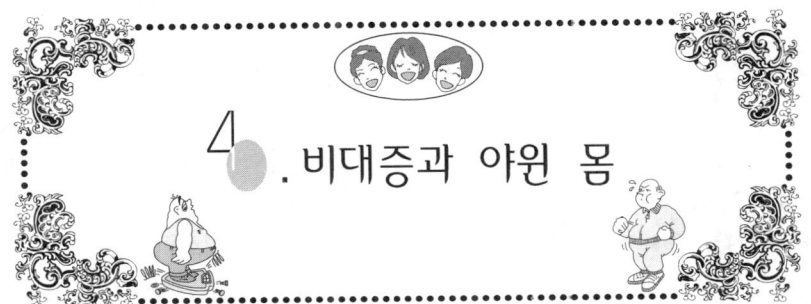

4. 비대증과 야윈 몸

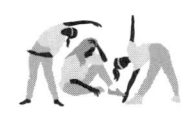키가 크거나 작은 것은 건강 상태와 직접 관련이 없다. 그러나 자기 신장에 알맞은 표준 체중인가 아닌가 하는 일은 성인병과 관련된 원인이 되므로 잘 조절해야 한다. 비록 뚱뚱하더라도 운동으로 골격이나 근육이 발달하여 체중이 증가한 것은 건강하다고 할 수 있다.

하지만 전국 각지에서 뚱뚱한 여성들이 편지로 보내오는 고민을 보면 비대증은 심각하다는 사실을 알 수 있다. 여성들은 대부분 날씬해지기를 바라는 욕망이 있으므로 비대증은 정신건강을 해치고 있는 것은 확실하다. 그러므로 건강한 정도를 넘어선 '비대증'은 반드시 막아야 한다.

이상의 설명에서 과체중은 대부분 지방(脂肪)에 의해 나타난다는 사실을 알았다. 뚱뚱해지는 것은 한편 유전적 체질과 관계도 있을 수 있겠으나 중요한 것은 그 이상으로 자신의 생활태도에도 문제가 있다는 것을 다시 한 번 강조하고 싶다.

뚱뚱해지기 쉬운 생활 습성은 이렇게 온다

두말할 것 없이 뚱뚱해지기 쉬운 생활습성은 무엇보다도 첫째 운동 부족이다. 움직이지 않기 때문에 살이 찌고 또 자연스럽게 움직여지지 않는 것이다. 몸이 무거우니 자연 움직이는 것 그 자체가 싫어지는 것이다. 이것이 악순환되어 뚱뚱해지는 것이다.

두 번째는 식생활을 조절하지 못하는 데에 있다. 특히 체내에 지방이 축적되기 쉬운 음식물을 섭취하는 것이 문제이므로 전분, 혹은 당분 같은 것을 즐겨 먹어서는 안될 것이다. 면 종류와 초콜릿, 과자, 사탕 같은 것은 좋지 않다. 내 몸에 알맞은 칼로리 섭취가 가장 중요한 포인트라고 할 수 있다.

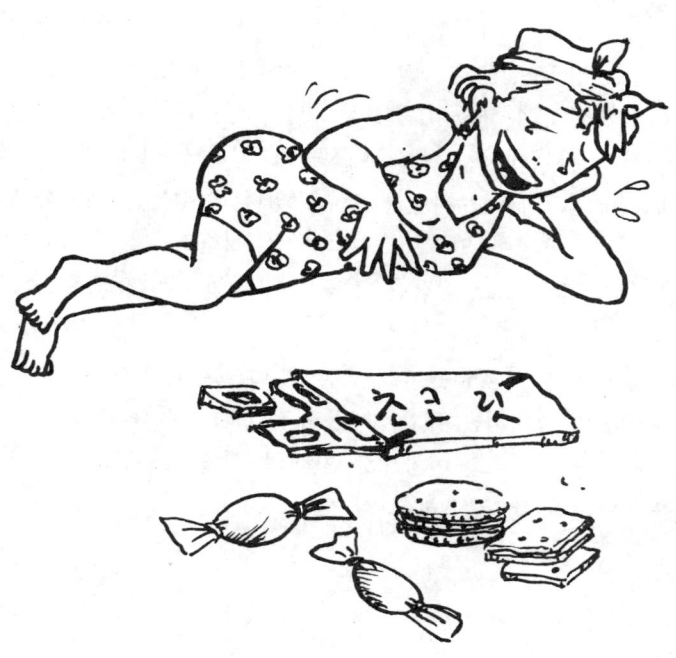

뚱뚱한 체구에서 오는 장애

뚱뚱한 상태가 그대로 계속되면 첫째로 심장에 부담이 오는 것은 당연한 일이다. 조금만 경사진 산을 올라도 숨이 차고 가슴이 두근거린다. 이런 상태가 오래 지속되면 심근경색이라는 병에 걸리기 쉽다.

비만의 또 다른 위험은 잘 알려져 있다시피 당뇨병에 걸릴 확률이 높다는 것이다. 이 당뇨병은 높은 단위의 칼로리의 음식을 취하고 섭취한 당분이 잘 처리가 되지 않았을 때 일어나는 것으로, 현대의 성인 질병의 하나로서 대단한 고질병이라고 할 수 있다.

근래에 와서는 소아성당뇨라 하여 어린아이들에게도 당뇨병이 있다. 또한 당뇨병이 있는 여성이 임신을 하면 태어나는 아기가 거대아(巨大兒)가 되는 경우가 있으므로 주의하지 않으면 안된다.

그러므로 결혼을 앞둔 여성이라면 당뇨병은 반드시 치료하고 결혼하는 것이 좋다. 이밖에 고혈압, 간장장애 등의 병에도 걸리기 쉬우므로 비만을 막아야 하는 것은 매우 당연한 일이다.

야윈 체구에서 오는 장애

현대 여성들 사이에 야윈 체격을 동경하는 것이 유행하고 있는데 이는 외모를 가꾸기 위해서이다. 하지만 외모에 신경을 쓰다 보면 그만 내면을 약하게 만들 우려가 있다. 그래서 체력이 전반적으로 약해질 수 있는 것이다. 그러므로 날씬해지기 위해서 금식(禁食)하는 것은 금물이다.

지나치게 몸이 야위게 되면 특히 심장하수, 위하수, 위장장애가 되고 내장의 여러 기관이 아래쪽으로 쳐져서 기능이 무력하게 한다. 그래서 종종 식욕을 잃고 변비를 자주 일으키게 된다. 따라서 몸 전체에 영양소가 부족해져서 자칫 건강을 해치기가 쉽다. 무리한 살 빼기로 금식을 하는 것은 삼가하는 게 좋다.

왜 야위고, 또 뚱뚱해지는가?

몸이 비대한 사람은 수시로 신체검사를 받는 것이 좋다. 혈압, 뇨(오줌)검사, 혈액주의 혈당치, 콜레스테롤수치 등을 측정하여 당뇨병이나 고혈압의 경향이 있나 없나를 확인해 보는 것이 안전하다. 그리고 뚱뚱하거나 야윈 몸 모두 빈혈의 유무를 조사하는 것도 잊어서는 안된다.

야윈 사람은 심장이나 위를 뢴트겐으로 검사하여 적상심(敵狀心 : 물방울 같은 형태의 작은 심장위하수)이 있는가 어떤가를 확인하고 그 체질교정을 위해 영양과 운동 등으로 건강한 몸을 만드는 노력이 필요하다.

제2장 인체라고 하는 기계

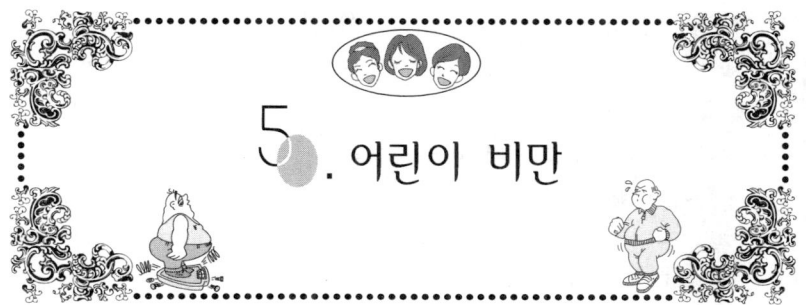

5. 어린이 비만

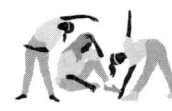요즘 어린이들 중에는 이상체질로 뚱뚱한 아이들이 늘어나고 있다. 숙성으로 굉장히 크면서도 보기 싫을 정도로 뚱뚱한 아이들이 있다. 이 때문에 부모들이 고민을 하고 있다.

특히 최근에 들어서는 이런 아이들을 흔히 볼 수 있게 되었고 그 중 7,8할은 성인의 비만으로 옮겨질 가능성이 다분히 있다. 옮겨진다고 하는 말은 뚱뚱한 어린이의 체격이 그대로 어른이 되어서까지 이어진다는 말이다. 이것은 현재 어른들이 고민하고 있는 비만을 뜻하는 것이다.

어린이가 비만이 되면 초등학교에 다닐 때의 지능(知能)은 보통 다른 아이들과 다를 바 없으나 중학교에 진학하게 되면서부터 운동 능력이 점차 뒤떨어지게 되고 이렇게 되면 이 뚱뚱한 아이는 학교에 가는 것을 자연 꺼리거나 공부에도 취미가 떨어지기 시작한다. 그래서 학교에서나 집에서 열등의식을 느끼게 되어 결국에는 아이의 사기가 저하되고 마음이 약해지며 자립성이 희박해지기 쉽다.

그렇다면 이와 같은 어린이는 언제부터 비만이 일어나기 시작하는 것일까? 시기적으로 알려진 바는 젖을 먹을 때부터 시작을 하거나

6~9세 경부터 점차 살이 찌는 아이들이 많은 것으로 통계되어 있다.
 부모들은 다른 집 아이들과 항상 자기 자식을 비교해 보게 된다. 튼튼하고 원기 왕성한 아이가 되기를 바라기는 하나 지방질이 많은 보기 싫은 뚱뚱보가 되기를 바라지 않는다. 이렇게 뚱뚱해지면 얼마 안가서 비만아(肥滿兒)라고 하는 소리를 듣게 된다.
 이 같은 원인은 우리 생활이 향상되어 옛날처럼 배고픈 일을 겪지 않기 때문이기도 하다. 밥도 양껏 먹게 되고 아울러 지방분과 단백질이 많이 함유되어 있는 음식도 자주 먹게 되어 언제나 초과량을 섭취하기 마련이다. 따라서 운동 부족과 과식으로 살이 찌는 결과를 가져 오게 되는 것이다.
 성인들은 살이 찌기 시작을 하면 음식을 조절하거나 운동을 시작한다. 그러나 어린이들은 판단력이 부족하기 때문에 자기 스스로 자제할 줄 모르고 언제나 과식하게 마련인 것이다. 그렇기 때문에 비만아가 있는 가정에서는 아이에게 "단 것을 먹지 말라"고 아무리 주의를 주어도 소용이 없다. 따라서 가족 전체의 협력이 필요할 뿐만 아니라 어머니는 아이의 식생활에 주의를 기울여야 한다.

비만아의 부모가 알아야 할 것들

① 단백질, 비타민, 미네랄 등을 줄이면 안된다.
 성장기에 있는 어린아이들이 감식요법을 할 경우에는 주요 영양소인 단백질, 비타민, 미네랄 등의 섭취량을 줄여서는 안된다. 만약 이것들이 부족하면 오히려 건강에 지장을 줄 수 있다. 그러므로 전문가의 도움을 받아 당질만을 없앤 BH식 식사법을 행하면 좋은 효과를 가져오게 될 것이다.
 ② 자립심을 키워주는 것도 중요하다.
 감량방법(減量方法)이 있기는 하나 그런 것보다는 아이에게 '어째서 살이 너무 많이 찌면 좋지 않은가' 하는 이유를 소상하게 설명해 주는 것이 효과적이다. 그리고 이 BH식 식사를 함께 시키면서 생활

의 혁신을 가져오게 해야 한다.

예들 들어 아침에 혼자 일찍 일어나서 옷을 입고, 이를 닦고 세수를 하는 일을 하게 한다. 이불도 말하지 않아도 혼자서 스스로 정리하게 하고, 화장실 청소 같은 것도 하게 한다. 이렇게 기민한 움직임으로 인하여 칼로리의 소모를 높게 한다. 또한 표를 작성해서 잘했을 때는 '○', 잘못하면 '×'를 해준다던가 해서 어린이로 하여금 자신이 좋은 일을 하고 있다는 흥미를 불어 넣어주고, 의지를 길러주는 것이다.

이러한 태도로 스스로 자신이 살을 빼야겠다는 자발적인 마음을 가지게 해주는 것이다. 자식이 귀엽다고 해서 무엇이든지 요구하는 대로 사주고 스스로 할 수 있는 일까지도 옆에서 도와주어서 아이를 게으르게 만드는 잘못을 저지르는 어른들이 되어서는 안된다.

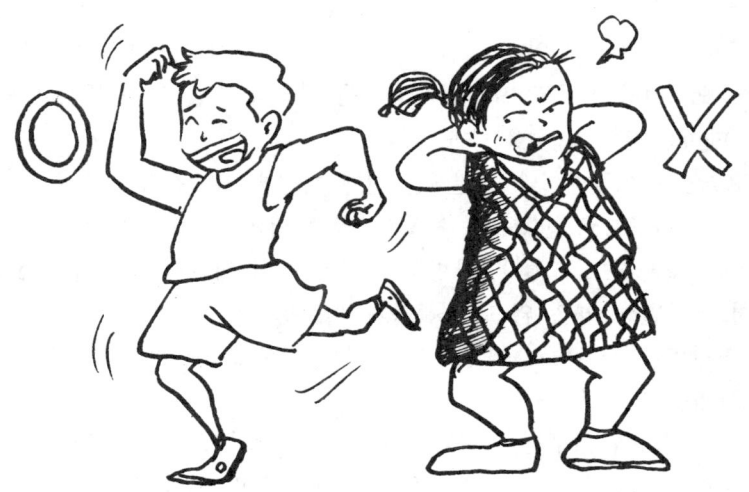

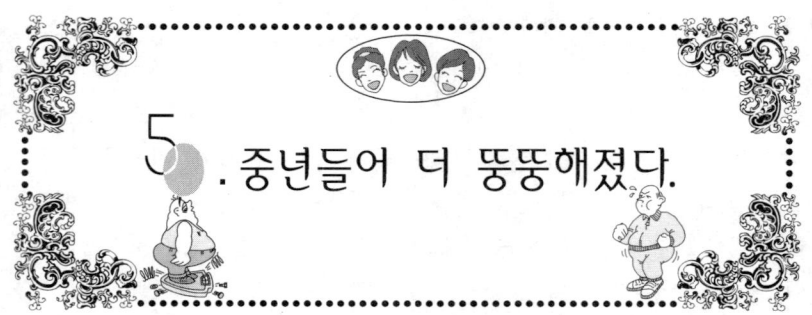

5. 중년들어 더 뚱뚱해졌다.

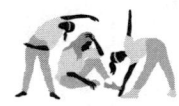
앞장에서도 여러 차례 설명한 바와 같이 지나치게 살찌는 것은 건강의 위험신호라고 말하였다. 특히 중년에 접어들어 배가 나오고 살이 지나치게 찌는 것은 위험한 증세인데, 경우에 따라서는 생명을 단축시킬 수도 있다.

뚱뚱해서 생기는 병에는 심장병이 있고 당뇨병, 고혈압, 간장, 신장 등이 다 나빠질 수 있다고 설명했다. 특히 심장이 나빠졌을때는 높은 산에 오르기도 힘들고, 또 갑자기 더운 목욕탕 같은 곳에 들어갔다가 심장마비를 일으켜 죽을 수도 있다.

고혈압은 뇌졸중이나 뇌일혈을 언제 어떻게 일으킬지 모른다. 그래서 그 후유증으로 반신불수가 되면 정말 삶의 의미를 잃게 되고 말 것이다. 당뇨병도 그렇다. 합병증이 따르는 이 당뇨병에 걸리면 현재까지도 특별한 약은 없고, 꾸준하게 치료를 하는 도리밖에 없다. 또한 간장이나 신장이 나빠졌다면 어려운 치료를 택하지 않으면 쉽사리 효과를 기대할 수 없다.

우리 나라의 경우는 외국과 비슷해서 대체적으로 중년 들어 살찌는 사람이 많은데 이것은 젊었을 때보다 운동량이 줄고 거기에 비례

해 섭취하는 음식의 양도 줄여야 하는데, 오히려 젊었을 때보다 더 먹기 때문이다.

주부는 아이들이 어느 정도 성장해서 직접 돌봐주지 않아도 되면 그때부터 살이 찌기 시작한다. 남성의 경우도 밖에 나가있는 시간이 많기 때문에 무작정 먹고 마시는 등 식생활이 문란해지기 쉬우므로 반드시 비만이 생명과 관계되는 중요한 문제라는 것을 명심해야 하는 것이다.

따라서 중년의 부부는 다같이 함께 협력해서 서로 주의하지 않으면 안된다. 매일의 식사에 있어서도 성인병을 예방할 수 있는 BH식을 권장해야만 한다. 밤에 외식을 할 경우에는 식욕을 증진시키는 술은 될 수 있는대로 피하고 안주와 술을 조화있게 적당히 마시도록 하는 것이 옳다. 그 중에서도 특히 주부는 당분이 들어 있는 음식에

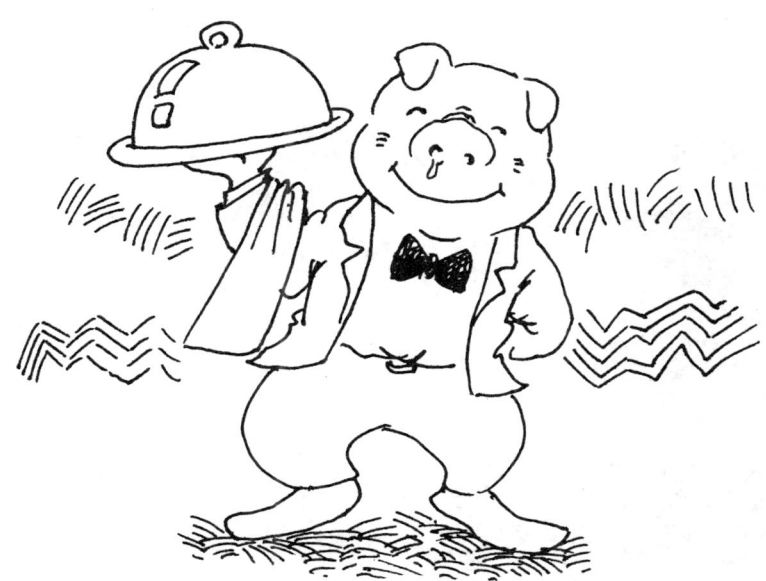

주의해야만 한다. 또 아까운 나머지 먹다 남은 음식을 먹어치우는 알뜰정신(?)도 비만의 원인이 된다.

고층 건물이나 백화점에 들렀을 때도 엘리베이터를 이용하는 것보다는 계단을 오르내리는 것이 건강에 훨씬 좋다. 될 수 있는 대로 몸을 움직이는 기회를 많이 가져야 한다. 가족 전체가 과식을 하지 않도록 노력해야 하고, 일찍 자고 일찍 일어나는 습관도 체중을 줄이는 하나의 방법이라고 할 수 있겠다. 중년 들어 갑자기 살이 찌는 사람은 음식에 유난히 주의해야 함은 물론이려니와 이것만으로는 충분치 못하기 때문에 평소 생활습관을 통해 세심하게 신경 쓰지 않으면 안 된다.

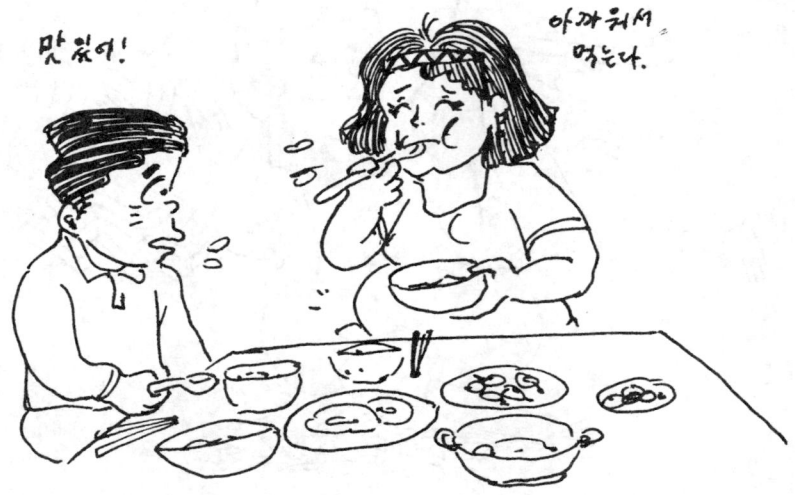

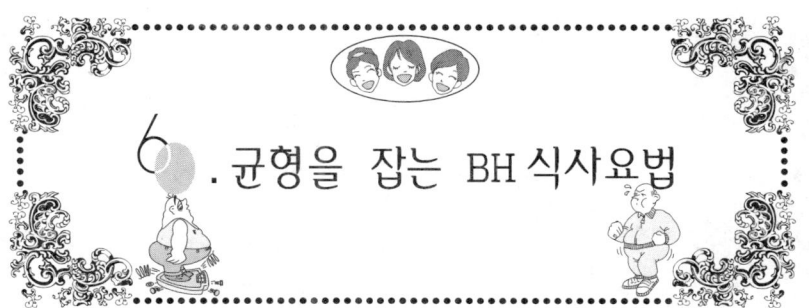

6. 균형을 잡는 BH 식사요법

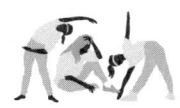

BH식은 가정의 건강을 지켜준다고 말 할 수 있다. BH식은 살찐 사람에게도 좋으나, 살이 찌지 않는 사람의 건강식에 더 좋다. 현재의 체중을 그대로 유지하고 싶은 사람은 당질 제한을 약간 완화하고, 반대로 살이 찌고 싶은 사람은 BH식 식사에 식욕을 증진시켜주는 반찬을 한두 가지 추가해 먹으면 살이 찐다.

일반적으로 위장이 나쁜 사람, 그리고 피부가 처친 사람, 기력이 없는 사람은 대체적으로 편식을 하거나 불규칙적인 식사 또는 당질을 과도하게 먹고, 기름이나 단백질이나 야채 등이 대체적으로 부족한 사람이다. BH식은 이러한 부족을 충분히 보충해 줌으로써 이것을 매일 계속하면 건강미와 기력을 회복시킬 수 있다.

또 젊은 여성들 중에도 보기에는 살이 찌지 않은 것 같으나 더 날씬하게 보이기 위해서인지 더 살이 빠지기를 바라는 여성들이 있다. 그러나 외관상 보기 싫을 정도로 살이 찐 사람이라면 당연할 수 있겠지만 건강하고 정상적인 사람은 구태여 살을 뺄 필요가 없는 것이다. 특히 젊은 여성들은 건전한 결혼생활을 하고 건강한 아기를 낳기 위해서라도 진정한 건강미인이 되는 것이 바람직하다.

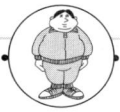

제 3 장
체중(體重) 조절은 어떻게 하면 좋을까?

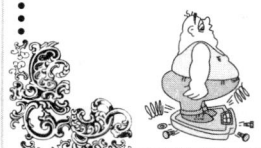
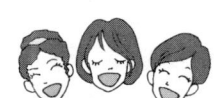
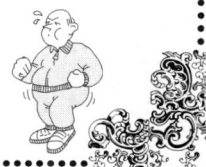

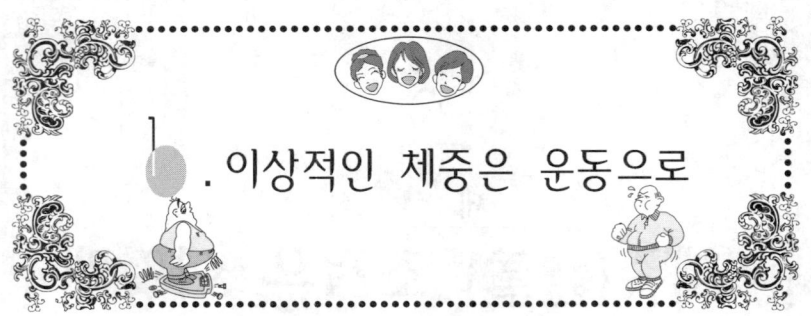

1. 이상적인 체중은 운동으로

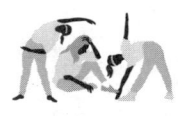 건강하고 활동적인 청소년이라면 신장이나 나이에 따라 적당한 이상적인 체중을 가져야 마땅하다. 그런데 어째서 나이를 먹어감에 따라 그렇게 변해 가는 것일까?

대부분의 사람들이 청소년 시절부터 활동적인 운동을 하지 않는데 그 원인이 있다고 할 수 있다. 우리 주변을 한번 살펴보아도 얼마나 많은 운동 선수들이 불과 30이 못되어 일선에서 물러나 은퇴를 하게 되는가? 경쟁적인 운동에서는 30만 되어도 노인 취급을 당한다고 한다. 신체적인 경쟁에서 이미 뒤떨어지기 때문이다.

그렇다면 운동이라고는 전혀 하지 않는 보통사람들은 어떨까? 그 이상으로 늙었다고 말할 수 있을 것이다. 따라서 나이에 따라, 섭취하는 칼로리에 따라 그에 합당한 운동을 항상 해야 하는 것이다. 움직이고 활동하지 않으면 비만이 온다는 것을 기억해야 한다.

제3장 체중 조절은 어떻게 하면 좋을까?

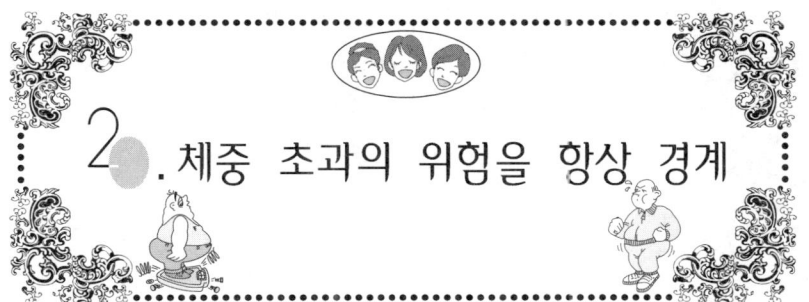

2. 체중 초과의 위험을 항상 경계

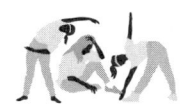"대부분 뚱뚱한 사람들이 더 유쾌하고 좋은 성격을 소유하고 있지 않나요?"라고 반문을 하는 사람들도 간혹 있을 것이다. 흔히 뚱뚱한 사람들이 마른 사람보다 유쾌하고 다른 사람들과 한결같이 잘 어울리며 밝게 지내는 것이 사실이라고 할 수가 있으나 역시 체중이 무거운 것도 사실이다.

그 사람은 그 사람대로 다른 사람과는 달리 뚱뚱해질 만한 여러 가지 이유를 가지고 있다. 그러나 거의 모든 경우에 그 이유란 한마디로 단지 그들이 실제로 필요한 것보다도 음식을 더 많이 먹고 있다는 것이다. 바꾸어 말하면 체중 초과는 과식이 원인인 것이다.

매일 우리에게 필요한 열량만을 섭취한다면 젊은이 같이 훌륭한 체격을 유지할 수 있지만, 그러나 매일 실제로 몸에 필요한 양보다 빵 한 조각씩만 더 먹어도 이것을 5년 동안 계속한다면 체중은 20kg이나 늘어날 것이다. 또 10년간 계속한다면 체중은 40kg이나 늘게 된다.

지방질은 심장, 콩팥, 간 등에 부담을 주며 엉덩이나 무릎 혹은 발목 등 몸무게를 받는 관절에도 크게 부담을 초래한다. 이것은 우리 몸이 초과된 체중을 끌고 다니느라고 보다 빨리 쇠퇴해진다는 것을 의미한다. 어찌 생각하면 자신이 먹는 식탁에서 자신이 스스로의 생명을 단축하고 있는 것일 수도 있는 것이다.

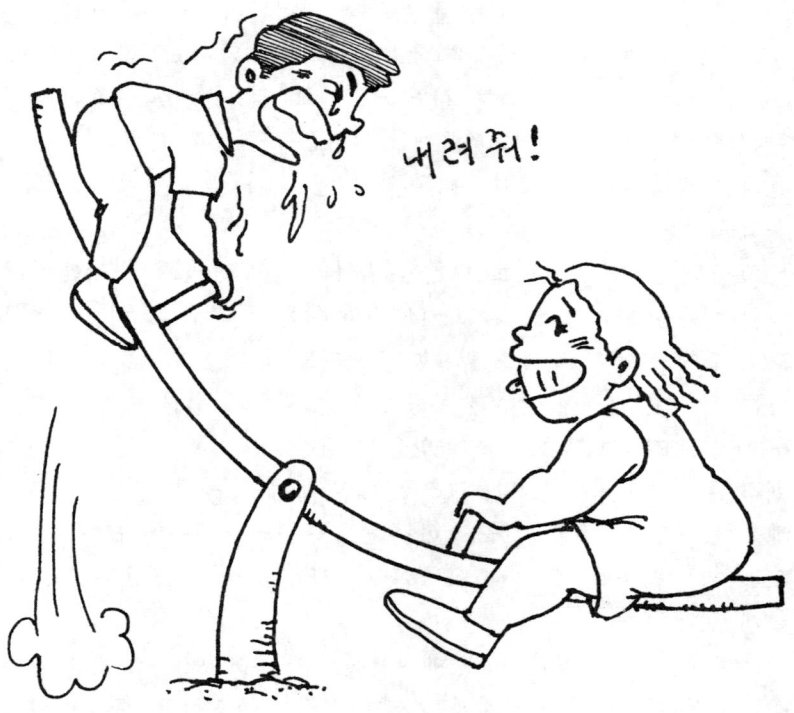

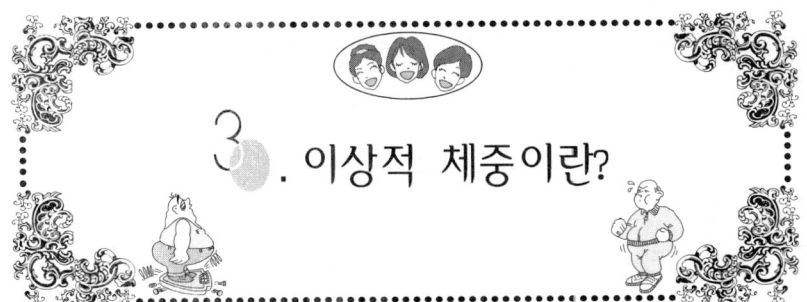

3. 이상적 체중이란?

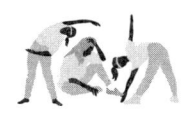 그렇다면 여기서 이상적 몸무게는 과연 얼마인가? 라는 문제가 나온다. 그것은 이미 앞에서 사람에 따라 다르다는 설명을 했다. 모든 사람은 키, 성별, 연령, 그리고 신체구조 형식에 따라 각기 다르다. 남자와 여자의 기준이 다르고, 체구(體軀)가 크냐 작으냐에 따라서 다를 수 있다.

뼈가 굵고 근육이 잘 발달되어 있는 사람은 섬세한 골격을 가진 사람보다 약간 체중이 무거워야 한다. 그러나 사실은 도리어 섬세한 골격을 가진 사람이 대개 몸이 뚱뚱하다. 그런 근육은 아마 약하고 잘 발달되지 않았을 것이다. 그러므로 주의깊게 판단을 하고 자기 나이와 골격, 키 등을 참고하여 자신의 체중을 명확하게 알아두는 것이 좋다. 어떤 방법으로라도 자기의 이상적인 체중에 더 가깝도록 노력하는 것이 중요하다.

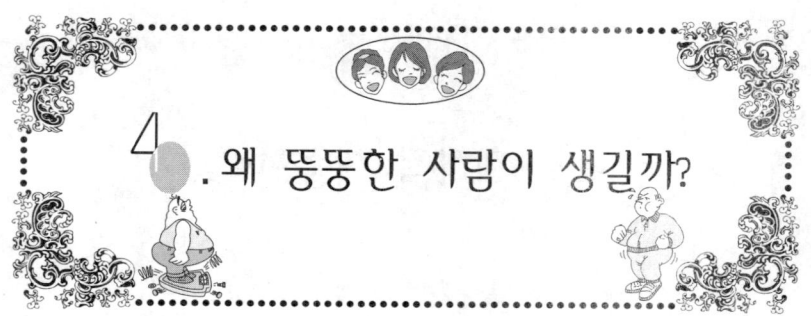

4. 왜 뚱뚱한 사람이 생길까?

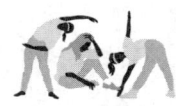
가령 어떤 사람이 자신의 체중보다 13kg 가량 초과된다고 하자. 이 무게는 이 사람에게는 보통보다 상당히 많이 초과된 것이고 따라서 이에 대하여 적절한 대책을 마련하지 않으면 안된다. 그렇다면 어떤 조치를 취해야 할까? 두말할 여지없이 어째서 이토록 체중이 초과되었는가 하는 생각부터 깊이 해보아야만 한다.

간혹 사람에 따라서는 이 사실을 염려하고 좌절감에 사로잡히는 사람도 있을 것이다. 자신의 체중이 뜻밖에도 많이 나간다는 사실에 놀랄 것이다. 그뿐만 아니라 다른 식구는 그렇지 않은데 자신만 그렇다면 소외감도 느끼게 될 것이다. 이러한 상한 마음 때문에 자신도 모르게 과식을 하게 된다. 이것은 자신이 받는 소외감이 본능적으로 먹는 쪽으로 흐르고 있기 때문이다. 어떤 때는 가족들이 다 잠든 틈을 이용하여 살그머니 밖에 나와 음식을 가져다 먹기도 한다.

이러한 계속적인 습관이 체중을 증가시킨다는 사실을 본인은 대부분 모를 때가 많다. 더러는 이런 말로 반신반의하는 사람도 있다.

"나는 우리 누나보다는 그래도 덜 먹는데…"

"누나는 나보다 훨씬 더 먹는데도 살이 안찌고 날씬한데…"

제3장 체중 조절은 어떻게 하면 좋을까?

아마 그럴지도 모른다. 그것은 사람에 따라 소모하는 열량이 다르다고 한다면 그럴 수가 있다. 자기는 먹기는 좋아하지만 누나만큼 활동을 하지 않는다면 충분히 그럴 수 있을 것이다. 이것 말고도 사람에 따라 갑상선 호르몬 이상에 관계가 있어서 서로 다를 수도 있다.

그렇다면 사람에 따라 다르다고 해도 평균적으로 보통 하루에 얼마의 열량을 필요로 하는 것일까? 그것은 그가 하고 있는 일의 종류, 그 사람의 연령, 그리고 신체의 구조, 또 하루에 얼마나 활동을 하고 있는가 하는 것에 달려 있다고 할 수 있다.

가령 힘들게 일하는 목수(木手)는 적어도 하루에 5,000kcal 정도는 필요로 할 것이다. 힘들게 대패로 나무를 깎고 무거운 기둥을 세우는 등 땀을 많이 흘리기 때문에 에너지 소모가 많을 것이다. 반면에 책

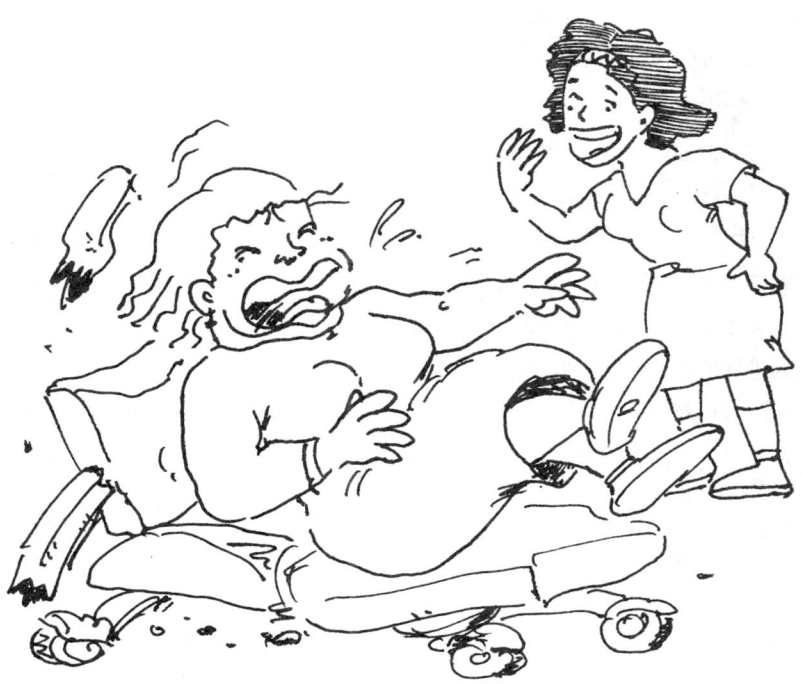

상에 앉아서 하루종일 서류나 뒤적이고 컴퓨터나 치고 앉아있는 회사원이라면 2,200kcal 정도면 충분할 것이다. 또한 밖에 나가는 일은 전혀 없고 하루종일 집안에서만 왔다갔다하는 주부의 경우라면 2,500kcal 정도가 필요하다. 그러나 회사 사장의 여비서라면 1,800kcal 정도면 족할 것이다.

이렇게 본다면 어디까지나 섭취 = 활동이라고 볼 수 있다. 모든 사람이 활동하는 양에 비례하게 먹는다면 결코 비만이 되지 않을 것이다. 문제는 칼로리만 계속 취하고 소모를 하지 않는 데에 있는 것이다.

20대의 활동량과 3~40대의 활동량은 또 다르다, 20대의 활동도 활동이겠으나 그보다 30대에 있어서 더이상의 활동이나 운동을 하지 않는다면 뚱뚱해진다. 이것은 인체구조상 한창 혈기 왕성한 20대의 소모와 30대의 소모에 차이가 있기 때문에 같은 칼로리라고 치더라도 30대는 더 활동하지 않으면 20대의 소모를 따라 잡을 수가 없다는 것이다.

그러므로 사실 날씬한 몸을 유지하려면 젊은 시절보다 더 활동을 많이 해야 하는데 과연 그렇게 하고 있는 사람이 얼마나 될까? 그렇기 때문에 중년 이후에 뚱뚱해지는 것은 어쩌면 당연한 것이다. 또한 피하조직에 수분이 축적됨으로 체중이 느는 경우도 있다. 예를 들면 신장(腎臟)이 나쁜 사람은 수분의 배설이 원할하지 못하므로 다리나 신체부분이 현저하게 붓는 경우다. 이런 사람은 소금기를 많이 먹어서는 안된다. 그러나 여기서 문제가 되는 것도 역시 과식이라 할 수 있다.

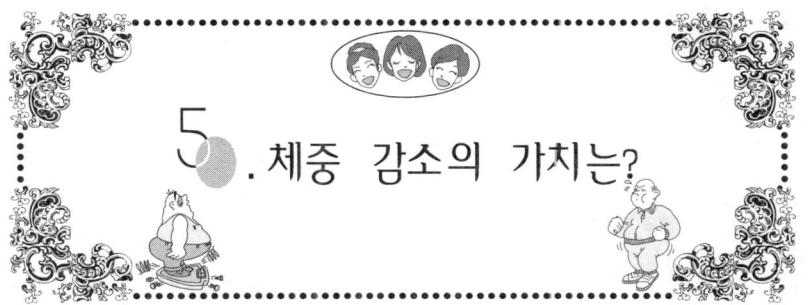

5. 체중 감소의 가치는?

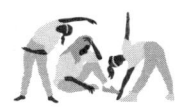
비만을 고민하는 사람은 주로 2, 30대 젊은 여성들이 대부분이다. 아름다움을 원하는 소망은 당연하다고 할 수 있다. 그러나 비만은 외모의 아름다움을 위한 것 말고도 고혈압, 숨가쁨, 불면증, 심장병, 간이나 신장 등의 무서운 병을 발병하는 원인이 된다. 그러므로 체중을 감소시키는 것은 심장과 기타 신체기관에 도움이 되는 것이다.

이미 뚱뚱해진 몸을 날씬하게 하는 일은 정말 의지력을 요하는 힘든 일이지만 그것은 자신의 건강을 위해서 매우 가치 있는 일이다. 위에서 말했던 많은 합병증을 예방할 수 있기 때문이다.

대부분 살을 뺀 사람들은 그 의지를 그대로 지속시키지 못하고 또다시 비만으로 돌아간다. 중요한 것은 한 번 이상적인 체중에 도달했다면 어떤 일이 있어도 그것을 유지시켜야 한다는 사실이다. 한때의 '날씬하고 아름다운 몸매'가 문제가 아니라 남은 여생을 건강하게 살아야 하기 때문이다.

그럼에도 불구하고 일시적 날씬함을 위해 감식이나 다이어트를 하다가 건강만 해치고, 또는 살을 뺏다가도 그 상태를 유지하지를 못하고 다시 옛날로 돌아가는 경우가 참 많다. 아무리 힘들고 지루하게 느껴질지라도 식사나 생활습관을 계속해서 이행해 나가야만 한다. 만약 이 습관을 오래 지속하지 못한다면 여전히 질병의 소인이 기다리고 있는 것이다.

필자의 주변에 지난 해 대학생이 된 K양이 있다. 그녀는 대학입시를 앞두고 불안과 초조 때문에 닥치는 대로 먹어치웠다고 한다. 그녀의 어머니가 그녀를 데리고 왔을 때 나는 매우 놀랐다. 그리 크지 않은 키에 너무 뚱뚱하여 흡사 눈사람처럼 보였기 때문이다. 그런데 시험이 끝나자 강한 의지를 가지고 '다이어트'를 시작하더니 반년이 못되어 내 앞에 나타났을 때는 몰라 볼 정도로 날씬하게 변해 있었다.

그녀의 말에 의하면 그가 살을 빼기 위한 감량작전은 시험에 합격했다는 안정감도 있었지만, 그것보다는 대학생활을 통해 멋진 남자친구를 사귀겠다는 의지가 그렇게 어려운 '다이어트'를 하게 만든 것이었다.

하지만 1년이 지난 지금 그녀는 다시 옛날로 돌아가 비만이 되었다. 그것은 학교에 들어갔으나 기대와는 달리 생각처럼 좋은 남자친구는 생기지 않고, 식사습관이 다시 옛날로 돌아가 자꾸 먹다 보니 또 살이 쪘다는 것이다.

K양은 내 앞에서 "마음만 먹으면 또 뺄 수 있어요!"라고 자신있게 말을 했으나 나로서는 이 말을 믿을 수가 없었다. 고등학교 때와 대학생이 된 지금은 환경자체가 많이 다르기 때문이다.

제3장 체중 조절은 어떻게 하면 좋을까?

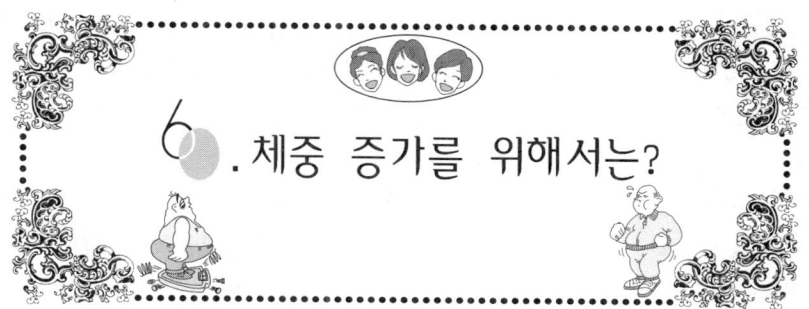

6. 체중 증가를 위해서는?

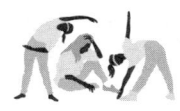

만약 내 몸이 날씬해서 정상 체중보다 약간 가볍다면 건강상 이로운 것이 많다. 그 체중을 그대로 유지하는 것은 매우 현명한 일인 것이다. 폐결핵과 같은 나쁜 질병에 걸리지 않는 한 호리호리한 사람들이 더 오래 살기 때문이다. 그러나 만일 체중에 훨씬 미달한다면 혹시 어떤 질병이 없는가 종합진찰을 받아보아야 할 것이다.

홀쭉한 사람들은 대부분 두 가지 형태이다. 첫째 사냥개처럼 강인하고 정열적인 사람이다. 그런 사람은 병이 드는 일이 거의 없다. 이 사람들은 음식을 많이 먹어도 체중이 잘 늘어나지 않는다. 이것은 아마도 끊임없는 활동으로 열량을 다 소모해 버리기 때문인 것이다. 그런 사람들은 대부분 외관상 다소 뚱뚱해지기를 원한다.

또다른 경우는 쉽사리 피곤하고 가끔은 무슨 병이 있는 것이 아닌가 하고 의심을 하게 된다. 그런 사람은 음식을 많이 먹는 사람을 보면 몹시 부러워하며 자신은 정상적인 양의 음식도 소화를 못 시킨다. 기름진 음식을 먹으면 곧 배가 아픈 것을 느끼고, 거의 음식을 완전히 먹어치우는 일이 없으며 그저 몇 번 씹어 먹고는 배가 부르다고 느낀다. 이런 사람들은 과연 무엇이 잘못된 것일까?

이런 사람은 위가 아주 작아서 음식이 조금밖에 들어갈 수 없는 경우도 있다. 그런 경우에는 음식의 양을 좀 더 줄이는 반면 조금씩 자주 먹도록 해야 할 것이다. 또는 식간에 음료나 과일주스 등을 마심으로써 식사를 개선할 수도 있을 것이다. 이런 사람들은 대개 기름진 음식은 맞지 않으므로 늘 평범한 음식을 취하도록 해야 한다.
　대부분 이런 사람들은 어떤 질병이 숨어 있을지 알 수 없기 때문에 소화기관의 엑스레이 검사나 내시경 검사를 해보는 것이 안전하다. 그리고 세균의 감염이나 해로운 기생충 감염도 있을지 모르기 때문에 대변검사를 받아보는 것도 좋다. 또한 빈혈증이 없나 확인하기 위하여 혈액 검사도 해 보아야 하며, 신장이나 방광의 세균 감염여부를 알아내기 위하여 소변 검사를 받는 것도 좋다.
　신경성 불안은 식욕감퇴의 또 하나의 원인이 된다. 가족들에게 소외를 당하고 있다고 느끼는 아이들은 만성적(慢性的) 식욕감퇴에 빠져서 정상적인 입맛을 되찾지 못하는 수가 있다. 결국 이런 아이는 영양부족 상태를 일으키게 되는 것이다.
　이럴 경우에는 보다 좋은 환경에 놔두기만 하면 대개 즉시 식욕을 되찾게 된다. 부모님들의 지나친 잔소리와 꾸지람 같은 것은 어린아이의 정서적 문제를 더 심하게 할 뿐 아무런 도움이 되지 못한다. 종합 비타민제나 한약의 귀비탕(歸脾湯) 같은 약재는 기능을 정상적으로 회복시키는 데 도움이 될 것이다.

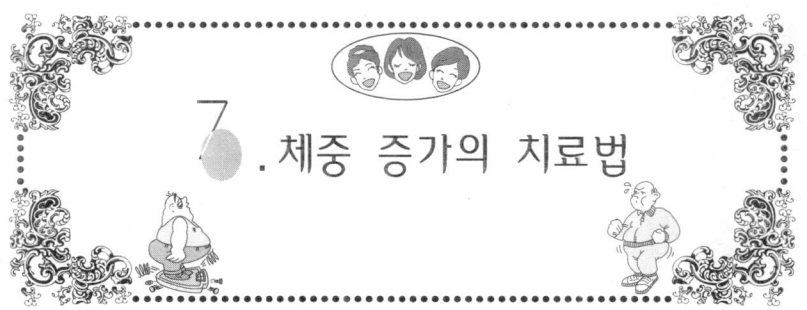

7. 체중 증가의 치료법

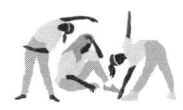
식사 직전에 군것질을 해서는 안된다. 군것질로 식욕을 잃을 수도 있기 때문이다. 제대로 균형 잡힌 식사를 하고 될 수 있는대로 열량이 높은 음식을 먹도록 한다. 특히 식사직전에 담배를 피워서는 안되며, 무엇보다도 중요한 일은 긴장을 풀고 편안하 지도록 해야 한다. 그러면 신경의 긴장이 감소되고 여기에 따라 신체활동도 회복될 수 있을 것이다.

주로 홀쭉한 사람들은 신경의 긴장 때문에 힘이 완전히 빠지곤 한다. 이와 같은 사람들은 너무 양심적이고, 때로 자신들의 힘만으로는 변경시킬 수 없는 환경에 염려하며, 그로 인해 어떤 사람들은 매듭에 꽉 묶인 것처럼 소화기관이 정상적인 기능을 발휘하지 못한다.

이럴 경우에는 저녁이나 점심 식사 전에 그저 잠깐 조용히 휴식을 취함으로써 생기는 활력을 다시 찾을 수 있을 것이다. 무엇보다 긴장을 해소시키는 것이 문제다. 밤에는 충분한 수면, 그리고 매일 적당한 옥외 운동을 하면서 이러한 계획을 실천한다던 건강을 위해서는 최선의 처방이 될 수 있을 것이다.

제4장
어떻게 해야 살이 빠지는가?

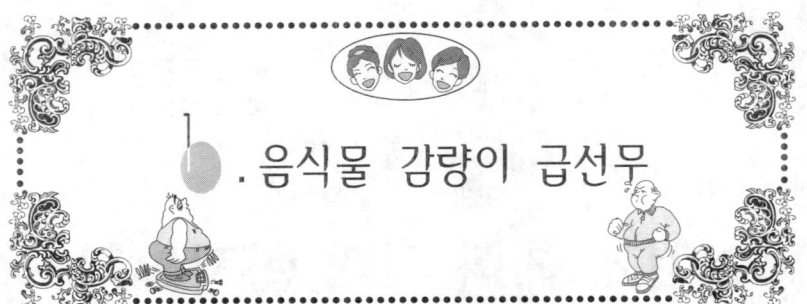

1. 음식물 감량이 급선무

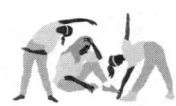

비만인 사람은 살을 빼는 것이 주목적이다. 독자들은 이 해답이 가장 궁금하고, 또 알고 싶을 것이다. 앞에서 대략 설명한 바와 같이 살이 찌지 않는 방법과, 그리고 또 살이 쪘을 때 어떻게 하면 살이 빠지는가가 문제인 것이다.

간략하게 말하자면 체중에 비해 음식을 많이 먹고, 또한 운동이 부족해서 생기는 병이 바로 비만이다. 의학적 개념으로 설명하면 갑상선(甲狀腺) 호르몬이 적으면 살이 찌고 그와 반대로 갑상선 호르몬이 많으면 살이 빠진다고 할 수 있다. 또 뇌하수체(腦下垂體)나 성선(性腺)에 있어서 분비가 적고 많음에 따라 살이 찌는 것이라 말할 수 있다.

야윈 사람의 경우는 대체적으로 비만증인 사람과 반대로 하면 되기 때문에 이 장에서는 주로 살찐 사람의 경우에 한해서 살을 빼는 방법을 설명하고자 한다.

누누히 설명한 바와 같이 뚱뚱한 사람은 피하지방(皮下脂肪)이나 장기(臟器) 사이사이의 지방질(脂肪質)이 모두 음식물로부터 유입되는 것이므로 첫째 무엇보다 우선 음식물을 감량조치하는 것이 급선무라

제 4 장 어떻게 해야 살이 빠지는가?

고 할 수 있다.

　살이 찌는 이유는 신진대사(新陳代謝)의 속도가 느리기 때문에 생겨나는 것이라고 할 수 있는데, 먼저 살을 빼려면 신진대사를 원활하게 하는 것이 우선이다. 이것은 극히 간단하면서도 쉬울 것 같지만 그리 손쉽게 이루어지는 것은 아니다.

　음식의 양을 줄이는 것과 어느 정도의 분량을 줄여야 하는지가 문제이며, 또 음식의 종류에 있어서도 어떻게 선택을 해야만 할 것인가, 수분과 염분은 어떤 비율로 섭취해야 하는가 등등 복합적인 여러 가지 문제가 생기게 된다. 그 가운데에서도 가장 중요하다고 할 수 있는 원칙을 대략 다음의 항목에서 설명하고자 한다.

　섭취하는 수분이 배설되는 수분보다 적게 되면 세포 속의 수분이 적어져서 상대적으로 체중은 줄어든다. 그러나 그것은 지방(脂肪)이

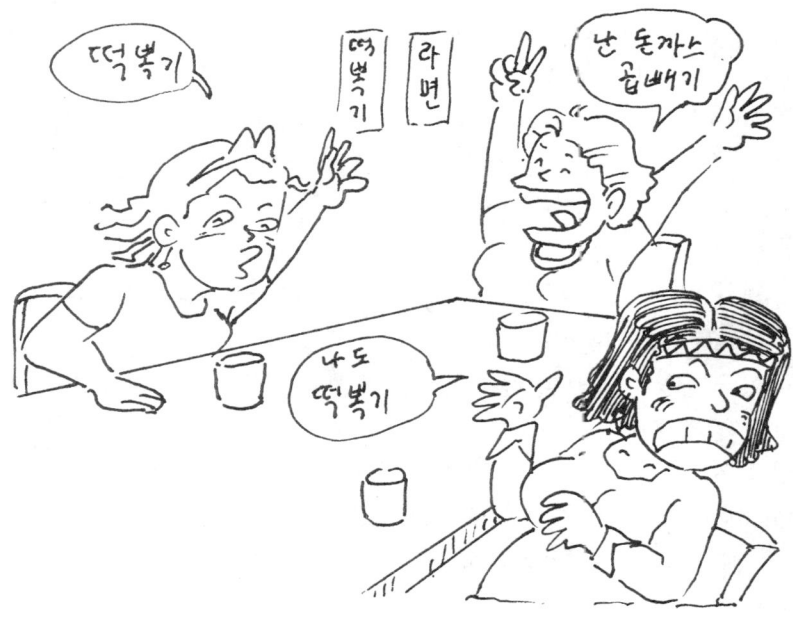

없어지는 것이 아니라 수분이 없어지는 것이다. 이때 주의해야 할 일은 체내의 수분이 줄어들기 때문에 땀이나 오줌의 배설이 줄어들면서 체온 조절 자체가 순조롭지 못할 염려가 있다는 것이다.

　이 방법은 가장 유효하고 또 가장 해가 적은 방법이다. 섭취되는 칼로리는 감소되지만 그 대신 단백질이나 비타민(A, B, D) 등은 적당히 섭취해야 한다. 이때에 단백질이 신체에 필요한 분량 이하가 되면 안되므로 너무 급작스런 제한은 하지 말아야 한다.

　대체적으로 약 1개월 안에 5kg 정도씩 체중을 줄이는 것이 적당하다. 이것은 당뇨병의 경우와 같이 지방의 분해에 의해서 체내의 단백질도 급격히 파괴되기 때문에 조심하지 않으면 안된다. 단백질이 연소할 때 동시에 다른 함수 탄소나 지방을 같이 태우는 작용이 있으므로 근육이나 물의 글리코겐이나 저지방이 연소(燃燒)되는 것을 기대하는 방법이다.

　그러나 이것은 체중을 감소시키는 데는 유효한 방법이라고 할 수가 있겠으나 계속적으로 실행하면 세포의 원형질까지 소비해 버릴 위험성이 다분히 있다.

　일반적으로 살찐 사람이 운동을 하면 좋다는 것은 운동 후에는 식욕이 증진되므로 이 때 식사를 제한하면 체중이 감소하기 때문이다. 하지만 살찐 사람에게 있어서는 급격한 운동을 한다는 것은 고통스러운 것이며 심장에 좋지 않은 영향을 준다. 가벼운 운동은 좋지만 숨이 찰 정도로 빨리 달리는 것이나 경사진 높은 곳을 힘들게 올라가는 것 등은 금물이다.

　여윈 사람은 대체로 이와 반대로 하면 되지만 음식물을 많이 섭취하는 것과 신진대사(新陳代謝)를 느리게 할 것 등 두 가지 기본 방법을 사용하면 좋다. 음식물로서는 단백질보다는 함수탄소물이 좋다(함수탄소는 신체내부에서 지방으로 변한다). 또한 식욕을 증진시키기 위해 적당한 운동도 필요하다.

　다음은 당뇨병에 '인슐린'을 사용하여 함수탄소를 조직에 침착시

킴으로써 피하지방으로 변하게 하는 것으로 이것은 매우 중요한 방법이다.

최근에는 '다이오유라길'이라고 하는 갑상선 활동을 억제하는 약이 생겨서 이것을 가지고 신진대사를 느리게 하는데 사용하기도 한다.

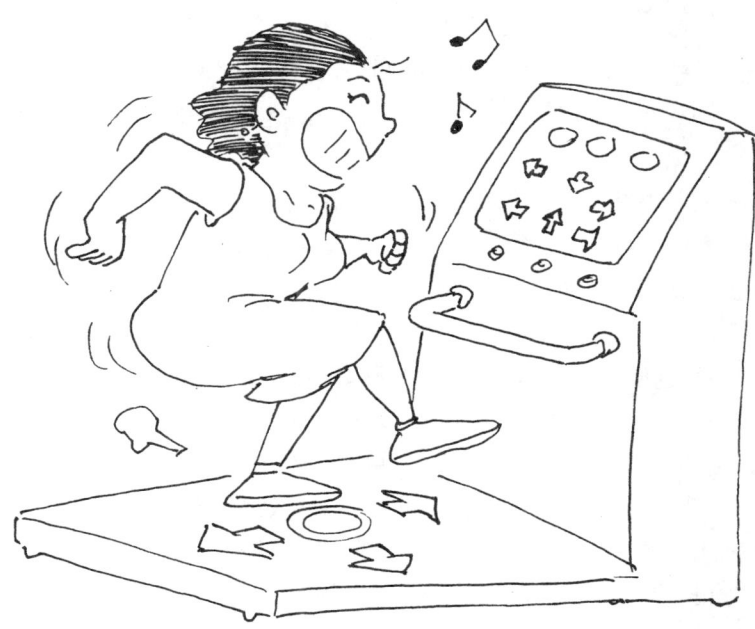

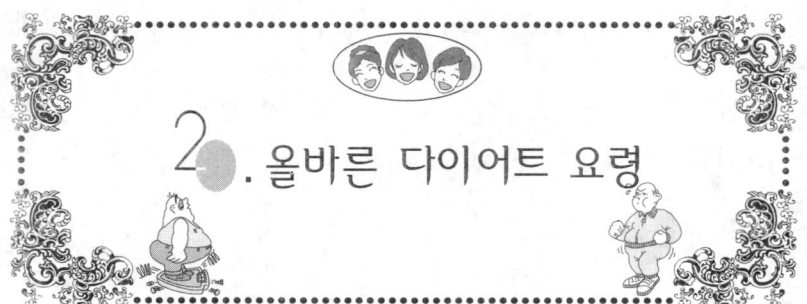

2. 올바른 다이어트 요령

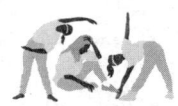
체중을 줄이는데 탁월한 효과가 있다고 주장하는 "비법"들은 많이 있다. 그러나 이 체중조절법은 반드시 안전해야만 하며, 재발을 하지 않아야 하고, 건강에 유의해야만 한다. 다행스럽게도 이러한 조건들을 만족시키는 체중조절법에 대부분의 전문가들은 일치된 견해를 보이고 있다.

비만의 가장 흔한 원인은 잘못된 식사습관에서 생긴다. 몸에서 필요로 하는 것보다 섭취하는 칼로리가 많다든지, 폭식과 결식을 반복하는 불규칙한 식사습관을 가지고 있다든지, 고칼로리 식품이나 인스턴트 식품을 선호하는 것이 원인일 경우가 많다. 따라서 이 식사습관을 평가하기 위해서는 가장 먼저 해야만 할 일은 한동안 식사 일기를 적어보는 것이다.

다음의 표가 식사일기의 예다. 이 식사일기를 꼼꼼이 적다가 보면 식사시간, 식사간격, 식사량은 물론 자주먹는 음식의 종류까지 파악을 하게되어 자신의 습관을 보다 객관적으로 볼 수가 있게된다. 그뿐만 아니라 비만한 사람은 잘못된 생활습관을 가지고 있는 경우가 많다.

걷거나 움직이는 것 보다는 승용차 타기를 즐겨하고 집에서는 누워서 텔레비전을 보는 것을 좋아해 밖으로 돌아다니기를 싫어한다든지 하는 운동부족의 생활습관들은 비만의 요인들이 된다.

본인의 하루 일과를 떠올려서 자신의 생활습관의 문제점을 찾아 교정하는 것이 필수조건이 된다.

또 한가지 짚어볼 점은 자신의 평소운동량을 파악해 두어야만 한다는 것이다. 이 운동을 하지 않으면 평소 기초대사률이 나아지게 됨으로 식사량이 많지는 않더라도 비만해질 위험성이 높다고 말할 수가 있다.

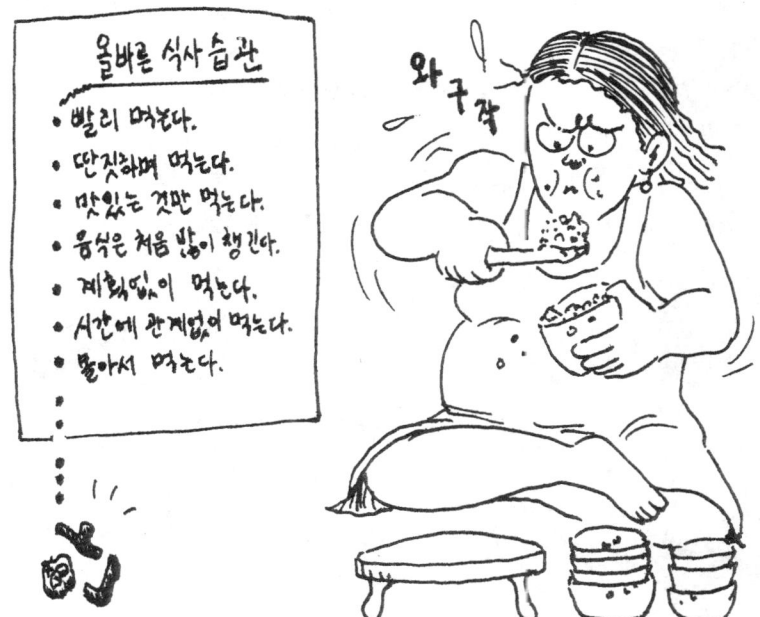

식사 습관을 바꾸자.
① 천천히 먹는다
1회 식사에 2~30분 이상 천천히 음식을 씹으면서 먹는 것이 좋다.
② 다른 일을 하면서 먹지는 않는다.
TV를 보거나 아니면 신문을 읽으면서 음식을 먹으면 안된다.
③ 음식 먹는 장소를 한 곳으로 정한다.
식사하기에 가장 적당하다고 생각되는 한 곳을 정하여, 그 장소에서만 식사하는 것이 옳다.
④ 음식은 자기가 먹을 만큼 덜어서 먹는 것이 좋다.
식사를 시작하기 전에 적당량의 음식을 미리 덜어놓고 먹게되면 절제가 되고 균형잡힌 식사가 가능하게 된다.
⑤ 식사 계획에 따라 먹도록 한다.
자신의 하루 일과에 맞고 큰 무리없이 실천할 수 있는 식사계획을 정한다.
⑥ 늦은 밤에는 절대 음식을 먹어서는 안된다.
밤늦게는 어떤 일이 있어도 간식이나 식사를 해서는 안된다.
⑦ 몰아서 식사는 하지 않는다.
한끼에 몰아서 식사를 하면 오히려 뚱뚱해지게 된다.

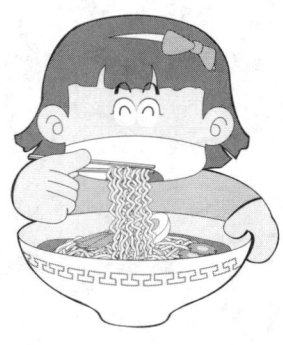
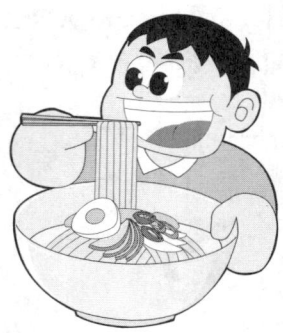

운동을 즐기자

운동은 크게 나누면 유산소운동과 무산소운동의 두가지로 나눌 수가 있다. 유산소운동은 보통 3분 이상 지속적으로 운동할 때 일어나며, 산소를 근육에 전달해주는 기능, 즉 심혈관 기능과 호흡기 기능을 향상시키는데 도움을 준다. 이 유산소운동으로는 걷기, 달리기, 자전거타기, 줄넘기, 수영, 에어로빅 등이 있다.

반면에 무산소운동은 대개 3분 이내로 짧은 시간동안 격렬하게 운동할때와 장시간 운동할때 일어나며, 근육의 크기와 힘을 향상시키는 효과가 있다. 이 무산소운동으로는 역도, 단거리 달리기 등이 있다고 할 수가 있다. 이렇게 체중을 줄이는데 있어서는 유산소운동과 무산소운동 모두가 도움이 된다고 할 수가 있겠다.

유산소운동은 지방을 연소시키고 심폐기능을 개선시켜주는 효과가 있으며, 무산소운동은 지방을 연소시키는 반면에 근육의 양을 늘여 기초대사율을 높이는 장점이 있다고 할 수가 있다.

근육을 유지하기 위해선 열량이 많이 필요로 하기 때문에 같은 양을 먹어도 살이 빠질 수 있다고 할 수 있다. 우선 이 운동의 종목을 선택할 때는 본인의 신체상태를 가장 먼저 고려해야만 한다. 이 무릎에 관절염이 있거나 비만이 심한 경우 등산이나 에어로빅, 달리기 등 무릎에 지나친 부담을 피하는 것이 좋고, 실내 자전거나 수영이 바람직하다.

기관지 천식이 있는 사람은 달리기나 등산 등은 천식을 유발시킬 수가 있다. 주의해야 할 것은 운동을 결코 한두달 만으로 끝내고 말 것이 아니므로 집이나 직장 주위를 고려하여 운동 종목을 정하는 것이 현명하다고 할 수가 있다. 집이나 직장 근처에 헬스크럽 등이 있으면 이용하는 것이 바람직하다고 할 수 있겠다.

집 근처나 부근에 등산로가 있다면 이 산을 오르내리는 것도 좋다. 물론 무엇보다 중요한 것은 본인이 즐겨 할 수가 있는 운동을 고르는 것이 바로 지속적으로 꾸준히 할 수 있는 운동이 된다. 만약 앓고 있는 병이 있다라고 한다면 주치의와 상의하여 결정하는 것도 현명하다고 할 수가 있겠다.

건강은 지키면서 이 체중을 줄이고, 비만의 재발을 막으려면 규칙적인 운동이 필수적이라고 하는 것을 명심해야만 할 것이다.

일상생활에서 신체 활동을 늘이자.

출퇴근시에 목적지의 정유장보다 한두 정거장 먼저 내려 남은 거리를 걸어서 가는 것도 현명한 방법의 하나라고 할 수도 있을 것이다. 주로 택시를 이용할 때도 건강운동을 위해서 목적지보다 일찍 내려서 걸어서 가는 습관이 좋다고 할 수가 있다.

매일 아침 저녁 빠른 걸음거리로 20분 가량 걷는 것이 좋다. 계단을 오를때의 소비하는 열량은 달리기나 아니면 자전거타기와 맞먹기 때문에 엘리베이터나 에스카레이터보다는 계단을 이용하는 것이 좋다.

집이나 사무실이 높은 층수에 있다고 하면 앞서 말한것 같이 몇층 앞에서 내려 계단을 걸어서 올라가는 습관을 들이는 것이 가장 현명하다고 할 수가 있다.

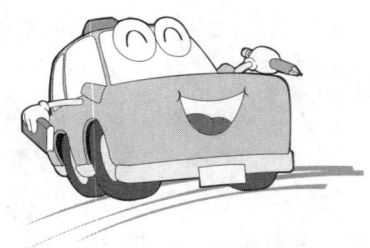

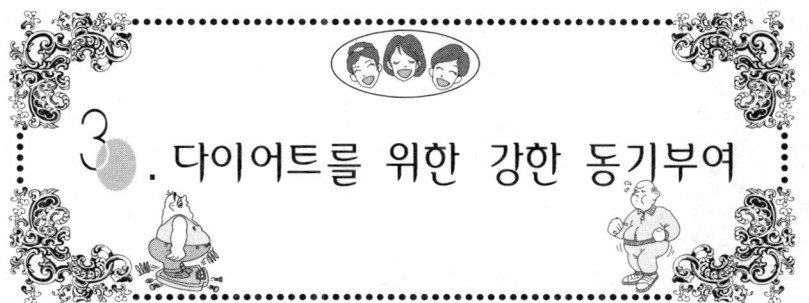

3. 다이어트를 위한 강한 동기부여

강한 동기 부여와 목표부터 설정을 해야만 한다.

다이어트에 성공하기 위해서는 우선 자기 자신에 대해 먼저 제대로 알고 파악하는 것이 중요하다. 체형은 물론 체질, 생활습관이나 성격을 고려한 다이어트야 말로 효과적이기 때문일 것이다.

예를 들자면 운동이라 하더라도 각각 사람마다 다른 특성이 있으므로 무턱대고 하는 것 보다는 우선 목적을 확실이 세우는 것부터가 중요하다고 할 수가 있겠다. 그러므로 자신의 체형 등을 체크를 해서 어느 부분을 어떤 식으로 만들고 싶다라고 하는 목표를 결정한 뒤에 그에 걸맞는 운동을 해야만 효과가 높아진다.

그뿐만 아니라 생활습관이나 성격에 맞는 다이어트 또한 중요하다. 운동이 필요하다고 해서 좋아하지 않는 운동을 하면 무엇보다 계속할 수가 없다. 외식 중심의 생활을 하는 사람에게 매일 집에서 밥을 직접 만들어 먹으라고 하는 것은 두말 할 것 없이 무리인 것이다.

가능한 범위 내에서 계속할 수 있는 방법을 선택하는 것이 중요하다고 할 수 있겠다. 오래 운동을 계속하기 위해서는 막연히 하는 것이 아니라 강한 동기가 있어야만 할 것이다. 단지 살을 빼고 싶다라고 하는 것이 아니라 구체적인 목표를 만들어야만 한다.

가령 수영복을 입기 위해서 3kg 빼야만 한다고 하면 어떤 방법으로 다이어트를 해야 할지가 보인다. 그리고 많은 다이어트 정보를 입수를 하면 그 선택폭이 넓어져서 더욱 자신에게 맞는 다이어트 방법을 찾을 수가 있게 된다. 이런 점에서

▶ 무리없이 운동을 계속할 수가 있겠는가?
▶ 즐거운가?
▶ 여러 선택 방법중에 가장 좋은 방법이라고 생각할 수 있겠는가?
▶ 목표달성이 가능한 방법인가?
▶ 체형이나 생활, 성격에 맞는다고 생각하는가?

우선 비만도부터 파악하는 것이 좋다.

자신에게 맞는 다이어트법은 자신을 객관적으로 바라보는 것에서부터 이루어져야만 한다. 이런 의미에서 가장 먼저 파악해야만 하는 것은 자신의 체형이라고 할 수가 있다. 꼼꼼하게 체형을 체크하고 동기를 부여하면 자신에게 맞는 방법으로 효율적인 살빼기를 할 수가 있다.

웨스트(cm) ÷ 히프(cm) = 이상형 〈 사과형.
0.8은 생활습관병으로 되기 쉬운 내장지방형을 체크하는 지표이기도 하다. 열심이 해서 0.72 이하인 이상적인 몸매를 유지하도록 애써야 할 것이다.

바스트 : 신장 × 0.52~0.53,
히프 : 신장 × 0.53~0.54
허벅지 : 신장 × 0.29~0.31
발목 : 신장 × 0.118~0.124

웨스트 : 신장 × 0.37~0.39
팔 : 신장 × 0.14~0.160,
종아리 : 신장 × 0.20~0.21

제 4 장 어떻게 해야 살이 빠지는가?

 자신의 체질은?

    자신에게 맞는 다이어트인지 어떤지를 판단하는 중요한 요소중 하나는 근육질인지 아니면 지방질인지 하는 것을 아는 것 부터가 중요하다. 이것을 알 수 있는 것이 바로 지방체중율인 것이다. 키에 비해서 몸무게가 많이 나간다고 하더라도 결코 이것만으로 '비만' 이라고 단정을 지을 수는 없다.

    문제는 몸을 구성하는 주성분중 지방조직의 비율인 체지방율이다. 그러므로 외견상으로는 말라 보여도 체지방율이 상당히 높은 경우의 비만도 있다.

    몸무게는 표준인데 비해 체지방율이 25% 이상 되는 사람은 비만 체질로서 내장지방이 붙는 성인병에 걸릴 우려가 많다. 체지방이 많지만 근육이 있다라고 하는 사람은 유산소운동을 1주일에 두세차례 하도록 하는 것이 현명하다. 그와 아울러 체지방 30% 이상인 비만형은 먼저 생활개선부터 해야만 할 것이다.

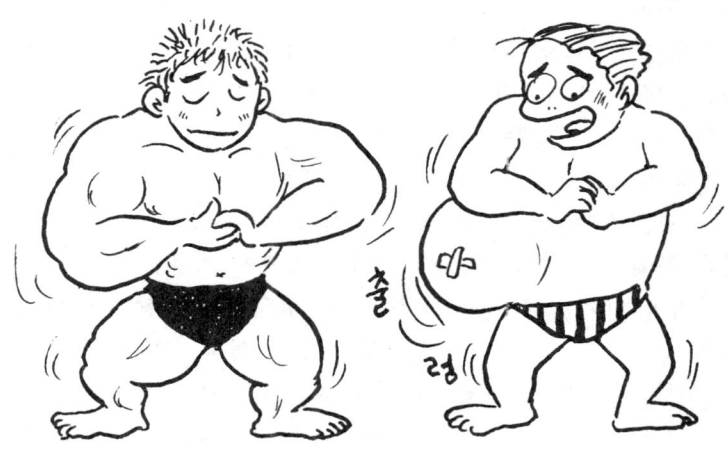

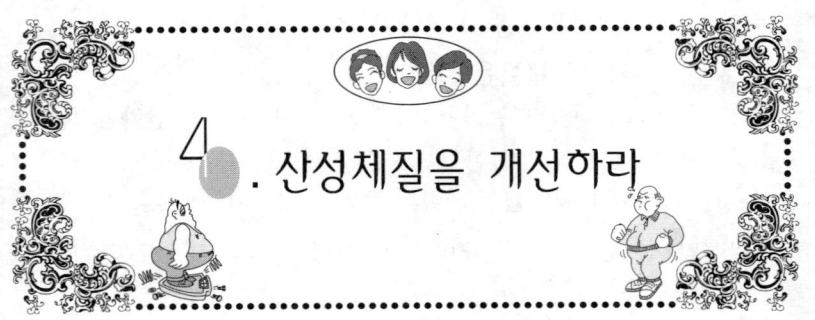

4. 산성체질을 개선하라

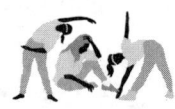
체중의 약 60%~70%를 점하고 있는 체액이 정상적인 경우 pH 7.44(산알칼리도 : 7이면 중성, 7이상이면 알카리성, 7이하면 산성) 정도의 알카리성을 유지하도록 이중삼중으로 조절되고 있다. 이것을 구성하는 미네랄(무기질)중에서 전체량의 25%를 칼슘 이온이 차지한다. 이 칼슘 양에 따라 산성 체질도 되고 약알카리성 체질도 된다. 즉 칼슘 이온이 혈액의 4%에 이를 때 혈액의 액성(pH)은 7.44가 되는 것이고 이 상태를 약알카리성 체질이라고 한다. 이것은 무병상태인 가장 건강한 이상체질이라고 할 수 있다.

약알카리성 체질은 혈액순환이 좋고 호르몬이나 효소의 움직임이 활발하여 질병에 대한 저항력이나 회복력이 뛰어나며, 두뇌는 명석해지고 직감력이나 통찰력이 뛰어나 사리판단에 정확성을 기울인다. 그러나 혈액칼슘이온이 감소하게 되면 혈액의 액성(pH)이 7.36이하로 떨어지게 되어 많은 양의 산소공급을 요구함으로 혈액이 산성화되어 많은 양의 산소공급을 요구함으로 피로를 쉽게 느끼며 감기 등 기타 질병에 잘 걸리는 산성체질로 줄달음질 치게되는 것이다.

이러한 산성체질을 예방, 개선하기 위해서는 우선 식생활을 균형

있게 개선하는 것이 중요하다.

산성체질시 나타나는 증상들

건강을 유지하기 위해서 산성체질을 약알카리성 체질로 개선하여 유지하는 것이 중요하다. 그 이유는 각종 성인병과 여러 잡다한 만성환자들이 산성체질의 사람에게서 많이 나타나고 있기 때문이다. 이러한 산성체질은 어떤 것인지 쉽게 남녀별로 몇가지 상태를 들어 설명하면 다음과 같다.

(1) 남자의 경우
① 살이 찌지않고 속이 매시꺼리며, 신경을 쓰거나 술을 조금만 마셔도 설사를 하는 사람
② 밤에 잠이 잘 오지 않고, 잠을 잘때도 꿈이 많거나, 잘 놀래며 혀에 백태가 잘 끼는 사람

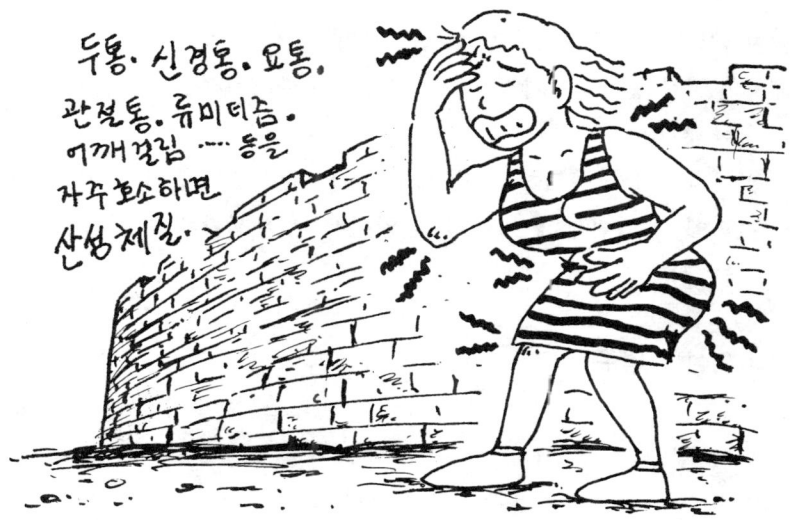

③ 조금만 활동을 해도 쉽게 피로를 느끼게되며, 추위를 대단히 많이 타는 사람
④ 눈이 자주 충혈되고 눈피로를 느낀다. 눈에 흡사 티가 들어간 것 같이 눈이 따갑고 아프다.
⑤ 배가 나오고 뚱뚱하며 화를 잘낸다. 특히 기억력이 급히 감퇴를 한다.
⑥ 신경을 조금만 써도 두통이 오며, 머리가 무겁고, 빈혈이나 현기증 같은 증세가 있으며 가끔 귀가 멍멍할 때가 있는 사람
⑦ 자주 온몸이 아프다는 사람, 특히 두통, 신경통, 요통, 관절통, 류마티즘, 어깨결림 등의 증상을 호소하거나 여러 부정수소(否定愁訴) 등을 잘 호소하는 사람
⑧ 폐결핵 같은 만성질환을 앓고 있거나 앓은 경력이 있으며 끈기가 부족하고, 쉽게 권태와 피로감을 느끼며 매사 의욕이 없는 사람
⑨ 당뇨병, 고혈압, 동맥경화증, 간장병, 비만증 같은 소위 성인병이 다른 중년기 이후의 사람보다 훨씬 빠른 나이에 발병한 사람
⑩ 사타구니가 축축하고 냄새가 많이 나며 조루증이 있거나 새벽에 생리현상이 일어나지 않아서 부부생활에 지장을 느끼는 사람

(2) 여성의 경우
① 신경을 조금만 써도 얼굴이 화끈거리고 눈이 침침하여 눈물이 잘 나오는 사람
② 기미가 생기고 살결이 거칠하며 탄력성이 적고 화장이 잘

받지 않는 사람
③ 가슴이 두근거리고 숨이 잘 차며 차멀미를 하고 구토가 종 종 있는 사람
④ 눈, 얼굴, 손, 발이 자주 부으면서 기동을 하면 부종이 빠지는 사람
⑤ 생리때 생리통이 심하며 빛깔이 검고 탁하며 엉키거나 생리의 양이 고르지 못한 사람
⑥ 월경주기가 자주 변하고, 때때로 아랫배가 차갑고 아프며 생리때가 아닐때에도 생리가 비치는 사람
⑦ 남성의 경우에서 말한 여러 증세를 느끼는 사람
⑧ 임신중에 피부가 거칠며 기미가 매우 많이 생기고 입덧이 유달리 심한 사람
⑨ 출산후 손발이나 몸이 많이 부으며 잇몸이 들뜨는 사람
⑩ 배란이 잘 안되거나 임신이 불가능하고 유산이 잘 되는 사람

이상과 같은 산성체질의 사람은 비만인 경우가 대체로 많은 편이다.

구연산으로 산성체질을 알카리성 체질로

우리가 종종, 구연산을 마시고나서 느낄 수 있는 현상중 하나로서 "상쾌하다" "개운하다"라고 말을 하게 된다. 이는 구연산이 인체에 쌓인 피로를 풀어주기 때문인 것이다.

우리가 섭취한 음식물이 체내에서 연소가 될때 효소의 움직임에 의해서 에너지를 생성해 내는데 이때 효소의 움직임이 원활하지 못하면 완전연소가 불가하여 유해가스가 발생하게 되고 찌꺼기가 남게 된다. 이렇게 되면 신체의 조직세포가 굳어지면서 피로가 쌓이며 어깨가 결리거나 허리가 아픈 것과 같이 조직의 노화 현상이 일어나게

된다.

 그러나 구연산을 충분히 섭취한다면 체내에 들어간 구연산이 조연제가 되어서 연소되다가 남은 노폐물과 같은 피로의 인자들을 구연산이 깨끗하게 연소시켜 주기 때문에 피로가 말끔하게 가시게 된다. 또한 구연산은 미용식으로도 좋을뿐만 아니라 성인병 등 각종 질병의 치료는 물론 예방하는 데에 있어서 효과가 크다고 할 수가 있다. 이밖에도 구연산에는 강력한 살균력이 있어서 음식물의 살균작용은 물론 장내에 기생하는 각종 병원균도 제거해준다.

구연산이 하는 일

 구연산은 지방을 분해한다. 한마디로 피와 살을 맑게한다. 이 피와 살이 맑으면 장수하고, 머리가 명석해진다. 세계 최초로 장수를 하고 경제대국을 이룩한 일본인들은 식사때마다 구연산을 마시게 된다. 특히 기름기가 있는 식품을 먹었을 때는 필수불가결로 마시고 있다.

 구연산은 방부제이다. 살과 피의 정화제로서 신진대사촉진, 자연치유력을 최고로 높여준다. 그뿐만 아니라 식욕, 소화의 촉진제라고 할 수 있다. 구연산은 이외도 콜레라균 같은 무서운 균도 소독하는 강력한 살균효과를 갖고 있으며 병을 원천적으로 예방해주는 역할을 하고 있다.

구연산으로 건강체질을 유지시키자

 산성체질의 개선은 알카리식품을 많이 섭취함으로써 이루어진다고 할 수가 있다. 구연산, 식초, 레몬, 매실 등 신맛이 강한 식품을 일반인들은 오해하고 경우가 많다. 그러나 이런 식품은 화학적 성질로서는 산성이라고 할 수 있으나 산성이 아니고 알카리성 식품인 것이다. 왜냐하면 이를 섭취하면 체내에서 연소하여 알카리성으로 작용함으로 체액(혈액, 림프액, 타액)을 알카리성으로 만들어 주기

제 4 장 거떻게 해야 살이 빠지는가?

때문이다.

구연산 이것은 약이 아니면서 약이 된다

구연산 이것은 약이 아니면서 약이 된다. 질병에 사용되는 약물에는 그 약효와 함께 부작용 그리고 중독성과 같은 해가 있기 마련이다. 어떤 질병이든 장시간 약을 대하게 되면 누구나 느낄 수 있는 현상인데, 이 때문에 성인병이나 만성병의 경우처럼 장기간 치료를 요하는 질환에는 약보다는 식품 즉 음식으로 치료하는 것이 옳다고 할 수가 있다.

구연산은 약이 아니기 때문에 해와 독은 없다. 신맛이 강한 레몬, 매실, 사과 등과 같이 많은 양의 구연산이 함유되어 있는 과일이 많은 고장에서는 고혈압, 당뇨병 등의 성인병이 현저하게 적다는 것을 볼 수가 있다. 우리나라에서는 현재 구연산이 식품첨가물로 규정이 되어 식초와 요구르트, 쥬스 등에 많이 첨가되고 있으며 건강과 구

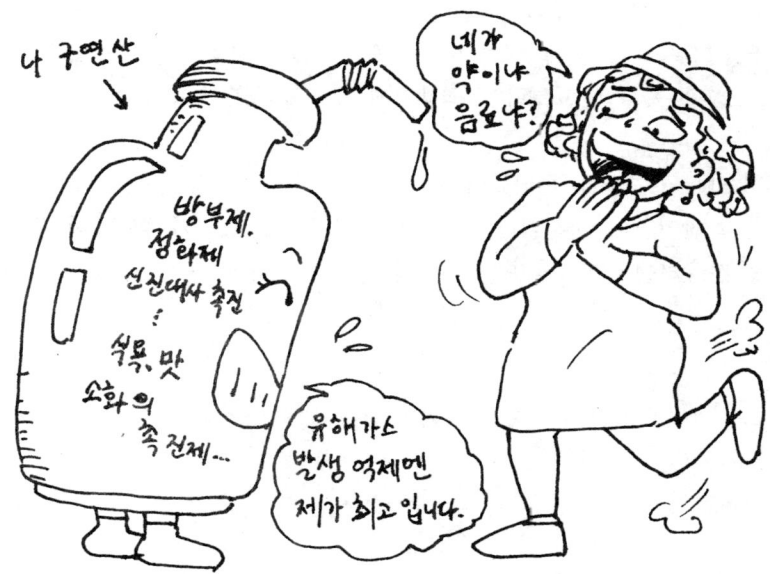

연산의 관계는 학술적, 논리적으로 증명되어 있는 사실이다. 또한 이 구연산을 복용하고 기적적인 건강효과를 경험한 사람이 의외로 많이 있다고 할 수가 있다.

이런 의미에서 본다면 이 구연산은 단순하게 신맛을 위한 식품첨가물은 아닌 것이다. 현대인의 불건강한 원인은(비만도 들어간다)

① 식사의 불균형
② 운동부족
③ 피로와 스트레스의 축적

이상과 같은 원인이 방심되었기 때문이다. 그래서 체질은 산성화되고 자연치유력이 저하되어 있다고 할 수 있다. 그외도 신경질환과 같은 증세가 생기는 것 등은 모두 이와같은 이유에서이다. 이 때문에 특히 성인병이 진행되기 쉬운 것이다. 이때 구연산은 약이 아니면서도 약의 효과가 나타난다고 할 수 있다.

구연산을 섭취하게 되면 신진대사가 원할해짐과 동시에 인체 피로물질을 신속하게 분해 배설하고 혈액을 맑게한다. 또한 음식물을 완전 소화흡수, 자연치유력의 최대효과 등 신비한 효능을 발휘한다고 할 수 있다.

식초나 구연산이 우리들의 건강에 도움을 주는 것은 옛날부터 전해지는 선인들의 지혜이다. 그러므로 비만을 치료하기 위해 이 구연산을 사용하는 것은 당연한 이치라 할 수 있다.

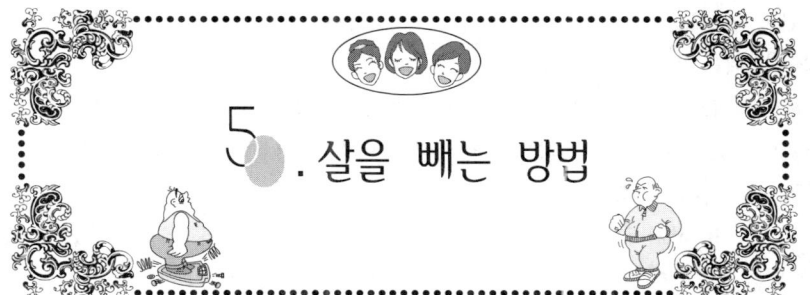

5. 살을 빼는 방법

단식요법

　이 방법은 우리가 다 아는 방법이다. 살을 빼기 위해서는 누구나 쉽사리 한 번쯤 해 보는 것이 바로 이 '단식요법'이다. 그러나 대부분 실패하기 마련이다. 그것은 여러 가지 원인이 있겠으나 처음부터 지나치게 과욕을 부림으로써 실패하는 경우가 많다. 한 마디로 단식도 인내(忍耐)가 필요한 것이다.
　무조건 굶는다고 해서 살이 빠지는 것은 아니다. 설사 빠진다 하더라도 단식을 끝내고 나면 다시 옛날 이상으로 배가 고프고 식욕이 당기게 되어 결국은 많이 먹게 된다.
　일반적으로 단식(斷食)이라고 하는 것은 어떤 병을 고치기 위해서 하거나 아니면 정신을 단련하는 수단으로 이용되어 왔다. 그러나 근래와서는 젊은 여성들이 뚱뚱한 체격을 날씬하게 만들려고 살을 빼기 위해 이 방법을 많이 택하고 있다. 욕심이 많은 분들은 단번에 살을 많이 빼기 위해서 이를 악물고 여러 날 단식을 한다. 그러나 지나치게 여러 날 단식을 하다가 몸이 약하게 된 나머지 그만 사망했다는 신문기사를 볼 때가 종종 있다. 정말 애석한 일이 아닐 수 없다. 이것은 전해질이나 혈액이 부족하여 심장마비를 불러일으키게 되기 때문이다.

의학적으로는 아직 확실한 근거가 있는 것은 아니지만 어쨌든 이 방법이 효과가 있긴 있는 모양이다. 첫날 1~2kg이 감소되고, 일주일에 3~6kg이 감소된다고 한다.

그러나 여기에 문제가 되는 것은 빠져야할 피하조직의 지방은 제거되지 않고 근육, 혈액, 내장 등을 만드는 중요한 단백질이 자꾸 없어져 여위게 되는 것이다. 더구나 기아감(飢餓感)이란 말로 다할 수 없는 것이다. 몸이 나른하고 노곤해지는 것은 말할 것도 없고 심장맥박이 극도로 약해진다. 그러다가 두통, 구토를 하게 되고 때로는 전신에 경련을 일으키기도 한다.

생명을 연장하고 더 예쁘게 보이려고 살을 빼다가 오히려 생명을 위태롭게 하는 경우가 많다. 건강을 위한 단식이 그와 반대로 역효과를 가져와서는 안될 일이다. 따라서 단식요법을 하겠다고 결심한 사람이 있다면 사전에 전문가와 충분하게 상의할 필요가 있다.

저칼로리식 요법

저칼로리식이라면 잘 모르는 사람도 있을 것인데, 이것은 한 마디로 음식량을 줄이는 방법이라고 할 수 있다. 균형있는 식사는 그대로 계속하되 음식의 양을 훨씬 줄여서 먹는 방법이다. 이 방법도 살을 빼려는 사람들은 많이 해 보았을 것이다.

예를 들어 식사후 즐기게 되는 디저트(후식) 같은 것을 많이 줄이는 것이다. 뿐만 아니라 음식은 줄이되 필수영양소는 고르게 공급해야만 한다. 특히 적당한 감자와 곡류 같은 것은 빼놓아서는 안될 영양식이라고 하겠다. 그와 반대로 아이스크림이나 부침개 종류, 과자, 사탕 같은 것은 지방질이 많은 음식이므로 먹지 않는 것이 좋다.

우리 몸을 지탱시켜 주는 단백질과 비타민, 그리고 미네랄 등은 반드시 필요한 필수 영양소이다. 이것을 줄이되 균형있게 차츰차츰 줄이는 방법을 택해보는 것이다. 그렇다고 채소류만 택해서 토끼처럼 먹다 보면 얼굴이나 다리가 붓고 빈혈로 쓰러질 수도 있다. 그러므로 '저칼로리식 요법'을 취해서 영양소 자체는 고루 알맞게 지속적으로 공급시켜야만 한다.

남은 음식에 대하여 주의하라

가만히 보면 주부들의 체중이 느는 이유 중의 하나가 남은 음식을 아까워하여 정량 이외의 많은 음식을 먹기 때문이다. 지금까지 우리 주부들은 살림을 하면서 무엇이고 아껴보려는 습성으로 알뜰하게 살아왔다. 더구나 나이가 연료하신 주부들은 지난날 '쌀 한 톨도 귀중하게 여긴다'라는 가르침 때문에 남은 음식을 함부로 버리지 않았고, 이 음식을 모두 먹어 치우는 습성이 있는 것이다.

근래 젊은 부인들은 그렇지 않기도 하지만 이것은 전통적 가정 윤리에서 대개 그럴 수밖에 없는 일이었다. 이 때문에 주부들은 남은

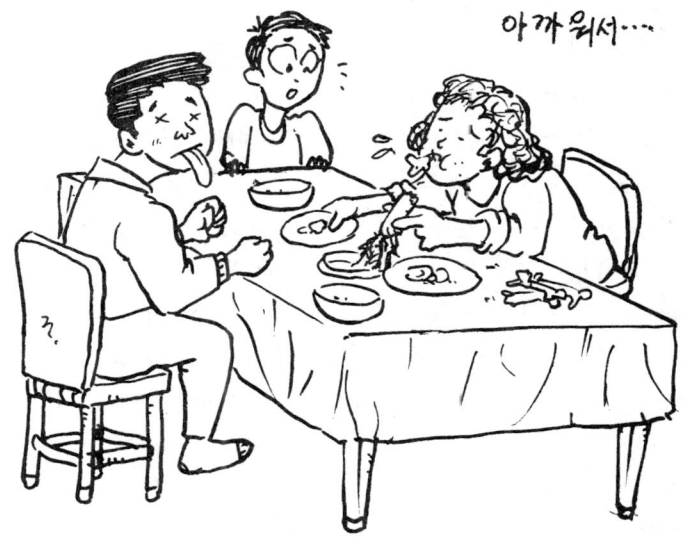

음식을 이것저것 남기지 않기 위해 무조건 먹다 보니 결국은 뚱뚱해지고 마는 것이다.
　이런 점에서 음식을 함부로 남기지 않도록 적게 준비해서 '나머지'가 생겨나지 않게 하고, 주부들은 정량 이상의 음식을 먹지 않도록 하는 것이 중요하다.

간식을 피해야만 한다

앞에서 청주의 어느 대학생은 중학생 때에는 라면 먹기를 좋아하였고 대학생이 되어서는 기숙사에 들어간 후 밤늦도록 책과 씨름하다보니 입이 궁금해서 빵이나 과자류의 간식을 많이 먹는다고 자기 스스로 고백을 해왔다. 특히 지방질이 되는 음식을 먹고 밤에 잠자리에 들면 이것은 대부분 지방질이 되어서 살이 찐다. 그러므로 되도록 간식은 입에 대지 않는 것이 좋다.
　식사만 하고도 견딜 수 있는 인내를 가지도록 노력해야 한다. 식사량을 줄인다고 해서 다시 간식을 먹는다면 이것은 음식을 더많이 섭취하는 결과가 되는 것이다.
　비만의 천적은 스넥 종류의 과자라고 할 수 있다. 20세 안팎의 젊은이들이 가장 입에 많이 대는것이 이 과자다. 과자 중에서도 초콜릿이나 아니면 스넥, 이것을 천적이라고 하는 것은 먹는 사람 대부분이 다 알고 있다. 그러면서도 입에 당기는 것은 기름에 튀겨 바삭하고 고소한 맛 때문이다. 이렇게 무의식적으로 즐겨 먹는 과자류는 두말할 것 없이 식생활, 즉 영양의 밸런스를 무너뜨린다.
　과자는 생각보다 칼로리가 훨씬 높기 때문에 터무니없이 많이 먹게 된다. 조금만 먹고 그만두겠다는 생각으로 과자봉지를 뜯었으나 손이 계속 가고 입에서도 계속 요구를 하게 된다. 결국 이렇게 해서 과자 한봉지를 다 비우게 되는 것이다.
　문제는 여기에 있다. 일반 스넥과자 한 봉지에는 약 100g 정도의 칼로리가 들어 있다. 그러나 열량은 더 많은 500kcal나 된다. 개중에는 600칼로리 이상 되는 과자도 있다. 20세 전후의 청소년의 경우 1일의 섭취량이 2000칼로리 정도일 때 이것만으로도 상당한 칼로리 보충이 되는 것이다. 이런 스넥과자에는 짠맛이 들어있어서 당분과 함께 위험성이 높을 수밖에 없다. 어느 과자나 과자에는 단맛과 더불어 미량이기는 하나 염분이 들어 있다. 그래서 가벼운 목마름이 따르게 되어 있다. 짜거나 달면 목이 마른 것은 당연한 이치이다. 매운 것도 마찬가지이다. 그래서 다음으로는 청량음료를 요구하게 된다. 당분이 들어있는 주스, 콜라, 사이다 같은 것을 마시면 그것만으로도 한끼 식사로 충분하다. 아무리 날씬한 몸매를 원해도 언제나 칼로리가 초과달성되는 것이다.

과자를 즐기는 사람을 보면 대부분 스트레스의 요인을 많이 가지고 있다. 욕구불만에 차고 입에 맞으면 자꾸 먹게 되어 있는 것이다. 다시 말하자면 아무리 먹어도 계속 입맛이 당기는 것이다. 처음엔 '한 입만'으로 시작했지만 이런저런 구미와 스트레스는 금방 과자봉지를 비우고 만다. 이것이 반복되다 보면 어느새 날씬하던 몸매가 불어나 뚱뚱해지기 마련인 것이다. 청소년들에게는 과자가 비만의 천적이라고 말 할 수 있는 것이다.

 적당한 운동을 지속적으로 매일 해라

확실히 자주 몸을 움직이면 살찌지 않고 체격을 그대로 유지시킬 수가 있다. 그러나 살이 찐 사람이 살을 빼고싶은 마음에 무계획적으로 운동을 한다고 해서 쉽사리 살이 빠지는 것은 아니다. 그보다는 오히려 앞장에서 서술한 식사요법이 훨씬 편할지도 모르겠다.

어른이 빠른 걸음으로 걸어서 소비되는 열량은 주먹밥 한 덩이의 열량과 비슷하다고 본다. 다시 말해, 한 시간 걷고 배가 고프다고 해서 주먹밥을 한 덩이 먹으면 결과적으로 체중을 빼는 데에 있어서는 아무런 효과도 없는 것이다.

이 사실로 미루어 운동만으로 체중을 줄이는 것은 힘들다는 것을 알 수 있다. 그러므로 운동만 고집할 것이 아니라 어디까지나 식사 요법과 병행해야 하는 것이다. 혹 어떤 이는 사우나에 가서 살을 뺀다고도 하지만 위에서 말했듯이 그것은 '불문가지'라고 할 수 있다.

땀을 흘리기 때문에 체중이 감소되는 것은 사실이나 그것은 일시에 불과하지 그때가 지나가면 다시 살이 붙기 시작하는 것이다. 이런 상태라면 주스 한 잔만으로도 원상 복귀가 된다. 그러므로 매일 일정한 운동을 지속적으로 해서 열량을 소모시키는 일을 해야만 한다. 가장 좋은 운동 방법은 걷기운동이라고 할 수 있다.

음식을 가려서 먹어야 한다

당분과 면 종류의 음식은 대개 열량은 높으나 음식으로서의 가치는 적다. 그러므로 가장 좋은 방법은 약간 배가 고플 때 수저를 놓는 것이다.

음식을 가려서 먹으라고 한 말은 칼로리를 두고 한 말이다. 칼로리가 높은 식사나 아니면 낮은 것이나 할 것없이 함부로 먹는다는데에 원인이 있다는 것이다. 그래서 가려서 먹으라고 말한 것이다. 비만의 가장 흔한 원인은 가려 먹지 아니하고 덮어놓고 먹는 잘못된 식사습관 때문이기도 한 것이다.

몸에 필요로 하는 칼로리보다 섭취하는 칼로리가 더 많다고 하든지, 아니면 폭식과 결식을 반복하는 불규칙한 식사습관을 가지고 있다고 하든지, 고칼로리나 인스턴트 식품을 선호하는 것과 같은 원인으로 생기는 경우가 많은 것이다. 따라서 식사습관을 평가하기 위해서는 가장 먼저 해야할 일은 2주나 4주가량 일기를 적어보는 것이다. 이 일기를 적어보면 거기서 내가 어떻게 먹고 있는가 하는 것이 일목요연하게 나타날 것이다. 그래서 먼저 내가 먹고 있는 1일치의 평균 섭취열량을 알아 두는 것이 소중하다.

이렇게 적다보면 무엇을 먹고 먹지 말아야 하겠다고 하는 것도 나타나기 마련이다. 이같은 일기 기록없이는 천하없어도 주먹구구식으로 해서는 아무리 해도 먹는다는 계산밖에 나오지 않는다. 그런 의미에서 반듯이 일기가 필요로 하다. 뒤에 나오는 식사일기표를 가상적으로 적어 보았다.

이 식사일기를 적다보면 또 한편으로 좋은 점은 식사시간, 식사간격, 식사량은 물론 자주 먹게되는 음식 종류까지 다 파악하게 된다. 그렇게 되니 자연 자신의 식사습관을 알게 된다. 결국 비만인 사람은 대부분이 잘못된 생활습관을 갖고 있다는 사실을 발견하게 된다. 그러므로 본인의 하루 식사일과를 보고 습관의 문제점을 시정하도록 노력해야만 한다. 이렇게 해서 다이어트를 하기 위해서는 먼저 식사습관을 "바꾼다"라고 하는 것부터 실천에 옮겨야만 한다.

앞에서 언급한 식사습관을 다시한번 상기하면 다음과 같다.

① 음식을 먹을때는 천천히 먹어야만 한다. 1회 식사에 20~30분 이상 걸리도록 먹는 습관이 좋다. 우리가 한차례를 식사를 하고 만복(배가 부르다)이다 라고 느끼는 시간은 20분 가량이 소요된다. 따라서 급히 식사를 하게되면 이 배가 부르다라고 생각하기 전에 이미 벌써 던저 많이 차버리는 경우가 있다. 다시말하면 쉬어가면서 식사를 하면 배가 부를때가지 먹어도 섭취량은 자연 감소되기 마련이다. 서양사람들이 음식 먹을 때는 되도록 이야기를 해가면서 시나부로 먹는 것은 이같은 이유가 있는 것이다.

② 되도록이면 다른 일을 하면서 식사를 해서는 안된다. 다른 일이란 식사 중에 TV를 본다던가 아니면 신문 혹은 책 같은 것을 보아서는 안된다. 이렇게 하다보면 불필요한 음식을 섭취하게 되는 문제점이 있으므로 식사중에 다른 곳에 신경을 쏟아서는 안된다. 이런 습관은 하루 빨리 버려야만 한다.

식 사 일 기

때	음식명	재료명	분 량
아침	식빵	식빵	2쪽
	달걀후라이	달걀	1개
		식용류	1 찻숟가락
	샐러드	오이	반개
		당근	반개
		양배추	1/4통
		마요네즈	1 찻숟갈
	우유	우유	1 봉
간식			
점심	육개장	쇠고기	80g
		당면	50g
		우거지	70g
		양파, 파, 마늘	1/2 큰 숟갈
	총각무	무	70g
간식	호떡	밀가루, 설탕	1개
	커피	커피	1 찻숟갈
		프림	2 찻숟갈
		설탕	2 찻숟갈
저녁	쌀밥	쌀밥	반 공기
	미역국	물미역	70g
	고사리나물	고사리	70g
		참기름	1 찻숟갈
	배추김치	배추	35g
간식	사과	사과(中)	반개
나의 총 섭취 열량은?			

③ 음식을 먹는 장소는 일정한 곳에서만 먹어야 한다. 식사를 하기에 가장 적당하다고 생각이 되는 장소를 정하여 식사나 아니면 적게라도 간식을 하더라도 그 장소에서 먹어야만 한다.
④ 음식을 먹을 때는 언제든지 자신이 먹을만큼 덜어서 먹는 것이 현명하다. 이렇게 덜어다 먹으면 자신이 얼마만큼 먹고 있다는 사실을 스스로 알고 있기 때문일 것이다. 이렇게 되면 저절로 절제되고 균형잡힌 식사를 하게 된다.
⑤ 식사계획에 따라 식사를 해야만 한다. 자신의 일과를 알고 큰 무리없이 실천할 수가 있는 식사계획을 수립하는 것이 대단히 소중하다. 1일 3회의 식사를 기본으로 하고 꼭 필요하다고 하면 간식도 할 수가 있겠으나 질이나 칼로리를 따져 먹는 것이 현명하다. 계획을 정하고 수립한 식사습관은 반드시 지켜지도록 해야만 한다.
⑥ 밤 늦은 시간 이후는 절대 식사를 하지 않는다. 밤늦은 시간 후에 먹는 음식은 고스란히 전부 살이 되기 때문이다. 그러므로 살을 빼겠다고 결심을 했다면 절대 먹어서는 안될 것이다.
⑦ 한 끼에 몰아 먹으면 오히려 뚱뚱해지기 쉬우므로 식사량은 반드시 정해진 시간에 균등있게 먹는 것이 옳다. 이렇게 음식을 가려 먹음으로써 비만을 사전에 예방할 수가 있다. 그래서 습관으로 가려 먹어야 하는 것이 옳다.

규칙적인 식사의 중요성을 기억하라

근래 어느 신문의 심층 취재 기사에서 여학생들의 '식생활 실태'를 조사한 내용을 크게 보도한 것을 읽은 적이 있다. 여학생들의 하루 식사표의 기록을 보았는데 아래와 같다.

	아 침	점 심	저 녁
여중 1년 C양	닭죽	햄버거, 콜라	햄버거, 콜라
여대 2년 H양	굶음	제육덮밥	컵라면
여고 3년 Y양	굶음	굶음	팥빙수
여대 1년 P양	굶음	오므라이스	라면
여고 2년 S양	빵	수프	라면

이상은 다섯 사람의 식사 내용에 대한 기록이다. 먹을 것이 있어도 먹지 않고 밥 대신 인스턴트 식품으로 끼니를 때우는 대부분 여학생들의 식사 습관이 들어나 있다.

어느 식품영양학과 교수가 강의한 '알기 쉬운 식품학'이라는 강좌의 내용을 보면 여대생 10명 중 9명, 여중생 10명 중 9.5명 꼴은 하루 세끼 규칙적인 식사를 하지 않고, 필수 영양소를 고루 흡수하지 못한다는 발표가 있었다. 위의 몇 사람의 식사 내용만 보아도 당장 영양섭취를 고르게 하지 못한다는 사실을 알 수 있다. 한 마디로 불균형 영양에 불규칙한 식사를 하고 있는 것이다.

이러한 식사 패턴은 하루 속히 개선되어야 마땅하다. 세끼 식사를 규칙적으로 하는 것이 필요하고 영양도 골고루 섭취해야만 한다. 단, 음식은 약간 적게 먹는 방법을 취해서 비만이 되지 않도록 주의해야 한다.

배고픈 것을 오래 참지 말아라

제때에 식사를 하고 영양소를 골고루 섭취하는 학생은 여대생의 11.4%(13명), 여중생은 4.3%(5명)에 불과하고 그 외에는 대부분 식사를 규칙적으로 하지 않는다. 여중생과 여대생 가운데 식사 습관이 좋은 학생과 나쁜 학생 1명씩을 골라 4명의 '식사일기'를 분석하였더니 개인별로 극심한 영양 편차가 드러났다. 건강 상태가 심각한 우려에 직면하고 있는데도 일부러 굶는 습관을 들이는 학생들이 많다. 그것은 물론 살찔 것을 겁내기 때문이다.

배가 고픈 것을 오래 참으면 이미 말한 바와 같이 각종 질병에 걸리기 쉽고, 때로는 영양부족으로 심한 빈혈 상태에 이르게 된다. 그러나 이것 말고 보통 배고픔을 참는 것은 식사를 할 때 한꺼번에 많이 먹게 되는 나쁜 습관을 갖게 한다. 이렇게 되면 살은 좀체 빠지지 않고 오히려 도로 찌게 마련이다.

그러므로 배가 고플 때는 참지 말고, 대신에 적게 먹는 습성을 길러야 하는 것이다. 이것이 체중을 줄이는 가장 현명한 방법이라고 할 수 있다.

아침은 반드시 잘 먹도록 해라.

아침식사를 해야만 하루종일 배고픈 줄을 모른다. 만약 아침을 굶게 되면 자연 배가 고파서 군것질 생각이 난다. 그러나 아침 식사를 하고 나면 군것질 생각을 하지 않게 되니 살이 찌지 않을 것이다. 이런 습관을 들이도록 노력하고, 적은 양이라도 반드시 아침 식사를 하는 것이 좋다.

신세대의 식습관은 한 마디로 '풍요 속의 빈곤'이라고 할 수 있다. 보통 아침은 굶고 낮부터는 라면, 햄버거, 피자 등 인스턴트 식품이나 패스트푸드 같은 것을 과도하게 섭취하고 있다. 성장기에 반드시 필요하다는 칼슘이나 비타민 등의 영양소는 결핍되고 있는 것이다.

어떤 학자는 이렇게 고르지 않은 영양소 때문에 더 뚱뚱해진다고 말하기도 한다. 그러므로 영양은 필히 고루 갖추어져야 하고, 굶는 것은 일시적으로 살을 빼는 데에 도움이 될지는 몰라도 장기적으로 본다면 건강만 해칠 뿐 큰 효과를 기대하기는 어렵다.

 칼로리가 낮고 비타민이나 광물질이 많은 음식을 택하라

상추, 배추, 시금치, 토마토, 홍당무 등과 같은 채소류나 아니면 사과, 귤, 포도 등의 과일은 모두 칼로리가 낮은 대신에 비타민과 광물질이 풍부하다. 따라서 그것을 노리는 것이 좋다. 식간에 배가 고파서 꼭 간식을 먹고 싶다면 이러한 식품들을 먹는 것이 좋다.

이상의 규칙을 잘 활용하여 지혜롭게 체중을 감소하는 방법을 택해야만 할 것이다. 그래서 필자는 근간 손쉽게 살 빼는 방법을 책자를 간행하여 많은 호응을 얻고 있다. 이름하여 '스피드 다이어트-모델링요법'이라는 것이다. 필히 한 번 읽어보는 것도 도움이 될 것이다.

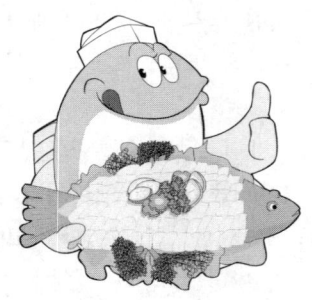

제 5 장
약으로 살을 뺄 수 있을까?

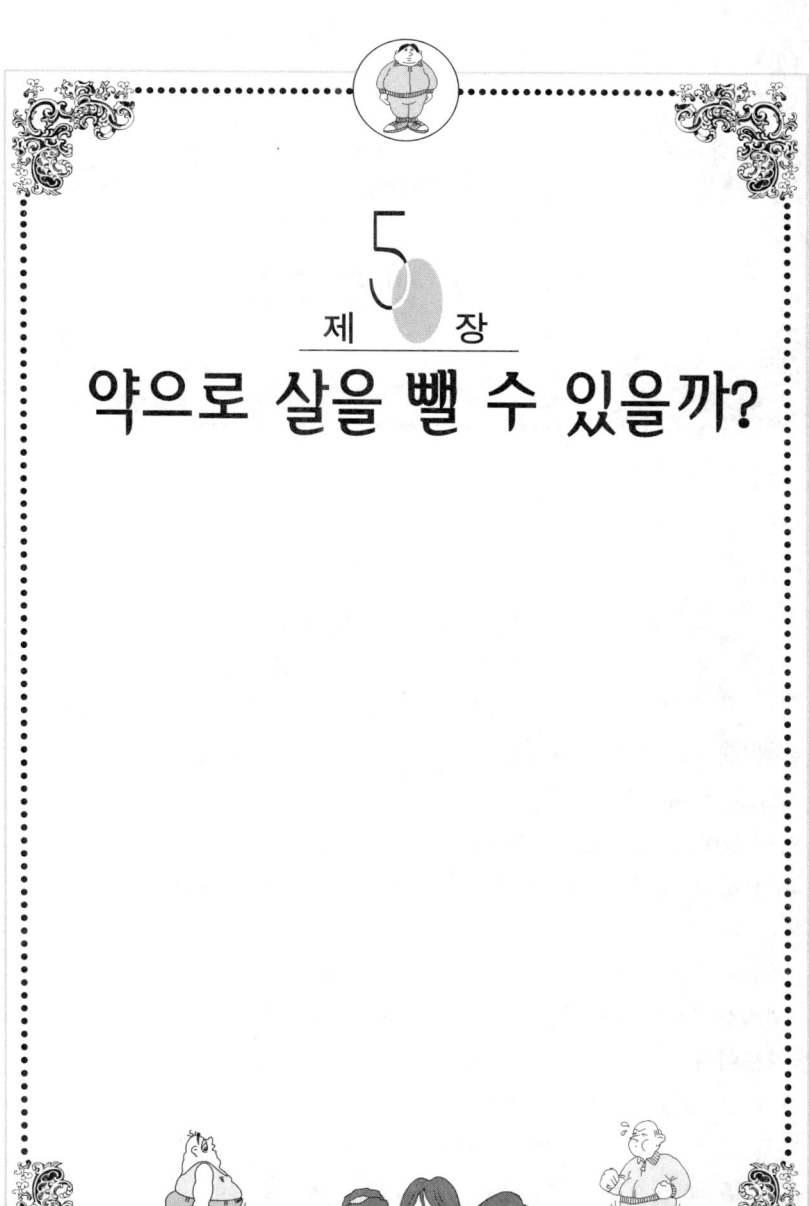

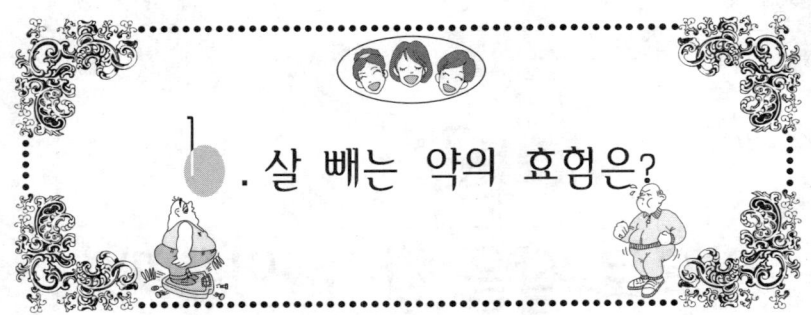

1. 살 빼는 약의 효험은?

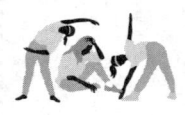
간단히 결과부터 말한다면 가능하다. 이것이 독자들이 가장 궁금한 해답이기 때문이다. 그러나 이상에서 필자가 여러 가지로 살을 빼는 방법에 대하여 설명해 왔다. 그렇다면 왜 그러한 방법들을 지루하게 열거하며 설명했을까?

약이 있다면 그 약으로 단번에 빼 버리면 그만이지 왜 감식(減食)이 필요하고, 운동(運動)이 필요하고 또 다른 것들을 필요로 하는 것일까?

그것은 모든 사람의 얼굴이 각기 다르듯이 사람의 몸도 그와 같아서 체질상 각기 다르며, 해당이 될 수도 있고 그렇지 않을 수도 있기 때문이다. 다시 말하자면 사람의 몸과 키에 따라 맞는 옷도 있고 맞지 않는 옷도 있다는 것이다.

가령 열이 나는 환자에게 해열제인 '아스피린'을 써서 해열을 시키는 것은 상식으로 되어 있다. 하지만 해열제를 써도 열이 떨어지지 않는 경우가 있다.

예를 들어 세균에 감염되어 있다면 이 열은 단순히 '아스피린'만으로는 떨어지지 않는다. 이럴 때는 항균제(抗菌劑)를 함께 투여해야만 열을 떨어뜨릴 수 있는 것과 같이 우선 원인을 밝히고 여기에 상응하는 약을 투여하지 않으면 효과가 나지 않는 것이다.

원인이 밝혀졌다고 하더라도 의사는 여러 가지 복합적(複合的)인 처방(處方)을 하게 된다. 그것은 약만으로 효과가 미진할 때 감식도 하고 운동도 한다면 살이 빠지는 효과를 더욱 확실하게 할 것이라는 말과 같은 이치이다.

그런데 사람들은 이러한 복잡함이 있는 것은 알지 못하고 단순히 '살 빼는 약'만 생각하게 된다. 가령 약의 복용만으로 살이 빠졌다고 치자, 그러나 사람은 먹어야 사는 동물이므로 다시 먹기 시작하면 도로 살이 찔 것이 아닌가?

상식적으로 생각해도 이는 당연한 결과이다. 그러므로 살을 빼는 데는 감식도 필요하고, 에너지를 소모시키는 운동도 필요한 것이다.

전문의는 항상 원인요법(原因療法)이라는 말을 많이 사용하고 있다. 그것은 살찌는 원인을 정확하게 캐내어서 살을 빼자는 것이다.

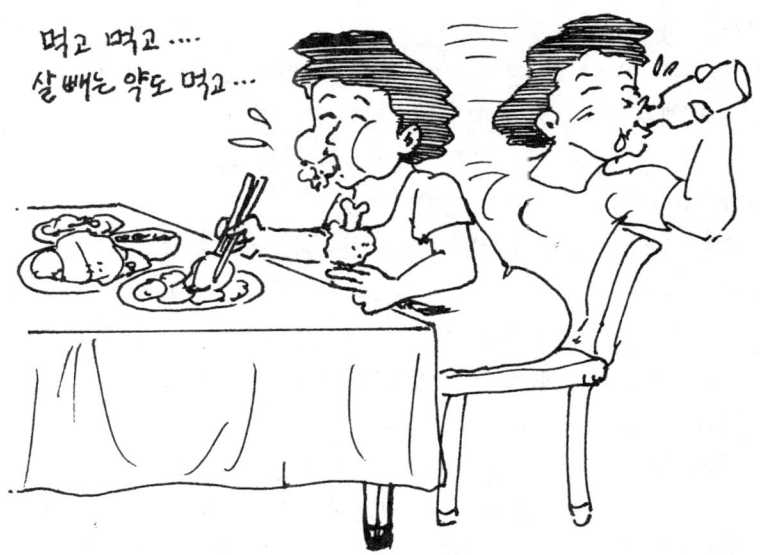

위에서 잠깐 언급한 아스피린 투여는 대중요법(對證療法)에 불과하다.
 물론 그 처방이 효험을 볼 수도 있으나 때로는 듣지 않을 수도 있다. 이것은 살이 찐 원인에 대하여 확실히 알지 못하기 때문이다. 이 때문에 대부분의 사람들이 살을 빼지 못하는 것이라고 볼 수도 있다.

어떤 약이 있나?

 결론적으로 말하면 살이 빠지는 약은 있다. 그러나 이 약도 사람에 따라서 차이가 있으므로 일률적으로 약만으로 "된다, 안된다'라고 말할 수는 없다. 사람의 체질은 각기 다르기 때문이다. 어떤 약을 복용하고 효과를 보았다고 하는 사람이 있는 반면에 효과를 보지 못했다고 하는 사람도 있는 것이다.
 '살 빠지는 약'이라고 하면 먼저 '갑상선(甲狀腺: 호르몬)'을 생각하는 사람이 많다. 이 약을 복용하면 몸 안의 대사(代謝)를 촉진시키기 때문에 살이 찌지 않는다는 것이다. 그러나 '살 빼는 약'으로서의 효과를 얻으려면 장시간에 걸쳐 복용하지 않으면 안되고, 이렇게 장기간 복용하다 보면 어느새 심장이 두근거리거나 손떨림이 올 수 있다. 그러한 상태로는 계속 복용할 수 없게 되니 결국은 약으로 살을 빼지 못한다는 결론에 달한다.
 필자는 얼마 전부터 심한 것은 아니나 의외의 증상을 발견할 수 있었다. 젓가락을 쥐고 반찬을 집으려고 할 때 손이 떨리는 증상 말이다. 내심 당황하지 않을 수 없었다. 신경과 의사에게 달려가 원인이 어디 있는가를 물었으나 얼른 캐내지 못하였다. 그러면서 좀 두고 보자는 말만 했다.
 집에 돌아와 가만히 생각해보니, 나는 술을 별로 좋아하지 않는 대신에 '커피'를 즐겨 마신다. 하루에 네다섯 잔으로 좀 많이 마시는 편이라 할 수 있다. 설탕을 많이 넣어 마시니 이것으로 인한 지방질과 커피의 각성제가 이 같은 중독성(中毒性)의 원인이 아닌가 하는 생각을 했다.

약이라면 우리에게 잘 알려진 '히로뽕'이나 '각성제' 같은 것이 있는데, 이것은 일종의 정신기능 흥분제로서 습관성 약으로 알려져 있다.

근래 연예인들이 당국에 조사를 받거나 구속당하는 약이 바로 이 약들이다. 이 약은 자연 식욕을 감퇴시킨다. 이렇게 식욕을 잃게 되니 몸에 살이 빠질뿐만 아니라 환각이나 망상에 잠기게 되고 여기에서 헤어나지 못하게 된다.

결국 중독상태가 되고 마는데, 그렇기 때문에 우리 나라에서는 이 약을 일반인에게 판매 금지하고 있는 것이다.

이러한 종류의 약으로는 우리에게 잘 알려져 있는 '카페인'이 있다, 커피에 많이 들어 있는 카페인 말이다.

위에서 말한 '히로뽕' 보다는 흥분 작용이 약한 것은 사실이지만 사람에 따라 과잉 반응이 있는 것이다. 커피를 자기 전에 마셨더니 잠이 오지 않고 가슴이 두근거렸다는 말은 자주 듣는다. 그러므로 이같은 약은 사용하지 않는 것이 가장 좋으며 부득이 하다면 필히 전문의의 지시를 따라야만 할 것이다.

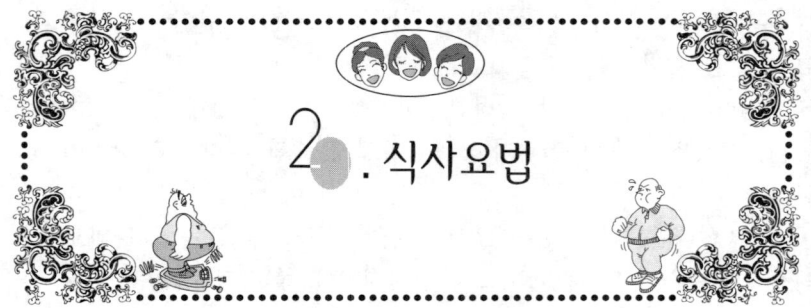

2. 식사요법

기름(油)으로 살을 빼는 중국요리

우리가 중국이나 홍콩, 대만 공항에 내렸을때 처음보고 놀라는 일이 있다면 '차이나 복'으로 몸을 감싼 여성들의 아름다운 모습이다. 서양 사람에 비해서 몸집은 작아도 날씬하게 균형이 잡힌 그들의 몸매는 아주 매력적으로 느껴진다.

필자는 지금 중국미인을 논하려는 것이 아니라 그토록 아름답게 보이는 중국미인을 만드는 가장 중요한 요소를 이야기하고자 함이다. 여기에서 그들의 식생활을 세밀히 관찰할 필요가 있다. 흔히 즐기는 중국음식으로는 '자장면'이나 '볶음밥' 같은 것을 쉽사리 떠올릴 수 있다. 이 요리들은 잘 알다시피 기름에 볶고, 튀기는 요리들이다. 이와 같이 중국요리는 기름과 끊을래야 끊을 수 없는 관계를 갖고 있다. 예를 들어 시금치를 데칠 때, 우리 나라에서는 끓는 물에 넣는데 중국에서는 기름에 넣는 식이다.

전부 그런 것은 아니겠으나 중국인 중에서 스마트한 사람이 많은 것은 이 기름과 연관이 있다. 최근 영국 모 대학에서는 '칼로리'를 제한하여 여러 가지 식사법과 체중감소에 관한 연구발표를 한 사례가 있다. 그런데 지방이 많은 식사법이 가장 효과적이라는 결론이었다. 그 다음은 단백질이 많은 식사법, 그리고 당질이 많은 식사는 체중이 줄지 않는다는 사실을 알게 되었다. 그래서 결론으로 내려진 것이 중국요리와 같은 기름기 많은 음식을 먹게 되면 건강하게 살을 뺄 수가 있다는 것이다.

B.H식 방법으로 살을 빼는 방법

B.H식 방법이라 하면 생소하게 느껴지시는 분들이 더러 있을 것이다. 이 방법을 K.J식 방법이라고 하는데 이것은 위에서 설명한 '기름으로 살 빼기' 방법과 유사하다고 할 수 있다. 즉 매끼(每食) 식사때마다 식물성 기름으로 만든 튀김, 볶음, 그리고 샐러드 등을 많이 먹으면서 살을 빼는 방법이다.

살을 빼는 식사에 '기름'은 금물이라는 것이 지금까지의 대체적인 생각이었다. 그러나 이와는 반대로 B.H식 방법에 있어서는 식물성

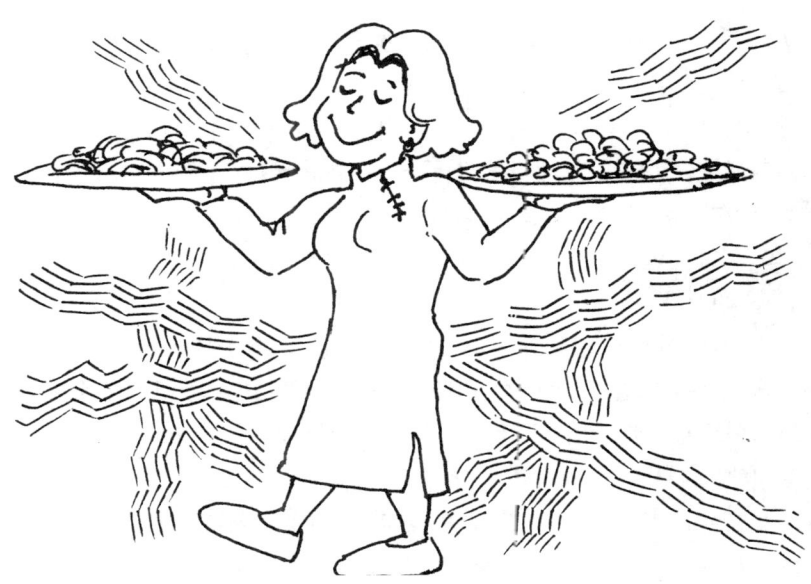

기름을 특별히 많이 취하도록 해도 상관이 없다. 최근 연구 결과에 의하면 기름은 섭취 방법 여하에 따라서 몸무게를 줄이는 데에 효과가 있는 식품이라고 알려졌기 때문이다.

예로부터 우리 조상들은 참깨나 참기름이 살 빼는 약으로 좋다하여 이용해 왔던 기록이 있다. 또한 참기름이 심장병 치료 예방에 좋다는 것은 의학적으로도 증명이 되었다. 그뿐만 아니라 살결을 곱게 하는 데나, 위장 또는 간장 치료 예방에도 효과가 있다는 사실도 이미 오래전부터 인정되어 온 일이다. 결론적으로 말해 식물유(植物油)를 적절히 사용하면 건강을 해침 없이 살을 뺄 수 있다는 것이다.

어느 신문광고에 '먹어서 살을 뺀다'는 표어와 함께 현미밥을 먹게 하여 살을 뺀다는 대대적인 선전을 본 일이 있다. 이것은 바로 '현미기름'을 이용한 것이라고 한다. 여하간 꼭 살을 빼고 싶은 사람이 있다면 식물성 기름으로 만든 음식을 먹는 것도 한 방편이 될 수 있을 것이다.

단백질 식품과 야채, 해초, 과일들이 살을 뺀다

흔히 고기나 치즈를 먹으면 살이 찐다는 선입견은 잘못된 생각에서 비롯된 것이다. 다시 말하면 우유, 야채, 해초 등 당질이 많지 않은 비타민과 미네랄 식품들은 살을 빼는데 있어서 유리한 식품들이다. 피가 되고 살이 되어 몸을 만드는 일을 첫째의 사명으로 하고 있는 단백질은 과식하지 않는 한 남아돌아 지방질로 바뀌지는 않을 것이다.

오히려 이것이 부족하면 피부가 탄력성이 없어지는 동시에 윤기도 잃게 된다. 그뿐만 아니라 스태미나도 떨어지고 빈혈이 될 수도 있다. 이렇게 되면 설사 살이 빠진다고 하더라도 건강과 아름다움을 동시에 잃게 되는 것이다.

또한 비타민이나 미네랄 등은 몸의 신진대사(新陳代謝)를 조절하는 구실을 하고 특히 여성에게는 미용과도 깊은 연관이 있으므로 필수적인 섭취를 권장하고 싶다.

🐑 당질(糖質)은 비만의 원흉(元兇)이다.

한마디로 살을 찌게 하는 것은 식품의 기름이나 고기종류가 아니라 당질이라고 할 수 있다. 당질은 에너지원(源)이기는 하나 조금이라도 남아도는 것이 있으면 피하지방으로 흘러 들어가 살을 만들게 된다. 그러므로 살을 빼려고 하는 사람은 당질은 절대 삼가해야만 한다. 그렇다고 전혀 먹지 않는다면 이 또한 문제가 된다. 밸런스 면에 있어서 기울어지기가 쉽기 때문이다.

쌀, 빵, 국수류, 과자, 사탕, 벌꿀 이런 것들은 모두 당질이라 할 수 있다. 당질은 주식으로 220칼로리 이상 공급되면 안된다.

즉 하루에 밥한 공기 정도다. 예를 들어 사탕이나 초콜릿, 빵 같은 것을 먹었다면 먹는 밥의 양을 훨씬 줄여야만 하는 것이다.

🐑 음식을 적게 먹는 습관을 들인다

살을 빼기 위해서 갑자기 밥을 굶으며 다이어트를 시작하는 사람이 많다. 이는 우둔한 생각이다. 이것은 배를 곯는 일이 되므로 얼마 안가서 끝나게 되고 이것이 끝나게 되면 자연 식욕이 당기게 된다. 또는 갑자기 식사량이 줄어들기 때문에 배가 고파 군것질을 하게 된다. 그래서 도로 역효과를 가져오게 되는 것이다.

이럴 경우 식사는 예전과 같이 그대로 하되 식사량을 조금만 줄여서 먹도록 하는 것이 좋겠다. 말하자면 약 8부 정도로 먹고 숟가락을 놓는 것이다. 이런 식으로 식사량 조절을 오랫동안 지속하다 보면 저절로 살이 빠지게 된다. 그러니까 적게 먹는 것이 살을 빼는 방법이라고 할 수 있다. 또한 단백질, 비타민, 미네랄 함유 식품 등을 충분히 먹었을 때는 이외의 군것질이나 식사는 하지 않는 것이 좋다. 식사는 적게 하되 영양은 고루 취하라는 말이다.

칼로리 계산은 정확히 하라

기름과 고기를 충분히 먹기 때문에 종래의 다이어트처럼 '맛있는 음식을 먹지 못해서', 혹은 '배고파 못 견디겠다' 하는 걱정은 없다. 오히려 보기에도 먹음직하고 실속있는 음식을 만족하게 먹을 수 있다.

실제로 이렇게 기름기 있는 음식은 위에 있는 시간이 길기 때문에(기름기 없는 음식보다 배 이상) 공복을 쉽게 느끼지 못한다. 따라서 배가 든든하게 오래 갈 수 있는 것이다. 이런 방법이야말로 이상적인 살 빼기 작전이라고 할 수 있지 않을까?

흔히 '살을 빼는 식사는 칼로리를 계산하기가 곤란해서…' 라는 이유 때문에 쉽게 포기하게 된다. 영양을 계산하는 것은 확실히 도움이 되긴 하지만 매일 실행한다는 것은 상당히 번거로운 일이다. 그러므로 B.H식에서는 밥 한 공기, 생선 한 마리 정도로 하루의 식사량을 알아두면 세밀하고 복잡한 계산은 하지 않아도 된다. 대체로 과부족(過不足) 없게 필요한 영양을 취하도록 되어 있다. 반드시 칼로리에 신경 써야 한다는 것을 잊지 말도록.

식사요법만이 가장 정확하게 살을 뺄 수 있다

필자가 말하는 이 B.H식 식사방법은 당질(撞質)을 먹지 않는 대신에 고기 혹은 물고기, 야채, 기름 등은 충분히 섭취할 수 있는 고단백 고지방(高脂肪) 칼로리 식이기 때문에 동맥경화나 심장병을 일으킬 염려가 없다.

맛도 좋고, 영양의 밸런스가 잘 맞는 무리 없는 식사이므로 어린아이에서부터 어른에 이르기까지 부담 없이 실행할 수 있는 방법이다.

사람의 영양물질원이라고 할 수 있는 영양은 섭취되는 칼로리를 말하는 것인데 이것을 분해하면 몇 가지로 나눌 수 있다. 즉 탄수화

제 5 장 약으로 살을 뺄 수 있을까?

물과 단백질, 그리고 비타민 등이다. 그외에도 여러 가지가 있으나 대개 우리가 말할 때는 이 세가지 원소를 두고 말하게 된다.

이렇게 3대 영양소로 구분할 때 우리가 일반 식사로 대하고 있는 쌀이나 아니면 빵, 면류 같은 영양소는 탄수화물에 들어가고, 다음으로 단백질은 주로 동물성 고기류에 많이 들어있다고 하는데 이는 소고기나 돼지고기 등에 들어있다.

다음으로 세 번째는 비타민인데 이는 신선한 야채나 과일 속에 많이 들어있다. 시금치, 당근, 인삼, 피망, 숙주나물, 양파, 오이, 양배추, 미역, 다시마 같이 주로 식물성에 많이 들어 있다는 사실은 다 알고 있을 것이다.

이러한 칼로리의 식단이 우리를 살찌우기도 하고 이와는 반대로 마르게 하기도 한다. 그러므로 어느 한 가지에만 국한된다고 할 수는 없겠으나 주로 탄수화물과 단백질 때문에 비만이 온다는 사실은 의심할 여지가 없는 것이다.

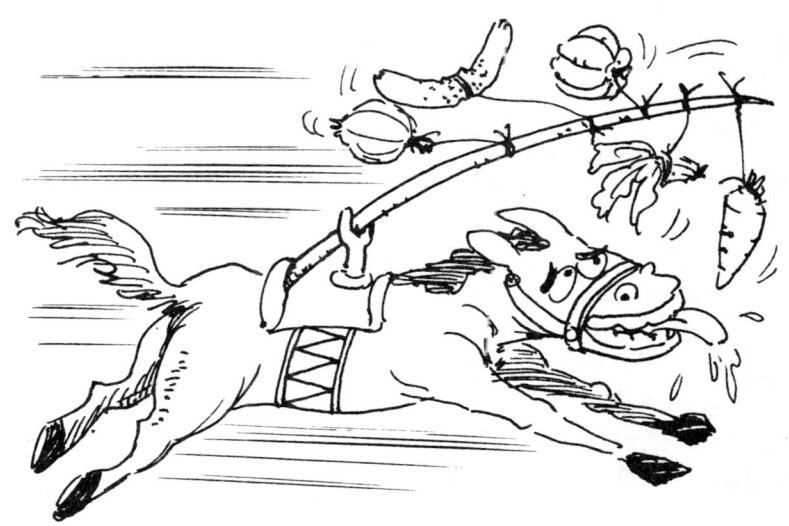

식사 섭취에 있어서 B.H식 식사요법이란 음식을 전혀 먹지 않을 수는 없으므로 섭취하되 가능한 대용식 영양의 칼로리를 섭취하는 식사인 것이다.
　그러므로 B.H식 식사요법은 한마디로 대체성 식사요법인 것이다. 근래 신문잡지에 계속 '먹어서 살 빼는 밥' 운운하는 것은 '잡곡밥'을 두고 말하는 것이다. 잡곡 속에도 탄수화물이 없는 것은 아니나 고지방이 되는 탄수화물은 아니다.
　식물성으로서 육식과 같은 지방질은 아닌 것이다. 그러나 이 B.H식 식사는 위에서 말하는 식물성 칼로리가 되는 식사를 의미한다. 우리가 흔히 잘 알고 있는 콩(대두)을 일반적으로 밭에서 나는 고기라고 이름해 부른다. 고칼로리 지방질 육류 대신에 섭취해야할 영양을 두고 하는 말인 것이다.
　사람마다 구미가 각기 다르지만 일반적으로 우리네 주식은 바로 쌀이나 빵으로 되어 있으니 이 때문에 비만이 온다고 할 수 있다. 그러므로 영양소를 대치할 수 있는 식사방법으로 권유하는 것이다. 자동차가 움직이기 위해서는 가솔린이 필요하듯 우리 체력을 유지하기 위해서는 두말 할 여지없이 에너지가 필요하다. 하지만 이 에너지가 비만의 이유가 된다면 가능한 자제하는 식사를 해야할 것이다.
　여기서 말하는 B.H식 식이요법이란 지방질이 들어있는 육류성 탄수화물이나 단백질이 배제된 식사법이다. 그러나 이것은 비단 식사만을 의미하는 것이 아니고 여기에 부수된 모든 보조식품까지를 통틀어 B.H식 식사요법이라고 하는 것이다.

가정에서 할 수 있는 B.H 식사법의 여섯 가지 지침

　이상에서 설명한 B.H식이 어찌하여 살이 빠지고 아름다워지며 다시 건강해 질 수 있는가 하는 것은 기술을 요하는 여섯 가지 방법이 있기 때문이다. 또한 B.H식 식사의 주역은 역시 식물이기 때문이다.

① 하루 적당한 양의 기름은 큰 수저로 4~5개 정도면 충분하다. 일부러 먹는 것이 귀찮다면 샐러드나 기름 튀긴 음식 등을 먹으면 이는 기름을 먹는 것과 같아서 별 무리가 없을 것이다.
② 밥은 하루에 공기 하나 정도로 먹으면 알맞다. 자기 생활에 알맞게 아무때고 세 끼니 중 어느 때 한 번만으로 족해야만 한다. 대체로 가능한 점심이 가장 적당하다고 할 수 있다.
③ B.H식은 반찬(요리)을 주로 먹는 방법이다. 같은 맛의 요리를 주로 먹는 방법이기 때문에 맛을 엷게 해서 먹는 것이 좋다. 짙은맛의 요리라고 할 수 있는 짜고 매운 음식은 좋지 않다. 한 마디로 싱겁게 먹으라고 하는 뜻이다.
예를 들면 '카레' 같은 것은 식욕을 불러 일으키게 되므로 가능한 삼가는 것이 좋다. 특히 설탕이나 사탕은 하루 한 숟갈 이상 먹어서는 안된다.
④ 아침 식사는 지극히 간단하게 먹어야 한다. 삶은 계란 1개, 샐러드 조금, 우유 반 컵 정도면 족하다. 그러나 매일 이것을 반복하다 보면 곧 실증을 느끼게 될 것이다. 그러므로 계란은 프라이를 한다던가 국물에 넣는다던가 하고, 야채 등은 매일의 메뉴를 달리해서 먹는 것이 좋을 것이다.
⑤ 점심은 생활에 맞추어 먹는 것이 좋다. 집에 있는 가정주부들은 주로 먹다 남은 것을 아까워하여 자주 치우느라고 그 외의 식사를 하게 되는데 이것은 금물이다. 부득이 치워야만 할 입장이라면 반드시 기름을 넣어 소량을 먹도록 하는 것이 좋다. 빵이나 국수 같은 것을 먹을 때에도 반드시 그렇게 해야 한다. 외식을 하는 사람은 함박 스테이크, 오뎅, 프라이, 돈까스 등 기름에 튀긴 것이 좋다.

만약 기름이 부족하다는 생각이 들면 휴대용 '병'에 준비해서 먹도록 하는 것이 좋다. 식용 기름은 늘 고급기름으로 된 것을 먹어야 한다는 사실을 명심하는 것이 좋다.

⑥ 저녁메뉴는 주식없이 가볍게 먹는 것이 가장 이상적이라고 할 수가 있겠다. 밥이 없다 하더라도 정성을 들인 요리로 대체하면 될 것이다. 기름을 많이 쓰는 음식은 튀김, 샐러드, 기름구이의 두부 등 여러 가지가 있을 것이다. 소량을 먹어도 배가 고프지 않으면 바로 그때 B.H식 식사요법이 대성공을 거둔 것이라고 할 수 있다.

그러므로 이 방법으로 단시일에 살을 뺀다는 생각은 잘못된 것이고, 기름을 먹으면서 적게 먹어도 배가 고프지 않는 시기가 오면 저절로 살이 빠졌다는 것을 알 수 있게 되는 것이다.

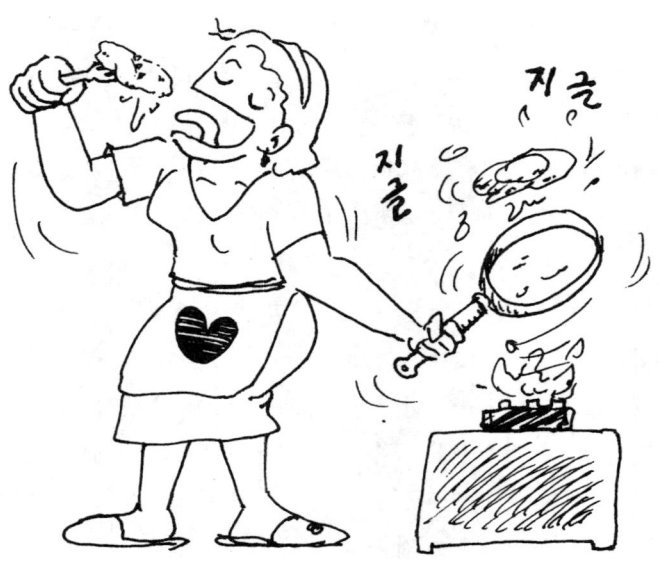

제5장 약으로 살을 뺄 수 있을까?

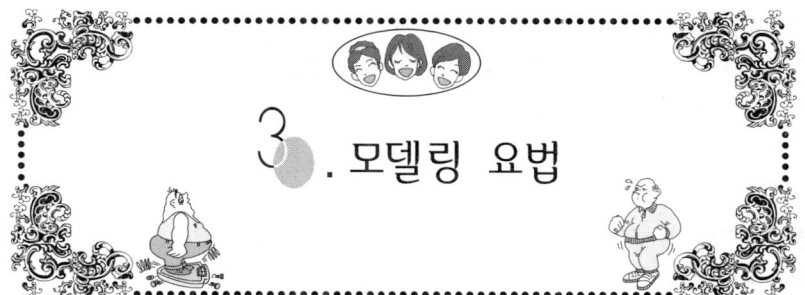

모델링요법으로 살을 빼다

필자는 몇 년 전 '스피드 다이어트'라는 손쉽게 살 빼는 법의 졸저를 내 놓았더니 전국에 있는 독자들의 서신과 전화 문의가 쇄도하였다. 위에서 소개한 편지도 독자들로부터 보내온 서신의 일부다. 이는 예문을 만들기 위해 공개한 것이다.

이같이 많은 독자들의 궁금증을 받으면서 정말 살을 빼고자 하는 사람들이 많다는 사실을 실감할 수 있었다. 그러나 문제는 살을 빼고자 하는 사람은 많아도 살을 뺏다고 하는 사람은 그리 많지 않은 모양이다.

'무슨 방법이 좋다더라' 하는 소문을 듣고 실행을 해 보아도 그리 쉽게 목적을 달성하지 못한 것이다. 그래서 비만(肥滿) 때문에 상당히 고민을 하고 있는 사람들이 많이 있다. 대부분은 20대부터 30대 후반까지의 여성들이 주로 많았다. 이는 한창 아름다움에 칭송 받아야할 나이로서 그 욕망이 극에 달해 있기 때문이다.

외모를 지키기 위해서라기보다 건강을 지켜야 할 중년기 이후의 사람들로부터의 전화나 서신이 적은 것을 보면 으레 나이 먹으면 뚱뚱해진다는 사실을 자인하고 별로 관심을 갖지 않는 모양이다. 허나 이 비만은 누누히 설명한 바와 같이 성인병을 몰고 오는 원흉이라는 사실을 명심하고 각별히 건강에 유의하지 않으면 안된다. 결론적으로 살을 빼는 것이 문제이므로 다시 본론으로 들어가기로 하자.

"이 약만 먹으면, 혹은 이것만 착용하면 저절로 살이 빠집니다…" 운운하는 시중의 선전 광고문을 우리는 날마다 수없이 보고 있다. 그러나 이같은 감량법(減量法)의 선전문구가 난무해도 사람들이 이것을 통해 시원한 결과를 얻지는 못하는 것 같다. 그것은 당연한 결과이다. 그렇게 손쉽게 살이 빠지는 방법이 있다면 비만(肥滿)에 대하여 고민하는 사람은 없을 것이다.

분명한 것은 본인의 노력은 없이 약만 먹고, 또는 무엇을 착용해서 살을 뺀다는 말은 선전문구에 불과하다는 것이다. 결코 노력 없이는 될 수 없다. 또 그렇게 선전하는 약일수록 몸을 해치게 하는 경우가 많다. 건강을 가꾸기 위해 살을 빼는 것인데 도리어 건강을 잃는다면 어찌 되겠는가?

살이 찌는 이유는 누구나 자세히 알고 있다시피 섭취 '칼로리'가 많고 운동이 부족한 탓이다. 다시 말하면 소비되지 않는 칼로리가 몸에 쌓여 살이 찌는 것이다. 그렇다면 이 문제를 반대로 조치하면 되지 않겠느냐고 물어 올 수도 있을 것이다. 그렇다. 대답은 간단한 것이다. 적게 먹고 에너지를 소비할 수 있는 운동을 열심히 하면 살은 빠진다. 그런에 바로 이 과정이 문제인 것이다.

사람에 따라 결심도 다르고 생활 환경도 달라 해답을 쉽사리 하지 못하는 데에 있다. 이는 이론과 실제가 다르다는 것이 문제임을 알 수 있다. 그뿐만 아니라 살을 빼는데 있어서 가장 지키기 어려운 것은 살을 뺀 후다.

힘든 감량으로 체중을 뺄 수는 있었으나 얼마 후 다시 살이 쪘다면 이것은 성공했다고 할 수 없기 때문이다.

사람들은 흔히 살을 빼려면 마음을 독하게 먹고 다이어트를 하면 되는 줄 안다. 그러나 이같은 상태로 살을 빼는 것은 오래 갈 수 없다. 이는 살찌기 쉬운 식품을 즐겨 먹는 기호를 바꾸지 못해서인 것이다. 그러나 만약 기호를 바꾼다면 반드시 성공할 수 있다고 자신있게 대답할 수 있다.

앞에서는 B.H식사요법이라는 것을 설명하였거니와 모델링법에 있어서 B.T요법이라고 하는 말을 쓰겠다. 이 B.T요법은 행동변용이론(行動變容理論)에 기반을 둔 요법이다. 이 요법은 비만의 원인이라고 할 수 있는 잘못된 식생활을 고치고, 바꾸기 어렵다는 음식에 대한 기호를 고쳐 살을 한 번 뺀 이후에 다시는 비만이 오지 않도록 하는 것이다.

 모델링요법의 코스별 감량

살을 뺀다는 것은 혈액 중 여분의 지방(脂肪)을 제거한다는 것이다. 미국의 비만치료로 유명한 N박사가 발표한 논문 중에

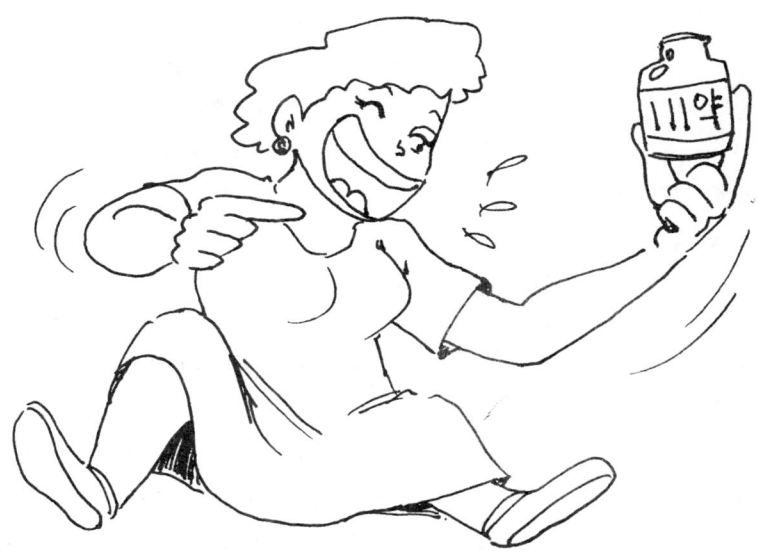

'심신증(心身症)에 대한 단식요법'이라고 하는 논문이 있는데, 이것을 기초로 2주간 단식요법을 하면 좋아진다는 결론이다.

다시 말하면 편식과 과식으로 살이 찐 체질에 대해 옛날에는 매우 싫어하던 생야채나 식초 같은 것을 맛있게 먹을 수 있도록 구미(口味)를 개선시키는 것이라고 할 수 있다. 이것은 먹기는 먹되 다른 각도에서 먹는다는 것이다. 그것은 위장의 개선(改善)이라고도 할 수 있다.

모델링요법은 A코스와 C코스, B코스와 C코스라는 단계적 코스를 거치는 위장의 축소와 기능적 칼로리 개선방법이다. 이 위장의 축소와 개선을 위해 1단계인 A코스에서는 7일 동안(1주일간) 먹는 양을 줄여 기아수축(饑餓收縮)이라고 해서 위가 작아지고 오므라들게 만드는 것이다.

살을 빼는 것은 위를 적게 만드는 것과 다를 바 없다. 대식에 익숙해져 확대(擴大)되어 있던 위를 빨리 작게 만드는 것이다. 이렇게 위가 작아짐에 따라서 혀나 위 등이 기억하고 있던 음식에 대한 습관(미각감각이나 만복감)이 급속도로 저하되어 새로운 미각이나 식습관에 익숙해지기 쉬운 상태를 만드는 것이다. 그래서 이럴 때 기회를 놓치지 않고 살이 찌지 않는 음식미각(飮食味覺)을 가리키는 내장학습(內臟學習)을 실행시키는 것이다. 이 7일간의 A코스에서

첫째, 체중을 격감시키고

둘째, 위를 작게 만들며

셋째, 살이 찌지 않는 음식의 미각 조건을 혁명시키는 것이다.

이상과 같은 큰 변화가 몸 안에서 일어나면 이제 1단계는 성공한 것이다. 이렇게 A, B, C코스로 지속적으로 들어가면서 감량이 이루어지는 것이다. 그러므로 이것은 일종의 행동요법이라고 할 수 있다. 이제까지의 잘못된 생활과 스타일을 바꾸고 식생활이나 습관, 운동습관을 개선하는 것이다. 때로는 이런 방법을 인지행동요법(認知行動療法)이라고 하기도 한다. 한 가지 예를 들어 이야기해 보기로 하자.

어떤 유아가 한 명 있다. 유치원에 들어가야 하는데 그 유치원은 사설 유치원이어서 경쟁률이 높았다. 그래서 시험을 쳤는데 떨어졌다. 그렇게 되고 나니 이 아이는 집에 돌아와 자기 방에 틀어박혀 누구와도 이야기하지 않고 자꾸 울기만 했다. 평소 이 아이는 무척 낯을 가리는 아이였다. 시험장에 들어가 낯선 선생이 질문을 하자 그만 말이 막혀 대답을 하지 못했던 것이다. 이 때문에 심사관들에게 불합격 판정을 받은 것이다. 그것은 참으로 곤란한 일이었다. 그래서 이 아이의 부모는 걱정이었다. 이 아이가 학교에 들어가서도 그러면 어쩌나 해서였다. 그 아버지는 어떻게 해서라도 초등학교에 들어가기 전에 그런 성격을 고치고 싶었다. 그런데 그의 아버지는 실로 간단한 방법으로 그 문제를 해결할 수가 있었다.
 "누구 앞에서라도 대답을 똑똑하게 잘 하도록 해라! 그러면 네가 가장 갖고 싶은 것을 사줄 테니…"하고 약속을 하였다. 그 아버지의 약속 이후 아이는 다른 유치원 입학 시험 때 당당하게 입을 열고 큰 소리로 선생님이 묻는 물음에 대답하여 당당히 합격했다. 아이는 이 때문에 합격도 하고 아버지가 약속한대로 좋은 인형도 선물로 받았다.
 별 이야기는 아니었으나 이것은 행동요법의 한 가지 방법인 것이다. 아직 철이 들지 않는 경쟁심 없는 아이에게 부모가 바라는 행동을 하도록 만들기 위해서 본인이 희망하는 보상을 약속하면 목적을 달성할 수가 있는 것이다. 이와 같은 방법을 이용하여 살을 빼고자 하는 사람에게 살을 뺄 수 있도록 해 주는 것이다.
 잘못된 생활행동을 합리적인 방법으로 빠르고 안전하게 고치는 일종의 심리학적 치료방법을 행동요법(모델링 효과)이라고 하는 것이다. 그렇다면 식사의 감식이나 에너지 소모를 위한 운동에 있어서도 이런 요법을 결부시켜 적극적인 효과를 얻게 할 수 있을 것이다.

7일간에 5kg의 살을 빼는 A코스

모델링법에는 A~C코스와 B~C코스의 2종류가 있는데 B~C코스는 특수한 사람들이 실행하는 코스이고 보통 처음 시작하는 사람에게는 A코스가 알맞다. 이 A코스의 기간은 7일간이다. 이 A~C코스의 첫 코스는 대단한 결심을 가지고 시작되는 감식(鑑識)방법이다. 표준 체중보다 10~15kg의 살이 더 찐 사람은 이것만으로도 평균 4~5kg의 살을 뺄 수 있다. 현재까지 여러 가지 방법에 다 실패한 사람이라도 이 방법대로 한 번 해 보는 것이 좋다. 뭔가 병이 있는 사람이라 할지라도 이 방법을 택하면 살을 뺄 수 있다. 그러나 일부는 해서는 안되는 사람도 있기 때문에 반드시 상담을 하고 시작하기 바란다.

그렇다면 A코스는 어떻게 해서 살을 뺄 수 있는가? 그 원리는 다음과 같다. 예를 들어 IMF 한파로 직장을 잃은 한 가장이 있다고 생각을 해보자. 매달 정해진 수입이 있어서 안정된 생활을 보내고 있던 가정에 갑자기 수입이 끊어졌다. 그러면 그는 이런 상태가 오래 계속되면 어떻게 하나 하고 충격을 받아 '피닉' 상태를 일으키게 된다.

우리 몸도 이와 마찬가지이다. 지금까지 배부르게 먹어 왔는데 갑자기 그 양을 반감시키면 몸이 혼란을 일으켜 체중이 갑자기 감소한다. 호르몬 분비나 체액(體液)인 전해질(電解質)이 갑자기 변화를 몰고 오기 때문이다. 그뿐만 아니라 위(胃)는 기아수축(飢餓收縮)을 반복하기 시작하여 그때까지 익숙해져 있던 음식물에 대한 반응, 즉 내장학습도 사라지게 된다. 그리고 새로운 학습이 시작된다.

7일 정도 지나면 이 '피닉'에도 익숙해지고 그 나름대로 대응하는 요령도 생긴다. 그에 따라 체중감소도 완만해지고 호르몬 분비의 흐트러짐도 점점 안정이 되어간다. 다시 말해서 새로운 생활로 들어가는 매우 편안한 전환점에 도달하게 된다. 그러므로 이 모델링요법중 A코스를 변조요법(變造療法)이라고 하기도 한다. 그렇다면 이 A 코스에서 어떤 변조가 생겨났는지 예를 들어 알아보기로 하자.

예1) 152cm의 키에 몸무게 59kg 55세의 주부

혈압이 150－100으로 높고 변현성 무릎 관절을 앓고 있었다. 또한 심전도에도 약간의 이상이 있음을 상담한 다음 알게되어 곧 탄수화물과 염분을 줄였더니 10일만에 3kg의 살이 빠졌다. 그 후로 A코스에 진입했다.

첫째날, 공복감이 강함

둘째날, 상당히 좋아졌다

셋째날, 거의 고통은 없다(수술실에서 4시간 버팀)

닷새, 엿새, 이레 째, … 탈력감(脫力感)은 있으나 머리가 묵직하던 느낌이 없어지고 오히려 맑은 기분이다. 그 동안은 조금 힘들었으나 아침식사(보조식품)를 하고 나니 왠지 위가 춤을 추는듯한 느낌이 들

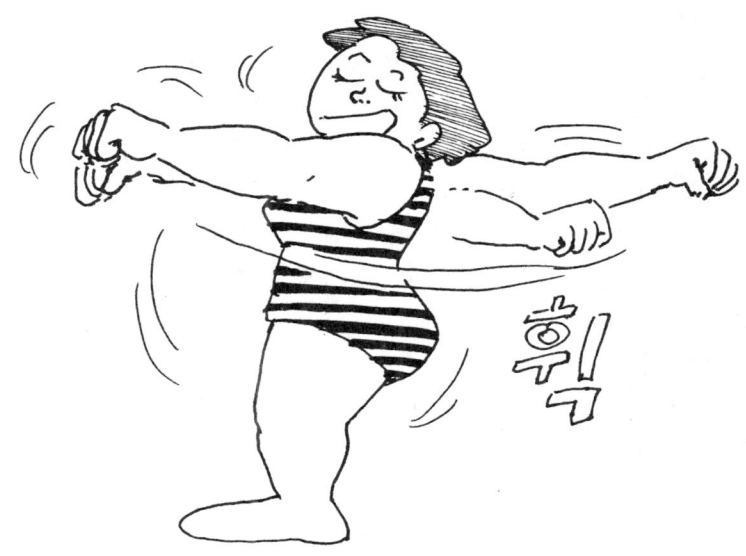

었다.

 그러나 1주일 동안 A코스만으로 4kg을 줄여 52kg이 되었다. 그후 C코스로 들어갔는데 1개월만에 50kg이 되었다. 몸이 크게 변화되어 위가 작아졌는지 활동을 별로 하지 않았는데도 소식(小食)을 하고 맛의 기호가 확실히 달라졌다.

 그전까지는 매일 밤 맥주를 마셨으나 전혀 맛이 없게 느껴져 먹지 않았다. 남편과 함께 마실 때도 엷게 탄 양주 작은 잔으로 한 잔 정도로 충분했다. 무릎 통증도 없어지고, 다리가 묵직하던 근육통도 거의 없어졌다. 혈압은 110 - 70으로 안정되고, 머리가 띵하게 느껴지던 증세도 완전하게 사라졌다. 간혹 권태감이 심한 날이 있기는 하나 그것도 저혈당 탓으로 크게 염려할 것은 아니었다. 이렇게 목표 달성에 성공하였다.

예2)
 힘들 거라고 염려했으나 막상 실행하고 나니 자신에게 이와 같은 강한 의지가 있었나하고 놀랬다고 한다. 8일째 접어들어서는 정말로 오래간만에 맑게 갠 하늘 같이 상쾌한 기분을 맛보았다고 실토하였다. 그뿐 아니라 먹지 않으면 맥이 없어서 몸이 가라앉고 아무 것도 못할 것으로 생각했으나 보통 때처럼 일할 수 있었다면서 신기해하였다. 활동사항에 있어서는 이 A코스를 하는 T씨는 주부였으므로 가족들의 식사를 보통 때처럼 했노라고 하였다. 그런데도 맛을 볼 생각도 나지 않고 또 냄새를 맡아도 조금도 역겹거나 고통스러움을 느끼지 못했다고 한다.

 어떻게 해서 이와 같이 믿을 수 없는 일이 일어난 것일까? 기적인가 아니면 우연인가? 이것은 분명히 생리적 현상이다. 감식으로 몸에 비축되어 있던 1일분의 탄수화물(炭水化物 : 글리코겐)이 에너지로 쓰이면 곧 예비 탱크에 있던 저장지방에 '출동명령'이 떨어지는 것이다. 이것은 바로 유리지방산이 되어서 혈액 중에 흘러들어 간장에서 분해되고 포도당(葡萄糖)이 되어 에너지를 공급해 준다. 그러므로 기름이 없는 자동차처럼 움직이지 못하게 된다는 말은 할 수가 없는 것이다.

그런데 지방이 분해되어 에너지가 될 때 케톤체라고 하는 산성물질(酸性物質)이 발생하게 된다. 케톤체가 생기면 체취(體臭)나 구취(口臭)가 상당히 심해지는 경우가 있다. 하지만 그것은 바로 살이 빠지고 있는 증세로서 C코스에 들어가면 자연적으로 끝나게 된다. 사실 '케톤체'에는 뇌에 있는 식욕중추(食慾中樞)에 작용을 해서 식욕을 억제시키는 작용을 한다.

이와 같이 인간의 몸이 갖고 있는 생리적 조직(生理的組織)을 잘 이용하는 것이 바로 7일간 A코스이다.

A코스의 특징을 열거하면,

① 눈에 띄게 체중이 준다.
② 위가 작아진다.
③ 몸이 컨디션이 좋아지고 혈압이 내려가며, 두통이나 어깨 결림 등이 없어진다.
④ 좋은 습관을 들이기 쉽다.

A코스 중이라고 해서 일을 쉬거나 가사를 소홀히 할 필요는 없다. 평소대로 생활을 하면 되는 것이다. 단 성생활이나 목욕, 그리고 심한 운동 등은 되도록 삼가기를 바란다. 저혈당이 되고, 뿐만 아니라 혈압도 내리므로 평소 혈압이 낮은 사람은 목욕탕에서 쓰러지거나 고층 아파트 계단을 오르내리다가 넘어질 우려가 다분히 있다.

그뿐만 아니라 위에서 말한 것 같이 구취가 나는 일이 있으므로 이발사, 미용사, 치과의사 등은 마스크를 하거나 구취 방지제를 사용하도록 한다. 사람에 따라서 구역질, 두통, 그리고 가벼운 '입덧' 같은 증상이 나타나는 경우가 있다. 그러나 모두 2~3일 정도만 지나면 괜찮아지므로 신경쓰지 않아도 괜찮다.

이것을 해냈을 때의 기분은 매우 상쾌하고 새로 태어난 듯한 만족

모델링법 효과에 의한 감량법 · A코스 (7일간 5kg 빼기)

월/일	코스의 설명과 주의	식사 방법	전 기간을 통해 사용하는 것
1 /	• 7일 뒤의 체중이 감소된 모습을 상상하며 건강하게 출발하자.	물, 귤, 홍차, 엷은 커피는 전기간 마실 것(수분 1일 6컵 이상) 반찬은 이제까지의 8할. 잘 씹어서. 된장국 대신 비네라티 1회 1잔. 1일 3회 탄수화물은 크넥케 1회 1장 1일 3회 보조식품(하이레몬티, 비네락, 화광천…).	① 하이레몬티 • 1일 1회 • 아침 • 저녁
2 /	• 배가 왠지 준 느낌이 다. 힘을 내자. • 차나 물을 마신다. 착실하게 실행한 사람은 벌써 체중이 줄 것이다.	반찬은 전날의 7할(더욱 잘 씹어서). 된장국 대신 비네라티 1회 1잔 1일 3회 탄수화물은 크넥케 1회 1장 1일 3회	② 비네라, 프로테인 • 1회 큰 술잔 또는 1회정. • 1일 1회
3 /	• 배가 준다. 기분은 안정되지 않지만, 보통 일이나 가벼운 운동, 산책은 반드시 계속 한다. 오늘이 가장 힘든 때	반찬은 전날의 반(천천히 잘 씹어서). 된장국 대신 비네라티 1회 1잔 1일 3회 탄수화물은 크넥케 1회 1장 1일 3회 보조식품(하이레몬티, 비네락, 화광천…).	③ 화광천 • 아침 · 점심 · 저녁
4 /	• 체중이 줄어 간다. • 왠지 화가 나고 초조하지만 대부분의 사람은 어제보다 낫다고 한다.	반찬없이 비네라티와 크넥케 1장은 잘씹어서 1일 3회 보조식품(하이레몬티, 비네락, 화광천…).	④ 벤츠날 자기전에 알약을 물로 먹는다. 닥터썬 잔.
5 /	훨씬 마음도 안정되었다. 이제 고비를 넘겼다. 체중은 깜짝 놀랄 정도로 줄었는데 의외로 기운이 난다.	비네라티만(그 외에는 아무것도 먹지 않는다) 1일 3회 보조식품(하이레몬티, 비네락, 프로테인, 화광천…)은 잊지 말고 이용. 차, 홍차, 엷은 커피, 물은 마실 것.	⑤ 실루엣 ⑥ 바디 브러쉬 자세한 것은 관리사와 상담하기 바란다.

6	/	그다지 먹고 싶은 마음도 없고 마음도 맑고 안색도 나쁘지 않다. 무엇보다도 체중이 며칠만에 뚝 떨어졌다.는 기쁨이…….	비네락티만(그 외에는 아무것도 먹지 않는다) 1일 3회 보조식품(하이레몬티, 비네락, 프로테인, 화광천……)은 잊지 말고 이용. 차, 홍차, 엷은 커피, 물은 마실 것.	
7	/	이것으로 끝이다. 축하해요! 건강하게 해냈습니다. 가벼운 일이나 산책도 잊지 말도록. 당신의 몸의 생명력은 충실하다.	비네락티만(그 외에는 아두것도 먹지 않는다) 1일 3회 보조식품(하이레몬티, 비네락, 프로테인, 화광천……)은 잊지 말고 이용. 차, 홍차, 엷은 커피, 물은 마실 것.	
			C코스이다. 반드시 3개월 계속할 것.	
8	/	A코스는 끝났다. 몇 kg줄었는가? 앞으로는 천천히 복식(復食)의 길을 걷도록 하자.	비네락티와 크넥케 1장을 철저하게 씹어서 먹는다. 1일 3회. 보조식품(하이레몬티, 비네락, 화광천……).	• 하이레몬티 • 비네락, 프로테인 • 화광천 • 벤츠날(닥터 쎈) • 실루엣 • 바다 브러쉬 이 코스는 매일 조금씩 감량할 것. 그리고 체질도 바꾸어 살이 빠진 뒤에는 다소 많이 먹어도 살이 찌지 않도록 하는 코스이다. 반드시 3개월은 계속하기 바란다.
9	/	작아진 위(胃)에 좋은 습관을 들이자. 조금씩 먹는 양을 늘려간다. (느긋해져 한 번에 너무 많이 먹지 않도록).	크넥커 1장. 된장국(엷은 맛), 비네락티, 야채(작은접시 1개)를 잘 씹어서 1일 3회. 적은 소금기도 맛있게 느껴진다. 염분을 지나치게 섭취하지 않도록 주의. 보조식품(하이레몬티, 비네락, 화광천……).	
10	/	당신의 식사가 오늘부터 시작된다.(과식하지 않도록 부디 주의하기 바란다).	당신의 식사의 반을 잘 씹어서(C코스 표 참조). 맛은 엷게. 보조식품(하이레몬티, 비네락, 화광천……).	
11	/	위와 같다.	당신의 식사의 2/3를 잘 씹어서(C코스 표 참조). 맛은 엷게. 보조식품(하이레몬티, 비네락, 화광천……).	
12	/	위와 같다.	당신의 식사 전량을 잘 씹어서(C코스 표 참조). (맛은 앞으로도 엷게). 보조식품(하이레몬티, 비네락, 화광천……).	

감을 맛볼 수 있다. 겨우 7일간이므로 자신은 어떤 일이 있어도 해 낸다는 의지를 갖는 것이 중요하다. 실패하는 것은 도중에 이 정도 쯤이야 하는 생각으로 군것질을 할 경우일 때가 많다. 그렇게 되면 케톤체의 발생이 멈추어 버리므로 식욕이 다시 살아나 과식을 해서 그만 실패를 겪게 된다. 17~18세 정도의 참을성 없는 소녀들에게 자주 일어나는 일이라고 할 수 있다.

구체적인 방법은 앞의 A코스 표를 보기로 한다. 첫날은 살이 찌기 쉬운 밥이나 빵, 기름기 있는 반찬 등은 중지하고 전날 반찬의 8할을 잘 씹어 먹는다(다른 보조식품). 수분(차, 엷은 홍차, 커피)은 계속 섭취한다(1일 6잔 이상). 될 수 있으면 일을 계속하여 몸을 움직이는 것이 좋다. 2일 째 이후는 반찬의 양을 전날의 7할, 그리고 점점 반으로 줄여간다. 그리고 4~7일째까지는 반찬 없이 1일 6회의 보조식품과 충분한 수분의 섭취, 이것으로 끝이다. 8일 째부터 조금씩 복식해 간다. 다소간의 고통은 문제가 되지 않는다.

이 A 코스를 하면서 살을 빼기 위한 7가지 행동요령을 실행해 간다.

 건강하게 살을 뺀 후 재비만(再肥滿)을 방지하는 코스

C코스는 저칼로리 고단백을 감(氣分)으로 느끼면서 조금씩 체중을 떨어뜨리고, 또 좋은 식사습관을 익혀서 한 번 살을 뺀 뒤로는 다시 살이 찌지 않게 하는 다이어트 코스다. A코스와 합해서 모두 3개월로 이것이 1단위가 된다. 구체적인 식사는 살이 찌기 쉬운 탄수화물과 지방질이 많은 것은 삼가고 야채를 듬뿍 섭취하는 것이다.

섭취방법은 간단하다. 칼로리 계산은 복잡하여 틀리기 쉬우므로 대체적인 감으로 해도 좋다. 그 섭취 방법이 좋은지 어떤지는 개개인의 컨디션에 달려 있다고 할 수 있겠으나, 다음 날이나 그 다음날 체중증감(體重增減)으로 결과가 나타나므로 스스로 곧 판단할 수 있을 것이다. 특별한 연회가 있어서 잘못하여 조금 과식을 했다해도 괜찮다. 체중이 늘어나는 것을 보고 바로 그날의 식사를 줄이면 원래대로 돌아오는 것이다.

이 정도로 확실하고 쉬운 살 빼기 방법은 없다. 그것은 평소에 식사를 하면서도 외식이나 연회에 참석해도 실시할 수가 없다. 이것이 좋다. 이것이 나쁘다라고 하는 것을 판단하여 우선 살이 찌지 않는 것을 먹고, 살이 찌기 쉬운 것은 나중으로 돌린다. 그 정도로 자연스러운 다이어트 해나가는 것이다.

많은 사람이 도중에 감량을 포기하는 것은 칼로리 계산이 성가시고 게다가 만든 음식이 계산보다 높은 열량이 나오고 외식을 하면

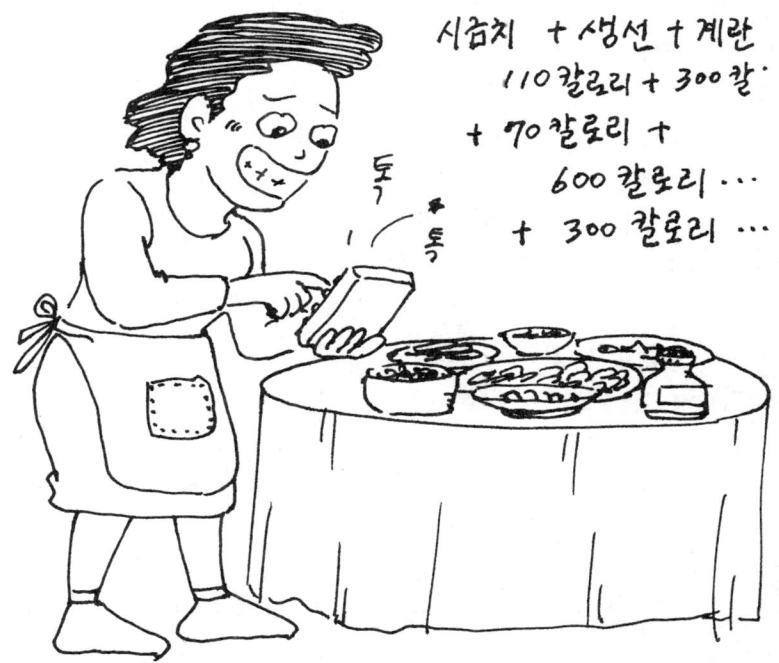

칼로리 계산을 할 수 없기 때문이다. 즉 생활 행동이 대폭적으로 제한되기 때문이라고 할 수 있겠다. 입원을 시켜 비만을 고치라는 병원도 있으나 칼로리가 계산된 식사를 하더라도 퇴원하여 보통식사를 하게되면 대부분의 사람들은 또다시 살이 찌고 만다.

식사는 매일 3회를 해도 상관없다. 스스로 만들어 먹거나 외식으로 선택하여 먹으면 된다. 이렇게 C코스로 살을 빼는 것은 매우 간편한 일이다. 필자는 여기서 가장 좋은 방법으로 '초저칼로리 다이어트와 행동요법의 변용'이 다시 살이 찔 확률이 가장 낮다고 할 수 있겠다.

체중 그래프 기록, 이것이 극복요령이다

이 모델링을 잘 해나가는 또 하나의 포인트는 매일 '체중 그래프'를 만드는 것이다. 이 그래프를 그리게 되면 전날 식사가 좋았는지 아니면 나빴는지 알 수가 있다. 물론 체중이 줄어 있으면 '합격'이고 늘어나 있으면 '실패'라는 것을 스스로 알게 된다. 이 습관을 계속 가지고 있으면 체중을 컨트롤하는 능력, 즉 셀프 컨트롤이 가능해진다고 할 수 있다. 또 한가지 예를 들어보기로 하자.

어느 날 과식을 했다고 하자. 그러면 체중을 재기 전에 '실패했다. 앞으로는 주의해야지.'라고 반성을 하게 된다. 즉 자신 스스로 벌을 주게 되는 것이다. 반대로 식사를 잘하여 체중이 줄어 있으면 큰 만족감을 느끼게 된다. 그러므로 앞으로는 좀더 잘 해야겠다는 새로운 결심이 생기게 된다.

눈에 보이지 않는 작은 체중의 변화를 이 체중계로 재어 그래프화 해 가는 것을 일종의 '바이오 피드백 법'이라고 한다. 앞서 여기에서 설명한 칭찬과 함께 인간적(인지적) 행동요법의 큰 원칙인 것이다. 그리고 그래프를 보면서 자기 자신을 컨트롤해 가는 것도 행동요법의 큰 원인이라고 할 수 있다. 그런 의미에서 본다면 대개 C코스에서 실패하는 경우는 체중표를 만들지 않는 사람일 때가 많을 것

제5장 약으로 살을 뺄 수 있을까?

이다. 바빠서 깜빡 잊는 날이 있어도, 여행을 하고 있어서 잴 수 없는 날이 있어도 원칙적으로 그래프를 그리고 있는 사람만이 성공한다고 할 수 있겠다.

기분의 기복이 심하거나 우울증이나 조울증이 있는 사람은 이 그래프를 그리고 있으면 체중의 일차가 매우 크다는 사실을 쉽사리 알게된다. 마음의 동요(動搖)가 그대로 식욕증감, 체중의 상하로 나타나는 것이다. 이런 사람이 C코스를 계속하고 있는 중에 체중의 파도가 작아지고 더 작은 여울정도가 되면 정신적으로도 매우 안정되고 평온한 상태가 되어간다고 할 수 있다. 그러므로 그래프는 한편 마음의 거울이라고 말 할 수 있는 것이다.

체중이 줄어드는 양은 사람에 따라 다르다. 살이 찐 정도에 따라 달라진다고 하겠다. 표준 체중보다 10~15kg이나 살이 쪄 있는 사람은 3개월만에 이것이 다 빠진다. 그러나 더러는 더 많은 양도 빠질 수가 있는데 오히려 작은 양을 빼는 것이 더 어렵다고 할 수 있다.

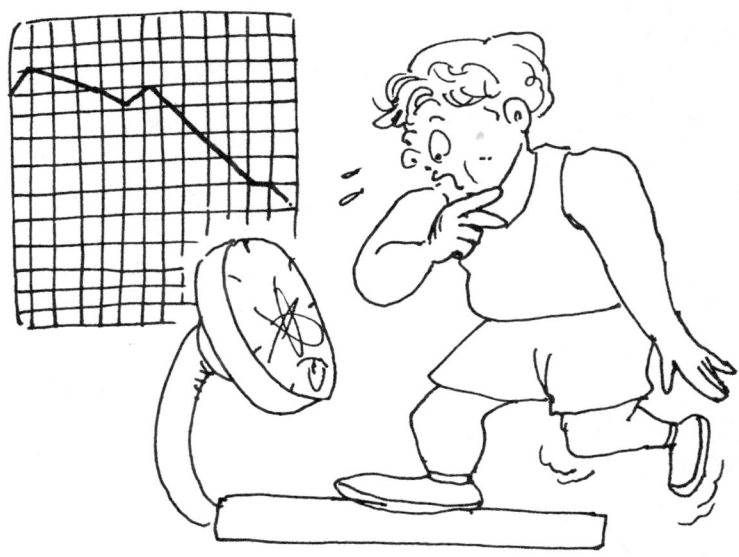

3개월만에 20kg이나 살을 빼면 괜찮을까 걱정이 되지만 이 정도라면 문제가 없다. 다만 20kg이상을 줄이고 싶은 사람이 있다면 우선 A코스~C코스를 1단위로 15~20kg을 뺀 뒤 한숨 돌리는 것이 필요하다. 무엇보다 살이 빠진 체중을 안정시키고 난 연후에 컨디션을 재정비하여 다시 A코스에 도전하는 것이 좋다.

5일만에 3kg을 빼는 B코스

A코스~C코스의 '바리에이션'으로서 5일간의 B코스를 실시한다. B코스는 A코스와 같이 서서히 식사를 줄이는 것이 아니라 첫날부터 3일 3식을 '크넥케'라는 비스켓과 '비네락', 그리고 '프로테인'이라고 하는 수프의 보조식품만으로 지내는 방법이다. 5일만에 평균 3kg의 살을 뺄 수 있으나 기간이 너무 짧으므로 체중이 다시 느는 경우가 많아 그것을 충분히 고려한 다음 복식(復食)해야만 한다.

B코스는 고령자나 중병(中病)이 있는 사람에게, 또는 C코스가 순조롭지 않은 사람에게 C코스 도중 임시로 실시하는 경우가 있다. 여하간 이 단계 코스도 전문가와 상의한 후 실시하는 것이 좋다.

모델링법 효과에 의한 감량법 · B코스 (5일간 3kg 빼기)

월일		코스의 설명과 주의	식사 방법	전 기간을 통해 사용하는 것
1	/	• 겨우 5일간의 노력으로도 당신은 많은 감량을 할 수 있다. 자, 출발!	크넥케 2장, 베네락티 1일 3회 물 또는 홍차, 차, 엷은 커피는 1일 6잔 이상 마실 것.	① 하이레몬티 • 1일 1회 • 아침 • 저녁 ② 비네락, 프로테인 • 1회 큰 술잔 또는 1회정. 1일 1회 ③ 화광천 • 아침·점심·저녁 ④ 벤츠날 자기 전에 알약을 물로 마신다. 닥터썬 잔. ⑤ 실루엣 ⑥ 바디 브러쉬 자세한 것은 관리사와 상담하기 바란다.
2	/	• 배가 꺼진다. • 무른 변이 나온다. 참을 만 하다.	크넥케 2장, 베네락티 1일 3회 물 또는 홍차, 차, 엷은 커피는 1일 6잔 이상 마실 것.	
3	/	• 체중이 주는 것을 확실히 알 수 있다. 기운을 차리고 운동도 해 본다.	크넥케 2장, 베네락티 1일 3회 물 또는 홍차, 차, 엷은 커피는 1일 6잔 이상 마실 것.	
4	/	• 앞으로 조금만 참자. 기분도 나아질 것이다.	크넥케 2장, 베네락티 1일 3회 물 또는 홍차, 차, 엷은 커피는 1일 6잔 이상 마실 것.	
5	/	최후의 날이다. 축하합니다. 체중은 가벼워졌지만 편안할 것이다.	크넥케 2장, 베네락티 1일 3회 물 또는 홍차, 차, 엷은 커피는 1일 6잔 이상 마실 것.	
6	/	복식(復食)이다. 잘 씹어서 천천히 먹을 것. 염분을 지나치게 섭취하지 않도록 주의할 것.	밥 1/3공기(또는 빵) 2회 크넥케 2장 1회 엷은 된장국, 생야채, 작은 접시 1개를 1일 3회	
7	/ / /	잘 씹어서 먹는 순서를 지킨다.	당신 영양식의 1/2을 잘 씹어서.	
8		과식의 주의.	당신 영양식의 1/2을 잘 씹어서.	그래프 기입을 잊지 말고 반드시 3개월간 계속할 것.
9		한동안 중요한 때이다.	당신 영양식의 전량을 잘 씹어서.	

모델링법 효과에 의한 감량법 · C코스 (당신의 식사)

	식품명	기준량	주의사항	대체식품
단백질	스프(된장국, 야채 스프, 콩 소메 등)		되도록 엷게. 된장국 속에 넣는 건데기는 야채, 해초, 두부 등을.	야채 스프, 콩소메
	두부, 콩		콩을 잘 쪄 먹으면 좋다.	비지, 순두부
	비네락티		맛있는 '비네락티' 만드는 법: ① 세이커에 홍차를 6~7할 넣는다. ② 비네락을 큰술 1개 반과 로레스(감미료)를 조금 넣는다. ③ 뚜껑을 덮어 잘 세이크 한다.	
	계란		1일 1~2개 정도는 먹을 것.	
	육류(닭, 소, 돼지)		지방이 적은 것은 닭가슴살, 소, 돼지순.	간
	어류(흰살, 붉은살)		흰살이라도 기름기가 많은 것이 있으므로 주의. 특히 양식 생선이 지방이 많다.	오징어, 낙지
비타민 · 미네랄	황록색 야채(시금치, 인삼, 피망).		많이 먹어도 좋다. 하우스 재배는 모두 미네랄 · 비타민이 적으므로 그만큼 많이 먹을 것.	간
	담색야채(숙주, 양파, 오이, 양배추, 배추……)		많이 먹어도 좋다. 야채(엷은 맛으로 삶거나 데치거나 무치거나 해서 먹는다)에는 하이레몬티를 약간 가미해서 먹는다.	드레싱(간장, 참기름을 섞는다).
	해조류(미역, 다시마, 김)		많이 먹어도 좋다. 맛은 엷게 해서.	미역국
	버섯, 곤약		많이 먹어도 좋다. 맛은 엷게 해서.	미역국

	식품명	기준량	주의사항	대체식품
지방·탄수화물	식물성 기름(샐러드유, 참기름, 대두유……)		신선한 식물성 기름. 식물성 마가린에도 동물성에 가까운 것이 있으므로 주의.	
	동물성 기름(소기름, 돼지기름 등 버터……)		중년 이후에는 특히 주의하여 지나치지 않을 것.	
	쌀밥, 빵, 우동, 국수, 감자		떡은 물론, 과자도 마찬가지.	
	크넥케(보리건조빵)		1일 1회는 먹어도 좋다(영양가가 많고 칼로리가 비교적 적은 건조 빵)	
	과일(사과, 딸기, 복숭아, 귤, 감)		단 것은 당분이 많으므로 삼가할 것. 과식하게 되므로 주의.	
	설탕, 꿀, 과당		꿀도 과당도 칼로리가 높으므로 주의한다.	
	저칼로리 감미료 (로레스)		단 맛은 논칼로리인 환원 맥아당(로레스)이 좋다.	
음료	홍차, 차, 커피		많이 먹어도 좋다. 홍차, 커피에는 논칼로리 감미료(로레스)를 넣고 차, 보리차는 그냥 마시고 싶은 만큼 먹어도 좋다.	약용차 등
	주류(酒類)		소주 뿐만 아니라 댁주, 위스키, 모두 칼로리가 높다(안주에도 주의 할 것)	
	쥬스, 감미음료 (칼피스, 콜라, 환타, 사이다 등)		가능한 마시지 말 것. 모두 당분이 많다.	

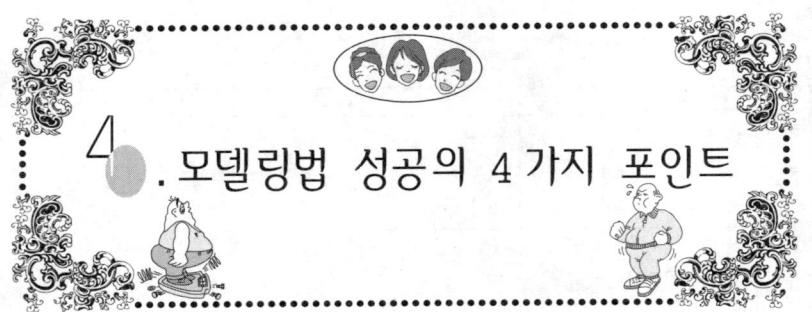

4. 모델링법 성공의 4 가지 포인트

기호(嗜好) 혹은 미각(味覺)에 대한 혁명

살이 찌기 쉬운 사람은 누가 뭐라 해도 살찌기 쉬운 음식을 즐겨 먹는 기호를 가지고 있다. 단것, 밥, 혹은 면류 등에 눈과 손이 가고 기름기 있는 음식을 즐기는 것이 사실이다. 맛 그 자체도 짙어야만 직성이 풀린다.

"나는 뭘 먹어도 살이 안 찐다"라고 말을 하는 사람이 있다. 하지만 이런 말은 믿을 것이 못된다. 역시 잘 생각해 보면 간식은 하지 않고 기름기 있는 음식을 싫어한다는 말을 덧붙이게 될 것이다. A코스에서 C코스로의 과정은 살찌기 쉬운 사람의 음식, 기호를 바꿀 수 있는 절호의 기회라고 생각된다. 스스로를 의식하면서 바꾸도록 노력해야만 한다.

바른 식습관을 들여야만 한다

밤에는 늦어도 견딜만한데 아침에는 식사고 뭐고 소용이 없다면 이는 아무래도 부엉이형이라고 말할 수밖에 없을 것이다. 밤에는 많이 먹음으로써 자연 살이 찌기 쉽다. 이것을 구태여 학문적으로 이름 지어 부른다면 '나이트 이팅 신드름(야식증후군)' 이라고 할 수 있다. 다시 말해서 가장 살찌기 쉬운 식사요법을 가진 것이다. 밤에 야식을 한 사람은 그것이 소모되지 않아 고스란히 살이 되기 때문이다. 그뿐만 아니라 야식증후군이라고 하는 사람은 오전 중에는 컨디션이 좋지 않은 특징이 있다. 왜냐하면 소화기는 사람이 자고 있는 동안에도 열심히 일을 하기 때문이다. 위는 밤새도록 활동을 했으나 작업이 완료되지 않아서 혈액 중에 당분, 지방 등이 가득하게 들어 있기 때문이다. 그런 이유 때문에 피로감이 남아있는 것이다.

 이러한 사람은 A코스, C코스 과정으로 야식을 딱 끊는 것이 좋다. 야식을 하지 않으면 위는 비어 있을 것이고 아침식사를 달게 먹을 수 있다. 아침에 먹는 식사는 곧 활동을 하게 되므로 빨리 칼로리화 되어 에너지원이 되므로 지방이 쌓일 확률은 작은 것이다.

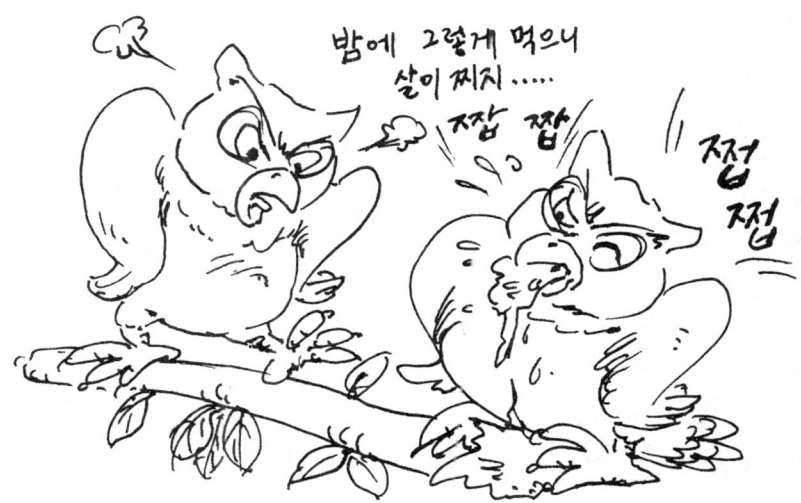

라이프 스타일을 바꾼다.

몸이 가볍다고 느껴지면 자연적으로 움직이게 된다. 그러나 몸이 무거우면 움직이기 싫어지는 것은 당연한 일이다.

"당신 요즘 아주 좋아졌군!"하고 오랜만에 만난 사람이 이같은 말을 걸어오는 사람이 많다면 이는 컨디션이 좋다는 의미일 것이다. 몸을 움직일 기회가 적어지면 폐용성위축(廢用性萎縮)이라고 하는 현상이 일어나게 된다. 사용하지 않는 근육이나 내장이 위축되는 현상으로 그 사이 간격을 지방(脂肪)이 들어와 메우게 된다. A코스에서 C코스 과정으로 몸이 잘 움직여지는 것이다. 이에 플러스하여 유의식 행동(有意識行動)을 받아들이면 더욱 활발하게 몸은 움직이게 된다. 이제까지 하지 않았던 것, 댄스·테니스·수영 등은 다녀도 무방하다. 이런 운동을 되도록 많이 하도록 한다.

적극적으로 몸을 움직이고 있으면 세포(細胞)가 생생하게 활성화되고 기초대사가 증가되어 받아들인 음식을 지방화시킬 여유가 없어진다. 그리고 드디어 유의식 행동이 무의식 행동으로 바뀌면서 살이 찌지 않는 라이프 스타일로 변하게 된다.

작은 실패를 두려워하지 않는다

체중그래프를 그리다 보면 그 어떤 과식의 결과에 의해서 체중이 다시 증가되어 버리는 경우가 있다. 그럴 때는 체중계(體重計)에 오르기 전부터 "늘지 않았을까?"하는 불안 심리를 떨쳐 버릴 수가 없을 것이다. 그러나 문제는 이같이 작은 실패를 어떻게 받아들이느냐 하는 데에 달려 있다.

"역시 살이 쪘어. 역시 나는 의지가 약해"라고 하면서 자기혐오에 빠져서 다시 과식을 하는 사람, 이런 사람은 어두운 길로 가는 사람이다. 사람은 누구나 약한 존재이므로, 결심이 그만 흩어지고 과식하게 되는 경우가 허다하다. 작은 실패는 다른 사람으로부터 지적을 받지 않더라도 스스로 알아차리고 벌하게 된다. 이렇게 생각하는 사람은 성공하게 되는 것이다. 실패와 성공의 반복이 셀프 컨트롤의 실상이라고 할 수 있다. 작은 실패의 극복이 성공을 거두는 것이다. 실패를 결코 두려워해서는 안된다.

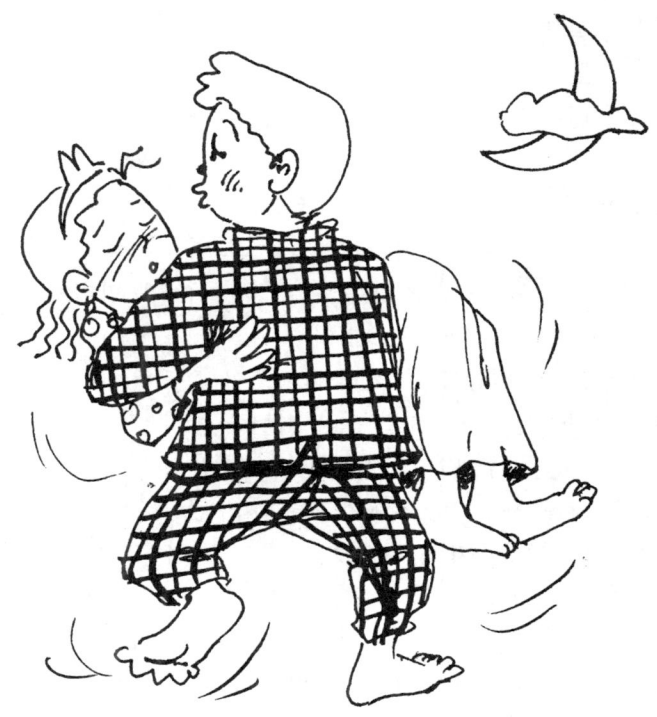

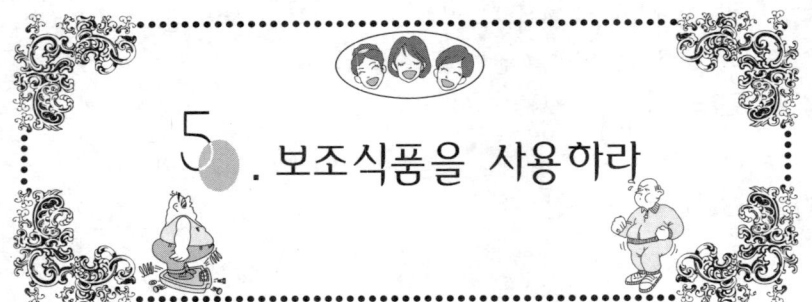

5. 보조식품을 사용하라

살빼기를 돕는 보조 식품

모델링 효과에 의한 감량법의 우수한 효과와 안전성을 완성시키고 있는 것 중 하나가 감량 중에 사용하는 보조식품이라고 할 수 있다. 인간의 몸은 천차만별이다. 특히 살이 찌면 겉으로는 건강해 보이나 실제로는 '성인병 상태'라고 해도 그리 틀린 말은 아닐 것이다. 병이 있다라고 하는 사람은 살을 빼는 과정에 있어서도 비록 일시적이든 아니든 그 어떤 장애요소가 생기게 마련이다. 그리고 이것이 감량(減量)좌절의 큰 요인이 된다.

보조식품은 그 사람의 몸 상태에 맞추어 잘 사용을 하면 보다 효과적으로 살을 뺄 수가 있을 뿐만 아니라 병을 개선할 수도 있다. 그리고 살을 뺀 연후에도 그 상태를 오랫동안 유지할 수 있다. 그러나 이같은 말을 하면 보조식품만 사용하면 간단하게 살을 뺄 수 있다는 착각에 처할 수가 있다. 보조식품은 문자 그대로 '살을 빼는 것을 보조하는 식품'에 불과하다 그러므로 보조식품만으로는 절대 효과를 거둘 수 없는 것이다. 다시 말해서 보조식품은 함부로 사용을 해서는 아무런 소용이 없는 것이다. 감량을 하려는 사람 각각의 몸 상태에 맞추어 필요한 것만을 사용해야 하는 것이다.

몸에 불가결한 영양소의 보급

C코스에 접어들어 균형잡힌 식사로 복식을 하는데 계속 살을 빼기 위해서는 몸이 필요로 하고 있는 칼로리보다 적은 칼로리를 섭취해야만 한다. 그러면 섭취되는 영양이 자연 부족하게 된다. 또 A코스에서 살이 찌기 쉬운 식품을 급속히 바꾸면 몸이 그 변화를 따라 가지 못하게 되어 있어서 균형잡힌 식사를 해도 중요한 영양소가 몸을 그냥 지나쳐 버리기가 쉽다. 다시 말하면 우유를 마시지 않던 사람이 갑자기 우유를 마시면 설사를 하게 되는 경우이다.

이것은 우유가 체질적으로 맞지 않기 때문이 아니라 우유를 오랫동안 마시지 않으면 이 우유를 소화흡수하는 유당 분해효소(乳糖分解酵素)라고 하는 것이 감소되어 버리기 때문이다. 이와 같은 사람은 천천히 계속해서 한동안 우유를 마시게 되면 다시 유당 분해효소가

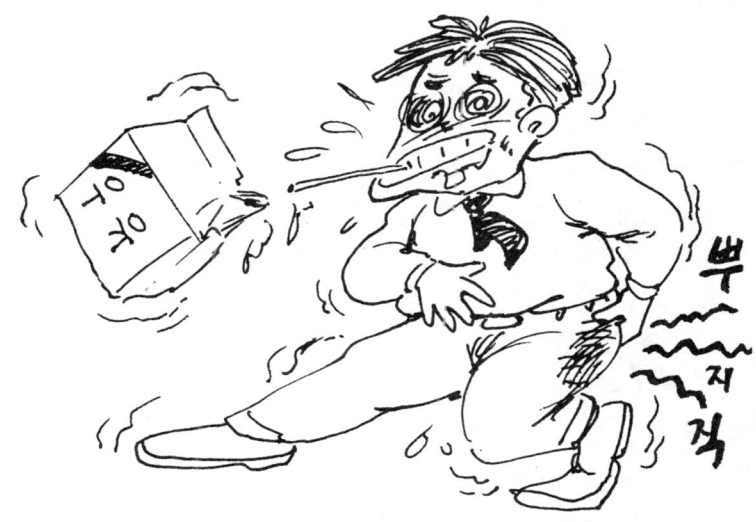

만들어져서 설사를 하지 않게 된다. 즉 우유를 소화 흡수할 수 있게 되어 우유에 함유되어 있는 영양소가 비로소 몸에 도움이 되는 것이다.

감량 중이 아니라면 이와 같이 서서히 유당 분해효소가 늘어나기를 기다릴 수 있지만, 단 3개월로 종료된다. 그 동안 우유를 마시지 않으면 머리카락이 빠지기도 하고, 빈혈이 일어나기도 한다. 또 다른 여러 가지 장애가 있을 수도 있다. 그러므로 보조식품을 잘 사용해서 소화가 잘되는 영양소를 충분히 공급해 주는 일이 매우 중요하다.

지방만을 잘 줄여야만 한다.

체중이 줄어도 중요한 근육이나 내장이 약해지거나 혈액이 엷어지면 바른 방법이라고 할 수 없다. 중요한 일은 지방만을 줄여서 살을 빼는 것이다. 그런 역할을 원조하는 것이 보조식품이라고 할 수 있다. 간혹 이 보조식품을 섭취하기 시작해서 머리카락이 전보다 검어졌다고 하는 이도 있다. 따라서 특별히 주의를 기울여야 한다.

여기서는 윗장에서 잠시 설명을 한 시중광고로 "먹어야만 살을 뺀다"라고 하는 광고문으로 선전을 하고 있는 내용을 들어 잠깐 설명을 해 보기로 하겠다. 당연히 식사를 줄이면 살이 빠지고 근육이나 내장이 약해져 혈행도 좋지않아 자칫하면 몸전체의 건강에 해를 줄 수가 있다. 그런데 이 비만이라고 하는 것은 체질에 따라 있는 것이므로 그 원인은 각양각색이라 할 수가 있다.

다만 공통적으로 우리가 느끼고 알려져 있는 사실은 칼로리의 부조화(不調和) 때문에 뚱뚱하고 살쪄 비만이 온다라고 믿고 있다. 그러므로 꼭같은 조건의 사람이라 하더라도 체질에 따라 같은 양의 단백질 그리고 탄수화물 비타민을 공급했다 하더라도 살이 찌는 사람과 찌지 아니하는 사람이 있기 마련이다.

이것을 두고 체질을 말할 때 각양각색 또는 뿐인백색이라고 할 수가 있게된다. 여기서는 공급은 어떤 영양이나 호르몬의 과잉공급이 비만이 될 수도 있고 아니면 부족이 되어서도 을 수가 있다.

 이러한 균형잡기 어려운 원인에 대하여 한방적으로는 되도록 동물성 지방질이 칼로리를 보급해서 체질의 균형을 바로 잡는 것으로서 설명을 하고 있다. 이러한 원인은 주로 오늘날의 현대인이 편식을 하고 있다는 근거를 두고 하는 말이다.

 즉 살이면 살, 빵이면 빵 이렇게 한 식품만을 먹고 있기 때문에 영양에 있어서 부조화를 가져오는 것이라고 믿는 것이다. 그래서 먹는 식사의 영양분을 고루 흡수케하는 식품이 있는데 이것은 지정살이라고 하여 조, 옥수콩, 수수, 팥과 같은 오곡잡곡을 해서 먹으면 균형을 잡을 수가 있다고 믿는 것이다. 그래서 결론적으로 "마음끝 먹고 살을 빼다"라고 하여 선전을 하고 있는 것이다.

 그러나 대체로 우리 상식은 지금까지 생각해온 그대로 이 칼로리 공급을 줄이면 당연히 살이 빠지기 마련인 것이다. 반대로 영양을 갑자기 줄이게되면 근육이나 내장이 약해질뿐만 아니라 혈행이 나빠져 빈혈을 초래할 수도 있는 것이다.

 그 뿐만 아니라 다른 합병증도 가져올 수도 있다. 물론 평소 먹어서 섭취하는 탄수화물이나 단백질, 비타민 등의 영양이 체내 들어가야만 할 것이다. 세끼니 지금까지 먹어온 식사를 갑자기 한끼니로 줄였다고 하면 두끼니 영양은 않들어오게 된 것이다. 그만큼 공급 칼로리분은 적어졌다고 할 수 있을 것이다.

 이 때문에 다이어트가 가능하다고 할 수는 없다. 그러나 배가 고프면 육체의 기능은 본능적으로 먹고싶다라고 하는 욕구가 생기고 음식을 찾기 마련인 것이다. 이때 필요로 하는 것이 바로 대체 식품인 것이다. 즉 보조식품이다.

 먹어도 살이 찌지 않고 시장기를 면케 해준다고 하면 얼마든지 작은 양의 식사를 할 수 있을 것이고, 다이어트에 성공을 할 수 있을 것이다. 하지만 배가 고프다라고 하는 이유 때문에 대신에 여기에 보조식품을 투여 시킨다고 하면 칼로리면에 있어서는 손실이 없는 것이 아닌가? 이렇게 되면 배도 고프지 않고 살은 살대로 빠짐으로 날씬 해질 수가 있을 것이다. 이 때문에 다이어트에는 필히 보조식품이 필요하다는 것이다.

이중에서도 검정콩은 옛부터 백발이 검어진다는 말이 전해지고 있다. 그만큼 단백질 칼로리가 높다는 데에서 생겨난 말이라고 할 수가 있을 것이다. 이러한 보조식품이 몸에 공급이 되었을 때 부족분을 매워주는 원인이 됨으로 머리카락이 검어질수도 있을 것이라는 이치가 나온다. 위에서도 누누히 설명했다시피 비만은 영양식의 부조화에서 이루어지는 것이므로 이를 해소하는 방법을 명심해야만 한다고 할 수가 있을 것이다.

이때 비록 많은 투여는 아니라고 하더라도 신체의 일부가 꼭 필요로했던 영양이었다고 하면 비만치료는 가장 이상적이게 될 것이다. 이는 모자란 부분이 공급되었기 때문이다.

이 보조식품이 칼로리가 된다고 해도 지방질이 많지 않다고 하면 보조식품은 다이어트에 크게 기여를 하는 셈이 되고도 남을 것이다.

음식의 기호를 빨리 변화시킬 수가 있다

살을 뺐으면 다시는 살이 찌지 않도록 해야만 한다. 그것이 살을 빼는 목적이며 과정이고 결과이다. 그러기 위해서는 이제까지 즐기던 살이 찌기 쉬운 음식이나 기호를 이제부터는 살이 찌지 않고 성인병이 되지 않는 음식기호로 급속하게 바꾸어 줄 필요가 있다. A코스에서 C코스에 걸치는 감량의 지름길은 이러한 기호를 바꾸기에 좋은 코스이다.

보조식품은 그 기호전환의 속도를 가속화시켜준다. 예를 들면 '하이레몬티' 라고 하는 음료가 있다. 어떤 사람은 이 음료를 마시면서 "이렇게 마시기 힘든 것도 있을까?" 라고 생각했다고 한다. 그러나 1

개월 동안 계속해서 먹다보니 요리에도 하이레몬티를 사용할 정도로 좋아하게 되었다는 것이다.

　기호가 크게 변한 것이다. 옛날 우리 시골에서는 여름에 더위를 먹거나 소화불량에 걸리면 '익모초'를 뜯어다 생즙을 해서 먹었다. 이 약이 얼마나 쓴지 먹어보지 않은 사람은 모를 것이다. 그러나 이 것도 자주 먹어보면 점차 익숙해진다는 사실을 경험하게 된다. 다시 말해 기호변환인 것이다.

　우리는 건강상식에서 '체질개선(體質改善)' 운운 하는 말을 자주 듣게 된다. 체질은 알고 보면 그리 쉽게 바꾸어지는 것은 아니다. 그러나 섭취하고 있는 음식의 성질이 바뀌면 체질도 자연스럽게 바뀌게 된다.

　극히 자연스럽게 살이 찌지 않는 식품이나 맛내기에 익숙해지는 것이 얼마나 중요한가는 이것으로 잘 알 수 있을 것이다. 보조식품을 사용하는 이유는 여기에 있다.

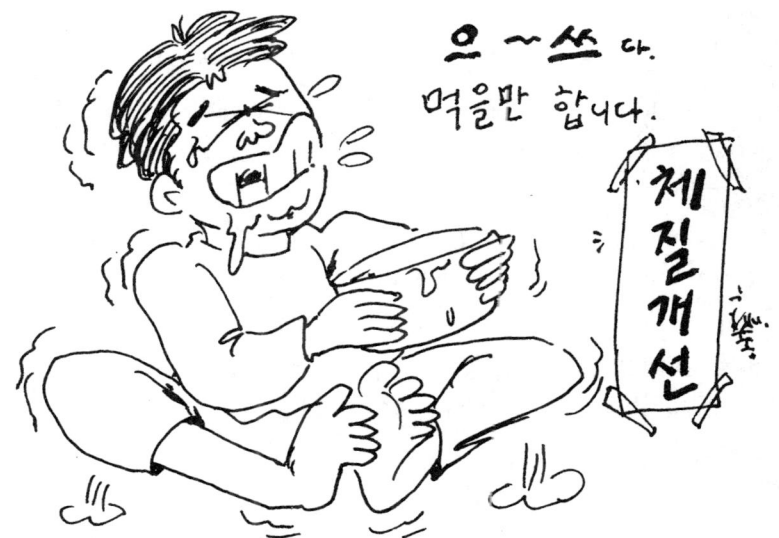

모델링법에 권장하고 있는 보조식품은 초콜릿이나 코코아 등으로 맛을 내고 있지 않다. 살찐 사람의 미각에는 타협하지 않는 것이다. 그러므로 자신이 좋아하는 맛이 아니더라도 참기 바란다. 타협하지 않는만큼 빨리 몸에 배고 체질도 바꾸기 쉽기 때문이다.

그렇다면 영양제 등의 약은 괜찮지 않느냐고 말하는 사람이 있겠으나, 약은 먹는 양이 적고 단맛이 나는 당의정(糖衣錠) 등으로 되어 있는 것이 많기 때문에 미각(味覺)의 변화를 일으키지는 못한다.

살을 빼는 당사자는 자기 자신이다. 그리고 자신이 바른 길로 갈 수 있도록 도움을 주는 것이 바로 이 보조식품인 것이다.

건강하면서도 마를 수 있도록 돕는 비네락

단백질(프로테인)이 건강하게 마르기 위해 빼 놓을 수 없는 영양소라고 하는 사실은 이미 누구나 다 알고 있는 이야기다. 그러나 이 단백질은 몸에 필요한 영양소이기는 하지만 한때 살을 빼준다고 일대 센세이션을 일으킨 '프로테인'에도 살을 빼는 효과는 없었다.

프로테인은 콩 단백질로서 콩에서 기름을 짜낸 뒤의 가루와 같은 것을 말한다. 이런 것만을 전적으로 의지해서 살을 뺄 수는 없다. 그보다 우유단백질을 추출한 '비네락'이 더 과학적이라는 사실을 알게 되었다.

'비네락'은 우유단백질이 더 빨리 우리 몸에 흡수되도록 가공하여 거기에 비타민, 미네랄, 그리고 비피더스균을 더 첨가시킨 것이다.

비피더스균은 장내 유용균의 일종으로서, 요즘은 요구르트로 알려져 있으나 그 최초의 활성을 잃지 않도록 배합하는데 성공을 한 것은 비네락이다. 따라서 비네락은 비피더스 식품의 선두주자라고 할 수가 있다.

성장기의 어린이가 비네락을 사용하면서 감량을 했는데, 6개월만에 7cm나 키가 큰 사실이 있었다. 이와 같이 비네락은 어린이 성장에도 크게 도움이 되는 것이 사실이다.

아름다운 몸을 만드는 하이레몬티

하이레몬티의 주성분(主成分)은 사과산과 와이네가(포도식초)로서 여기에 로얄제리, 미네랄류, 또 몸에 빨리 흡수되는 칼슘을 듬뿍 첨가한 것이다. 식초는 누구나 다 잘 알다시피 산성(酸性)이라고 할 수가 있으나 몸 안으로 들어가면 알칼리로 작용이 된다.

사람의 몸은 누구나 다 약 알칼리성이다. 일반적으로 사람의 체질을 흔히 우리가 말하는 알카리성과 산성체질, 이 두 종류로 나눈다고 생각하기 쉬우나 그렇지 않다.

몸이 피로하여 피로소인 유산(乳酸)이 쌓이게 되면 몸은 무리를 해서 약알칼리성으로 유지하려고 한다. 이러할 때 식초가 들어간 음식을 섭취하면 유산의 분해를 촉진시켜주는 것이 된다.

임신하면 체질이 갑자기 바뀌어 특히 신 것을 좋아하게 되는 것도 이 때문인 것이다. 식초는 쌀식초도 좋으나 쌀식초는 끓이면 최후에 나트륨(산성)이 남고 사과식초, 포도식초는 칼슘(알칼리성)이 남으므로 그 적은 차이를 알고는 안전한 쪽을 사용하고 있는 것이다.

또 로얄제리는 대단히 효과적이다. 매우 다량의 칼슘이 들어 있는 것에도 그 이유가 있다. 혈액 중에 칼슘의 양이 줄어들면 체액은 산성 경향을 띠게 되어 피로가 잘 풀리지 않고 약을 복용을 해도 잘 낳지 않게 된다. 이것을 방지하기 위해서는 몸에 흡수되는 양질의 칼슘을 섭취할 필요가 있는 것이다.

이와 같이 하이레몬에는 몸에 유효한 성분이 많이 함유되어 있다. 그러므로 혈액에 충분한 산소가 공급되고, 받아들여진 영양소를 최대한으로 활용할 수 있으며 몸은 편안하게 약알카리성을 유지할 수 있는 것이다. 이러한 점이 한 때 붐을 일으켰던 현미식초와는 다른 점이라 할 수 있다.

얼마 전 시골 고향에 내려갔다가 '감식초'라고 하는 식초를 작은 병으로 한 병 얻어왔다. 몸에 좋으니 가져가서 먹으라고 친구가 준 것이다. 때는 여름이고 아직 감 나올 시기는 까마득해서 그것을 어떻게 만든 것이냐고 물었더니 지난해 것이라고 했다.

청도(清道)감으로 알려진 고장인데, 감을 따서 모아 저장해 두었다고 만든 것이다. 이것은 사과나 포도와 흡사한 역할을 할 것이 틀림없다. 현재 필자는 이것을 요구르트와 함께 먹고 있는데 요구르트의 단맛 때문에 별로 시지 않게 먹고 있다. 그리고 이후로 몸이 훨씬 가벼워졌다는 느낌이 들었다.

하이레몬티에는 이외에도 재미있는 효과가 적지 않다. 다같이 살 찐 사람이라고 하더라도 고기나 기름기를 좋아하지만 신 것을 잘 못 먹는 체질의 사람은 동맥경화, 담석, 간장병, 중풍, 류머티스 등의 지병을 가지고 있는 사람이 많다.

이런 사람이 살을 빼면서 하이레몬티의 맛에 익숙해지면 자연스럽게 몸 속의 염분기가 감소되고 식사 후의 기호가 변해서 병세도 좋아지는 것이다. 이렇듯 나쁜 음식의 습관을 고치는 것이 '하이레몬'의 역할이다. 살을 빼는 일에 성공한 사람에게 "계속 사용하고 있는 것은?"이라고 물으면 여전히 85%는 하이레몬티라고 대답을 하고 있다.

의욕(意慾)을 유지시켜 준다는 화광천(和光泉)

감량을 시작하면 고혈압인 사람은 혈압이 내려간다. 게다가 평소 저혈압 경향이 있는 사람은 일시적으로 탈력 증상이 나타난다. 그리고 기력이 없어져 감량을 그만둬 버리는 케이스가 있다. 사람은 원래 살이 찌면 혈압이 높아지는 경우가 많고 또한 살이 찌기 쉬운 병 중 하나가 고혈압이다.

그러나 탄수화물(밥이나 빵을 포함)의 과잉 섭취로 살이 찌는 경우가 많은 우리는 살이 쪄도 정상이거나 아니면 오히려 낮은 사람도 상당히 있다. 그뿐만 아니라 고혈압인 사람도 갑자기 혈압이 내려가면 왠지 몸의 컨디션이 나빠진다. 이럴 때 계속해서 살을 빼면서도 기력을 유지할 수 있게 하기 위해서 만든 것이 화광천(花光泉)이다.

화광천에는 비타민 A, D가 많이 포함되어 있는 장어 엑기스, 고려인삼, 무취(無臭)의 마늘이나 로얄제리가 배합되어 있어서 혈액을 좋게 하고 체력을 든든하게 만든다. 저혈압으로 아침에 일어나지 못해 남편의 식사를 만들어 주지 못하던 어떤 주부는 이 화광천을 먹은 후 기분 좋게 잠에서 깨어나 아침 식사준비를 하게 되었노라고 하였다.

단맛과 멀어지게 해 주는 로레스

이외에도 모델링법 효과에 의한 감량법을 보다 부드럽고 효과적으로 실시하기 위한 보조식품이 많이 있다. 예를 들면 천연 맥아당을 사용한 '로레스'라고 하는 감미료도 그중 하나라고 할 수가 있다. 이 '로레스'는 맥아당을 환원 맥아당형으로 바꾸어 천연 미네랄을 배합한 것이라고 볼 수가 있는데, 원액의 맛을 보아도 설탕의 70~80%의 단맛 밖에 나지 않는다.

현재로서는 여러가지 합성의 감미료가 나와있으나, 설탕의 단맛에 익숙해져 있는 혀를 칼로리가 없는 설탕 유사품으로 속이는 것보다는 엷은 단맛으로 만족할 수 있도록 미각을 바꾸는 것이 중요하다고 할 수 있겠다.

환원 맥아당은 곤약 등과 마찬가지로 위장에서 거의 소화 흡수가 되지 않으므로 고칼로리라고도 해도 좋고 단맛도 산뜻하다. 그러므로 사용하고 있는 중에 자연스럽게 단맛과는 떨어지게 된다. 원하는 것을 무리하게 참고 견디면 언제나 역효과가 나기 마련이다.

인간의 본능을 이길 수는 없다. 참는 것이 아니라 자연스럽게 엷은 맛으로도 만족할 수 있도록 몸을 새로이 만드는 것이 모델링법의 효과적 특징이라고 할 수가 있는 것이다.

날씬한 몸에 빼 놓을 수 없는 것

살이 찐 사람에게는 대부분 변비증(便秘症) 환자가 많다. 감량(減量)을 함으로써 위가 작아지고 위의 작용이 좋아져서 양이 적어지게 되면 변비가 생기게 된다. 보통 때는 소화흡수가 되어 물렁해진 불필요한 성분이 직장에서 적당한 수분을 흡수하기 때문에 변비가 생기는 것이다.

필요 이상으로 수분이 흡수되면 단단해져서 배설(排泄)에 곤란한 상태가 되는 것이 변비인 것이다. 그런 경우에는 더러운 수분이 흡수되어 체내에 쌓이게 된다. 그것이 원인이 되어서 머리가 무거워지기도 하고, 고혈압이나 동맥경화가 되기도 한다. 살을 빼면서도 자연배변을 잘할 수 있는 연구가 필요한 것이다.

모델링법에 있어서는 작용이 완만한 순식물성 '벤츠날'이나 '닥터선'을 사용하고 있다. 감량은 사람에 따라서는 일종의 스트레스가 된다. 음식을 참고 양을 줄이는 것이므로 초조해지고 안정감을 잃는 사람도 있을 것이다. 그럴 때 비타민 C를 많이 섭취하면 자연스럽게 감량하는데 도움이 된다. 그러므로 상태에 따라서는 비타민 C의 섭취를 권하는 경우도 있는 것이다.

살을 빼면서 아름다운 몸을 만들기 위해서는 운동을 병행하는 것도 중요하다. 그를 위해 간단한 이탈리아제 운동기구인 '실루엣'이나 핀란드제 '바디 브러쉬'의 사용을 권하고 있다. 이 바디 브러쉬는 피부의 늘어짐이나 주름 등의 방지에 유효하고 적극적으로 사용하면 피부가 탄력 있게 된다. 이와 같이 모델링법에서 사용하고 있는 보조식품과 기구는 살을 빼는데 효과가 크며, 즐겁게 감량해 가는데 많은 도움이 될 것이다.

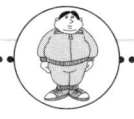

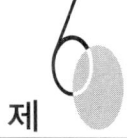

제6장
한방(漢方)에서는 비만을 어떻게 보고 있나

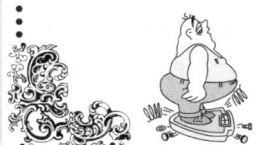
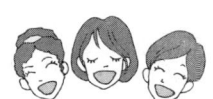
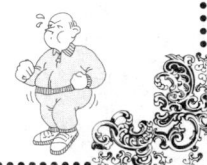

1. 한방과 비만

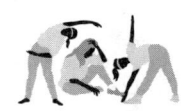한방에서도 비만에 대한 원인을 양방과 같이 그 원인이 과식과 운동부족으로 보고 있다. 다시 말하면 비만이란 지방이 지나치게 많아서 신진대사가 원활하지 못하기 때문에 생기는 병이라는 것이다.

한방에서는 비만에 대한 원인을 크게 두 가지로 나누어 외인(外因)과 내인(內因)으로 보고 있다. 외인은 맛있는 음식, 즉 입에 당기는 음식을 지속적으로 먹으면서도 운동량이 부족한 것에 있다는 것이고, 내인은 양방처럼 뇌하수체, 갑상선 부신호르몬의 이상 등이 원인이라고 보는 것이다. 그러나 이것은 극히 희소하며 뚱뚱해지는 원인은 역시 과식과 소모부족(운동부족)이라고 보고 있다.

우리가 하루 섭취한 식물의 칼로리와 신체(身體)가 소비한 칼로리의 균형이 잘 어우러져 잡혀 있으면 체중은 대체로 변화하지 않는다. 결코 비만이 되지 않는 것이다. 그러나 섭취한 칼로리가 더 많은 경우에는 남아도는 칼로리가 지방(脂肪)으로 몸 속에 남아 있게 되므로 이것이 바로 비만(肥滿)이라는 것이다.

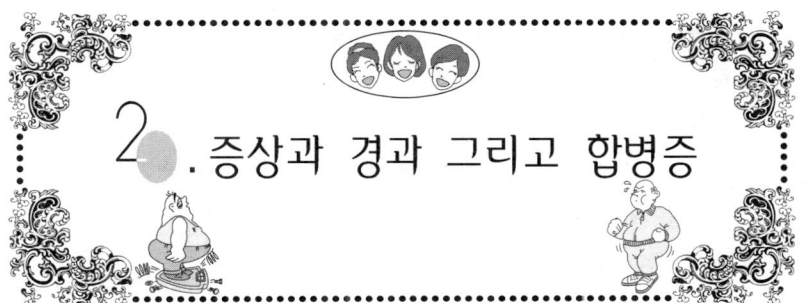

2. 증상과 경과 그리고 합병증

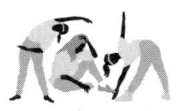
비만증의 경과는 제1기는 이른바 중역(重役) 타입의 뚱뚱한 사람으로서 이때까지만 해도 건장(健壯)하다 하여 오히려 사람들의 부러움을 사기도 한다. 제2기는 점점 더 뚱뚱해져서 씨름꾼 같이 비대해지는 것이다. 제3기는 다른 사람들이 보기 싫다고 할 정도로 뚱뚱해져 있는 상태를 말한다. 그래서 비만이라고 하면 아래와 같은 증상과 합병증을 나타내게 되는 것이다.

① 비만증의 소유자는 여분(餘分)의 화물(貨物)을 등에 메고 있는 것과 같다. 그러므로 보통사람과 비교하여 비대(肥大)해진 분량만큼 운동을 해서 살을 빼야 하는 것이다. 그러나 심장의 부담이 커지고, 계단을 오르내리면 심장이 압박되고 숨이차서 자연 거동을 싫어하게 된다.

② 과중한 체중으로 말미암아 신체활동이 느려지고 머리도 상대적으로 둔해지며 동작도 느려진다.

③ 체내의 지방대사에 장애가 일어나며 혈액 중에 콜레스테롤이 증가하여 동맥이 경화되고 이 때문에 혈압이 상승해서

두통, 두중, 울렁거림, 어깨가 뻐근함을 느끼게 된다.
④ 지방대사 장애가 일어나면 이와 관련된 다른 신진대사도 장애를 받아 당뇨병 또는 관절염 등이 나타나기 쉽다.
⑤ 심장의 관상동맥(冠狀動脈)에 콜레스테롤이 침착되어 경화현상(硬化現狀)이 일어나서 협심증, 심근경색, 심부전 등이 일어나기 쉽다.
⑥ 담낭에 콜레스테롤이 축적되어 담석증(膽石症)이 발생하기 쉽다.
⑦ 위장 증상으로서는 변비의 경향이 나타나며, 치질에 걸리기 쉽다.
⑧ 남자는 정력이 갑자기 저하되고, 여성은 월경이 감소되거나 폐지된다.
⑨ 세균에 대하여 저항력이 약해지면서 피부병이 일어나기도 한다.

이와 같이 비만증은 성인병을 비롯하여 여러 가지 병의 근원이 되고 있다.

제6장 한방에서는 비만을 어떻게 보고 있나

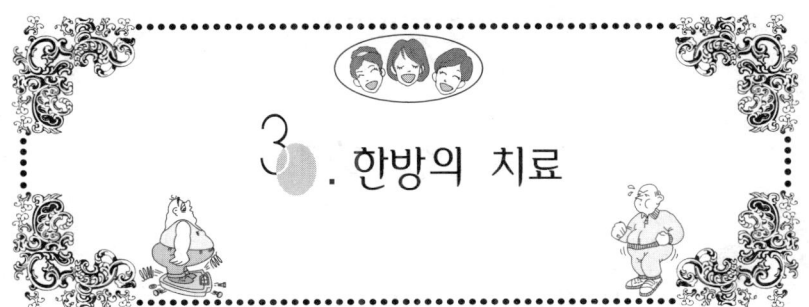

3. 한방의 치료

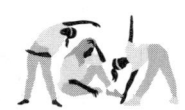 한방에서는 사용하는 약 자체가 부작용이 없이 살을 빼는데 중점을 둔다. 그 때문에 양약과는 달리, 쉽게 이것이다라고 할 수 없게 서서히 살이 빠지도록 되어 있다. 왜냐하면 한방은 지방대사를 포함해서 전체적인 체질의 신진대사를 조절하기 때문이다. 그래서 약을 복용할 때는 적어도 6개월~1년간 복용을 해야만 한다.

양방에서는 비만증(肥滿症)이라 이름해 부르고 있으나 한방에서는 이와는 달리 비반증이라고 이름해 부른다. 이는 주로 일종의 지반성 체질에 있어서 동일 가족에게 나타나는 경우가 많다.

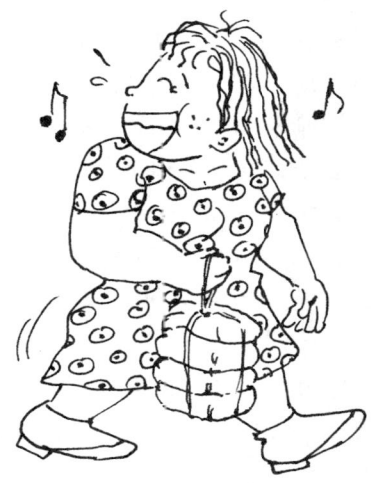

4. 한방 살빼기

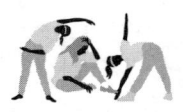

　　　　　　　한방 역시 상식에서 벗어나지 않고 있다.
　　　　　　　즉 체질을 개선하는 일이다. 가장 중요한
　　　　　　　것은 체질을 개선시킨다는 것, 이것이 중요하
고 다음이 소식을 습관화하는 것이고, 그 다음이 운동이다. 이것이
비만에 대한 한방 치료원리이다.

　애석하게도 살빼기 고지에 다 올라와 정상을 눈앞에 두고 그만 항복하는 경우가 왕왕 있다. 그만큼 살뺀다는 것이 힘겹다는 것이다. 하지만 무슨 일이나 노력 없이는 성공의 열매를 거두기가 어렵다.

　그래서 재도전이라고 하여 힘을 내어 결국 성공을 거두고 마는 경우도 없지않으나 대개는 실패로 끝나버리기가 일쑤다. 두말할 필요없이 다이어트 이것은 피나는 자기관리와 노력이라고 하는 것이 필요하다. 한방에서 이 치료방법은 뭐니뭐니 해도 자기관리로부터 시작이 된다. 그러므로 한방치료는 동서고금을 막론하고 적게 먹고 운동하는 이치이다.

　우리는 자주 느끼는 일이지만 위장병에 있어서 자주 "체했다"라는 말을 사용하게 되는데 이렇게 체한 사람이 여전히 꾸역꾸역 먹으면서 속이 아프다고 고통을 호소하고 있다. 이럴때 한두끼 식사를 거

르고 나면 배도 꺼지고 후련하련만 여전히 먹으니 체한 것이 내려갈 리 만무하다. 이와 유사한 이치로서 살이 찐것은 주로 칼로리의 과잉공급에서 이루어진 것이므로 되도록 적게 먹으면 살이 덜 찐다라고 하는 것은 자연의 원리 그 자체이다. 그러나 먹으면서 살을 빼고자 한다면 시간이 장기간 계속되고 이치에도 어긋나는 것임으로 일단 소식이 기본이 된다. 이 비만은 관리의학적으로는 환자의 병력과 체력 뿐만 아니라 환경, 의식구조, 가족력 등등 전부를 종합하여 원인을 분석하고 관리해야만 한다. 기본적으로 한방 다이어트의 목표는 아무래도 후유증 없이 건강하고 아름답게 살을 빼는 것에 있다. 한방에서의 살 빼기는 세 가지 기본원칙이 있다.

① 고통스럽게 체중을 줄여서는 안된다는 것이다.
② 체중을 줄이는 동안 부작용은 절대 없어야만 하겠다라는 것이다.
③ 감량이 된 뒤에는 원상으로 다시 살이 쪄서는 안된다는 것

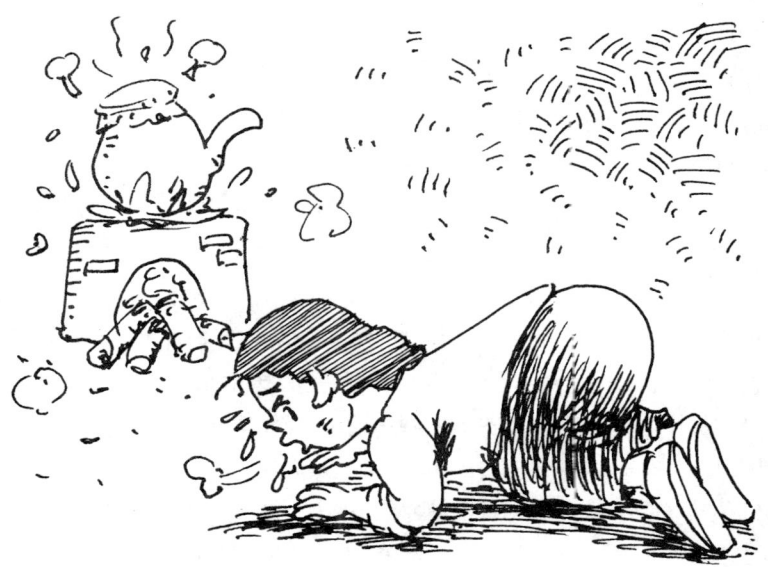

이다.
　이상 이 세 가지를 전부 만족시키지 못하면 다이어트는 성공한 것이 아니고 실패된 것이다. 다시 말하면 고통과 부작용이 있어서는 안되고 요요현상없이 살이 빠져야 하는 것이다.
　한방 다이어트 역시 이 목표에서 벗어나서는 않된다. 한의학은 우리의 고유한 의학인 동시에 우리 의학이므로 우리 몸에 맞아야만 한다는 것을 생각하면 된다.
　한의학에서 인체는 오장육부가 상호간의 힘과 음양의 조화에 의해서 건강을 유지하게 되어있는 것인데, 이 균형이 깨어졌을 때 병이 생긴다고 해석하고 있다.
　비만도 일종의 병이라 할 수 있다. 따라서 한방 다이어트는 잘못되어 있는 인체내의 에너지 균형을 찾아주고 활성화시키는데서 출발을 하게 된다. 다이어트, 이것은 엄격하게 말하면 의사가 고치는 것은 결코 아니다.
　어느 관리나 다 마찬 가지겠으나 의사가 할 일은 단지 환자의 몸이 스스로 치유하고 회복이 될 수가 있도록 조건을 만들어 주는 것이다. 즉 빨리 목적을 달성하도록 안내를 하는 일 뿐인 것이다. 사람들은 흔히 의사가 병을 고치는 것으로 알고 있다. 하지만 위에서도 설명한 것 같이 몸의 균형을 잡아주는 안내자 역할을 하는 사람이고, 그러한 안내를 하면 몸은 원상으로 돌아가게 되어 있어서 치료가 되는 것이다.
　백인백색이라고 하는 말이 있는 것과 같이 치료는 이런 맥락에서 이해할 수가 있다. 비슷한 비만환자라 하더라도 각자의 체질과 환경에 따라 치료를 달리 해야만 하기 때문인 것이다.
　다이어트에 있어서 가장 괴로운 것은 공복감에 있다. 공복이란 배가 고프다는 뜻이다. 그 다음으로 꼽을 수 있는 것이 어지럼증이고 무기력증이다. 특히 청소년이나 아니면 여성의 경우 살빼기 후유증으로 키가 자라지 않거나 아니면 생리불순, 골다공증, 그리고 저항력 저하로 인한 감기나 아니면 결핵 등의 위험에 쉽게 빠질 우려가 있다.

한방 살빼기 역시 소식이라고 하는 대원칙을 지켜야만 하기 때문에 이 공복감을 극복해내지 아니하면 안된다. 따라서 비만치료를 목적으로 한 한약에는 입맛을 떨어뜨리는 약제를 사용해야만 한다. 즉 의이인이라든가 아니면 감초, 숙지황이 필수적으로 첨가된다. 양약의 식욕억제와는 달리 한약은 자연에서 추출한 순수 식물성인 약제인 까닭에 몸을 해치거나 일상적인 생활에 영향을 주지는 않는다. 따라서 포만감을 주고 식욕을 억제하게 하면서도 부작용은 전혀 없는 편이다.

사람들은 대부분 "보약을 먹으면 살이 찐다"라고 하는 인식을 갖고 있다. 그러므로 한방으로 살을 뺀다라고 하는 사실을 못 미더워한다. 그러나 다이어트를 위한 보약은 건강을 지킨다라고 하는 의미지, 살을 찌게 하는 것은 아니다. 다시말하면 마른 사람이 살이 찌면 병인 것이다. 그것은 보약의 역활을 보듯이, 뚱뚱한 사람이 살빠지는 것 또한 보약인 것이다.

만약에 한약에 대해 도움을 받지 않고 무조건 한끼에 200칼로리를 섭취한다라고 하면 그 사람은 이틀만에 쓰러지고 말 것이다. 또한 빈혈증세로 고생을 하거나 머리카락이 빠지면서 생리불순을 겪는 등 힘든 사항에 처할 것이 분명하다.

한방에서의 비만 치료 약제들을 하나하나 살펴보면 대부분이 보약으로 구성이 되어 있다. 이와 같이 보약처방으로 살을 빼면서 몸의 강화와 컨트롤 시키는 것이 바로 한방의 기본원리가 되는 것이다. 그래서 다이어트를 하는 사람에게 있어서는 긍복감은 덜하고 저항력은 훨씬 더 강화하게 된다.

어린아이의 경우 이럴 때는 정상적으로 성장하면서 살을 뺄 수가 있게 되는 것이다. 또한 한방의 개념이 위에서 말한 것 같이 소식이 목적이므로 이것이 습관화되면 살이 찌는 것이 방지되는 것이다. 다시 한번 한방의 원리를 여기서 강조하면 한방 살빼기 방법은 철저하게 소식을 유지시키고 체질을 개선하게 해주는 것에 목적이 있는 것이다.

한방의학에서는 이 비만을 가리켜 '비습'이라고 부른다. 즉 지방과 수분, 그리고 기혈의 순환이 잘 되지 않아서 생기는 노폐물인 담습이라고 하는 이것이 축적되어 있기 때문에 뚱뚱해진다고 보고 있는 것이다.

체질의학적으로 볼 때 에너지를 소모하는 배설의 장기라고 할 수가 있는 심, 폐, 신의 기능이 상대적으로 강한 태양인과 소음인은 지방(살)으로 축적이 되기 전에 대부분 그 양을 에너지로 소모해 버리게 된다. 그렇기 때문에 체중 증가는 나타나지 않게 된다. 그와 반대로 소화흡수인 장기의 비나 간의 기능이 상대적으로 강한 체질이라고 할 수가 있는 태음과 소양인은 체중이 쉽게 증가가 된다고 말할 수가 있다. 일반적으로 태음인은 음식에 욕심이 많다고 할 수가 있는 과식성 비만자가 대부분인 반면에, 소양인은 성격이 까다로와 쉽게 열을 내고 이를 해소하는데 있어서는 스트레스를 강하게 받음으로서 비만이 되는 경우가 많은 것이다.

제6장 한방에서는 비만을 어떻게 보고 있나

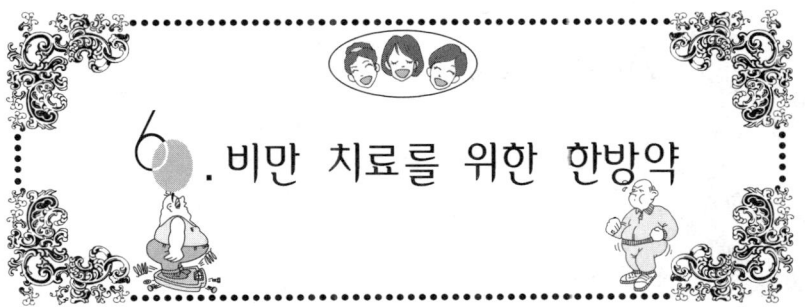

6. 비만 치료를 위한 한방약

후박마황탕(厚朴麻黃湯)

후박	10.0g
반하	10.0g
황	8.0g
행인	8.0g
석고	20.0g
강	4.0g
소맥	28.0g
오미자	6.0g

※ 이 약재에 해당하는 사람은 뚱뚱하고 살이 쪄서 식은 땀을 많이 흘리고, 주로 천식이나 기침하는 사람에게 잘 듣는 처방이다. 그러나 단지 기침이 있는 사람에게만 사용되는 것이 아니라, 대부분의 비만자가 맥부가 있으므로 이 약을 투여하여 살을 뺄 수 있다.

대시호탕(大柴胡湯)

시호 · · · · · · · · · · · · · · · · · · · 12.0g
반하 · · · · · · · · · · · · · · · · · · · 12.0g
황금 · 6.0g
작약 · 6.0g
지실 · 6.0g
대조(대추) · · · · · · · · · · · · · · · 6.0g
생강 · 8.0g
대황 · 4.0g

※이 처방은 소시호탕에서 인삼을 빼고 지실과 작약 대황을 넣은 처방이다.

소양병(小陽病)에서 양명병(陽明病)으로 이행될 때 혹은 그 경계에 있을 때 쓴다. 소시호탕 보다는 더 실증으로 복부, 특히 상복부가 팽만하고 흉협고만(胸脇苦滿)이 현저하며, 변비가 있을 때 쓰인다. 소시호탕증(小柴胡症) 같으나 소시호탕을 사용을 하여도 오심구토(惡心嘔吐)가 끝나지 아니하고 혀에 황태가 끼며, 건조하고 변비가 있을 때 쓰인다.

체격, 영양, 안색 모두가 좋은 비만으로 미식이나 과식 때문에 군더더기 살이 쪘으며 운동부족인 경우다. 더구나 피하지방이 침착되어서 뚱뚱보가 되고 명치부터 양쪽 옆구리에 걸쳐서 저항과 압통이 있는 흉협고만의 증세가 있다. 등과 어깨가 뻐근하며 숨이 차고 변비 등이 있는 경우에 사용된다고 기록되어 있다. 본 방을 오랫 동안 복용하면 체내 및 혈액의 불순물이 대소변으로 배설되며 그 결과 신진대사 조절에 큰 효과가 있다. 그러니 당연히 살이 빠진다고 할 수 있는 것이다.

시호가용골모려탕(柴胡可龍骨牡蠣湯)

시호	8.0g
반하	8.0g
용골	4.0g
황금	4.0g
생강	4.0g
연단	4.0g
인삼	4.0g
계지	4.0g
모려	4.0g
복령	4.0g
대조	4.0g
대황	20~40g

※ 이 처방은 소시호탕에서 감초를 빼고 용골, 모려, 연단, 계지, 복령, 대황을 넣은 것이다.

대시호탕, 소시호탕증과 같으면서 신경증상 등이 있는 체질의 소유자로서, 즉심하부에 팽만감을 느끼고 흉만(胸滿), 번경(煩驚), 상기(上氣), 심계항진(心悸亢進), 불면(不眠), 신경과민(神經過敏), 섬어(譫語), 변비, 소변불리(小便不利), 부종(浮腫), 신중(身重), 마비 등의 증상이 있을 때 쓴다.

고혈압, 동맥경화증, 뇌일혈 후 반신불수와 신염 네푸로제 등은 모두 뚱뚱한 비만질환과 관계가 있다. 뿐만 아니라 바세도시병은 호르몬 이상에서 오는 비만과 관련이 있다고 했다. 그러므로 시호가용골모려탕은 비만에 유효한 처방이 된다.

방기황기탕(防己黃芪湯)

방기	······························	8.0g
감초	······························	4g
백출	······························	6.0g
황기	······························	9.0g
생강	······························	9.0g
대조	······························	6.0g

　색백류연(色白肉軟) 속칭 물살, 두부살이라고 불리는 체질의 소유자로서 땀을 잘 흘리는 경향이 있는 사람, 그리고 발열, 맥부, 신중, 한출, 오풍자(惡風者), 복통, 두한출, 하반신중(下半身重), 하부음부종이 굴신(下部陰部腫而 屈身)이 곤란한 자에게 쓰인다.
　얼굴이 희고 몸이 뚱뚱한 부인으로서 땀이 많이 나는 경향이고, 피로를 자주 호소하는 비만환자에게 투여한다.

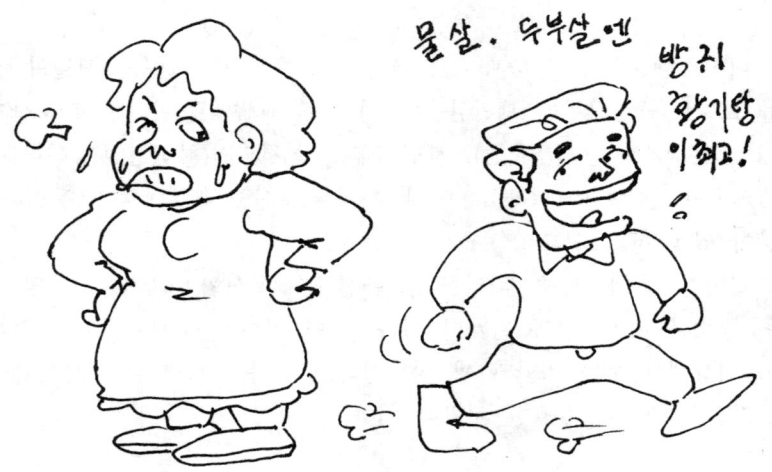

방풍통성산(防風通聖散)

천궁	4.0g
방풍	4.0g
당귀	4.0g
작약	4.0g
연교(連翹)	4.0g
박하엽	4.0g
마황	4.0g
망초	4.0g
대황	4.0g
석고	4.0g
길경	4.0g
황금	4.0g
백출	3.0g
산치자	3.0g
형개	3.0g
생강	3.0g
활석	10.0g
감초	2.0g

체질적으로 비만성 졸중체질(肥滿性卒中體質)을 가진 사람으로서 얼굴이 붉고, 변비가 있으며, 맥대복긴만(脈大復緊滿)한 사람, 혹은 풍열이 있고 오줌이 빨갛게 나오며 얼굴과 머리에 뭐가 자주 돋으며, 눈에 항상 충혈이 보이는 사람, 혀가 잘 굳으며 입안이 쓰고, 여러 가지 열 때문에 횡설수설하고 놀라는 기가 있는 사람에게 응용된다.

진무탕(眞武湯)

복령 · · · · · · · · · · · · · · · · · · 6.0g
작약 · · · · · · · · · · · · · · · · · · 6.0g
생강 · · · · · · · · · · · · · · · · · · 6.0g
백출 · · · · · · · · · · · · · · · · · · 4.0g
포부자(泡附子) · · · · · · · · · · · · 2.0g

※ 이 처방은 계지가복령백출탕에서 감초와 대조를 빼고, 부자가 가미된 것이다.

이 처방은 소음병의 대표적 치료제로서
① 복부는 연약하고, 맥은 옅고 약하며, 손발이 차고, 전신에 생기가 없으며, 복진상 진수음(振水音)이 증명되고 혹은 복통이 있거나 혹은 하리를 호소하는 자.
② 태양병(太陽病)을 발한하여 땀을 냈음에도 여전히 열이 내려가지 않고, 가슴이 두근거리며, 어지럽고 흔들려서 넘어지려고 하는 자.
③ 발열하고는 있으나 타각적 소견에 비하여 자각증은 별로 없는 사람.

제6장 한방에서는 비만을 어떻게 보고 있나

 대승기탕(大承氣湯)

대황	2.0g
후박	24.0g
지실	8.0g
망초	12.0g

※이 처방은 양명병정대(陽明病正對)의 방제로서 응용범위가 크다고 할 수 있다.

① 양명병(陽明病)으로 섬어(譫語), 열(熱), 자간(自汗), 복만(復滿), 변비(便秘)가 있는 자
② 일반 잡병으로서 복만변비(復滿便秘)가 있고, 맥침이유력(脈沈而有力)하며, 혀가 건조한 사람

복부가 주로 팽만하고, 저항과 압통이 있으며 완고한 변비가 있는 비만증에 이용된다.

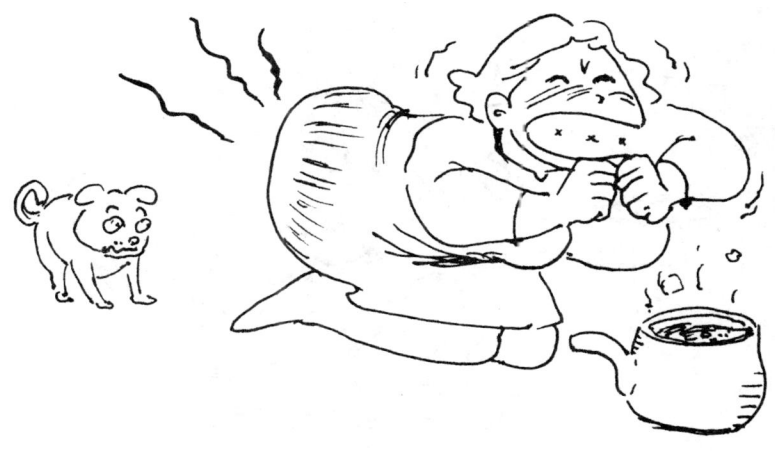

도핵승기탕(桃核承氣湯)

도인 · · · · · · · · · · · · · · · · · · · 6.0g
계지 · · · · · · · · · · · · · · · · · · · 4.0g
감초 · · · · · · · · · · · · · · · · · · · 4.0g
망초 · · · · · · · · · · · · · · · · · · · 4.0g
대황 · · · · · · · · · · · · · · · · · · · 8.0g

※이 처방은 조위승기탕에 도인과 계지가 가미된 것이다.

이 처방은 구어혈제로서, 소복급결(小復急結)의 복중이 있으며 주로 변비가 있는 사람을 목표하고 있다. 이때 실증의 상역(上逆), 두통이 있으며, 손발이 차고 하복통이 있다. 요통도 있으며 혹은 하반신 화농증, 정신이상, 현운, 동계, 불민, 월경이상, 출혈증 등으로 수반될 때가 있다.

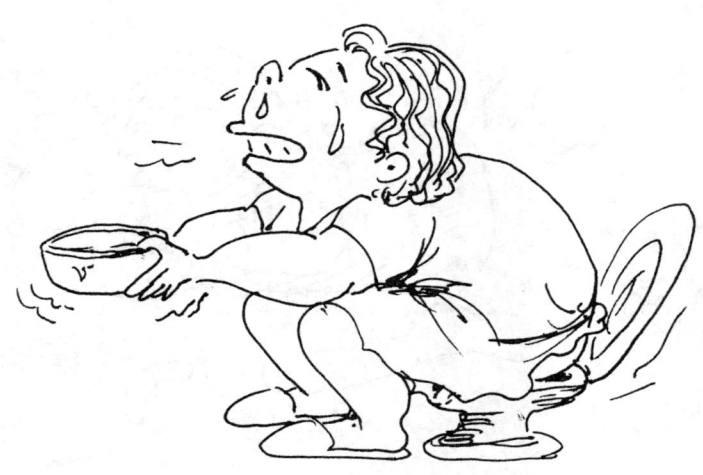

대황목단탕(大黃牧丹湯)

대황	8.0g
목단피	6.0g
도인	8.0g
동고자	12.0g
망초	8.0g

※종래 우리나라 의서에는 동고자가 활루인(活樓仁)으로 대치되고 있었으나 이는 잘못이다. 동고자는 추탕을 끓일 때 넣는 '동화'의 씨로 구하기 쉽다. 이 처방은 대승기탕의 변방이라고 할 수 있다.

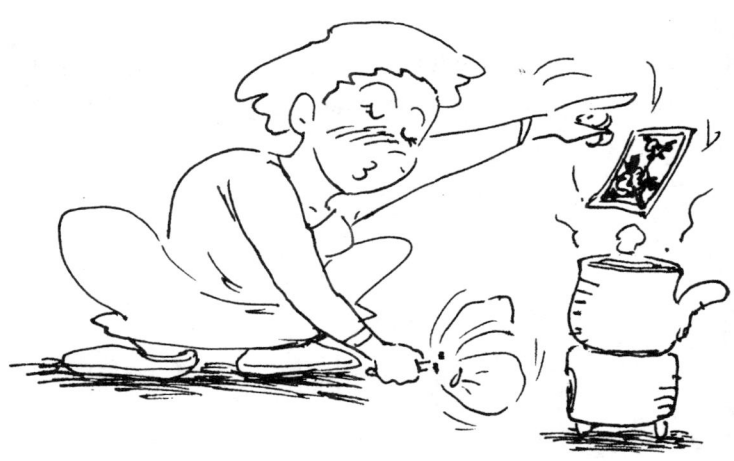

계지가복령환(桂枝加茯苓丸)

계지	･･････････････	6.0g
복령	･･････････････	6.0g
목단피	････････････	6.0g
도인	･･････････････	6.0g
작약	･･･････････	각･등분

※위의 약은 밀환(蜜丸)을 만들어 매 식전에 20알씩 복용을 하는데, 만약 약이 다소 약하다고 느껴진다면 점차로 증가할 수 있고 60알까지는 상관이 없다.

 이 처방은 도핵승기탕(桃核承氣湯)과 비슷한 실증구어혈제(實證驅瘀血劑)로서 도핵승기탕과는 달리 변비(便秘)는 없고, 기타 일반 증상으로 완화하며, 급박증상도 없을 때 쓰인다. 즉 안면구순(顔面口脣) 등이 울혈성(鬱血性)이고 견통(肩痛), 두통, 현운(眩暈), 상역증 등이 있으며 하복통, 월경불순 그리고 임신의 이화(異和), 자궁출혈 등이 있을 때 쓰인다.
 여기서 보면 유산 후 비만이라고 하는데 이때는 호르몬 이상에서 비만이 생긴다는 사실을 알 수 있게 된다. 이런 점에 착안하여 약을 사용하는 것이 좋을 것이다.

방풍통성산(防風通聖散)

청궁	4.0g
방풍	4.0g
당귀	4.0g
작약	4.0g
연요	4.0g
박하엽	4.0g
마황	4.0g
망초	4.0g
대황	4.0g
석고	4.0g
길경	4.0g
황금	4.0g
백출	3.0g
산치자	3.0g
형개	3.0g
생강	3.0g
활석	10.0g
감초	2.0g

※이상이 한 첩(1帖)이며 산제(散劑)로 할 때는 이상의 비율로 장만하여 1회의 양 80g씩 1일 3회 복용한다.

체질적으로 비만성중체질(肥滿性中體質)로 얼굴이 붉고, 변비, 맥대복긴만(脈大復緊滿)한 자, 혹은 풍열(風熱), 대변이 굳고, 소변이 붉은빛을 띠고 있으며, 얼굴에 부스름이 있고, 눈이 충혈되며, 혀가 혹

굳어있기도 하고, 입안이 쓰며, 혹제열섬망경왕자(或諸熱贍妄驚汪者) 등에 쓰인다.

  대체로 몸 전체가 연한 느낌이 들고, 씨름꾼형의 비만체질자로서 배꼽을 중심으로 딴딴(충만)하고 큰 북처럼 불쑥 튀어나와 있는 타입의 증세에 쓰여진다. 대부분 많은 사람들은 어깨가 뻐근하고, 숨이 차며, 변비 등이 있다고 호소를 한다. 대황을 가감하여 1일 1~2회 변통이 반드시 지켜지도록 해야만 한다. 이 방은 주로 몸 전체의 신진대사를 조절하게 된다.

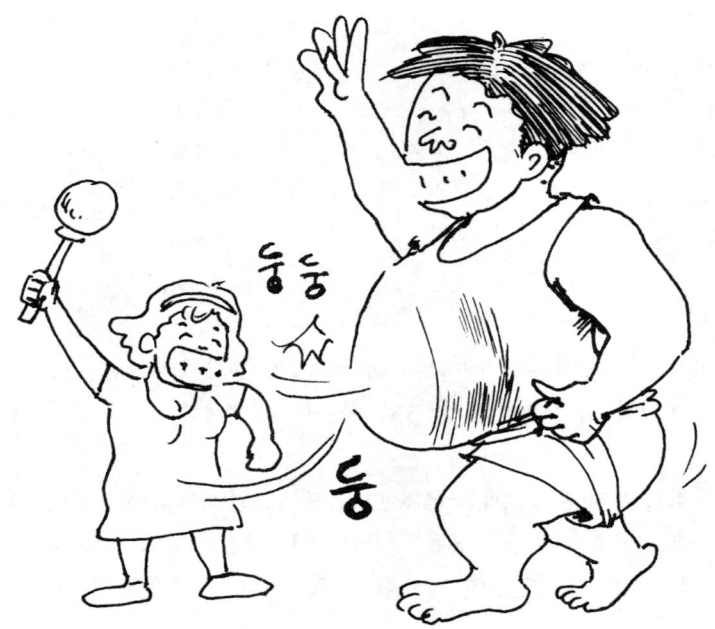

오적산(五積散)

당귀 · · · · · · · · · · · · · · · · · 4.0g
천궁 · · · · · · · · · · · · · · · · · 4.0g
작약 · · · · · · · · · · · · · · · · · 4.0g
창출 · · · · · · · · · · · · · · · · · 4.0g
후박 · · · · · · · · · · · · · · · · · 4.0g
진피 · · · · · · · · · · · · · · · · · 4.0g
복령 · · · · · · · · · · · · · · · · · 4.0g
반하 · · · · · · · · · · · · · · · · · 4.0g
백지(白芷) · · · · · · · · · · · · · 4.0g
지곡 · · · · · · · · · · · · · · · · · 4.0g
길경 · · · · · · · · · · · · · · · · · 4.0g
건강 · · · · · · · · · · · · · · · · · 3.0g
계지 · · · · · · · · · · · · · · · · · 3.0g
마황 · · · · · · · · · · · · · · · · · 2.0g
감초 · · · · · · · · · · · · · · · · · 2.0g
생강 · · · · · · · · · · · · · · · · · 3편
대조(大棗) · · · · · · · · · · · · · 2개

 이 처방은 발표고이지제(發表攻裏之劑)로서 태양은 발한, 양명은 공하(攻下), 소양은 청열화해(淸熱和解)함을 목적으로 하고 있다. 그러므로 이 처방은 삼초표이(三焦表裏)가 계실하다 할 때에 쓰여지는 것이다. 즉 비만성졸중체질로서 식독, 수독, 매독, 풍독 등을 해독하는 작용을 발휘하게 된다. 대시호탕은 심하양협부(心下兩脇部)에 사가 충실해 있을 때 쓰는데 비하여 이 처방은 배꼽을 중심으로 병독이 충만해 있을 때이며, 맥복(脈復)은 공히 양실(陽實)로 나타나야만 하는 것이다.

체감의인탕

의이인	1000g
천궁	15g
홍화	150g
구기자	200g
나복자	300g
숙지황	200g-300g
내외택사	300g
저령	300g
방기	400g
소목	150g
등심	100g
택사	300g
당귀	300g
후박	300g
감초	300g
목통	300g

건강하면서도 살이 점점 찌는 체질, 식욕이 많으면서 잠을 많이 자는 사람, 뿐만 아니라 몸을 움직이기 싫어하는 비만환자와 같은 뚱뚱한 사람에게 처방이 되는 약제이다. 입맛을 떨어뜨리고, 지구력을 높여주며, 대소변 배출을 원활하게 하는 처방이다.

체감 행혈 의인탕

의이인	700g-1500g
백자인	150g
황기	600g
황금	100g
목동	150g
구기자	300g
용안육	400g
천궁	300g
감초	300g
산약	400g
황련	60g
저령	150g
산수유	300g
곽향	150g
소목	150g
백작약	300g
당귀	400g
홍화	150g

몸이 뚱뚱하기는 하지만 허약하여 혈액순환이 잘 되지 않거나 신경이 날카롭고 예민한 사람에게 처방된다. 그러므로 주로 추위를 많이 타고 빈혈, 무력감, 생리불순이 있거나 단식 또는 절식후 속쓰린 증상이 잘 나타나는 신경이 예민한 환자에게 좋다.

체감 제습탕

의이인	1,000g
홍화	150g
당귀	300g
택사	500g
나복자	500g
지실	150g
숙지황	500g
창출	500g
소목	150g
감초	300g
저령	500g
방기	300g
목통	500g
후박	500g
반하	150g
상백피	300g

물만 먹어도 왠지 자꾸 살이 찌는 것 같은 비만자에게 효험이 있는 다이어트 약제이다.

비감환

의이인	500g
홍화	50g
당귀	100g
택사	150g
방기	200g
숙지황	500g
소목	40g
저령	100g
감초	150g
천화분	500g

※ 이 처방은 환자의 병력과 상태에 따라서 정확히 가감되어야만 부작용이 없다.

 비만증세가 주로 가벼운 경우, 다른 방법에 의해 체중을 대폭 감소시킨 뒤 재발 방지를 위해서 사용하는 환재환약이다. 한마디로 입맛을 떨어뜨리는데 그 효과가 크다. 또한 보조약제로 혈액순환은 물론 소변 배출을 시원스럽게 돕는다. 이 비감환은 1일 1회 50~60알씩 3회 나누어 식후 1시간에 복용한다.

제 7 장
민간요법으로 살 빼는 약

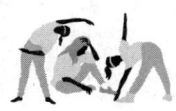민간요법에서 역시 살이 찐 것을 비만, 혹은 비대증이라고 부른다. 이 비대증에 좋다고 하는 것은 많으나 그 중에서도 좋은 약으로 알려진 것으로는 동아, 곤약, 율무, 팥, 차 등이 있다.

▶동아

동아는 박과에 속하는 1년초인데 줄기는 굵고 단면이 사각이며 넝쿨로 다른 것을 감아서 올라간다. 과실은 호박과 비슷하고 긴 타원형이고 표면은 털이 많고, 익으면 맛이 좋다.

중국의 고전에 의하면 '신체가 말라서 가볍고 건강하게 되고 싶으면 동아를 장기간 먹으면 좋다. 허나 만약 지나치게 마른 사람이 이것을 먹으면 안된다'고 되어 있다. 또한 대소변을 잘 배설시키는 힘이 있으므로 수비(水肥)나 변비를 수반하는 비만증인 사람이 이것을 항상 준비해 두고 꾸준하게 먹으면 살이 빠질 수 있다.

▶곤약

곤약은 한마디로 저칼로리 식품이다. 주성분은 당질로 지방이나 단백질은 없다. 더구나 사람의 몸에는 당질을 분해하는 요소가 없으므로 대부분 흡수되지 않고 배출하고 만다. 여기서 위는 만복감을 느낄 수 있기 때문에 소식을 하게 되어 살이 찌지 않고 빠진다. 곤약을 오랫 동안 꾸준히 먹으면 더욱 좋다. 분말을 만들어 이것을 식전에 물에 타 마시면 된다.

▶율무

본초강목에는 율무의 약효를 다음과 같이 나열하고 있다. 위가 거북하고 식욕이 없을 때 좋고 부종, 각기, 신장에 좋다. 특히 율무쌀에는 이뇨작용이 있기 때문에 살이 빠진다. 또한 수분 대상이 나쁜

제7장 민간요법으로 살 빼는 약

물렁물렁한 두부살을 가진 비만 환자에게 효과가 있다. 율무를 달여서 차로 계속 먹어도 좋다.

▶팥

팥은 이수약으로 일찍부터 알려져 왔으며, 현대의 약제에도 이용되고 있다. 이 팥을 음식으로 먹을 때는 '우려내기'라고 해서 처음 달인 즙은 버리고 만다. 그러나 약으로서의 효과를 높이기 위해서는 이 최초의 우려낸 즙을 차 대신 마시는 것이 좋다.

▶차(녹차)

차에는 일반적으로 지방을 잘 용해하는 작용이 있다. 그 중에 녹차가 대표적인데 이것은 차에 의해 남은 수사종의 지방을 용해하고 전에 먹은 음식 맛을 없애고 새로운 종류의 미각을 보다 순수하게 맛보도록 하게 한다. 차에 있어서는 어느 것이나 지방을 용해하는

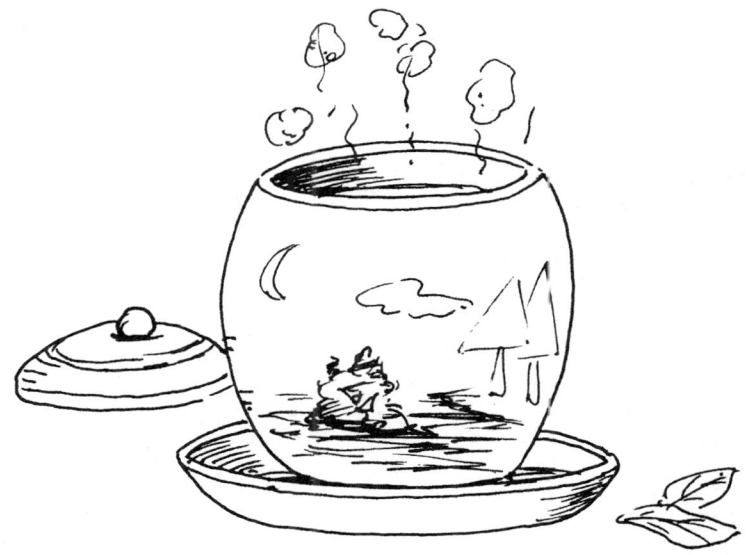

작용이 있으나 무엇보다 녹차는 그 효력이 강하다. 특히 보이차와 철관음도 강하다. 보이차는 조금 캐캐묵은 것 같아서 우리나라에서는 마시기 어려울지 모르나 비만에 제일 좋다.

민간요법으로 좋은 식품

우선 비만을 보면 심장을 주축으로 하여 순환기장애 및 위장기능의 불균형으로 인해 변비가 생기거나 아니면 위장기능이 비정상적이며, 특히 호흡기장애 또는 손발이 차갑게 느껴짐을 알 수가 있다. 그뿐만 아니라 성인에게는 대개 지방질이 쌓이기 쉽도록 목·어깨·무릎·가슴과 허리 등에 쓸데없이 살이 찌게 된다. 이렇게 살이 찌면 주로 숨이 차고, 가슴이 답답하며 심장의 고동이 심하거나 가슴이 두근거리게 된다. 이 비만을 고민하는 일부 사람들은 빵, 우유, 과일 등으로만 식사를 대신해서 때우는 일이 있는데 이것은 분명 잘못된 일이다. 이와 같은 식이요법을 계속하게 되면 고혈압, 동맥경화, 변비, 치질, 담석증 같은 질병을 유발하기가 쉽다. 이때 만일 식욕부진의 현상이 나타나면 되도록 빨리 의사의 진찰을 받는 것이 좋다.

비만증은 여성들에게는 미용에 있어서 최대의 적일뿐만 아니라 당뇨병과 고혈압, 심장질환 등을 유발하게 된다. 자연식으로는 당근, 동아, 사과식초, 한천젤리, 바나나, 생강홍차, 알로에, 식초양파, 마늘, 해초다시마, 해당화, 팥죽 등이 있다.

제7장 민간요법으로 살 빼는 약

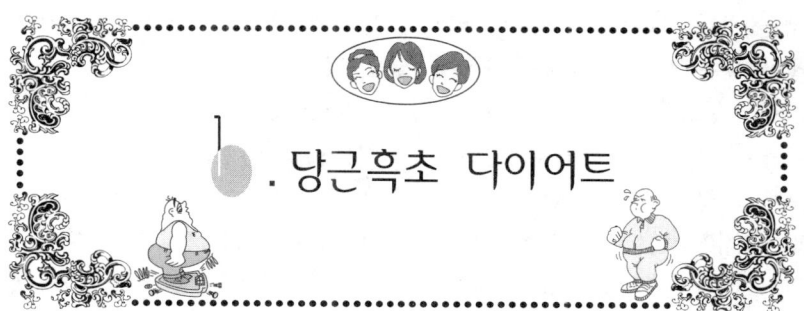

1. 당근흑초 다이어트

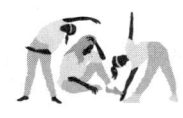

당근은 우리 식탁에 자주 오르는 식품이다. 색상에서부터 우리의 구미를 당길 뿐만 아니라 그 맛이 먹기에 좋으므로 신선한 당근은 많이 먹을수록 좋다.

우리는 흔히 빨간 당근을 와작와작 먹고 있는 말이나 토끼들의 모습은 많이 볼 수 있다. 토끼나 말이 이 당근을 특별히 좋아해서 즐겨먹는 것은 맛이 독특할 뿐만 아니라 영양가가 많은 것으로 널리 알려져 있기 때문이다.

이 당근은 유럽, 아프리카, 북부 소아시아가 원산으로 알려져 있다. 미나리과에 속한 1~2년초로 우리나라에는 당나라 때에 들어왔으며 당근(唐根)이라고 부르고 있다.

중국에서는 다른 이름인 호라복(胡蘿蔔)이라 부르고 있다. 한마디로 이 당근은 채소 중에서도 비타민의 왕자격이라고 할 수 있겠는데 그 중에서도 비타민 A는 다른 식품에서 볼 수 없을 정도로 많이 들어있다.

객관적으로 보면 비타민 A가 부족하면 피부가 거칠어지고 병균에 저항력이 약해져 야맹증은 물론 여드름 등이 돋아 피부에 막대한 영향을 준다. 당근에는 설탕, 녹말, 펜토산이 함유되어 있어서 먹기가 좋아 많은 사람의 식탁에 오르고 있는 것이다.

무기질로서 인보다는 칼슘이 많고, 알칼리성 식품으로 칼륨과 나트륨이 다량으로 함유되어 있다. 그래서 젊은 여성들은 아름다운 피부를 가꾸기 위해 당근즙을 해서 많이 먹고 있는 것은 일찍부터 널리 알려진 일이다. 당근이 다이어트에 효과가 있다고 하는 사실은 전신에 영양이 되어 몸을 평형으로 유지시키고 체중을 정상으로 하는 원소가 들어있기 때문이다.

그뿐만 아니라 변통 촉진력이 강하며, 이수효과와 보신효과가 곁들어 있다. 이런 이유 때문에 당근을 다이어트 식품으로 손꼽고 있는 것이다. 이것 말고도 피로회복, 감기예방, 위장효과를 튼튼하게 하는 효과도 곁들어져 있다.

그리고 냉증인 사람이나 위장이 약한 사람, 아토피성 피부병 등으로 고생하는 사람들의 체질개선은 물론 다이어트에 효과가 큰 것이다. 이 당근에 흑초를 가해서 요구르트와 함께 혼합하여 마시면 흑초에 함유되어 있는 혈액촉진 작용이 있어 다이어트에 효과가 있다는 것이다.

특히 흑초는 부인병의 원인인 어혈(혈액이 정체되어 뭉침)을 풀어주고 피의 순환을 원활하게 해주는 것이다.

또한 당근 잎에는 소취작용(냄새를 없애주는 작용)이 있는 것으로 알려지고 있으며, 체취나 변취(변비냄새)가 사라지는 것도 흑초를 감미함으로 효과를 얻을 수 있다.

그외에 남녀를 막론하고 나타나는 정력회복 효과에도 당근 잎을 주목해야 할 것이다. 또한 한방에서는 당근 잎에 이기작용이 있는 것으로 생각하고 있다.

이기작용이란(스트레스 작용으로 일종의 생명에너지) 일종의 압축된 상태를 개선하며 정신안정 효과를 가져다주는 작용을 말한다. 즉 당근 잎의 이기작용이 이 스트레스를 경감시키고 남녀 모두에게 정력효과가 생기게 하는 것이 아닌가 싶다.
 어쨋든 다이어트를 실시하면서 남녀 모두에게 나타나는 정력회복 효과는 흥미진진한 일이다. 그리고 당근에는 피부를 정상으로 유지시켜주는 효과나 암 효과가 있는 '카로틴'이 당근(몸통)보다 잎쪽에 더 많고 비타민 C나 칼슘도 잎쪽에 더 많이 있다.
 당근 다이어트에 사용하는 당근 잎과 당근, 흑초를 구하기 힘들거나 구할 수 없을 경우에는 '당근 분말'을 활용하면 보다 더 간편하고 효과적으로 섭취할 수가 있다.
 이 당근 다이어트를 실시할 경우 당근 잎과 당근 흑초가 섞여있는 분말을 큰 스푼 하나 정도에 약 100g의 요구르트를 섞어 마시면 쌈박하면서 약간 달달해서 아주 먹기가 편안하다고 한다. 이 당근분말은 일본에서 판매되고 있어 손쉽고 효과적으로 복용하고 싶은 분은 좀 어렵겠지만 그래도 구해서 마셨으면 한다.

출산후 27kg 감량을 했다(체험예 1)

 임신전 167cm에 51kg의 날씬한 돋매였던 체격인 내가 임신을 하자마자 몸이 불기 시작했다. 출산 직전에는 28kg이나 불었으니 미루어 짐작해도 그 몰골이 소연할 지경이 아닐 수가 없다.
 아이를 낳고도 직장에 계속 다녀야만 했던 나는 살을 빼지 않으면 입을 수 있는 옷이 없어서 고민에 쌓였다. 아이를 낳게 될때도 어찌나 난산이었던지 아이를 낳고 양수 등이 빠졌는데도 몸이 부어서 체중은 그대로였다.
 출산 후 친정으로 가서 몸조리를 하면서 친정 어머니가 끓여 주시는 미역국을 먹고 나니 살은 나날이 더 찌는 것 같았다. 보통 아이를 낳으면 살이 빠진다고 들었는데 그것도 아니였다. 그런데 내가 출근할 걱정을 하자 친정 어머니는 어디서 소문을 듣고 왔는지 당근에다 식초를 넣어 요구르트와 함께 먹으면 살이 빠진다는 소문을 듣고와 해주셨다.

평소엔 당근을 별로 먹지 않았는데 살이 빠진다는 바람에 이를 악물고 시작을 했다. 그랬더니 과연 2주가 지나고부터는 살이 빠지기 시작하는데 반년만에 15kg이 빠졌다. 이제는 자신이 붙어 계속해 먹고 있는데 모르면 몰라도 앞으로 반년간 더 먹으면 처녀때 몸까지는 안되겠지만 적어도 50kg선까지 뺄 자신이 있다. 그래서 요즘도 하루 3회씩 이 당근흑초를 먹고 있다. 그래서 직장동료들에게도 이야기 했더니 여럿이 이 다이어트를 시작하고 있는데 두 사람중 하나는 2개월에 3kg나 빠졌다고 대단히 좋아하고 있다.

허벅지 살이 쑥 빠진 답십리 아줌마(체험예 2)

세상에는 어느 누구나 소망과 희망이 밤하늘의 별같이 많다. 다이어트를 하고 있는 그녀 또한 그 절실함이 죽기 아니면 살기로 필사적이었다.

"제발 좀 말라주었으면 좋겠다."
라고 하면서 여러 가지 다이어트를 해 보지만 별반 효험이 없었다.

답십리 T아줌마는 어엿한 회사의 과장이었다. 지난 IMF 구조조정에도 용케 견뎌온 악발이 아줌마였으나 근래 중년에 들어서자 자꾸 살이 불어나 남자 동료들 보기에도 민망할 지경이었다.

원래 회사에서 '악발이'로 소문났듯이 일에도 열성이어서 혼자 밤 늦게까지 야근을 하고 라면이나 간식용 스넥도 많이 먹었다. 이렇게 닥치는대로 먹으니 그 영양분이 다 어디가겠는가?

자그만치 신장은 156cm인데 체중은 당당히 64kg. 허벅지가 그렇게 통통할 수가 없었다. 그는 늘상

"허벅지 하나의 무게만 감량된다면 난 하늘로 날아갈 것 같다."
라고 하는 입버릇에 선배 부장은 이런 소리에 화답이나 하듯

"살은 살이로되 두부살이로다. 모름지기 두부살에는 당근이 으뜸이어라!"
하고 농담반 진담반으로 당근 다이어트를 해보라고 일러주는 것이었

다. 그날부터 T여사는 퇴근해 집에 돌아와서 굵은 당근 하나를 믹서에 넣어 갈아서는 집에 있는 양조식초를 서너방울 떨어뜨려 넣고 휘휘저어 그대로 마셨다. 이때부터 아침과 저녁으로 두차례씩 하루도 거르는 일없이 이렇게 당근즙을 꾸준하게 마셨다.

이렇게 3개월을 하고 나니 자그만치 15kg이나 빠졌다. 눈이 휘둥그래질 지경이었다. 아니나 다를까 소원대로 허벅지 하나의 무게 살이 빠진 것이다. 그녀가 입던 옷은 너무 헐렁해 입지 못하게 되었다. 회사에 나가면 어디 아프냐고 자꾸 묻는데 고개를 저어 답하기도 귀찮을 정도였다.

그녀는 당근이 효과가 있는 것을 알고는 근래는 운동까지 곁들인다는 결심으로 그 높은 9층 사무실까지 엘리베이터를 타지 않고 걸어서 올라간다. 그래도 피로가 없고 아침 일과가 상쾌했다. 그것은 오로지 당근 다이어트 때문이라고 굳게 믿고 있다. 변비도 사라지고 요즘은 새로운 의욕에 부풀어 있다. 그것은 허벅지살이 소원대로 빠졌기 때문이다.

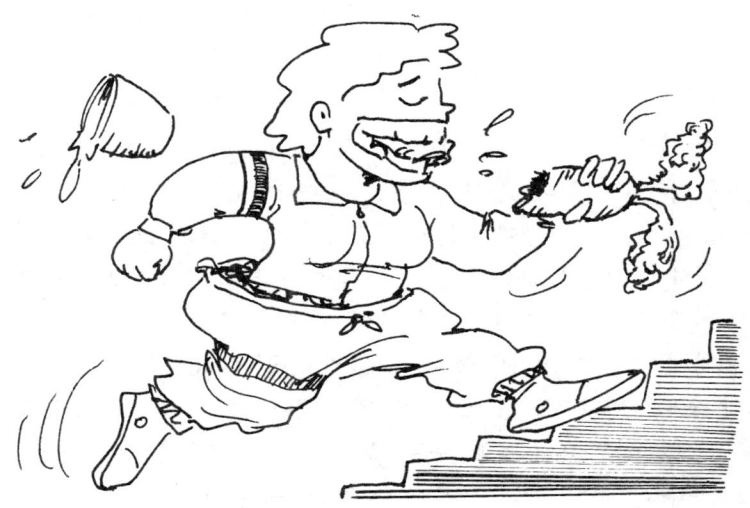

20. 동아죽 다이어트

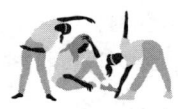

동아라고 하면 모르는 사람이 많을 것이다. 동아는 과일인데 주로 겨울에 많이 먹는다. 담백한 맛이 특징으로 소화에 좋고, 한방에서는 이뇨작용에 이용된다고 한다.

과실은 호박과 비슷하게 생겼는데 우리 속담에 '동아 속 썩는 것은 밭 임자도 모른다'라고 하는 말이 있다. 이 말의 뜻은 '남의 속에 깊이 들어간 걱정은 아무리 가까운 사람이라도 잘 모른다'라는 뜻이다.

아열대지방이 원산지인데 우리나라로 들어온 것은 역시 중국을 거쳐서 들어왔다고 한다. 동아로 만든 '정과'는 늙은 동아의 살을 길게 썰어서 삶은 다음 잿물에 이틀쯤 담갔다가 다시 맑은 물에 담가 회분을 완전하게 제거한 다음 꿀을 넣고 졸여서 빛깔을 누렇게 만든다.

'동아선'은 술안주인데, 잘게 썰어 기름에 볶아 잣가루에 묻혔다가 겨자에 찍어서 먹기도 한다. 이것말고도 색다른 요리로는 '석박지'가 있다. 비타민도 A, B, C가 함유되어 있다. 또 이 동과(동아씨)는 '백동과'라고 이름해 부르기도 하고 있다. 해열, 이뇨작용 등 씨앗과 껍질, 과육, 박속 등이 모두 약리작용을 한다.

「신초본경」에 보면 동아는 '사람을 즐겁게 하고 안색을 윤택하게 하며, 기를 도와주고, 훌륭한 요기가 되며 오래 복용하면 몸이 가벼워지는 것이 특징이며 노화를 방지한다' 라고 기록이 되어 있다. 그외도 훗날 이 동아의 효과가 더 자세하게 알려져 있는데 당나라때 맹선이가 쓴 「식료본초」라는 책에 의하면 '기를 더해주고, 노화를 저지하며, 가슴이 더부룩하고 답답한 중세를 삭혀주고 얼굴부위의 열을 제거한다' 라고 기록되어 있다.

또다른 「본초종신」이라는 책에 보면 '심화를 삭혀주는 한편 비장의 화를 내 보내며 습기를 제거하고 풍증과 부종을 빼 갈증을 멎게 하고 열을 식혀준다' 고 되어있다. 그래서 청나라 왕사웅은 수종을 치료하고 여름의 습기를 제거함에 있어서 그저 그만이었다라고 실토한 기록이 남아있는 것을 미루어보면 비만 치료에 효과가 있는 것이 확실하다.

이런것 말고도 곽란, 설사를 치료하며, 물고기나 게에 대한 독을 풀어주고 수종을 치료하며 여름의 체내 습기를 제거한다. 특히 동과는 그냥 먹는 것 보다는 다이어트를 위해서는 「동아죽」을 쑤어 먹으면 그 효과가 있다.

이 동아죽은 수종을 해소할 뿐만 아니라 수액을 배출시켜주는 것으로 알려져 있다. 또한 비와 위를 보양하고 기를 도와서 비장을 활발하게 해준다. 동아죽은 동아를 볶아 가루를 내어 이것을 죽에 넣어 함께 끓이면 된다.

동아는 맛이 달고 심심하며 성질은 찬것으로 되어있다. 그러나 독이 없는 과일이다. 씨앗, 과육, 박속 모두 수액을 원활하게 해주는 역할이 있으므로 비만에 좋을 것이다. 그러나 여기서는 주의할 점도 없지 않다. 이것을 다이어트에 이용을 하자면 평소 꾸준히 먹는 것이 필요하다고 할 수가 있다.

일반적으로 10~15일을 한 과정으로 삼게 된다. 1일 2회를 복용하게 되는데 죽을 쑬 때는 소금을 넣어서는 안된다.

비원성수종(非源性水腫)을 동아로 치료했다

동아 껍질 60g을 다려마시게 한 후에 다시 1,000cc 물을 마시도록 하였는데 복용 2시간내에 소변량이 현저하게 증가하여 부종이 빠졌다.

이 동아에 함유된 영양성분은 비교적 풍부하며, 단백질, 당분, 섬유질, 무기염, 칼륨, 인, 철, 카로틴, 티아민 B, 비타민 B_2, C 등이 들어있다. 그리고 나트륨 함량이 낮아서 이뇨에 유리함으로 신장병, 부종증, 비만증에 대해서 이상적인 보조치료 처방이 된다.

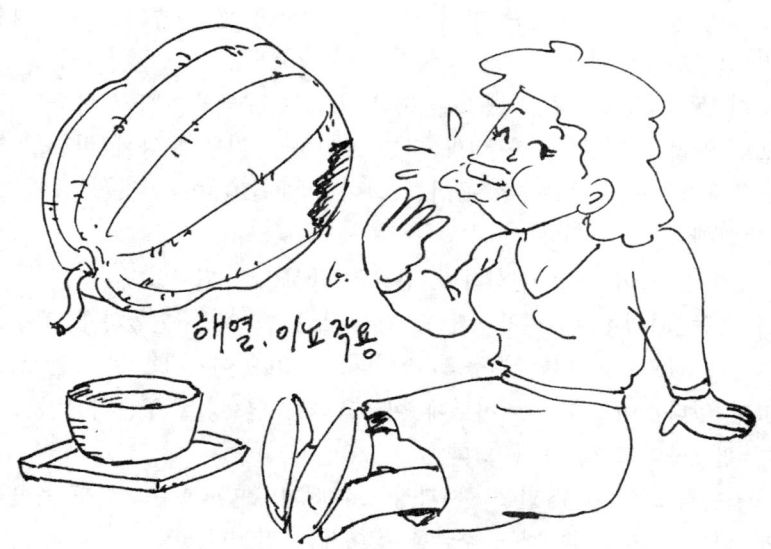

제7장 민간요법으로 살 빼는 약

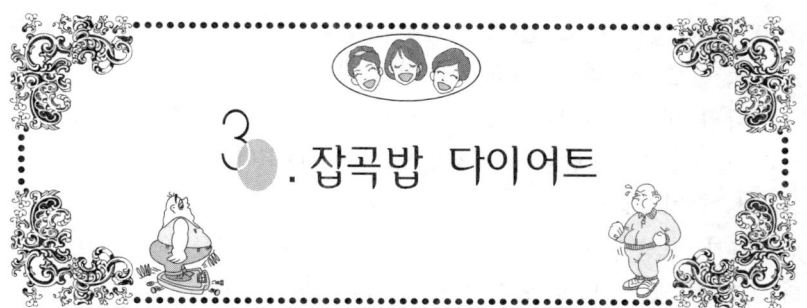

3. 잡곡밥 다이어트

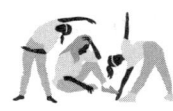 살을 빼기 위해서는 밥을 꼭 먹으라고 한다면 누구나 반가워할 것이다. 밥을 먹고도 살을 뺄 수 있다니 이 얼마나 반가운 희소식이 아니겠는가!

최근에 '살을 빼려면 밥을 먹어라'라는 신문 광고로 화제를 모으고 있는 민약연구가 C씨의 경우 우리 이웃에 살고있는 내가 잘 아는 분이다. 우리는 오래전부터 쌀을 주식으로 해 옴으로써 '각종 질병이 떠날 날이 없고 건강하지 못하다'는 것은 이미 입증된 사실이다. 건강하려면 쌀밥만을 즐길것이 아니라 잡곡밥을 먹어야 한다고 C씨는 주장한다.

단명하는 사람과 장수하는 사람과의 식사를 분류 조사해 보면 장수하는 사람은 대부분 잡곡밥을 먹고 있다는 것으로 알려져 있다. 세계 장수촌으로 이름난 곳은 대부분 오지나 아니면 해변가인데 이는 곡물류를 취하거나 바다고기 그리고 해초 등을 주식으로 삼고 있기 때문에 장수한다고 밝힌바가 있다.

이웃나라 일본에서도 동부지대에 있는 "아끼다겐"이라 하는 곳은 일본의 곡창지대다. 다시말하면 쌀이 많이 나는 곳이다. 그래서 주식으로 주로 쌀로 하고 있다. 그때문인지 아낀다겐 사람들은 평균수명이 일본서도 최하위에 있다는 것이 이를 증명하고 있다.

미국의 비영리 단체인 동서의학연구 재단에서 출판한 [암예방요법]이라는 책을 펴낸 일본의 미치오 구시 박사도 암을 예방하기 위해서는 식습관이 가장 으뜸이라고 설파하였다. 근래 20세기말에 들어와 암환자가 절정에 달한 것도 그 원인은 식습관 때문이라고 보고 있다. 그런데 밥을 먹되 편식에 취중하는 쌀밥을 먹지 않고 대신에 잡곡밥을 먹으라는 것이다.

우리가 살찐 이유는 위에서도 설명하였지만 편식인 쌀밥을 즐겨먹고 있기 때문에 이같은 질병과 비만을 앓는다고 했다. 여기에 다이어트를 하자만 삼살밥을 먹어야 한다. 삼살밥이란 일종의 잡곡밥이다. 이는 순전히 동양의학 음양오장육기 설에서 그 기원을 찾고 있는데 이는 우리 몸속에 소속되어 있는 5가지 속성으로 인해 장점과 단점을 가지고 있어 여기서 병을 얻게된다.

쉽게 예를 들자면 이 고장에는 이에 필요로 한 영양소가 반드시 필요한데 이것이 과도하거나 적으면 병이 생긴다는 이치다. 즉 모든 음식에 있어서는 색상이 있고 이 색상과 함께 맛이라고 하는 것이 있는 법이다.

신맛, 떫은 맛, 단맛, 매운맛, 짠맛 등은 음식마다 다 들어있다. 이것을 그 체질에 맞게 고루 공급이 유지되어야 하는데 그렇지 못할 때 병이 생기는 것이다. 그래서 황제내경의 영추시종편에 보면 음양오행 허실 한열이 병의 원이라고 하였다. 그것이 우리가 먹는 음식에서부터 시작되는 것이다.

비만도 역시 하나의 질병임에 확실함으로 그 영양이 되는 음식을 어떻게 공급을 하느냐 하는 것에 달려있다고 보면 틀림이 없다. 한방에서는 치료개념 측면에서 '더하는 것과 빼는 것'을 제일로 치고 있다.

모든 병은 더해지거나 아니면 허약해져 생기는 것임으로 모자라

제 7 장 민간요법으로 살 빼는 약

면 보태주고 많으면 빼면 되는 것으로 치료를 하고 있는 것이다. 가령 비만은 살이 많이 쪄있는 것임으로 빼야만 하는데 빼는 곳에 있어서 뺄 수도 있어서나 모자란 곳에 보태줌으로 평형을 유지시킨다는 방식도 이용이 되는 것이다. 그래서 동양의학의 철학도 중용(中庸)으로 일관하고 있는 것이다.

흰쌀은 탄수화물이 주성분으로 쌀밥만 계속 먹을 경우 단백질과 무기질이 부족해져서 어느 한편으로 기울어지는 것이다. 그래서 콩, 기장 등을 섞은 식사를 해서 부족한 부분을 보충해줌으로서 건강을 유지케 하고 또 한편으로는 부족한 부분이 보충되어 건강은 원상으로 돌아온다는 것이다. 그래서 이 삼쌀이라고 하는 잡곡은 12가지 곡식으로 혼제한 것이다. 예를 다시 들어보면

1) 팥

B_1이 많으며 흰살에 팥을 섞으면 당질대사가 잘된다고 하는 결과

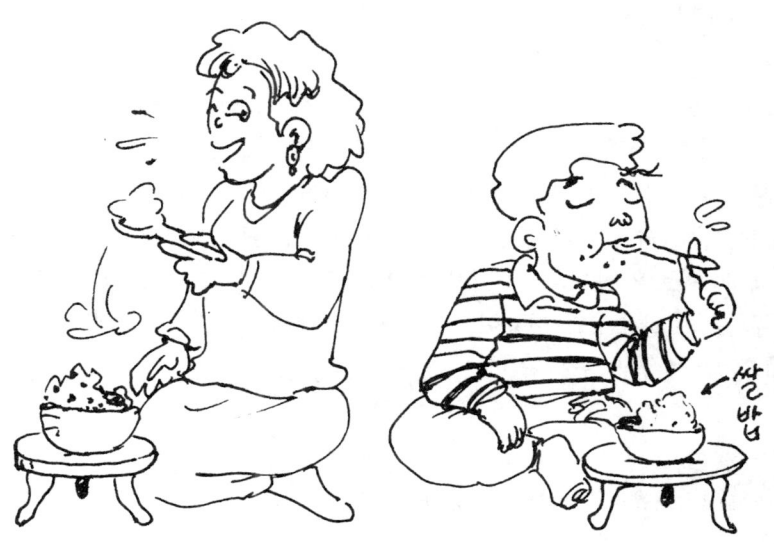

가 나온다. 팥이 우리 음식에 많이 이용되는 곳은 팥밥, 팥죽, 팥고물 등에 이용되기도 하고 근래는 빵속에 팥 고물을 넣거나 아니면 과자 등에도 소에 많이 이용되고 있다. 이 팥에는 섬유소가 많이 들어 있어서 장을 자극하기 때문에 변비치료에 효과가 큰 것이다.

2) 수수
어린아기의 백일이나 돌잔치에 대개 수수팥단자를 만들어 먹는데 이 주성분은 주로 당질이다. 찰수수에는 단백질과 지방이 많이 들어 있다. 메수수와 고량은 술이나 사료를 만드는데 이용되고 있다.

3) 기장
주성분은 녹말이며 쌀과 섞어 밥을 지어 먹거나 제분을 하여 떡과 엿 등을 만들어 먹게 된다.

4) 현미
B군이 풍부하여 항암성분이 들어있다.

5) 조
원래는 사람들은 쌀보다 더 오래 이것을 주식으로 해왔다. 조는 토양이 척박하고 온도가 높고 가물어 재배가 어려운 지역에서 잘 자라는데 우리나라에서도 주로 중부이북의 평안도 함경지역인 산간지역에서 주로 생산된다. 주식인 밥으로 먹기도 하고 죽, 그리고 엿, 소주 등의 원료로도 이용이 된다. 이 조밥을 먹으면 무기질과 비타민 B군을 보충할 수가 있다.

6) 콩
수의 기운이 강하여 신장과 방광에 영양이 되고 귀, 뼈, 생식기,

털, 신경, 방광경, 양교맥, 음교맥, 허리, 발목 등의 노화를 예방한다.

7) 녹두

상화기운이 강하여 심포장과 삼초부를 영양하여 신경과 임파액, 삼초경, 양육맥, 음유맥, 견관절 등의 노화를 예방한다.

이 우주의 생성과 지배원리인 음양과 오행이론을 토대로 이 삼쌀(음양오장육기를 조절한다고 해서 생긴 말이다)은 이렇게 이름지워져 불리게 되었다. 이 삼쌀이라는 글자는 한자로 써서 '섞을 삼(滲)'으로 섞는다' 라는 뜻이다.

여러가지 곡식을 함께 섞어서 먹는 밥 이것이 삼쌀밥인 것이다. 우리나라 사람은 삼(人蔘)을 대단히 귀중시한다. 이 인삼 다음으로 간다고 해서 붙여진 이름이라고 할 수 있다. 이렇게 해서 먹는 삼쌀은 고혈압, 비만, 변비 등 성인병이 자연 치유된다라고 하는 의미에서이다. 이렇게 삼쌀을 지속적으로 먹으면 비만에 효과를 얻는다.

중년기 이후 남녀를 불문하고 날씬한 몸매를 갖기 열망하는 근래, 다이어트는 생활자체가 되어 버렸다. 그것은 외도 뿐만 아니라 오래 살기 위한 건강의 기본이기 때문이다. 60년대나 70년대에 이르러 어려웠던 그시절은 비만이란 단어가 낯설기만 했다. 그런데 8,90년대인 20세기 말에 들어오면서 절대빈곤이 타파되기 시작하면서 비만이란 단어가 쉽게 불리지게 된 것이다.

한마디로 산업사회와 경제사회의 결과일지도 모르겠다. 그래서 최근에 들어와서는 살을 빼기 위해서 가능한 모든 방법인 다이어트 방법을 행해보지만 그것이 쉽지 않다. 그것은 언제나 적게 먹어야 하기 때문이다. 그러나 이 삼쌀밥은 그럴 필요가 없다. 잡곡밥을 먹게 되면 자연히 그 양도 줄게 되고 영양도 고르게 되어 살이 찌지 않는다는 것이다. 한마디로 '원푸드 다이어트'가 된 것이다.

삼쌀밥은 주로 쌀·보리·밀 등 우리가 알고 있는 3대 곡물류를 제외하고 조·기 등의 희귀 곡식을 먹는다는 것이다. 이상은 음양의 조절을 하는 데에 목적이 있는 것이다. 음이 내부에서 성하면 양으로 누르고 양이 성하면 음으로 그것을 유지시켜 음양을 조화있게 처리한다라고 하면 살은 절대 찌지 않고 살쪘던 몸도 살이 빠지는 원칙치료법인 것이다.

옛사람들은 주로 지장을 많이 먹었다. 그러나 현대인은 미식에 탐익되어 입에 맞는 쌀만을 선호해왔기 때문에 이 지경에 처한 것이다. 그래서 어떤 한 의사는 이런말까지 한 일이 있다.

'미식은 칼보다 더 무섭다'라고 한 적이 있다. 비만에 진정 두려운 것은 오늘 우리가 선호하는 쌀 그리고 보리, 밀 같은 것으로 이것들을 제외하고 우리는 잡곡으로 식사를 해야만 할 것이다.

잡곡밥(삼쌀밥)을 짓는 요령

무슨 일이든 습관을 거스르는 것은 그리 쉬운 일은 아니다. 아무리 사소하다고 하는 일도 습관에 젖어버리면 쉽사리 고쳐지기가 어렵다. 매일 우리가 먹는 밥도 그런 것이다.

어른의 경우 몇십 년씩 먹어온 쌀밥 대신에 하루아침에 잡곡밥을 먹으라고 하면 그것이 그리 쉽지 않다. 당장에 입에 받질 않기 때문이다. 그러나 일단 맛을 들여놓으면 먹게 된다.

옛날에 구치소나 감옥에 들어가는 사람에게는 관식이라고 해서 꽁보리에 콩을 섞은 소위 콩밥을 주었다. 이것을 처음 대하면 누구나 쉽게 먹지 못한다. 그래서 으레 몇 끼니를 다 굶게 된다. 하지만 그것밖에 먹을 수 없다면 별 도리가 없는 것이다. 이래서 몇일 지나고부터는 그것도 없어서 못 먹는 것과 같이 극한 사항에 다다르게 되면 누구나 다 먹을 수 있게 되어 있는 것이다.

이 잡곡밥을 먹다가 다시 쌀밥을 먹으려면 싱거워서 먹지 못한다라고 하는 이도 있다. 이렇게 잡곡을 섞어 밥을 지어서 먹으면 우리 몸에 자연스럽게 반응을 해서 성인병의 일종인 비만에도 헤어나올 수가 있다. 그러나 이 잡곡밥을 지어 먹을 수가 없다고 하면 역시

이어트는 실패했다고 할 수 있다.
　적어도 1~2개월 가량은 먹어야 하기 때문이다. 이 잡곡밥을 짓는 것은 번거롭다라고 한다. 이것도 일종 습관이다 이것을 타파 하지 못하면 이또한 어렵다. 이 잡곡밥을 지어 먹기가 어렵다라고 한다고 해서 실패하는 경우가 적지 않다. 그러나 이 삼쌀은 이같은 불편함을 간파해서, 주부들이 밥을 지을 때 각각 씻고, 돌 고르고 익혀야하는 번거로운것도 사라졌다.
　삼쌀밥은 10여분 정도만 물에 불여 놓았다가 밥을 지어먹으면 되기 때문에 그렇게 성가신 것은 아닐 것이다. 일반 전기 밥솥이나 밥솥보다는 압력 밥솥을 사용하면 더욱 깊은 밥맛을 즐길 수가 있다. 시간을 아낄 수가 있고, 불리지 않아도 영양손실도 줄어든다. 그 대신 잡곡은 쌀을 잘 골라야 하며 조리법을 익혀두는 것이 옳다.
　삼쌀을 섞어 잡곡밥을 짓는다라고 한다고 하면 4인 기준으로 황설탕 1/2 티스푼을 넣는다. 기호에 따라 단맛을 싫다라고 한다고 하면

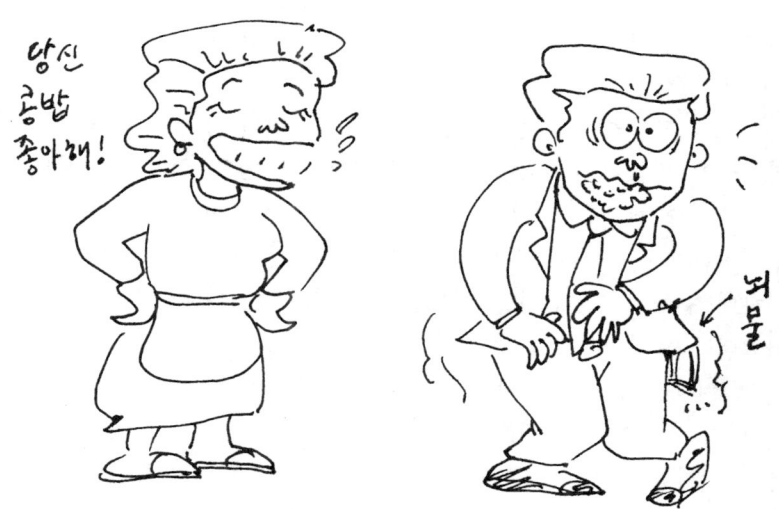

넣지 않아도 무방할 것이다. 이렇게 해서 밥을 지어 먹으면 윤기도 들고 맛도 한결 좋아지면서 굳거나 쉬는 일도 없다.
  물의 양은 보통 전기 밥솥에 물을 잡는 것 같이 하면 된다. 압력솥의 추가 흔들리면 5분 남짓후에 불을 줄여 15분 정도 지나면 불을 끄고 김이 빠질때까지 뜸을 들여야만 한다.

잡곡밥으로 거식증 고치고 살도 빼고

  그냥 얼른 보기에는 흡사 부잣집 맏며느리감처럼 보이는 손양은 내 연구실로 노크하면서 찾아온 것은 어느 늦가을 낙엽이 뒹구는 쌀쌀한 오후였다.
  월차 휴가를 내고 벼르고벼르다 결심한 나머지 찾아왔노라고 했다. 이 손양은 어느 다이어트 광처럼 날뛰는 법 없이 조용하고도 고즈넉해 보이는 성격의 소유자였다. 얼핏 보면 자살이라도 할 것 같은 느낌이 도는 어두운 그늘이 얼굴에 퍼져 있는 것만 같았다.
  한동안 비만에 이야기를 주고 받다보니 손양은 "거식증"이라는 사실을 알게 되었다. 거식증이란 어떤 특별한 이유에 의해서 음식을 거부하는 증세로서 입으로 들어가는 음식은 넘어가지 않고 토해내는 증상을 말하는 것이다.
  손양의 거식증에 대한 원인을 알아보기 위해 계속 질문을 했더니 한참동안 말없이 지나던 그녀는 울먹이면서 입을 열기 시작하였다. 손양에게는 장래를 철석같이 약속한 남자가 있었다고 한다. 그런데 언제부턴가 사랑한다던 그 남자로부터 연락이 끊어지더란 것이다. 그리하여 숨어서 그 남자를 찾았는데 그 남자는 다른 여자와 만나고 있었더라는 것이다.
  그 여자는 얼굴과 몸매가 모델처럼 생겨서 어느 누가 보아도 첫눈에 반할 지경이었다는 것이다. 평소 그 남자는 손양을 대할 때 자기는 넉넉하고 여유있는 몸매의 여자를 늘 좋아한다고 했는데 갑자기 그녀에게로 돌아선 것이다. 손양은 일시적으로 그 여자에게 현옥당한 것이려니 하고 여겼던 것이다. 그런뒤 얼마있어 남자로부터 헤어지자는 이야기를 듣게 되었다.
 청천벽력과 같은 일이었다. 손양은 남자에게 헤어지자는 이유가 뭐냐고 물었고 남자의 대답은 기막힌 한마디였다.
 "요즘같이 이미지 시대에 자신 관리도 할 줄 모르는 여성은 낙제감"이라 하면서 그런 여성에게 자기의 인생을 걸고 싶지 않다라는 말로 거절하더란 것이다.
 손양은 여자에게 따졌던 것이다.
 "그러면 처음 사귈때 부자집 맏며느리감 같이 풍성한 여자가 좋다는 말을 왜 했느냐."
라고 따졌더니 남자가 대답하기를
 "여자를 유혹할 때 별에 별 말로 꼬시는 것이 아니냐?"
라고 하면서 경멸하는 말투로 대답하더란 것이다. 이후 손양은 실연의 상심보다는 남자가 한 그 한마디 말 때문에 음식을 멀리하게 되었다고 하였다. 음식은 먹지 못하더라도 남자가 빼앗아간 여자처럼 살을 빼 보려고 한다라고 하면서 어떻게 했으면 좋겠느냐고 도와 달라고 하였다. 그러면서 지금은 음식만 봐도 손이 울렁울렁해서 토할 것 같아 입에 넣을 수 없다는 것이었다.
 그래서 필자는 내가 아는 모 삼쌀집을 소개해 주었다. 이러이러하게 먹어보기로 처방을 한 것이다. 그랬더니 고맙다라고 인사를 하고 돌아간후 그녀를 잊고 있었다. 약 보름후 사무실로 전화가 걸려왔는데 밝고 명랑한 손양의 목소리였다.
 어떻게 된거냐고 물었더니 선생님 지시대로 삼쌀로 밥을 지어먹었더니 3일후부터 밥맛이 조금씩 나더니 마음이 편해지고 밥맛을 느낄 수 있다면서 한끼니에 밥을 반공기씩만 먹어도 배가 고프지 않다는 것이다.
 다이어트가 저절로 되었다는 것이다. 그러면서 감사하다는 것이었다. 그것을 더 계속해 보라고 권했더니 손양은 3개월만에 7kg나 빠지게 되었노라면서 좋아하였다. 그리고는 삼쌀밥 효과가 이토록 좋은 줄은 몰랐다고 하면서 이웃 아주머니들에게도 이야기를 해서 주위에서도 삼쌀 식사를 많이 하고 있다고 알려왔다. 반년 남짓만에 손양은 7kg이나 되는 살을 뺐다고 고마워 했다.

23 인치 웨딩드레스에 도전하였다

미혼 여성이라고 하면 누구나 결혼식때 한번은 입어보는 웨딩드레스에 대한 꿈을 간직하며 즐거운 환영에 젖어볼 것이다. 그런데 나는 유달리 "공주병"이 강해서 그런지 유독 웨딩드레스에 대한 집착이 남달리 강했다.

어쩌면 나 자신이 '통통사이즈'의 소유자라서 유독 늘씬한 마네킹에 입혀놓은 웨딩드레스를 탐냈는지 모른다. 기다리고 기다리던 프로포즈를 그이에게 받았을 때, 나는 웨딩드레스를 입은 나의 모습을 떠올렸을 정도였다. 허리 아래야 웨딩드레스의 스커트자락이 가려주겠지만 통통하다못해 두꺼운 허리는 방법이 없을 것 같았다.

나는 6개월을 목표로 삼았다. 프로포즈를 받은 날로부터 6개월 뒤까지 어떤 일이 있어도 허리살을 23인치로 빼기로 굳게 마음을 먹었다. 그러나 진작 다이어트에 들어가보니 23인치의 고지는 너무 멀고 힘이 들었다. 평소 먹는게 남는것이라고 입버릇처럼 말하던 나 자신인지라 먹는 습관 떨쳐버린다고 하는 것은 정말이지 하늘의 별따기가 아닐 수가 없었다.

식사량을 줄이고 또 운동을 하고 여느 다이어트처럼 나도 그렇게 했다. 그러나 나 자신의 한계는 불과 꼭 2주 뿐이었다. 23인치 웨딩드레스의 소망은 멀리있고 김이 모락모락나는 음식은 바로 코앞에 있었다. 그런데 그때 음양오행육기살 광고가 눈에 들어 왔다.

'살을 빼려면 밥을 먹어라!' 확실히 다른 기존의 다이어트 광고와는 달라 나를 유혹하였다. 전문에 난 전화번호를 눌러서 전화를 걸었다. 그리고는 물었다. 그로부터 삼쌀밥을 먹기 시작을 했다. 하루 세끼 또박또박 쌈살밥 한공기를 먹으니 이상스레 식사 사이 시간에 전혀 공복감이 생기지 않았다.
　무엇보다 오랫 동안 있었던 변비가 해결이 되었다. 꼭 1개월만에 몸무게가 3kg나 빠지더니 원하던 허리 사이즈의 변화가 오기 시작하였다. 서두르지 않고 차분하게 이 삼쌀을 먹은 결과 결국은 해내고만 것이다.
　결혼식날 23인치 웨딩드레스를 입을 수가 있었다. 물론 그 이후에도 요요현상이 전혀 없이 체중은 한결같이 유지되고 있다.

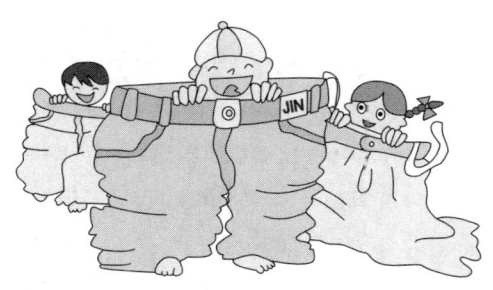

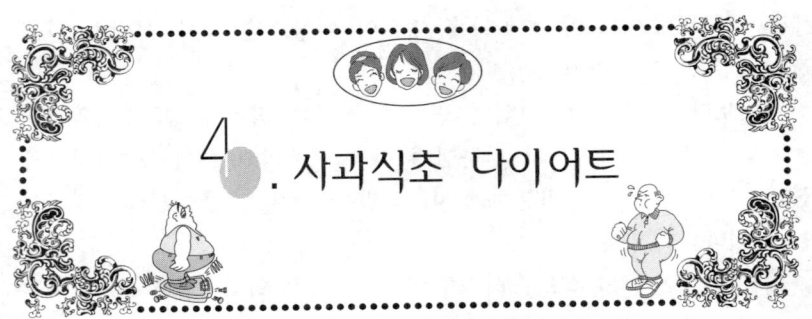

4. 사과식초 다이어트

사과라고 하면 '빌헬름텔'의 이야기를 빼놓을 수 없다.
　　14세기초 봉건 영주의 구속에서 벗어나기 위해 「하아프스부르크」가에 대항하여 거병을 했다가 포악한 오스트리아의 지사에게 붙들려서 시험을 당한 일이다. 어린 아들의 머리 위에 올려놓은 사과를 활로 떨어뜨린 전설적인 영웅의 이야기가 떠 올랐다.
　또 이 사과는 아담과 이브가 에덴 동산에서 따 먹어서는 안된다는 금단의 열매, 이것이 바로 사과라는 것이다.
　사과를 말하는 '애플'은 과일의 총칭으로 되어 있을 정도로 옛날부터 사람들의 사랑을 독차지 하고 있는 과일중 하나다.
　사과의 원산지는 중앙 아시아의 고원지대로 알려져 있는데 능금나무과에 속하고 있다. 한랭한 지방에서 주로 잘 자란다고 하는데 우리나라에서도 잘 자라서 많이 수확되는 과일중 하나이다.
　사과에는 당분과 유기산이 많아 피로회복 그리고 정장 효과가 큰 것으로 알려져 있다.
　정장효과가 크다라고 하는 것이 바로 이 다이어트와 무관하지 않

제7장 민간요법으로 살 빼는 약

은것 같다. 그뿐만 아니라 사과가 우리 건강에 유익하다는 표현으로 '잠자리에 들기전 사과를 먹어라. 그러면 의사는 빵을 구걸할 것이다' 라는 말이 있다.

이 속담에서 볼 수 있는 것과 같이 한마디로 사과는 건강의 수호신이다.

우선 순환계 질환에 효과가 있는데 이는 혈중 콜레스테롤 수치가 떨어진다는 것으로 알려져 있다. 그래서 고혈압을 예방할 수가 있는데 이것이 비만의 해소작용이 되고 있는 것으로 알려져 있다.

사과식초를 만들면 칼륨은 나트륨(염분)에 저항하는 미네랄이 되어 나트륨 배출을 촉진시키게 된다. 그뿐만 아니라 노화를 촉진하게 하는 과산화지질을 억제하게 되는데 이것은 피부를 아름답게 하는 효능이 된다.

지금 세계 장수촌으로 꼽히고 있는 한 마을은 캐나다와 국경지역에 있는 미국 버몬도 지방, 여기서는 200년에 걸쳐 전해지는 민간요법이 있다고 한다. 그것은 사과식초와 꿀, 해초를 섞어서 먹으면 오

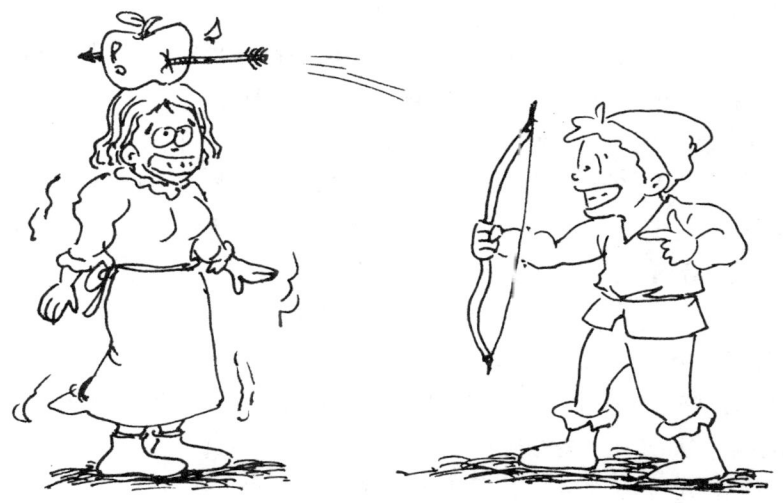

래 사는 것으로 전해진다.

　이것이 「버몬트 건강법」이라고 알려져 있는 것이다. 그래서 사과식초와 꿀벌을 섞어 마시는 이 버몬트드링크는 사과식초가 원료로 되어있다. 그래서 사과식초하면 인공조미료로 널리 알려져 그 종류도 다양하다.

　세계에서는 지방에 따라 조금씩 다르기는 하지만 여러 종류의 식초가 있다고 한다.

　예를 들면 와인의 산지인 유럽의 여러 나라에서는 와인 비네카, 사과가 대량으로 생산이 되는 미국에서는 사과식초, 한국과 아시아 같은 곡창지대에서는 쌀과 보리의 원료로 한 곡물식초를 만들게 된다. 그래서 버몬트 건강법도 사과식초의 나라 미국에서 생겨난 민간요법이라고 할 수가 있다.

　사과식초는 풍부한 사과산을 중심으로 한 유기산이 함유되어 있다. 곡물식초에 많은 아미노산이 함유되어 있지 않기 때문에 감칠맛은 별로 없지만 사과 특유의 상쾌한 신맛이 독특하다. 그런데 식초가 건강에 좋다는 것은 옛날부터 알려져 있지만 다이어트에도 효과가 있다는 것을 아는 사람은 드물다.

　우리나라에서도 예로부터 식초를 어려서부터 먹으면 뼈가 물러지고, 살이 찌지 아니하고 마른다라는 말이 있다.

　이 말을 뒤집어 말해보면 비만해지지 않고 건강하다는 뜻일 것이다. 기녀들은 일찍부터 입단하면서 매일 아침마다 이 식초를 먹어서 뼈가 자유자재로 움직여지고 먹어도 살이 찌지 않아 운동에 지장없는 체력을 유지한다는 말을 하고 있었다.

　이 말이 근거가 있는 말이건 없는 말이건 상관없이 문제는 식초를 먹음으로해서 건강해진다고 하는 사실. 이것 하나만은 분명한 것 같다. 그래서 사과식초가 비만 해소에 좋다라고 하는 것은 아래와 같은 작용이 있기 때문이다.

　우선 첫째 중성지방과 콜레스테롤이 체내 축적이 되는 것을 억제하기 때문이다. 알려진 대로 비만은 단것과 밥 등의 당질을 너무 먹어서 칼로리가 초과된 결과 일어난다고 본다.

당질이 분해되어 생기면 글로코오스가 사용되지 않으면 지방산으로 변하고 이 지방산이 늘어나면 중성지방이 된다. 두말 할것없이 이것이 피하와 내장에 고이게 되면 비만으로 곧 연결이 되는 것이다.

이에 비해 식초는 이 지방산의 생성을 막을 뿐만 아니라 고인 피하지방과 내장지방을 분해하는 작용을 한다. 또 이 식초에는 혈중의 중성지방과 콜레스테롤을 감소시키는 이외 지방이 산화되어 생기는 과산화지질의 증가를 억제하고 줄이는 작용이 있는 것도 실험에서 확인되었다.

이런 작용이 비만 해소에 도움이 되는 것은 말할 필요도 없다. 중성지방과 콜레스테롤, 과산화 지질은 동맥경화와 고지혈증(혈액 속의 콜레스테롤과 지방이 비정상적으로 많아지는 병)을 발병시키는 원인 물질이기도 하다.

이런 모든 것을 제거하는 식초는 비만과 밀접한 성인병도 개선한다. 또 하나의 식초의 큰 작용은 에너지대사(체내의 물질의 변화와 교체)를 좋게 하는 것이다.

우리들은 당질과 지방을 연소시켜 하루하루의 생활에너지원으로 삼는다. 당질을 효율이 높게 연소시키는 것이 바로 이 식초인 것이다. 체내 들어간 포도당은 에너지를 만드는 과정에서 탄산가스와 물을 방출하고 피르빈산으로 바뀐다.

이 피르빈산이 다섯 종류의 유기산으로 변형되면서 연소해서 에너지를 만들어내게 된다. 이것을 크렙사이클이라고 하는데 이것을 잘 순환시키는 것이 식초에 함유된 구연산과 사과식초 특유의 사과산 등의 유기산인 것이다.

때문에 식초를 많이 섭취하면 당질이 완전히 연소가 되어 여분지방도 남지않게 되는 것이다. 이처럼 다이어트에 유효하다고 할 수 있는 식초이지만 마시기 어려운 것이 흠이라면 흠이라고 할 수가 있다.
 그러나 이 사과식초라고 하면 과실의 상큼한 사과맛도 들어있으므로 마시기도 편리할 뿐만 아니라 다이어트도 지속적으로 할 수가 있으니 다행스러울 것이다.
 이에 더해 이 사과식초의 특징은 칼륨이 풍부하다라고 하는 것이다. 두말할 여지없이 이 칼륨은 나트륨(염분)에 저항을 하는 미네랄로 나트륨에 배출을 촉진시키는 것이다. 그 때문에 나트륨 과잉에 의한 고혈압을 하는 미네랄로 나트륨에 배출을 촉진시키는 것이다.
 나트륨 과잉에 의한 고혈압을 예방할 수가 있는데 이것이 바로 비만의 해소도 된다.
 나트륨은 체내에 고인 물과 함께 배뇨의 양도 자연 증가하여 살이 무르고 뚱뚱한 것을 개선해 준다. 이 사과식초는 여성에게 좋다라고 하는 점은 다이어트 효과만이 아닌 것이다.
 첫째 피부를 아름답게 한다. 사과식초에는 과산화질을 억제하는 작용이 있다고 앞에서도 설명했었다. 이 과산화지질은 노화를 촉진시키는 물질로서 피부에 있어서도 좋지 않은 것이라고 할 수가 있다.
 과산화지질이 증가하면 피부세포의 신진대사(신구물질의 교체현상)가 나빠지고 노폐물이 쌓이게 되기 때문이다. 리포브스틴이라고 하는 노화색소도 그중 하나인 것이 체내 쌓이게 되면 기미가 된다.
 또한 노폐물이 축적되면 피부의 탄력이 없어지고 주름과 거친 피부를 만드는 원인이 되기도 한다. 그러나 사과식초를 섭취하게 되면 과산화지질을 억제하게 됨으로 자연히 피부의 노화를 방지하게 된다고 할 수가 있다.
 이런것 뿐만이 아니고 사과식초에는 다른 식초에 함유되어 있지 않은 비타민과 미네랄이 풍부하기 때문에 피부를 젊게 가꾸는데에 유효한 것이다. 그렇다면 어떻게 하면 사과식초 다이어트를 할 수가 있는 것인가?

레몬즙 몇 방울을 떨어뜨려도 좋다.
 이 레몬은 아시다시피 비타민 C가 들어있기 때문에 이상적이라고 할 수가 있다. 이렇게 해서 사과식초를 식후에 1잔씩 마시면 된다. 그리고 식전보다는 가능한 식후에 마시는 것이 더 효과적이다.
 어째서 그런가 하면 식사로 얻어진 당질의 대사가 잘 되어 바로 이것이 다이어트 효과로 이어지기 때문이다. 그러나 이 역시 한꺼번에 많이 마셔서는 안된다.
 마시는 횟수는 1일 3회 정도가 적절하다. 집에서 하기 번거로우면 시중에 꿀을 넣은 사과식초도 판매되고 있으니 이를 이용하면 된다. 아시다시피 식초는 자극성이 심함으로 위가 약한 사람이거나 위산과다 위염 같은 병을 앓고 있는 사람이라면 되도록 물을 많이 부어 희석을 해서 마시면 된다.
 그리고 또하나 여름철에는 우리가 오이물에 식초를 한방울 떨어뜨려 새콤한 맛을 내는 것처럼 입맛이 없을 때는 새콤한 이 사과식초를 마시면 구미력이 다시 살아난다고 하는 이점도 있다.
 이렇게 사과식초는 몸 속부터 깨끗하게 해서 다이어트의 효과를 가일층 높여준다고 할 수가 있다. 가능한 식후에 마시는 것이 이상적이라고 할 수가 있다.

운동없이 식사제한으로 12kg나 살을 뺐다

 고교생때부터 신장 165cm 체중 52~53kg을 지켜왔다. 그런데 졸업을 하고 20세를 지나자 서서히 살이 찌기 시작하였다.
 대학에 올라가 불규칙적인 생활을 하면서 부터 시작된 것만 같다. 외식의 횟수가 늘고 단것 먹기를 즐겨 했기 때문이다. 그리고 3학년때인 22세 무렵에는 체중이 5kg까지 늘어나게 되었다.
 설상가상으로 불규칙한 생활때문인지 변비까지 생기게 되었다. 그같은 나자신 보기에도 흉칙하다고 느껴져 다이어트를 해야겠다는 생각을 품게 되었다.

이때까지만 해도 체중이 늘어서도 특별한 운동이나 아니면 식사제한 같은 것은 하지 않았다.
　무엇보다 걱정스러워진 것은 몸이 불어나 전에 입던 옷을 입지 못하게 되었다라는 사실이다. 마침 그 무렵 어느 여성잡지를 뒤졌더니 사과식초를 먹는 것만으로도 다이어트가 된다는 기사가 나 있었다.
　그래서 여기에 관심이 갔다. 사과식초는 쉽게 슈퍼에 가면 구할 수가 있고 가격도 사고 먹기에 대단히 편리하기 때문이었다.
　이 다이어트를 시작하겠다고 결심한 무렵에는 사회인이 되어 있었고 바쁜 일과 생활을 하고 있었으므로 무엇이고 단순한 것이 좋아 이 사과식초를 시작하였다.
　이때 나는 미리 벌꿀이 첨가된 사과식초를 보통크기의 컵에 15ml 정도 넣고 물을 열배 정도 넣고 얼음을 넣고 마셨다. 그리고 이것을 차 대신에 1일 1~2 리터씩 마셨다.
　때로는 얼음을 넣지 않고 그대로 먹기도 했다. 한번은 톡쏘는 향이 너무 강해서 숨이 막혀 도저히 마실 수가 없었다. 그래서 이때부터는 반드시 차게 해서 먹었다.
　원래 나는 식초가 들어있는 음식을 잘 먹지 않았다. 그래도 다이어트를 한다고 하는 결심으로 사과식초는 억지로 먹을 수 밖에 없었다.
　그러나 이밖에 운동이나 식사 제한은 하지 않았으나 사과식초를 많이 마신 편이어서 배가 별로 고프지는 않았다. 그래서 식사량을 점차 줄여서 먹을 수가 있었다. 이렇게 사과식초 다이어트를 시작하고부터는 매일 체중을 달아보게 되었다.
　처음 한동안은 체중이 줄었다 말았다 하다가 2~3주가 지나자 체중이 빠져 다시 늘지 않게 되고 확실히 빠지는 것을 실감할 수 있게 되었다.
　체중감소는 수백그램씩이었지만 그래도 사과식초 다이어트를 시작한 지 2~3개월 후에 체중이 3kg이 줄었고, 옷도 아주 헐렁해졌다.

허리도 가늘어진 것 같고 몸은 날씬해진 것 같았다. 그래서 계속 사과식초를 마셨더니 거의 1개월마다 1kg씩은 즈는 것 같았다.

사과식초 다이어트를 시작하고부터는 10개월 후에는 12kg나 빠져서 체중이 51kg나 되었다.

덕분에 원래 입던 작은 옷도 입게 되었다. 친구들로부터는 "어떻게 그렇게 날씬하고 예뻐졌니"라고 하는 칭찬인지 아니면 치사인지 할 정도로 인사를 받게 되었다.

어떤 사람은 내 이런 모습을 보고는 어디 몸이 편찮은가라고 은근히 걱정을 하는 사람까지도 생겨났다. 지난날에 비해 너무 말랐다고 생각이 되었을 것이다.

사과식초를 먹기 시작하고부터는 배변도 잘 보게 되었다. 하루 한 차례씩 꼭꼭 보게 된 것이다. 그리고 또 한가지 이때까지 나는 태어날때부터 "아토피"로 고생을 하고 있었는데 피부가 거칠고 건조하며 가려웠다. 그런데 이 사과식초 다이어트를 하면서 이것이 싹 가신 것이다. 소양증도 가시고 피부도 탄력이 생기고 고와진 것이다. 이것을 느낀 후 부터는 다시는 사과식초를 먹는 것을 두려워하지 않게 되었다. 나에게는 한마디로 사과식초가 건강을 보살펴 주었다고 할 수가 있는 것이다.

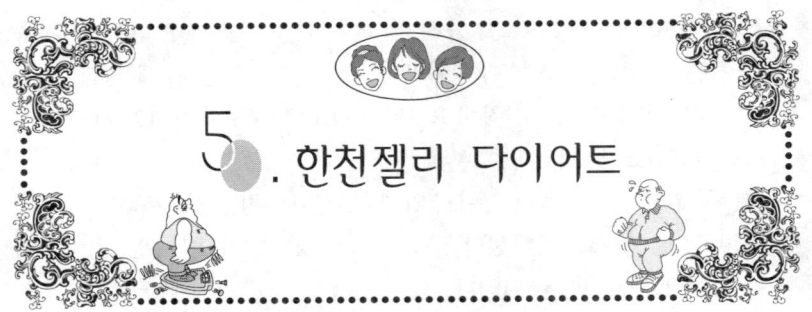

5. 한천젤리 다이어트

　다이어트의 가장 큰 적은 공복감, 이것이 문제이다.
　공복감만 극복할 수가 있다면 다이어트는 쉽게 성공할 수가 있다. 먹지 않고 살을 빼는 것이 아니라 먹고 섭취한 에너지를 잘 조절해서 비만을 해소하는 방법이야말로 진짜 다이어트이다. 이것이 바로 '한천젤리'를 이용해서 살을 빼는 방법인 것이다.
　이 방법은 식욕을 참는 일이 없어서 복부지방형 비만을 해소시키고 당뇨병 등 비만형 체질을 개선시킬 수가 있다. 다시 말하면 비만은 건강의 최대 적이라고 말할 수가 있다.
　우리가 잘 알고 있는 성인병인 고혈압과, 고지혈증, 당뇨, 그리고 이것들이 흔히 유발하는 뇌졸중증과 심장병 등은 비만이 가장 큰 적이라는 사실로 주의하지 않으면 안된다.
　다시 말하면 이 비만을 공략하여 해소하면 적병은 와해되고 말 것이다. 그러므로 이 질병의 예방이나 개선에 확실히 도움을 준다. 의학적 의미에 있어서 비만이란 단순하게 체중이 너무 많이 나간다라고 하는 것이 아니라 체지방이 정상범위를 넘어설 정도로 축적된 상태 이것을 두고 하는 말이다.

특히 성인병은 '체지방이 얼마만큼 있는지(체지방율)와 체지방이 주로 어디에 축적되어 있는가' 하는 것을 체크하는 것이 가장 중요하다.

또 이 체지방을 산출하는 방법은 여러 가지가 있다. 그중에서도 가장 손쉽게 하는 방법은 BMI라고 하는 방법이 있다. 이 BMI(Body mass index)의 산정방법은 [체중(kg)÷신장(m²)]으로 계산을 한다.

개인차는 있으나 일반적으로 BMI의 기준치는 22이고 26.4를 초과하면 이것은 비만인 것이다. 다시 말하면 [22×신장(m)의 제곱] 이것이 이상적인 체중이라고 할 수가 있겠다.

이러한 이상적인 체중 수치보다 20%로 이상 나가면 이것을 "비만"이라고 불러도 별로 틀린 말이 아니다. 이 체지방율이 높은 사람에게 중요한 것은 몸의 어느 부분에 지방이 많이 있느냐 하는 사실이다. 이것에 관해서는 체형으로 어느 정도 판단할 수가 있다.

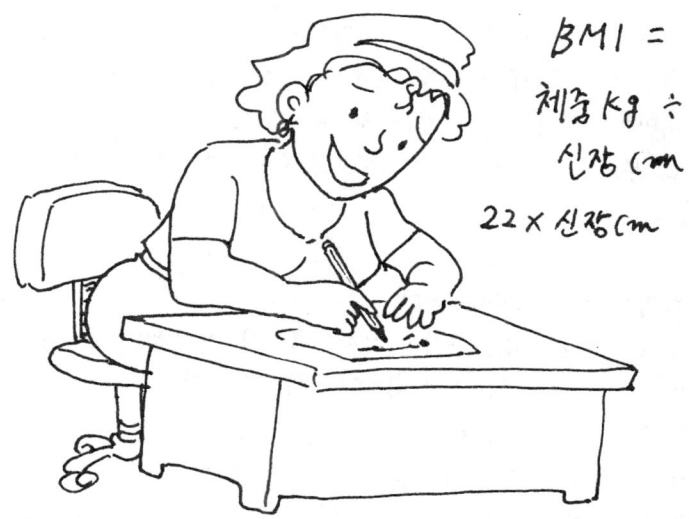

이름을 짓는다면 '사과형 비만', '서양배(과일)형 비만' 같은 이름으로 호칭하는 수가 있다. 이 사과형 비만은 복부의 내장 주위에 지방이 쌓이는 즉 복부지방(내장비만)형 비만으로 사과처럼 배의 한가운데가 둥그랗게 부풀어 오른 형이다.

또다른 서양배형 비만은 피하지방이 많은 피하지방형으로 서양의 배와 같이 흡사하게 생겨 엉덩이부터 하반신이 부풀어 오른듯한 체형을 두고 한 말이다. 그러나 이 두 가지 비만형 중에서도 뭐니뭐니해도 가장 무서운 비만은 사과형 복부지방형 비만이다.

이 비만은 일명 사장배 비만이라고도 한다. 사장의 배처럼 불룩하게 튀어나 있다고 붙여진 이름이다. 이 복부지방형 아니 사장배 비만형은 주로 중년 이후 사람에게는 당뇨병, 고혈압, 고지혈증 등의 증상이 진행 되기가 쉽고 심장병과 뇌졸중증에 걸릴 위험확률이 높다.

이 복부지방형 비만은 또다른 이름으로는 〈숨겨진 비만〉이라는 별명으로 불리워진다. 그것은 본인 스스로 알아차리지 못하는 사이에 이 복부지방을 축적한 사람이 의외로 많다라고 하는 사실이다.

우리가 등을 땅에 대고 천정을 바라보고 반듯하게 누웠을 때 자기 눈으로 자신의 배를 내려다 볼 수가 있다고 하면 이것이 바로 복부지방형 비만이라고 할 수가 있는 것이다. 그렇다면 왜 복부비만형이 되면 병을 부르고 위험한가 하는 문제를 한번 생각해볼 필요가 있겠다.

1) 고혈압에 걸릴 확률이 높다.

미국의 한 보험회사가 조사한 바에 의하면 이 BMI를 기초로 한 이상적인 체중을 20% 이상 상회하고 있는 사람의 고혈압 발병률은 이상적인 체중을 10% 밑돌고 있는 사람의 약 8배에 달한다고 하니 이 얼마나 놀라운 일이 아닌가. 그런데 이 비만과 고혈압과의 관계를 이거다라고 하는 명확한 선은 증명할 수는 없다. 그러나 체중감

내려간다라고 하는 임상보고가 있다. 이것을 미루어 보건데 비만이 고혈압과 불과분의 관계를 맺고 있다고 하는 사실을 알 수가 있다.

2) 당뇨병에 걸릴 확률이 높다.

인슐린(혈당치를 내리게 하는 호르몬)의 투여가 절대적으로 필요로 한 급성당뇨병을 인슐린의존형 당뇨병이라고 한다. 그와 반대로 인슐린 투여가 필요치 않는 만성 당뇨병을 비의존성당뇨병이라고 한다. 복부지방형 비만인 사람이 인슐린 비의존성 당뇨병이 되기 쉬운 것은 세계 각국에서 조사한바에 밝혀진 사실이다. 이 뱃속에 오랫 동안 지방이 쌓여 있으면 인슐린의 이용이 나빠지기 때문에 췌장 기능이 자연 저하되고 혈액 속에 있는 당의 분해를 하는 인슐린이 결핍이 되어서 혈당치가 자연 높아지는 것이다.

3) 고지혈증에 걸린다.

복부지방형 비만이 지속이 되면 혈중지방도 자연 증가하게 된다. 그 결과 동맥경화를 촉진하게 하는 나쁜 콜레스테롤이 늘어나고 거꾸로 좋은 콜레스테롤은 감소가 된다.

4) 고요산혈증에 걸리기 쉽다.

배가 불러지는 이 복부지방형 비만이 지속되고 있으면 에너지 과다로 인하여 요산이 과잉으로 만들어지고 요산이 체외배출로 떨어지게 된다. 배출되지 아니하고 남은 요산은 신장에 침착이 되어서 신장기능에 장애를 일으키게 한다. 그뿐만 아니라 요산은 관절에 영향을 주어서 통풍을 발병시킨다.

이상과 같은 장애로 비만은 건강에 막대한 지장을 초래한다고 할 수가 있다. 그렇다면 복부지방형 비만은 스스로 개선할 수가 없는 것인가 생각해 볼 필요가 있다. 문제는 비만이 무섭다라고 하는 사실은 알았어도 식사나 음식량을 줄인다 하는 것이 어려운 것이 사실이다. 하지만 다이어트의 가장 큰 적이라고 할 수 있는 '공복감'이 것만 극복하면 확실하게 비만은 개선시킬 수가 있다.

한편 복부지방은 피하지방보다 빼기 쉬운 지방이므로 무엇보다 공복감에 신경을 쓰면 된다. 그러므로 먹지않고 살을 빼는 것이 아니라 잘 먹고 섭취한 에너지를 조절해야만 하는 것이 더욱 소중하다. 그것이 바로 이 한천젤리를 복용하는 다이어트 방법이다. 이 방법은 식용을 참는일 없이 복부지방형 비만을 해소하고 당뇨병 등 각종 질병의 개선에 효과적이다.

한천젤리를 먹으면 체중감량 효과가 높다. 또한 혈압을 내리게 한다. 고혈압과 당뇨병 등 성인병 치료에 약이 사용되고 있는 것이 주류를 이루고 있다. 그러나 복부지방형 비만은 고혈압, 당뇨병, 고지혈증, 고요산혈증이 중복되어 걸리기가 대단히 쉽다. 그렇게 되면 대단히 많은 약을 먹어야만 한다. 이럴 때는 두말할 여지없이 과도한 투약 치료보다도 식생활의 개선과 운동으로 복부지방을 빼는 편이 성인병의 치료에서 중요한 일이다.

식생활의 개선으로 비만을 예방하는 것이 옳다. 이것을 해소하기 위해서는 에너지의 수입(영향)을 억제하는 한편 지출(운동)을 늘여야만 한다. 매우 단순하고도 명쾌한 답변이라고 할 수가 있겠으나 실제로 이것을 해본 사람이라면 누구나 쉽지 않다라고 말하고 있다.

이것이 쉽게 되지 않은 이유는 두말할 것 없이 공복감이 견디기 어렵다라고 하는 데에 있는 것이다. 여기서 감량을 성공시키는 것은 저녁식사 방법에 있다고 말할 수가 있다.

밤에는 누구나 몸을 움직이지 않기 때문에 섭취한 에너지는 대부분 복부지방에 쌓이게 되는 것이다. 그래서 한 가지 개선의 제안을 하고 싶은 것은 아침 점심의 식사는 그대로 하되 저녁식사는 반드시 먹지 말라라고 하는 것이다. 이렇게 말하면 대부분의 사람들은 배가

제7장 민간요법으로 살 빼는 약

고파서 견딜 수 없노라고 호소를 하게 된다.
 이런 사람들을 위해서 근래 권하고 싶은 것이 바로 이 한천젤리라고 할 수가 있다. 방법은 간단하다 저녁 대신에 한천젤리를 먹는 일이다. 이 다이어트를 위해 한천젤리를 권하는 데에는 이유가 여섯가지가 있다.

① 에너지가 거의 없고, 아무리 먹어도 문제가 없기 때문이다. 이것은 다이어트 음식으로 불가결한 것이라고 할 수가 있겠다.

② 한천젤리를 먹으면 소량 먹어도 만복감이 생기고 오랫 동안 배가 고픈줄 모른다는 것이다.

③ 거의 무미 무취하고 소스 등으로 맛에 변화를 주기 쉽기 때문이다.

④ 식물섬유가 이 한천젤리 속에 풍부하게 들어있기 때문이다.

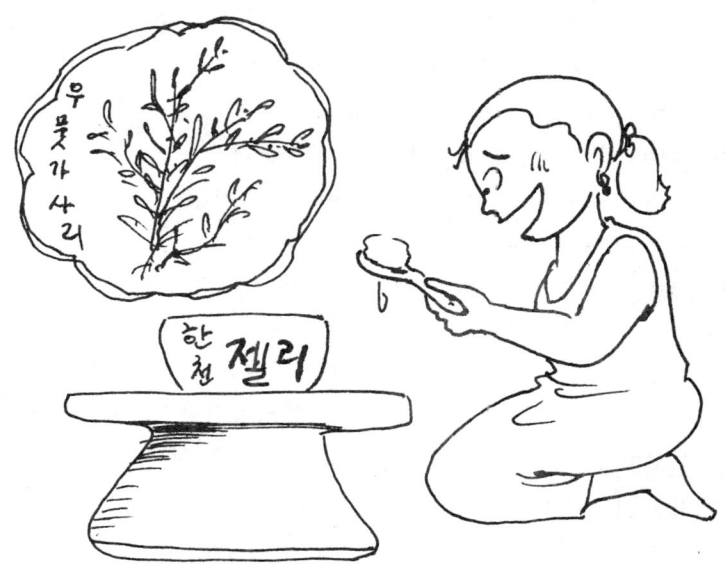

식물섬유는 체내에서 콜레스테롤과 나트륨(염분)을 흡착하고 일부분은 그대로 변이 되어서 그대로 배설이 되기 때문에 비만 방지에는 최적이라고 할 수가 있겠다. 섬유는 당의 흡수를 지연시키고 변비를 완화시켜준다.

⑤ 한천(우뭇가사리 따위를 끓여서 식힌 젤라틴 투명막. 즉 '우무'라고 하기도 한다)에는 특히 동양인들에게 흔히 부족하기 쉬운 칼슘과 철분 등의 미네랄이 풍부하게 들어있다. 다이어트 중이라도 미네랄이 반드시 필요하기 때문에 이 한천은 다이어트에 이상적인 식품이라고 할 수가 있을 것이다.

⑥ 값이 싸다고 하는 장점이 있다. 매일 먹는 것이기 때문에 싸게 구입할 수 있다라고 하는 일이 매력이라고 아니할 수가 없겠다. 그외는 밥같이 먹을 수 있다는 것이다.

한천젤리는 물리지 않게 첨부한 소스도 10여 종이나 있고 보관면에 있어서도 3개월 가량이나 보관할 수 있으니 장기간 보관할 수 있다고 할 수가 있다.

한천젤리 다이어트는 다음과 같이 실시한다.

매일 저녁 식사시 밥 대신에 약 30kcal 이하로 먹는다.

부식은 야채나 해초, 생선 한쪽으로 대신하면 좋다. 그렇게 하면 전체 200~300kcal가 된다. 고혈압이나 당뇨병 환자에게는 이런 방법이 엄밀하게 지시되고 있는 것이다. 그러나 이렇게 병은 없으나 건강을 위해서는 감량을 하고 싶은 사람은 저녁 식사전에 먼저 한천젤리를 먹으면 에너지 섭취량이 줄어서 상당한 감량 효과가 있는 것으로 확인되고 있다.

그러나 여기서 반드시 명심해야 할 일은 이 한천젤리는 반드시 저녁에만 먹는 것이 좋겠다. 대신에 아침과 점심은 보통 때와 같이 식는 것은 바람직하지 않다.
 하루의 총 섭취량 에너지는 1,400~1800kcal가 표준이 된다. 이 한천젤리를 저녁에만 먹으면서 하루 1만보 정도 걷기를 병용 실시 하였더니 1년후 7~8할 정도 체질 감량과 혈압 개선의 효과가 나타났다.
 이 젤리 다이어트 방법은 좋은 방법이기는 하나 하루 이틀 사이에 효과가 나타나는 것만은 아니다 다시 말해서 반년 이상 꾸준하게 실시한다면 어느새 몸무게는 자신도 몰래 줄어 있을 것이다.
 대략 3개월 정도 계속하면 현저하게 복부살이 빠지게 될 것이다. 그러므로 끈기있게 지속적으로 다이어트와 병용으로 운동하는 것이 중요하다고 할 수가 있다.

10kg 살을 빼고 혈당치도 뚝 떨어졌다

 본인은 직업상 술을 마실 기회가 많고 더구나 음식을 먹는 것도 아주 좋아하는 편이다. 그리고 라면도 좋아해서 대개 술을 마시고 들어왔어도 반드시 라면을 끓여 먹곤 했다.
 이런 생활 때문인지 키 169cm에다 체중 76kg 나가는 완전히 뚱뚱보 형이 되었다. 그래도 활동에 있어서는 그리 대수롭지 않았으므로 별반 신경을 쓰지 않았다.
 그런데 거동이 지난해부터 불편하게 되어 아! 나도 몸이 좀 무겁다하는 느낌을 받고 병원으로 찾아가 검사를 금년 봄 받아 보았더니 혈당치가 186mg/dl 이 되었다. 나의 기준치는 70-109mg/dl 이다.
 140mg/dl를 넘어서면 벌써 당뇨라고 지칭할 수 있는 지경에 달할 것이다. 병원 의사로부터 이대로 비만을 방치해 놓고 있으면 합병증이 우려된다고 경고를 몇차례 받았다.
 아무래도 체중을 64kg까지는 빼야한다라고 하는 권유를 받은 것이다. 그래서 식사량도 줄이고 술도 삼가게 되었으나 체중은 쉽사리 빠지는 것 같지가 않았다.

그 이유는 평소 뭐고 먹기를 좋아하던 식성이었으므로 배가 고프면 곧 뭣이나 먹어야만 했기 때문이다. 즉 공복감을 이겨내지를 못하는 것이다.

스스로를 한심하다라고 생각은 했지만 식욕이 당기는 앞에서는 별 도리가 없었던 것이다. 그리하여 이 공복감을 없애고 에너지량이 없을까 생각해낸 것이 바로 이 한천젤리 다이어트 요법이었다.

다른 분이 이 젤리 다이어트 방법을 사용하고 있다기에 나도 따라 해 보게 된 것이다. 뜻밖에 효과가 나타난 것이다. 저녁식사 전에 한 끼 분량의 한천젤리를 먹으면 그것만으로 만복을 느끼게 되어 밥을 먹고 싶은 생각이 없어지는 것이었다.

이렇게 해서 저녁은 젤리로 대신하는 것이었다. 그리고 영양분의 균형을 맞추기 위해서 야채나 생선조림 같은 것을 먹었다. 그러나 총 kcal 양은 하루 500~600kcal 밖에 되지 않았다. 이때부터 자신감을 얻기 시작했다. 그리고 아침 일찍 도보로 1시간 가량 산책을 다녀오는 운동을 했다.

이렇게 하니 76kg 였던 체중이 2개월 후 측정을 해 보았더니 68kg 였던 것이다. 정상체중에는 아직 미치지 못했던 것이다. 이렇게 다시 3개월이 지나고나니 64kg가 되었다. 이렇게 해서 한천젤리 다이어트 요법이 효과가 있는 것으로 확신하게 되었다.

이 다이어트 방법은 비만 해소 이외도 좋은 점이 있다. 그것은 양이 적기 때문에 음식물을 천천히 오래 씹어먹게 된다는 사실이다. 나로서는 술을 많이 마셔 속시린 것이 있으나 이것도 없어졌으므로 다행인 것이다.

6. 바나나 다이어트

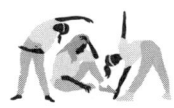

        옆에서 보는 사람은 희극이라고 할 수가 있을지 몰라도 본인으로서는 심각한 혈전이라고 할 수가 있는 것이 다이어트인 것이다.

  그것은 혈전을 방불케 하는 것이기도 하고 또 한편으로는 사생결단이라고 할 수가 있다. 그것은 하마라고 하는 뚱뚱한 짐승이 홀쭉한 사슴으로 변신하겠다는 몸부림과 같은 것이 되는 것과 흡사하기 때문인 것이다.

  나 역시 서양영화의 주인공인 '오드리 헵번'처럼 날씬한 몸매를 하루도 잊을날 없이 떠올리고 있는 것이다. 그래서 닥치는대로 다이어트를 이것저것 닥치는대로 이행해 보았으나 참패의 쓴 잔만 마시게 되었다.

  그 원인을 지금 가만이 생각해보니 지나치게 제약이 많고 배가 고파 견딜 수 없다라는 원인 때문이었다. 그런데 이번에는 어느 분의 귀뜸으로 '바나나 다이어트'에 몰입하게 되었다.

  바나나가 다이어트에 그만이라고 하는 소문을 친구편에 들었기 때문인 것이다. 그래서 이름을 듣기만 해도 또 실패작이라고 느껴지는 이 바나나 다이어트를 이번이 마지막이다라고 하는 맹세를 품고 시작하기로 결심하였다.

  그것은 성공도 운이요, 실패도 내 팔자소관이라고 하는 철인 소크라테스의 말처럼 모든 것을 오로지 운명에 맡길 결심으로 감행하기 시작했다.

  이것은 친구 Y가 권한 것인데 한 잔의 우유에 바나나 하나를 뚝뚝 잘라 믹서에 넣고 양조식초(과일 등을 사용한 고급식초일수록 좋다)를 두어 방울 떨어뜨리고 믹서기에 갈아 먹으면 양귀비 뺨치는 요염한 미녀가 탄생한다기에 그런 환영을 한시도 안지우고 그렇게 마셨다.

  처음 2개월은 그 군침도는 신비의 비약을 들이키고는 아침식사는 평소보다 줄여 먹었다. 이렇게 한 달 가량 시행하였더니 원래의 체중 65kg가 체중계에서 사라졌다. 즉 밑돌게 된 것이다.

  그러다 가정에 무슨 사정으로 2~3일 동안 이 바나나 다이어트를 하지 못하고 중단하고 다시 저울에 올라가 보았더니 다시 65kg 원상으로 돌아와 있었다. 몹시 애석하고 울화가 치밀었다.

  그러나 한 달 동안 저녁마다 달아보는 저울은 나를 감동시켰다. 그것은 리바운드 현상이 나타나지 않았기 때문이다. 처음에는 이것이 쉽게 믿기지 않았다. 저울을 들어 흔들어 보기도 하였다. 행여 고장난 것이 아닌가 싶어서이다. 그러나 이 바나나 다이어트는 한번빠진 군살을 두번다시 찌지 않는다라고 하는 의리를 지켜주었다.

  정말 감사할 따름이다. 침묵과 초조의 한 달이 지나가고 나는 바나나 다이어트를 엄숙히 시작하였다. 이제는 확신이 있었기 때문이었다.

  휴일에는 점심 식사전에도 한 잔 가볍게 들이마시고 식탁에 임하면 신통하게도 식사량을 전보다 반이나 줄여도 이상이 조금도 없었다. 희안한 일이었다. 배고픈 생각을 모르고 오후 직무를 거뜬히 할 수가 있었기 때문이다.

  그리고 승승장구 4개월의 테이프를 끊고 골인을 하고보니 3.5kg

제 7 장 민간요법으로 살 빼는 약

더 빠져서 합계 8kg이 영원히 내 몸에서 서서히 사라지고 말았다.
 그런데 이상한 일이 생겨났다. 이 거구에도 우방 하나는 보잘것 없이 납작해서 고민이라고 할 수가 있었는데 이 바나나 다이어트를 시작하고부터 볼륨이 생겨나 바스트선이 멋있게 살아나게 되었던 것이다.
 그 희열감은 말로 다 표현할 수가 없었다. 그것 뿐만이 아니었다. 두 다리가 서로 스치다보니 허벅지가 벌겋게 짖물었는데 허벅지의 불필요한 살이 빠져버려서 이제는 제아무리 패션모델 흉내를 내고 걸어서도 허벅지가 짖물으는 일은 영원히 살아졌다.
 희소식은 이것만이 아니고 나늘 기뻐 날뛰게한 것이 또 있었다. 무거운 몸무게 때문에 무릎이 통통 붓기가 일쑤였는데 이제는 먼 옛이야기가 되고 말았다. 단골로 다니던 구두수선소 아저씨가
 "요샌 왜 하이힐 뒷꿈치 갈러 안오세요?"
라는 물음에 나는 호기백백하게 가슴을 펴고 이렇게 말했다.

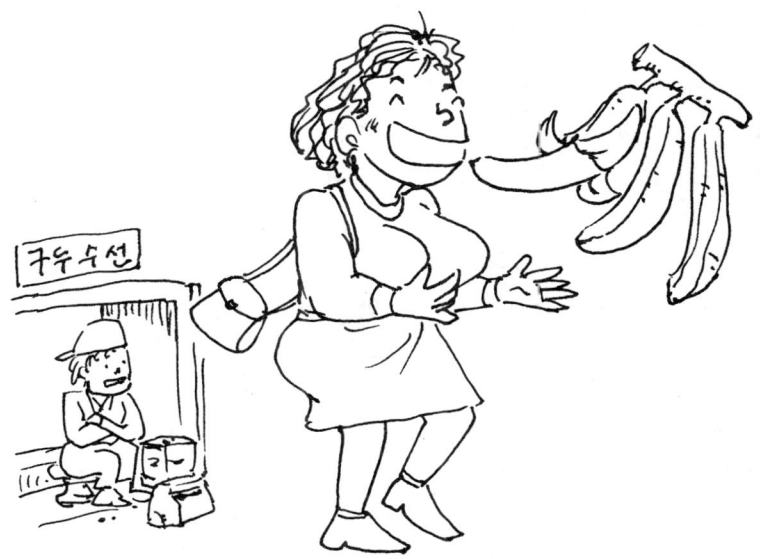

"이 날씬한 몸매에 어디 하이힐 뒤꿈치 부러질 일이 있어요."
라고 말이었다.

바나나 다이어트의 효과

본인은 25세의 주부입니다. 결혼후 가사에만 종사하고 있다보니 어느새 몸이 많이 불어났습니다. 비만이 된 것이죠. 그런 내가 친구의 권유에 의하여 바나나 다이어트를 시작했습니다.

그런데 이 바나나 다이어트를 시작하고 부터 4~5일 간격으로 솔솔 빠지기 시작을 하더니 3개월이 지난 뒤 놀랍게도 6kg이나 감량이 되었다.

지금까지 꽉 조이게 입고 있던 청바지가 3개월만에 주먹 하나가 들어갈 정도로 헐렁하게 되었다. 배의 삼겹살이 어느새 싹 빠지고 엉덩이도 한둘레 작아졌으니 걸음거리도 날아갈것만 같이 가벼워졌다.

살이 너무 갑자기 빠지면 기운이 없다고 하지만 나의 경우는 오히려 훨씬 더 컨디션이 좋아졌다.

우유에다 바나나 하나를 넣고 양조식초 두방울을 떨어뜨려 믹서기에 갈면 요술 음료수가 탄생하게 되는데 동창인 한 친구는 양조식초가 들어있는 바나나 분말을 한 스푼씩 우유에 타 먹었노라고 하였다.

그리고 아침 저녁 식사전에 마시기만 하면 되었다. 나는 지금까지 나름대로 다이어트에 도전해 봤지만 오래가지를 못했다. 길어야 겨우 2주일이면 그만 도중 하차하고 말았다. 그래서 실패의 연속이었다.

실패의 원인은 의외로 간단하다. 배가 고파 계속하기 어렵다고 하는 것이었다. 즉 다시 말하면 번번히 배고픔에 견뎌내지를 못하고 참패 해버리고 만 것이다. 그러나 이 바나나의 장점은 전혀 공복감을 느끼지 않기 때문에 쉽사리 할 수가 있다는 것이다.

또 식사량은 절반이어도 배가 든든해져서 아무 고통없이 견딜 수지 바나나 다이어트를 시작하고 나서부터는 야채찌게나 생선구이 등이 좋아지게 되었다.
　예전에는 고기만두, 젤리, 초콜릿, 아이스크림 등을 무척 즐겨먹었는데 지금은 그런 간식들이 별로 좋아지지 않게 되었다. 고작 음료수 정도로 때우게 되었다.
　이 변화는 바나나 밀크 때문에 미각이 변했거나 아니면 바나나 밀크의 독특한 단맛 때문에 간식들을 물리칠 수 있었는지 모른다. 그리고 무엇보다 매일 보는 변의 양이 많아져서 거의 두배씩이나 배설하게 되었다.
　신장 153cm에 64kg이던 체격이 58kg으로 확 줄어 앞으로는 50kg까지 계속 줄여나갈 계획이다. 친정 어머니도 나의 놀라운 다이어트 효과를 보시더니 따라하시게 됐는데 한달도 안돼 2kg이 빠졌다. 특히 얼굴이 홀쭉하니 살이 빠져 작아졌는데, 얼굴이 작아지니 인상이 달라지고 예뻐 보여서 우리 아이들에게 놀림을 받기까지 하고 있다. "다시 시집가도 되겠다"라는 말때문이다.

다이어트로 5kg 감량 성공을 했다

　다이어트하면 진절머리가 난다. 지금까지 시도해 본 것 중에는 중국차, 귀에 놓는 수지침, 칼로리 계산, 야채식, 체조 등 이루 헤일 수 없이 많지만, 어쩐지 나에게는 아무런 효과도 없이 실패하고 말았다.
　그러던 어느날, 동창회에 나갔다가 바나나 다이어트가 식사제한이 없어도 체중은 줄고 주름살도 가신다는 놀라운 소식을 듣게 되었다. 귀가 솔깃해졌다. 반신반의하는 심정으로 나는 다시 한번 시작해 보기로 하였다.
　생바나나로 해되 되지만 양조식초가 함유되어 있는 바나나 분말이 필요한 것 같아 아침과 저녁에 하루 2회씩 한 잔의 우유에 바나나 분말 한 스푼을 넣었다.

잘 저어서 마셨더니 맛이 아주 좋아서 저항감 없이 쉽게 매일 먹을 수 있게 되었다.

처음엔 티스푼 하나 정도의 양을 탔었지만 별로 효과가 없는 것 같아 양을 조금 늘려 바나나 분말을 우유에 섞어 마셨는데 아주 맛이 좋아 거부감없이 매일 마실 수 있었다. 배부른 느낌이 들어 자연히 식사량도 줄어들게 되었다.

아침에 바나나 우유만, 낮에는 보통으로 먹고 밤엔 식사량을 줄이기 위해 식전에 마셨다. 꾸준히 계속하다보니 어느덧 4개월, 체중도 3kg이나 줄어들었다.

난 다른 사람에 비해 키가 좀 작아 146cm인데 체중은 65kg이나 되었지만 현재는 60kg까지 감량이 되었다. 이대로 계속 밀고나가 앞으로 10kg을 더 줄일 계획이다.

기쁨은 이것으로 끝나는 것이 아니라 허리가 날씬하게 줄어 들었고 거동도 아주 가벼워졌으니 이것은 오로지 바나나 다이어트 때문이 아닌가 싶다.

뚱뚱할때는 되도록이면 사람 눈에 덜 띄는 우중충한 색을 즐겨 입었지만 이제는 약간의 자신이 생겨 밝은 색조의 옷도 곧잘 입게 되었다. 그리고 가슴탄력과 불륨이 생겨 옷을 입어도 전보다는 한결 볼륨있는 몸매로 거듭났다. 그뿐만 아니었다.

바나나 다이어트는 혈액의 상태에 요긴한 역할을 하는 것 같았다. 그전에 혈액검사를 해본 결과 중성지방치(피하지방의 주성분이 되는 지방), 콜레스테롤치, 혈당치가 꽤 높아 의사가 식이요법이라고 해서 살을 빼지 않으면 동맥경화에 걸려 혈관이 막혀버릴 수 있다는 주의의 말을 들을 정도였다.

그러나 다이어트 이후 건강진단에서는 중성지방치가 93mg, 콜레스테롤치가 187mg, 혈당치가 103mg으로 모두가 정상치의 범위내로 내려가 있었다. 별다른 약물이나 운동을 따로 하지 않았기 때문에 이 모두가 바나나 다이어트 덕분이라는 생각이 든다.

제 7 장 민간요법으로 살 빼는 약

 이 바나나 다이어트는 엄청난 결심과 노력, 고통없이 쉽게 할 수 있으면서도 즐겁게 살이 빠져 나에겐 아주 안성마춤인 다이어트라고 생각이 된다. 특히 다이어트에 따르기 마련인 무리한 음식조절로 영양실조에 빠지기 쉽지만, 바나나 다이어트의 경우는 이러한 폐단을 막을 수 있다.
 또 영양균을 잡아가면서 건강하게 감량할 수가 있어서 아주 이성적인 다이어트라 생각이 들어 살을 빼려는 여러 사람들에게 이렇게 권하고 싶다.
 바나나를 갈아 물에 섞고 설탕과 유기산을 만든 바나나 넥타도 있고 껍질 벗긴 바나나를 말려서 만든 건조 바나나도 있다.

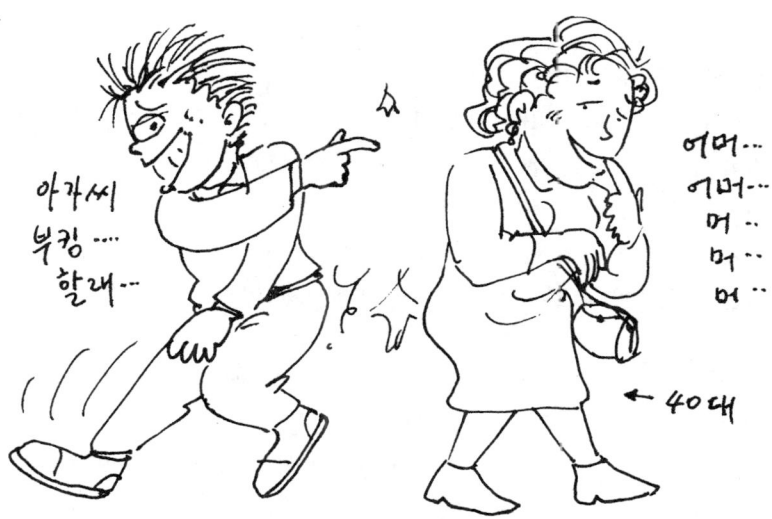

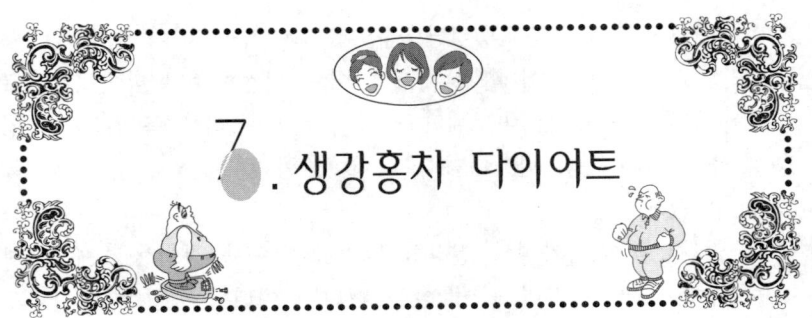

7. 생강홍차 다이어트

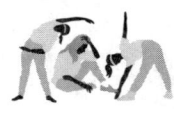
생강은 우리네 양념에 많이 이용되고 있을 뿐만 아니라 약용에도 빠지지 않고 있다. 생강은 녹나무과에 속한 큰키나무이고 키는 3m까지도 자란다.

잎은 어긋나게 나며 넓은 달걀 모양에 세갈래로 얇게 째어져 있다. 2월에 노란 꽃이 잎 겨드랑이에서 모여 핀다. 생강은 맵고 온기가 있으며 독은 없는 것으로 되어 있다.

냉증과 풍습을 제거한다고 하는 것으로 되어 있고 해독과 소염작용이 강한 것으로 알려져 있다. 이 생강이 홍차와 함께 비만에 효과가 있다고 하면 약간 의외일 것이다.

경제난에 시달리게 된다고 하면 자연 사람들은 고민에 차 살이 빠지는 수가 적지 않다. 그런데 이와는 반대의 경우도 없지 않으니 놀라운 일이 아니라 할 수가 없다.

그것은 흔히 우리는 스트레스를 받으면 자연 무엇인가 와작와작 씹어야만 직성이 풀리는 경우가 있다. 결국 지난 2년간의 IMF 한파에 있어서 경제고민으로 살이 빠질줄 알았는데 이와는 반대이고 보면 몸매와는 별반 인연이 없는 것 같게만 느껴진다.

제7장 민간요법으로 살 빼는 약

 이 때문에 치마 입은 여성이라고 한다면 다이어트 신드롬에 시달려 이것저것 마구 해보지만 그것이 그리 쉽지만 않을 것이다.
 그 원인은 어디에 있는가? 그것은 간단하다. 그 가혹한 식사조절이라는 난제가 도사리고 있어 흡사 아프리카의 난민처럼 기아선상에서 시달려야만 하니 이것이 그리 쉬운 일만은 아닐 것이다.
 흔히 만화에서 볼 수 있는 것 같이 고급 장교는 군살을 빼느라 죽을 힘을 다해서 뛰고, 사병들은 유들거리면서 마음껏 맥주를 마시며 닭다리를 뜯는 아이러니한 장면들이 이제 남의 일이 아니다.
 우리나라에서도 군 장성들의 비만은 진급에도 영향을 주게되어 살 빼는 남성들이 점차 늘어나게 되어 있는 추세다. 그렇다면 이렇게 이눈치 저눈치 살펴가며 신경을 쓸 것이 아니라 먹고 싶은대로 먹으면서 쑥쑥 살을 빼는 방법은 과연 없는 것일까?
 여러가지 다이어트 방법 중에서 특히 그 해결 방법으로 '생강홍차'를 권하고 싶다.

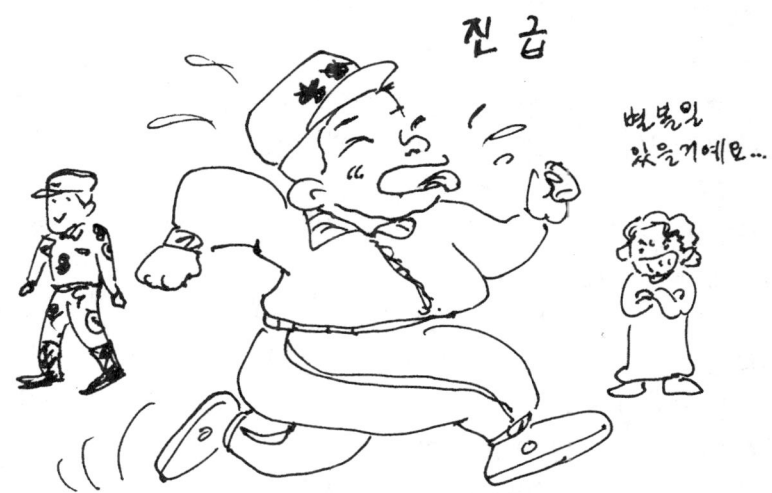

살이 빠지고 피부가 예뻐진다고 하면 어떤 여성도 혹하지 않을 사람이 없을 것이다. 이것이 바로 생강홍차라는 것이다. 좀 과장된 말이 있겠으나 '비만 해소 OK', '변비 불쾌감 저리가라!', '현기증 어지러움 나른함 안녕!' 을 바로 이 생강홍차에서 얻을 수가 있다. 그렇다면 어떻게 해서 이렇게 비만해소 OK고, 변비저리가라이며, 나른함 안녕인가? 이것은 생각해보면 간단한 이치다.

이 "생강홍차"를 마시면 몸안의 냉(冷)이 싹 가신다고 하는 것이다. 이것은 현대 의학으로는 별로 중요시하지 않고 있는, 비만이나 불쾌증상의 이면에는 '산열장해' 과 몸안의 완강한 '냉' 이라고 하는 것이 버티고 있기 때문이다. 우리들이 식사를 해서 섭취한 에너지는

① 내장이나 혈관의 활동, ② 노동이나 운동, ③ 식사에 수반되는 체온상승을 위해 사용된다.

산열장해란 그 시스템이 삐걱거려 열이 잘 만들어지지 않는 난감한 상태를 말한다. 체내에서의 대사(물질의 변화나 뒤바꿈)는 적당한 온도가 유지되어야만 활발히 진행된다.

산열장해로 인해 저체온에 빠져 들게되면 대사가 활발하지 못하고 몸안의 여분인 불필요한 수분이나 지방, 당분, 노폐물(체내에서 불필요해져서 몸밖으로 배설되어야만 하는 물질) 등이 고이기 쉬워진다.

이렇게 해서 인생최대의 비극인 비만 그리고 찌뿌디디하게 불쾌한 변비나 어깨통증, 공포의 저혈압 등의 심한 증상을 자초하게 된다.

흔히 서양 의학에서는 여분의 수분이 많은 상태를 '부종', 지방이 과잉상태를 '비만' 이라 부르지만 한방에서는 양자를 복잡다단하게 나누어 구분하지는 않는다.

여분인 수분과 더불어 지방이 고인 상태는 '물살' 이며 대부분의 비만은 여기에 해당 된다고 하는게 한방쪽의 생각이다. 앞에서 잠시 말한 냉과 비만의 촌수를 따져 본다고 하면 이러한 한방의 개념은 실제적이며 이치에 맞는 말이다.

운동량은 적고 스트레스를 받아 혈행이 나빠지게 되는 것이다. 커

피를 수시로 마시고, 생야채나 흰설탕 등 몸을 차게 하는 성질의 식품을 많이 섭취하는 현대인의 대부분은 이 냉을 안고 살고 있다. 바로 그것이 불쾌증상의 원흉으로 낙인 찍어야 될 것이다.

땀 잘나는 사람도 예외는 아니다. 정말 몸이 따뜻하고 건강한 사람은 운동할 때 빼놓고는 별로 땀을 흘리지 아니한다. 툭하면 몸에서 땀이 줄줄 나오는 것은 소위 한방에서 말하고 있는 수독(水毒 : 체내의 수분대사의 이상)이며 몸안의 불필요한 수분을 내보내려고 하는 반응이다.

현대인 중에는 언뜻 보기에는 더위를 잘 타는 사람처럼 보이더라도 실은 수독에 의하여 냉과 물살을 초래하고 있는 사람이 많기 때문에 각별히 조심하지 않으면 아니된다. 이러한 불필요한 요소를 제거하고 건강을 유지하기 위해서는 가장 손쉽고 효과적인 생강홍차 다이어트를 시도하는 것이 가장 유효하다.

홍차는 차 종류 중에서도 몸을 따뜻하게 데워주는 작용이 가장 강하며, 대사의 지방 배설을 촉진시키는 "카데킨(맛의 원인인 탄잉의 일종)"을 풍부하게 함유하고 있다. 또 한편으로 생강은 독특한 매운 성분이나 방향성분의 작용으로 강력한 보온, 발한 작용을 발휘하게 된다.

이 막강한 두가지를 합친 생강홍차는 몸속의 냉을 제거하고 대사를 활발하게 해서 체지방을 줄여주는 역할을 하게 된다. 그러므로 생강홍차가 비만에는 가장 이상적이라고 할 수가 있다. 습관적으로 생강홍차를 마시면 다이어트에 아래와 같은 이점이 생기게 된다.

① 공복감에 시달리지 않으며 즐겁게 지낼 수가 있다.
② 두리뭉실 찐 물살이 해소되며 체지방이 줄어 몸이 날씬한 근육질로 변한다.
③ 큰 돈을 들이지 않고 간단하게 이용할 수가 있다.
④ 체질 감량과 함께 건강해진다.

이상의 이점이 있으므로 생강홍차 다이어트를 실시하면 대사와 혈행이 좋아지기 때문에 기미나 거친 피부가 사라진다 그뿐만 아니라 피부가 예뻐지고 깨끗해진다. 여성들에게 있어서는 생리불순이나 저혈압, 변비, 어깨결림, 알레르기 증상도 개선 해소가 된다. 그리고 이 생강홍차를 항상 마시게 되면 대사가 원활하게 되어 당뇨병도 개선이 된다.

생강홍차를 만드는 요령은 우선 보통 홍차와 똑같이 만든다. 홍차의 종류는 어느 것이나 상관이 없다.

이 홍차를 타면 다음으로 생강즙을 넣어야 한다. 작은 스푼으로 1~2개를 홍차에 넣은 다음 잘 저어준다. 강판에 간 생강을 거즈에 짜지 않고 그냥 넣어도 상관이 없다. 또는 생강을 얇게 자른 것을 한 두잔 따뜻한 홍차에 넣는 방법도 있다. 지금까지 언급한 말은 기준을 설명한 것이니 자신의 몸에 합당할 정도로 가감할 수가 있다. 무턱대고 생강만을 많이 넣는 것만이 좋은 것이 아니라 자신이 맛이 있다고 생각되는 분량이 그 사람의 정량이라고 할 수가 있는 것이다.

이 생강홍차는 그대로 마셔도 맛있게 마실수는 있지만 이것이 불편하다고 느껴지면 벌꿀이나 아니면 흑설탕을 넣어서 마셔도 좋다.

이렇게 만든 생강홍차는 하루에 3~6회 정도 마신다. 마시는 시간대는 일정하게 정해져 있는 것은 아니나 맨 처음 한잔은 아침 식사 전 공복에 마시면 좋다. 그 이후는 식사의 전후, 혹은 잠자기 전 등 적절히 마시면 된다. 생강즙이나 갈아놓은 생강은 1일분을 미리 만들어서 냉장고 속에 넣어두면 편리하다.

혹은 조금씩 냉동시켜 그날 먹을 분량만 냉장고로 옮겨 넣었다 먹는 방법도 있다. 냉장한 것은 그날 중에 냉동한 것은 2~3주 이내 사용을 해야만 한다. 그리고 특별히 홍차를 싫어하는 사람은 녹차를 대신 사용해도 상관이 없다.

녹차에도 카데킹이 풍부하지만 몸을 따뜻하게 보온해 주는 효과는는 성분이 함유되어 있는데 이것이 붉은 색상의 원인이 되고 있다. 이중 하나인 '데아프라핑'은 감기 바이러스 예방 작용을 지니고 있어 감기 예방에도 대단한 효과가 있다.

그렇기 때문에 다이어트 법이나 건강법으로는 기본적으로 생강홍차가 좋겠으나 굳이 싫으면 대용으로 생강녹차를 마셔도 무난하다.

효과를 더욱 높이기 위한 4가지 보충방법

1) 몸 안의 냉을 제거하기 위한 목욕법으로 따뜻한 탕안에 3분 가량 들어가 있다가 몸을 덥힌 다음, 탕밖으로 나와 3분간을 지낸다. 물론 이 시간에 머리를 감거나 닦아도 무난하다. 이런 식으로 3회를 되풀이 하는 3, 3, 3 목욕방법이다. 하루건너 1주일에 3회정도 실시하는게 기준이다. 단 주의할 것은 고혈압이나 심장병인 사람, 그리고 의사로부터 목욕을 제한받고 있는 사람은 삼가하는 것이 좋다.

2) 아침에 '생강홍차'를 마신 다음, 보통 사람들처럼 아침 식사를 하지 말고 몸을 따뜻하게 유지시켜주는 당근과 사과쥬스를 마신다. 당근 두개 정도(약 400g)와 사과 한개(약 300g)를 껍질을 벗기지말고 물로 그대로 깨끗하게 씻어 적당한 크기로 잘라 믹서에 넣어서 쥬스를 만들어 천천히 씹듯이 해서 마시면 된다.

3) 한방에서는 색이 진한 음식으로 현미, 우엉, 검은 콩, 빨간색의 고기, 생선, 그리고 약간 딱딱하다고 느껴지는 음식물은 살이 찌지 않고 몸매를 가꾸어 주는 것으로 알고 있다. 다이어트 중에서도 가능하면 이런류의 식품을 많이 먹도록 한다.

4) 하루 3분 정도 냉을 제거하는 운동을 하는 것이 좋다. 몸안의 산열능력을 높여주기 위해서 다음과 같은 체조를 각각의 동작으로 10분 가량 하는 것이 좋다.

① 발은 어깨 넓이로 벌리고, 서서히 양손을 가슴 앞으로 오무

린채 서로 맞물린게 끼고 좌우로 잡아 당긴다. 손을 낀 채 그대로 높이 들어 머리 뒤 등쪽으로 돌려 똑같은 동작으로 좌우로 잡아당긴다.
② 양손을 머리 뒷부분에 끼고 복부에 힘을 준다. 동시에 양발에 힘을 준다.
③ 발끝으로 서서 하반신에 힘을 준다.

생강홍차를 마신분들의 체험담

1) 2~3주간 생강홍차를 마셨더니 다리가 퉁퉁부은 것이 내리고 나른한 피로감이 싹 가시고, 살이쪄 튀어나온 배가 들어갔다.

2) 고민하던 허리가 5cm나 줄어들고 얼굴도 작아지면서 살이 쭉 빠졌다.

3) 1일 1회 아침 8시마다 화장실에 꼭가서 변을 보게되고 이렇게 되니 1개월 반만에 살이 3kg이 빠졌다.

4) 보기싫게 무다리같이 생긴 다리가 날씬하게 되고 귀에 들리던 이명과 현기증이 사라졌다.

5) 심근경색으로 오줌이 잘 나오지 않던 증상이 이 생강홍차로 개선되고 부은듯한 다리의 살이 빠져 날씬해졌다.

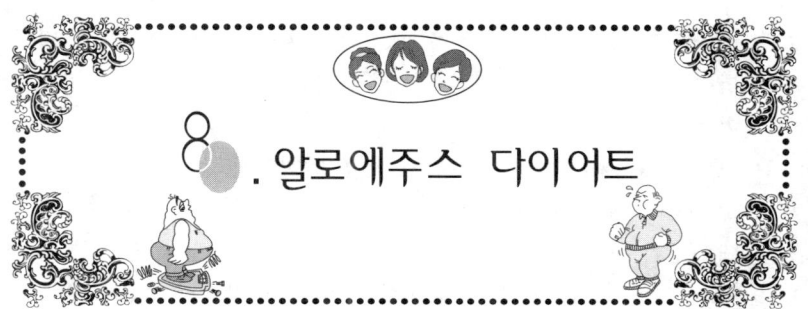

8. 알로에주스 다이어트

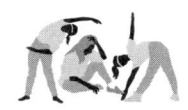
　　　　　　　제기동 시장에서 청량리 시장으로 이어지는 길거리 노점상을 지나다보면 쉽사리 '알로에'를 팔고 있는 것을 발견할 수가 있을 것이다.
　이 알로에는 산성체질로 변화된 우리 몸을 알칼리성으로 바꾸는 역할을 한다. 그 효과를 국내에 크게 소개한 분이 바로 김정문 알로에 회장이다.
　인간의 체액은 본래 산도 7.4PH의 약 알칼리성이다. 그런데 이것이 산성으로 바뀌면 저항력이 약해져 병에 쉽게 걸리게 된다. 이때문에 알로에를 먹으면 체액이 알칼리성을 유지해 주어 산성화를 막는 것이다.
　그뿐만 아니라 알로에는 혈액순환을 촉진함으로써 60조에 이르는 세포 곳곳에 혈액을 원활하게 공급해 준다. 다시 말하면 저항력을 높여주는 결과를 가져온다.
　지금까지 밝혀진 이 알로에의 유효성분만도 80여가지나 된다. '알로에 울신'이라고 하는 물질은 소화기 계통의 궤양 자리에 새로운 세포를 생성하게 한다.
　이것 말고도 '알로에틴'이라고 하는 물질은 진균, 포도산구균의 독소를 중화하여 균을 죽이게 되는 것이다. 일본의 알로에 연구가인 소에다 박사가 알로에를 분류한 결과 '알로미친'이라고 하는 항암물질을 찾아내게 되었다는 것이다.

그는 말하기를 여러가지 알로에 중 이 아보레센스는 혈액순환을 좋게 하고, 알로에벨라는 소염작용 및 내병력, 즉 치유력을 도와주기 때문에 백혈구의 식균작용을 강화해 주는 것이다.

이것을 미루어 짐작하건데 알로에는 신비의 영약이라고 불리워지고 있다해도 과언이 아니다. 그래서 민간약으로 사용해오고 있는 알로에는 잘 활용을 하면 몸상태를 잘 조절하며 다이어트 효과를 높이는데 매우 좋은 식품이라고 할 수가 있다.

알로에가 가진 뛰어난 성분중 하나는 변통을 촉진시키는 완화작용을 이르켜준다는 것이다. 결국 이것은 노폐물이나 지방에 쌓이기 쉬운 체질개선에 효과가 있어서 다이어트에 효과가 있는 것이다.

지금 시중에는 다이어트에 관한 정보나 상품이 넘쳐 흐르고 있지만 이것들을 남용하는 것은 현명하다고 할 수는 없다. 확실하게 살을 빼기 위해서는 우선 비만과 다이어트에 관한 올바른 지식을 갖는 것이 더 중요하다. 우선 표준체중에(이상체중)에 관해서는 BMI라는 계산법이 참고가 된다.

신장(m)의 제곱에 22를 곱한 것을 표준체중이라고 한다. 즉 신장이 160cm라고 하면 1.6 × 1.6 × 22 = 56.32로 56.3kg이 표준체중이 되는 것이다. 보통 이것보다 20% 이상이면 비만이 의심된다.

단 과체중이라도 그것이 지방이 아닌 근육에 의한 것이라면 비만이라고 하지 않는다. 그 점을 확인하기 위해 유용한 것이 지방비율 즉 전신에서 차지하는 비율에 대한 계측치이다.

최근에는 체중계에 체지방계가 부착되어 있는 것이 많으므로 체지방을 잴 수가 있는 기회도 많다. 이것으로 측정한 체지방률이 남성은 25%, 여성은 30% 이상은 주의해야만 하고 지방을 뺄 필요가 있다. 체지방계로는 지방이 어디에 붙어있는지 까지는 잴 수 없지만

제7장 민간요법으로 살 빼는 약

포를 아는 것만도 큰 성과라 할 수 있다.

지방이 피하에 많이 붙어있는 타입을 피하지방형 비만이라고 하고, 이런 경우 몸에 그다지 큰 악영향은 없다. 체형의 문제를 제외하면 특별히 서둘러 살을 뺄 필요는 없다. 그것에 비해 내장 주위에 지방이 붙어있는 내장지방형 비만은 주의해야 한다. 이것은 성인병의 위험성이 높기 때문이다.

배나 팔의 윗부분을 손가락으로 잡았을 때 피하지방이 그다지 두껍지 않은데에도 지방비율이 높을 때, 혈중 중성지방치가 높은 사람, 지방간(간의 세포속에 지방이 축적된 상태)으로 진단받은 사람은 내장지방형 비만일 위험이 크므로 빨리 다이어트를 해야만 한다.

다이어트를 위해 우선 실행해야만 하는 것은 매일 식사를 한식 중심으로 해야 하는 것이다. 한식은 양식에 비해 식물섬유가 많고 재료도 풍부해서 영향의 균형을 맞추기 쉬워 건강한 다이어트에 최적이다.

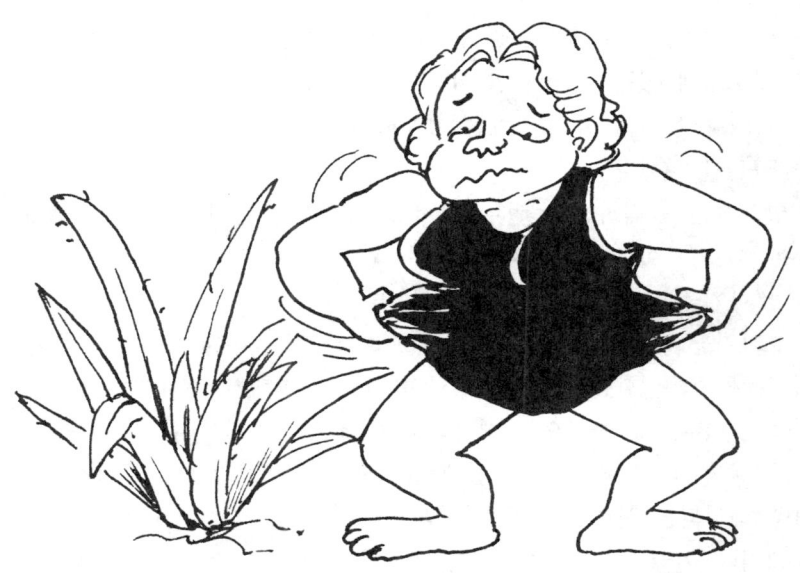

단 염분을 많이 섭취하기 쉬운 것이 난제이므로 '염분을 억제는 한식'을 명심해야 한다. 그것과 함께 근육을 빼지 않고 지방을 줄이기 위해 바른 걸음 걷기 운동을 해야만 한다.

또한 이 다이어트 효과를 높이기 위한 하나의 수단으로 유용한 것이 알로에인 것이다. 예로부터 여러가지 효능을 가진 민약으로 사용되어온 알로에는 잘 활용을 하면 몸상태를 잘 조절하면서 다이어트 효과를 높일 수 있다.

그 이유는 첫째, 알로에가 가진 뛰어난 완화작용(서서히 변통을 촉진하는 작용)이다. 경험을 통해서 알고 있는 분도 많이 있겠으나 일반적으로 변비가 있으면 비만은 개선하기 어렵다. 아시다시피 다이어트 민약으로 효험이 있는 것은 변비를 윤활하게 나오는 작용을 하는 것이 대부분이다.

변비가 있으면 전신의 대사가 활발하게 되지 못하고 지방도 줄기 어렵기 때문이다. 소위 노폐물이나 지방이 쌓이기 쉬운 체질이 되지만 이것을 개선하기 위해서는 알로에가 필요로 하다. 알로에 이것은 두말할 여지없이 변비약으로 인정을 받고 있는 것이다. 이같은 작용은 알로에에 있는 '발바로인'이라고 하는 성분 때문인 것이다. 그뿐만 아니라 동시에 이 알로에는 옛부터 건위작용을 가진 것도 알려있는 사실인 것이다.

알로에를 상식하는 동안 비만이 개선해소가 된다고 하는 실례가 많은 이유는 아는바와 같이 배변이 좋아지는 동시에 건위작용에 의한 소화기능이 높아지기 때문인 것이다.

소화기능 이것이 높아지면 전신 생리기능도 높아지고 대사도 촉진이 된다. 그 일환으로 지방세포의 대사도 활발해져서 지방이 빠지게 되는 것이다. 또 한편으로 생각해보면 역으로 살찌기 쉬울 것이라는 너무 살이 찐 사람의 경우 실제로는 거꾸로 소화기능이 떨어지므로 지방 축적되는 사람도 있을 것이다.

그러나 원래 음식을 소화시켜 필요한 영양분을 얻고 불필요한 것을 배설한다라고 하는 장치가 활발하게 기동이 되면 건강에 해를 가져올 정도로 살찌는 일은 없다. 그 톱니바퀴를 돌리듯 활발하게 움직여 주는 것이 알로에이다.

알로에의 다이어트 효과는 이것뿐만이 아니다. 현대인의 비만에 많은 스트레스성 요인에도 알로에가 작용을 한다. 그것은 자율신경을 안정시키기 때문이다. 이것을 통해 스트레스에 대항을 해서 안정을 꾀할수가 있다.

인간관계나 일의 스트레스가 강해서 초조감이 심해지면 먹는 것으로 기분을 달래기가 십중팔구가 된다. 이 초조감이 심해지면 만복중추도 잘 움직이지 않아 많이 먹게 되고 점점 살이 찌기가 쉽다. 그런 경우에는 이 알로에를 섭취하면 자율신경기능을 안정할 수가 있어서 만복의 방지와 해소에 큰 도움이 된다.

이상과 같은 알로에 다이어트 효과를 얻기 위해서는 어느 정도 알로에를 습관적으로 먹는 것이 중요하다. 그러기 위해서는 손쉽게 이 주스를 만들어서 먹어야 한다.

알로에주스를 만드는 방법과 마시는 방법에 있어서는 특별한 방식은 없다고 할 수가 있다. 그 사람에게 맞는 방법을 찾아서 실천하는 것이 가장 좋은 방법이겠으나 기본적으로 만드는 방법과 마시는 법을 소개한다.

알로에주스를 집에서 만들때에는 알로에의 생잎을 3~4cm 잘라서 가시를 떼내고 물에 깨끗하게 씻어서 주서에 간다. 또는 믹서에 갈든지 강판으로 갈아서 거즈 등으로 짜서 먹어도 상관은 없다.

그대로 마시기 어려우면 꿀이나 설탕을 조금 가미를 해서 먹어도 상관이 없다. 이렇게 해서 1회에 약 30~40ml의 알로에 주스를 마신다. 이 알로에주스는 하루중 어느때고 먹어도 무난하지만 이튿날 아침 배변을 촉진하기 위해서는 주로 밤에 마시는 것이 효과가 있다고 할 수 있을 것이다.

또 주스는 만들어서 오래 두지 말고 그날 그날 마시는 것이 좋다고 할 수가 있다. 만약에 마셔도 변비가 해소되지 않을 경우에는 조금씩 양을 늘여 보는 것도 한 방편이라 할 수 있다.

이와는 반대로 너무 부드러우면 양을 줄이는 것이 좋을 것이다. 변비나 설사를 하지 않고 몸 상태가 좋은 것이 가장 적합한 알로에의 양이라고 할 수 있겠다.

여러 종류의 알로에 중 알로에베리를 비롯한 어떤 종류의 알로에라 하더라도 효능은 비슷하다 할 수가 있다. 직접 만들어 먹는 것이 어려우면 시판하는 알로에주스를 사서 마셔도 좋다. 이럴때는 자세한 설명서를 읽어보고 지시대로 따르는 것이 좋다.

임신부와 월경이 불순한 여성의 경우는 피의 흐름이 너무 빨라질 우려가 있으므로 알로에 주스를 마시지 않는 것이 오히려 좋을 것이다. 또한 항상 쉽게 피로하며 복부가 약해 설사를 자주하는 사람도 마시지 않은 편이 좋다.

알로에 주스는 체력이 있고 변비에 걸리기 쉬운 살찐 뚱뚱한 사람에게 효과적이라고 말할 수가 있다. 극단적인 식사제한과 편식으로 남용을 해서 살을 빼지 말고 알로에주스로 몸상태를 조절하면서 건강하게 살을 빼는 것이 좋다.

체지방도 무려 18% 감소되고 몸무게 13kg 감량을 했다.(체험 1)

몇해전 임신중이었던 나는 2인분의 식사를 해도 모자랄 정도로 식욕이 왕성해서 무조건 입에 당기는 대로 먹었다.

당연히 순식간에 체중이 늘었지만 출산을 하면 원상으로 돌아올것이라는 생각을 했었다. 그렇지만 그해 9월에 여자 아이를 무사히 출산을 한 후 임신전 160cm 키에 51kg 이었던 것이 체중은 60kg으로 밖에 되돌아오지 않았다.

전신은 뚱뚱해지고 특히 배 주위는 한웅큼씩 살이 잡히고 얼굴은 마치 호빵처럼 둥그래졌다. 바스트 100cm, 웨스트 70cm 이상, 힙도

100cm는 되었을 것이다.

살이 쪄서 T셔츠를 입지 못했고 몸이 무거워 움직이기가 싫었다. 이렇게 해서는 안되겠다라고 생각하고 이전에 변비로 괴로워하고 있었을 때 친구로부터 권유를 받아들여 마셨던 알로에 주스와 정제가 얼른 생각이 났다.

나는 식사 대용으로 다른 것을 섭취하는 다이어트 방법은 스트레스가 될 것만 같아 싫었다. 그러나 알로에라면 마시기만 하면 되고 변비에 효과가 있기 때문에 다이어트에도 도움이 될것이라는 생각을 했다. 이와 관련하여 임신을 계기로 알로에 마시기를 중단 상태였고 그 때는 다시 변비가 도져 2~3일에 1회밖에 배변이 되지 않았다.

또 그 영향으로 볼과 턱에 뾰루지가 나있었다. 나는 그해 10월부터 1일 2회, 아침저녁 식후에 알로에주스를 20~30ml씩 마셨다.

알로에 정제는 자기전에 두세알을 보조적으로 먹었다. 알로에주스는 쓴맛이 있지만 나는 익숙해져서 잘 마실 수 있었다.

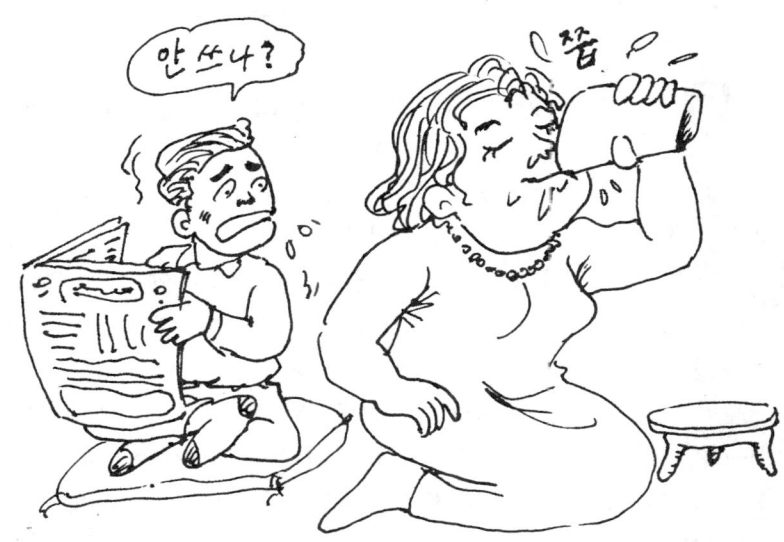

이렇게 알로에주스를 마시기 시작한지 일주일도 지나지 않아 먼저 변비가 해소되었다. 거의 매일 정확하게 배변이 되었다. 그래서 배의 주위도 산뜻해졌다. 마침 그때 가족과 함께 해수욕장에 가게 되었고 그때 수영복 차림으로 찍은 사진은 남에게 보여주고 싶을 정도였다.

그 3개월 후에는 체중이 2kg 줄어 58kg 되었다. 체형도 상당히 바뀌었다. 배 주위의 군살이 빠지고 허리가 가늘어졌다. 그 후에도 계속 알로에주스를 마셨고 체중은 쭉쭉 빠졌다.

알로에주스를 마신 6개월 후에는 54kg, 1년 후에는 47kg이 되어 1년간에 13kg이나 빼는데 성공하였다. 바스트는 88cm, 웨스트는 58cm, 힙은 88cm로 줄었고 동그랗던 얼굴은 군살이 빠지고 갸름한 작은 얼굴이 되었다. 또한 변비가 해소된 덕분에 볼과 턱에 나있던 뾰루지가 사라지면서 피부도 촉촉해지면서 화장도 잘 받게 되었다.

그뿐만 아니라 지방 비율이 대폭 줄어든 것도 알게 되었다. 당초 36%였던 지방비율이 1년만에 절반인 18%로 준 것이다. 다이어트를 한 사람에게는 체중은 줄어도 지방비율은 여전히 높아서 마른 비만이 많다고 들었지만 나의 경우 진정한 다이어트에 성공한 것이다.

몸무게 10kg 줄고, 무릎 통증이 사라졌다 (체험 예 2).

젊었을 때는 신장은 156cm, 체중은 47~48kg로 말라보였던 나도 30년전에 출산을 마쳤을 때부터 서서히 살이 찌기 시작을 해서 4년전에는 55~56kg까지 늘어났다.

10kg 가까이 찌자 몸이 아주 무거워진 것을 느끼게 되고 높은 언덕을 조금만 올라도 숨이 차고 피로를 느끼게 되었다. 그뿐만 아니라 체중의 영향인지 양무릎 관절도 아프기 시작을 해왔다.

병원에 가서 진통제 주사를 맞아도 별 효과가 없고 무릎 찜질을 멈추는 날이 없었다. 설상가상으로 이때부터 변비가 오고 아랫배가 항상 무겁고 심할 때는 1주일이나 변을 보지 못할 때도 있었다.

이 같은 상태였으므로 항상 살을 빼고 싶다고 느끼고 있었다. 그러나 다이어트는 잘못하면 몸을 망가트릴 수가 있다는 말을 주위에서 들어온 터라 다이어트를 하지 못했다.

알로에 주스는 꼭 몸무게가 10kg 가까이 불었을 때부터 마시기 시작을 해왔다. 이때도 본격적으로 다이어트를 목적하고 한 것은 아니었다. 단순히 몸에 좋은 것이라고 주변사람이 귀뜸해 주었기에 그대로 해본 것 뿐이었다. 이 알로에베라 100% 주스를 매일 아침 점심 저녁 식전에 20~30ml씩을 마셨다.

그 때 "알로에는 쓰다"라고 하는 이미지가 있었지만 내가 선택한 알로에 주스는 쓰지도 않고 마시기도 좋아서 마음에 들었다. 알로에 젤리의 질이 목으로 넘어가는 맛도 좋았다.

나는 여행을 갈 때에도 이 알로에 주스를 가지고 다니면서 하루도 빠짐없이 마셨다. 이렇게 알로에 주스를 마시기 시작하면서 기쁜일이 생겼다.

일주일도 지나지 않아 변비가 해소 되었기 때문이다. 매일 규칙적으로 시원하게 배변이 되었다. 그 덕분인지 아랫배의 중압감도 없어지고 사라진 것이었다.

더욱 기쁜일이 생긴 것은 1개월이 지난 후였다. 체중이 서서히 줄어든 것이다. 1개월에 1kg 정도였지만 순조롭게 계속 줄어 알로에 주스를 마신지 1년이 지난 후에는 10kg이나 몸의 살이 빠져 몸무게 45kg이 되었다.

출산 전의 체중보다도 더 줄어든 것이다. 73cm이던 허리는 7cm가 줄어 66cm가 되었다. 이전부터 시간이 있을 때 2km정도 걷는 것이 운동의 전부였고 식사제한은 하지 않았기 때문에 이만큼 살을 빼게 된 것은 순전히 알로에 덕분이라고 생각하고 있다.

지금은 몸이 가볍고 집안 일을 하거나 외출을 하는 것도 아주 재미가 있다. 몸이 가볍기 때문이다. 계단이나 언덕을 오를 때에도 숨이 차지 않았다.

또 마른 덕분에 무릎의 통증도 사라져서 주사나 찜질은 필요가 없게 되었다. 현재의 45kg이 나에게 가장 적당한 체중인 것만 같다. 그래서 알로에는 나에게 있어서는 살빼는데 훌륭한 역할을 한다고 믿고 있다.

  이는 알로에가 혈액 순환을 좋게 하고 백혈구의 식균작용을 강화해 주고 소염작용, 내병력, 자연 치유력을 도와 주는 성분이 함유되어 있어서 효력이 크다는 것이다.

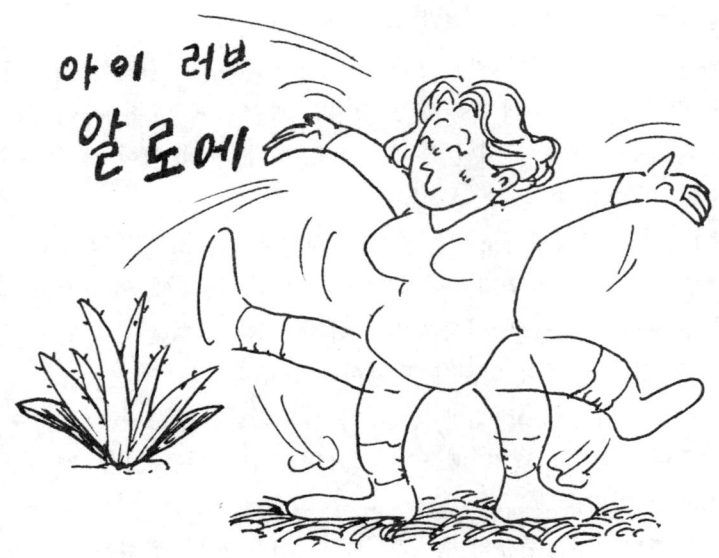

제 7장 민간요법으로 살 빼는 약

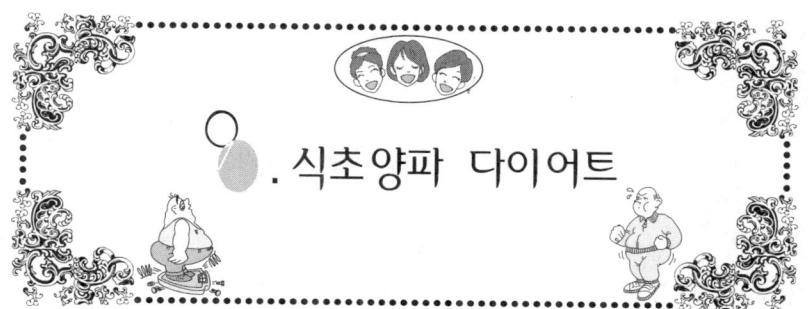

9. 식초양파 다이어트

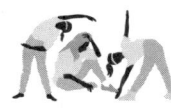

"나는 양파로 병을 고친다. 감기에 걸리면 잠자리에 들기전 따끈하게 구운 양파를 1개 먹는다. 그렇게 자고나서 거뜬히 낫는다."

조지 워싱턴이 감기에 걸렸을 때 곧잘 사용하는 자작 처방이었다. 양파스프, 구운양파, 양파시럽, 생양파는 수세기 동안 감기약으로 애용되어 왔다고 하는 사실은 누구나 다 아는 일이다.

양파는 친척뻘이라고 할 수가 있는 마늘과 마찬가지로 건강을 지켜 주는 것으로 재배되어 왔다.

현재 우리의 민간약으로 활용되는 분야만도 설사제, 이뇨제, 혈압강하제, 강심제, 피임제, 해열제 등 수없이 많다. 이 양파는 마늘과 유사하다고 하는 점도 많으나 또다른 독특한 성분도 있다.

마늘과 다르다고 하는 점은 먹기가 쉽다라고 하는 것이다. 이 때문에 양파에 대한 과학적 검증도 마늘보다 앞서 있다고도 한다. 심장병 환자에게 양파를 권하는 한의사들이 적지 않다.

생양파는 몸에 좋은 HDL 콜레스테롤 수치를 높여준다. 처방량은 반개 정도면 이것으로 충분하다. 이 정도만 먹어도 4명중 3명은 HDL 콜레스테롤 수치가 30% 정도 올라간다.

양파의 유익한 성분중 지금까지 알려진 것만 해도 150종에 달한다. 마늘과는 다소 달리 조리를 한다 하더라도 여전히 혈전용해 체계를 활성화 시켜준다.

인체에 있어서는 혈액응고와 용해등 상반된 기능을 조정하고 균형을 유지하는 절묘한 체계가 있다. 관상동맥이나 기타 혈관에 응고한 혈액이 달라붙어서 피의 흐름을 방해하면 산소공급이 부족해진다. 이렇게 되면 심장근육과 뇌세포가 손상을 입게 된다.

양파는 혈소판이 혈관에 달라붙는 것을 막는 방식으로 혈병 형성을 저지하며, 이미 형성된 혈병을 녹여주는 역할을 한다. 1960년대만 해도 지방을 섭취하면 피가 더러워져서 순환계 질환을 초래한다고 믿었다.

이같은 이론을 바탕으로 혈액오염을 막는 약을 개발하려고 했다. 그러나 별다른 성과는 거둘 수 없었다. 이때 인도의 과학자들이 흥미로운 제안을 했다. 평소 먹는 식품을 대상으로 조사해 보고자 한 것이다. 그 식품중 하나가 바로 이 양파였다.

양파에 풍부하게 함유되어 있는 식물섬유에는 장의 연동운동을 활발하게 도와서 배변을 활발하게 하는 작용이 있다. 따라서 숙변이 제거되고 복부팽창도 진정시켜 체내에 축적이 되어 있는 지방도 연소되기 쉽게 만든다. 그런데 여기에 식초를 첨가하면 지방대사를 더욱 크게 촉진을 시키게 된다. 그래서 식초양파를 만들어 섭취하면 지방 축출이 배가 된다.

이와 같이 우리 몸에 유익한 식초에 양파를 담궈 만든 '식초양파 다이어트'가 비만으로 고생하고 있는 사람들에게 관심의 대상이 되고 있다. 그런데 이 식초양파의 재료인 양파에는 혈액속의 지질(중성지방과 콜레스테롤)과 당을 줄여주는 작용이 있는데 식초에도 똑같은 효과가 있다.

즉 식초와 양파는 혈액을 보다 좋은 상태로 만들어서 생활 관습병을 예방해주는 중요 식품이다. 그리고 이 식초양파 다이어트로 다음과 같은 다이어트 효과를 보았다고 한다.
① 체중 10kg이 감소하였다.
② 중성지방의 수치가 내려가고 체중 5kg이 감소하였다.
③ 콜레스테롤 수치가 정상이 되고, 아랫배가 쑥 들어갔다.
④ 높은 혈당치가 내려가고 체지방율도 10% 감소되었다.
⑤ 고혈압이 개선되고 전신이 날씬해졌다.

물론 여기서 감량차는 다소 있을 수가 있다.
식초양파를 늘 먹고 있는 사람 중에서도 상당히 뚱뚱한 사람부터 약간 통통한 사람까지 다양하다. 그러므로 몇달 만에 5kg 이상 살을 뺀 사람도 있지만 체중이 특별하게 변동사항이 없는 사람도 있다. 그러나 평균 1인당 3~4kg은 뺏다고 하는 것이다. 거꾸로 식초양파를 먹고 나서부터 살이 쪘다는 사람은 보지 못했다고 한다.
식초양파가 보급된 계기는 성인병 환자들의 건강보조식이 있기는

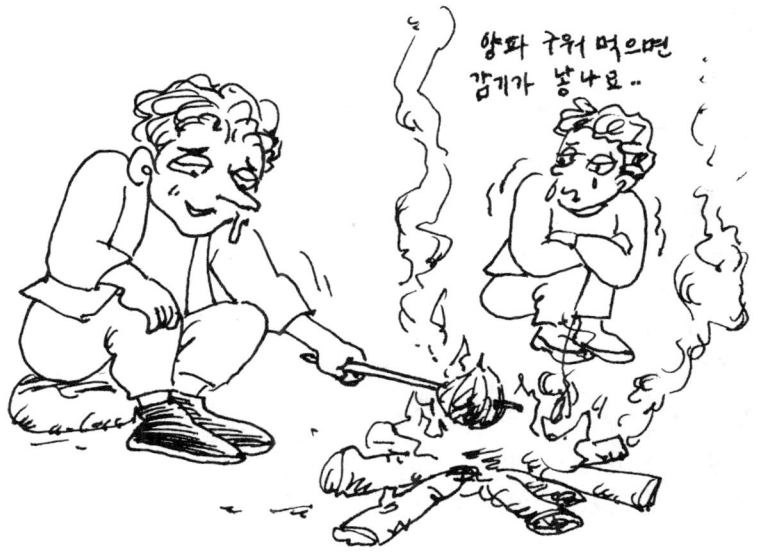

하지만 최근에는 비만인 사람들에게도 적극적으로 권장되고 있는 추세다.

비만이라고 하는 사람은 단순히 체중이 많이 나가는 사람이 아니라 체중에서 차지하는 지방의 비율(체지방율)이 높은 사람을 두고 말하는 것이다.

이같은 비만인 사람은 특히 고지혈증과 당뇨병 등의 발병과 합병증을 일으킬 위험성이 있다. 정상적인 체지방율은 성인 남성의 경우 15%~20% 성인 여성은 20~25%가 표준이다. 그리고 남성이 25% 이상, 여성이 30% 이상이면 비만에 속한다고 할 수가 있다.

실제로 표준체중보다도 적게 나가는 사람과 보기에 마른듯한 사람 가운데에서도 체지방율이 높이 숨겨져 있는 사람이 많기 때문에 병원에 가서 한번 검사를 받아 보는 것이 좋다.

즉 체중계로 재 보는 것이 좋다고 할 수가 있다. 그런데 비만의 피해는 고지혈증과 당뇨 이외에도 여러 가지가 있다. 예를 들면 비만인은 통계적으로 유방암, 자궁암, 대장암 등에 걸리기 쉽다는 것이 밝혀졌다.

이외에도 지방간, 신장위축, 심장비대, 동맥경화, 뇌혈관장애, 담석, 백내장 등을 발병시키거나 아니면 증상을 악화시키는 하나의 요인이 됨으로 늘 주의가 필요하다고 할 수가 있다.

그러면 여기서 식초양파의 효과에 대해서 잠간 생각해 보기로 하자. 체지방의 저장 장소는 지방조직에 있는 지방 세포로 그 곳에서 지방의 합성과 분해가 이루어진다.

비만은 합성되는 양이 분해되는 양보다 많기 때문에 지방이 축적되어 생기는 것이다. 그리고 이 지방의 합성에는 그 재료가 되는 혈액속에 남은 지방질과 당이 필요로 하지만 앞에서 말한 것처럼 양파와 식초에는 혈액속에 남은 지방질과 당을 줄여주는 작용이 있기 때문에 지방의 합성이 억제되는 것이다.

즉 식초양파는 체지방을 없애 주는 것이다. 또 동양의학에서는 숙변(장내 오래 머물고 있는 변)이 채워져서 배가 팽창하면 혈액순환이 나빠지고 지방이 축적되기 쉽다고 한다. 다시 말하면 숙변을 배출해 복부 팽창을 제거하면 혈액순환이 개선되어 신진대사가 활발해지고 지방은 쉽게 연소되어 축적이 어렵게 된다.

양파에 풍부하게 함유되어 있는 식물성 섬유에는 장의 연동운동을 활발하게 해 주는 역할이 있으므로 배변을 좋게 한다. 결국 숙변이 제거되고 복부팽창도 진정이 되어 체내 축적된 지방도 연소되기 쉽게 만든다.

이와 마찬가지로 식초에도 지방의 대사를 촉진하게 하는 효과가 있다는 것을 알 수가 있고 이 양파와 함께 섭취를 하면 그 결과는 가일층 높아지는 것이다. 필자도 건강관리를 위해서 식초양파를 먹고 있는 한 사람이기도 하려니와 그것을 먹고나서 부터는 이상스럽게도 열량이 높은 튀김같은 것은 별로 먹고 싶은 마음이 없어진 것이다.

이런 경험은 식초양파를 늘먹는 다른 사람도 많이 있는것 같다. 아마 식초양파에는 식사의 즐거움을 바꿔주는 힘도 있었을 것이다. 이렇게 되면 무리를 해서 높은 열량의 식사를 절제할 필요가 없기 때문에 다이어트 할 때의 정신적인 스트레스도 줄어들게 된다. 그렇다면 식초양파 다이어트는 과연 어떻게 하는 것일까?

이 식초양파는 아침저녁으로 하루 2회 각 60g(작은 접시로 하나)씩 먹는다. 이것이 무리라고 느껴지면 하루에 한 번씩 먹어도 관계는 없다. 효과가 날때까지는 좀더 시간이 걸릴지 모르겠다. 단념하고 지속적으로 계속하는 것이 좋다. 양파를 샐러드에 넣거나 생선구이에 첨가해서 다른 반찬과 함께 먹으면 된다. 여러 가지 방법을 연구를 해서 맛있게 먹는 방법을 찾아보도록 하자.

조속하게 다이어트 효과를 보고 싶은 사람은 산책 등 무리가 되지 않는 운동을 한다. 그것은 지방의 연소를 더욱 활발하게 해준다. 맥박이 평상시의 15배가 되는 빠른 속보로 30~40분 가량 걸으면 좋다.

[식초양파 만드는 방법]
양파-중간크기 1개(160~200g)
양조식초-큰 스푼으로 5술
천일염-조금
꿀-큰 스푼으로 1술 반

① 양파는 속껍질까지 벗겨 얇게 썰어 물에 헹군 후 소쿠리에 담아 물기를 뺀다.
② 냄비에 양조식초와 소금을 넣고 가열을 해서 체온(36°C 전후) 정도로 따뜻해지면 불을 끈다.
③ 냄비에 꿀을 넣고 녹인 후 ①의 양파를 넣어 잘 섞는다. 2시간 정도 맛이 잘 배게 한 후 먹으면 맛이 있다.
④ 밀폐용기에 담아 뚜껑을 덮어 냉장고에 넣으면 1주일 동안 보존이 가능하다.

식초양파 다이어트의 기본적인 방법

아침, 저녁 1일 2회 각 60g씩 반찬과 함께 먹는다.
샐러드에 섞거나, 생선구이와 함께 먹고, 된장에 섞어서 먹거나 찬두부와 함께 먹는다.
이밖에 구미에 맞게 여러 가지 음식과 함께 먹으면 더욱 좋다.

체중 10kg을 거뜬히 감량 했다(체험 예 1).

나는 45세의 농촌 주부다.
평소보다 몸무게가 30kg까지 늘어났다. 신장 153cm인 본인은 50살까지는 40kg의 마른 체격이었다. 그런데 서서히 체중이 불기 시작을 하면서 작년에는 70kg까지 늘어나게 되었다.

제7장 민간요법으로 살 빼는 약

살이 찐 원인이라고 하면 몸을 움직이는 일이 줄었기 때문이다. 나의 직업은 여자 농군인데 우리 집은 논농사와 담배농사를 지었고, 가족이 먹을 야채농사도 함께 지었다.

농사에 종사하다 보니 밤낮으로 농사일에만 매달렸다. 그리고 부업으로 농한기에는 근처에 있는 목재소에서 일하기도 했다. 특별히 좋아하거나 아니면 싫어하는 음식없이 무엇이나 잘 먹었으나 하루종일 쉬는 시간없이 많은 일을 했으므로 지방이 쌓일 틈이 없었다.

그런데 몸 상태가 좋지 않아 농사일과 목제소 일을 그만두자 이때부터 살이 많이 찌는 것이었다. 특히 살이 찐 곳은 배와 허리의 주위, 그리고 엉덩이로 이 엉덩이가 너무 커졌다는 것이다.

그때까지 입던 옷도 맞지 않고 허리도 고무로 된 헐렁한 옷을 입었다. 더구나 살이 찌고 나서부터는 배변도 나빠져서 3일에 한번밖에 보지 못하게 되었다.

4년전 병으로 위를 1/3정도 절개한 후 변비가 와서 변비약에 의

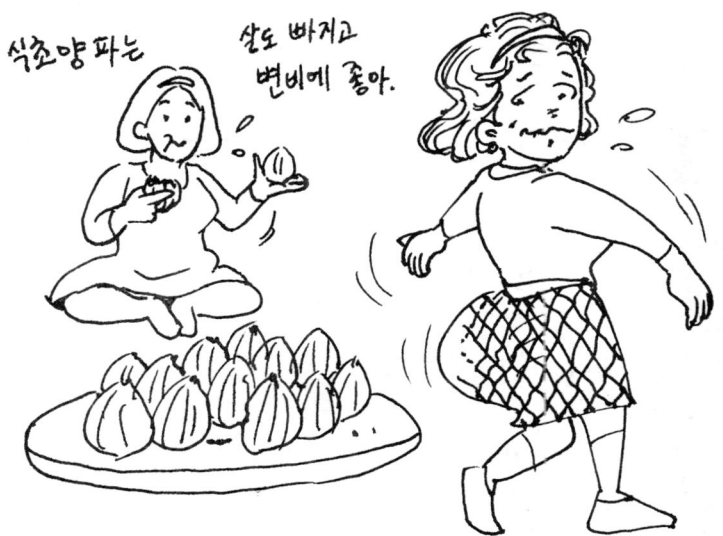

존해야 했다. 그런 내가 양파를 식초에 담궈 먹으면 좋다는 이야기를 듣고 이때부터 실행을 했다. 그리고 이 식초양파를 하루 3회 식사후 한 접시씩 먹었다.

이렇게 하고 나니 우선 변비가 없어졌다. 하루 한 차례씩 변을 보게 된 것이다. 자연 변비약도 필요없게 되었다. 그리고 2개월 후부터는 살이 빠지기 시작했다.

나는 3주에 한차례씩 병원에 가서 위장과 심장 검사를 받을 때 반드시 체중도 측정해 보게 되는데 식초양파를 먹고 처음 검사를 받았을 때는 변화에 이상이 없었다. 그러나 3주후 검사를 받았을 때는 놀랍게도 2kg이 줄었다. 이것을 시초로 하여 서서히 살이 빠지기 시작하였다.

이렇게 병원에 갈때마다 무게를 측정해 보면 계속 줄어들어 저울에 오를때마다 "또 줄었네"라고 의사와 간호사는 놀랐다. 그리고 1년이 지난 현재 10kg이나 줄게 되었다. 배의 군살이 현저하게 빠지고 엉덩이도 많이 작아졌다.

아직은 날씬한 몸이라고는 할 수 없어 바지 사이즈는 맞지 않으나 계속 몸무게가 줄고 있어 몸이 날아갈 것만 같다.

혈당치 안정으로 몸이 15kg이나 줄었다(체험 예2).

현재 66세의 남편은 15~16년전부터 혈당치가 높아졌다. 건강진단시 공복 때의 혈당치가 200mg/dl 전후(기준치는 70~109mg/dl)로 높아 식사를 개선하라고 하는 지시를 의사로부터 받게 되었다.

집에 있을 때는 주의를 할 수가 있지만 밖에 나가면 외식을 해야 함으로 혈당치가 내려가지 않았다. 그래서 이래서는 안되겠다라고 생각을 하고 10년쯤 전에 입원을 하게 이르렀다.

병원에서 철저한 칼로리 관리를 해서 2주일 입원으로 공복시의 혈당치는 130mg/dl까지 내려갔다. 그러나 이 방법을 유지하는 것은 힘이 들었으므로 다른 방법을 생각하게 되었다.

그때 알게 된 것이 바로 이 식초양파 다이어트이다. 우리 집에서는 식사를 할 때 이것을 반찬으로 삼아 먹기 때문에 하루이틀 사이에 다 먹게 되었다. 그러므로 계속적으로 식초양파가 떨어지지 않게 계속 담아 먹어야만 했다.

그런데 이 식초양파를 먹고난 후부터 3개월이 지나서였다. 어느날 목욕탕에 있는 체중계로 몸무게를 재어 보니 살이 많이 빠졌다. 15kg이나 줄어 든 것이다.

3개월만에 15kg이나 빠진 것은 참으로 놀라운 일이 아닐수가 없었다. 몸무게뿐만 아니라 허리까지도 많이 줄었다. 그후부터는 3개월에 한차례 받는 정기검진에 혈당치가 120mg/dl로 기준치보다는 약간 높기는 했으나 옛날같이 의사에게 주의 받는 일은 없었다. 그래서 퇴원후 1년 정도 지나고 나서 술도 조금씩 다시 먹을 수가 있었다.

물론 식초양파는 계속 먹으면서 말이다. 그러니 정신도 안정이 되었고 기분도 매우 좋아진 것이다. 이렇게 10여년이 지나니 체중은 51kg으로 현재를 유지하고 있다. 결국 15kg이나 몸무게가 줄게 된 셈이다.

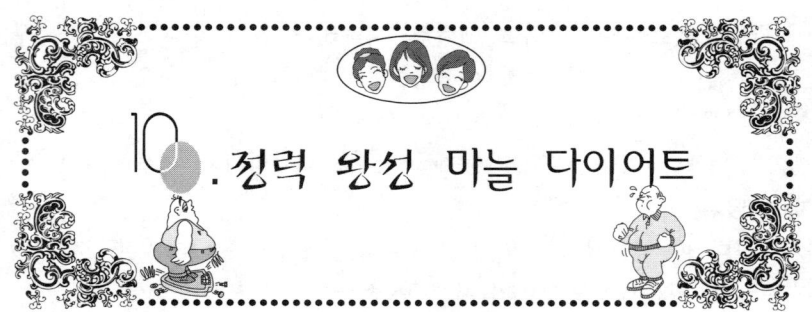

10. 정력 왕성 마늘 다이어트

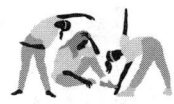

"3월에는 파, 5월에는 마늘을 먹자! 그러면 의사는 할 일이 없어질 것이다"라는 웰즈의 시구가 한 구절 떠오른다.

마늘은 우리의 민간요법에서 신비의 약으로 널리 호평을 받아왔다고 할 수가 있다. 그 효능은 두말할 여지없이 이미 수천년전부터 사제나 의사들에 의해서 인정되고 기록되어 왔다.

벌써 기원전 1,500여 년전의 저서로 널리 알려져 있는 이집트의 고의학서에 있어서 두통, 인후질환, 심신쇠약 등은 마늘이 유효하다는 기록이 전해지고 있다. 그뿐만 아니라 로마에서는 개나 뱀에 물렸을 때와 종양, 식욕부진, 경련 등 무려 61가지 질환에 대한 마늘 치료법이 유효하다고 소개되고 있다.

이것을 보면 마늘은 시대를 초월하여 치료제로 각광을 받아온 것은 숨길 수 없는 사실이다.

20세기에 들어와서는 마늘이 대체 항생제로 아니면 결핵 등 수없이 많은 질병에 효과를 얻고 있다는 것이 사실이다. 근래에는 암치료에도 각광을 받고 있다. 그런데 언제부터인지 마늘을 이용한 다이어트에 많은 사람들이 효과가 있다는 학설이 관심을 모으고 있다.

이 마늘 다이어트를 체험한 사람들의 얘기를 들어보면 대개 1개월에 2~3kg 빠지기 까지 했다고 한다. 하복부에 군살이 있고 변비가 있는 사람, 얼굴과 다리에 부기가 있는 사람에게 현저한 효과가 나타나고 있다. 이것말고도 비만 감량 효과와, 생리 개선 효과, 탈취 효과, 피로회복, 그리고 정력 효과에 이르기까지 수없이 많은 효과가 나타나고 있어서 신비의 영역으로 칭송 받는 것이다.
　마늘은 혈압을 정상으로 만드는 다이어트에 효과가 있다. 마늘의 잎은 분말을 만들어 흑초(식초의 종류)를 첨가한 것을 가지고 우유나 요구르트에 섞어서 먹는 디저트 감각의 다이어트 방법이다. 특히 여기서는 식사제한 같은 것이 전혀 없으므로 즐겁게 살을 빼는 다이어트법이라고 할 수가 있다.
　또 한방에서는 식사 또는 음식물에 의한 치료효과를 식치 효과라고 하지만 잎, 흑초도 전신의 건강상태를 올려주는 식치효과가 우수하다. 이런점에서 볼 때 무리없이 건강하게 살을 뺀다는 관점에서

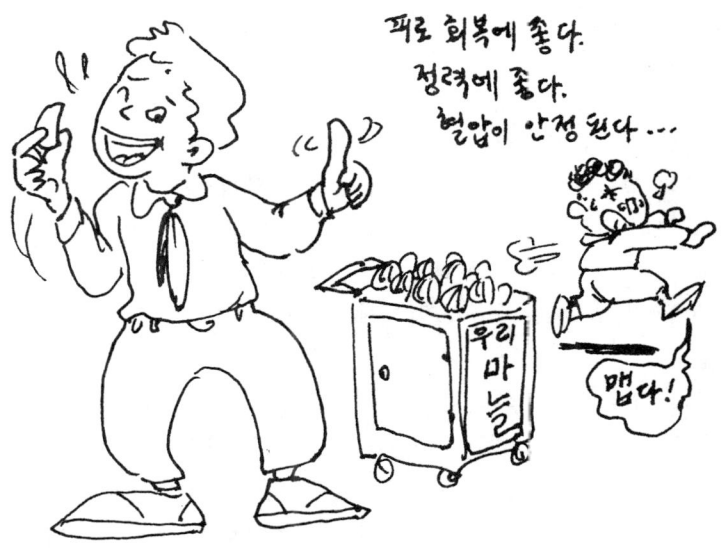

이상적인 다이어트라고 할 수가 있다.

　마늘 다이어트는 식후의 디저트나 간식으로 좋은데, 큰 스푼으로 1～2개의 마늘 분말을 약 100g의 요구르트에 섞어서 먹거나 컵으로 한잔(180ml)의 우유에 타서 마시는 것이 기본이다.

　필자가 잘 아는 분 중에는 한의사 한 분이 있는데 이분은 '마늘' 애찬자다. 만나는 사람마다 마늘 먹기를 권하는데 키도 크고 몸도 뚱뚱한 이 분은 배가 상당히 튀어나와 있었다. 말하자면 비만인 것이다. 그런데 근래 마늘스프를 만들어 먹으므로서 1개월 사이에 살이 6～7kg이나 줄었다는 것이다. 놀라운 일이다.

　마늘을 그냥 먹기가 어려워 생마늘을 냄비에 넣고 끓여서 건진 것을 분쇄기에 넣어서 가는 것이다. 이렇게 해서 먹으면 역겨운 것도 덜하고 먹기가 훨씬 편하다. 이렇게 짖이겨진 마늘을 한 스푼 떠서 꿀 한 스푼에 타서 먹는다고 했다. 이것을 계속하니 숙변의 통변이 좋아져 배살이 빠지더란 것이다.

　때로는 슈퍼에 가면 있는 수입 마늘가루가 있는데 이것을 요구르트와 섞어서 먹는다는 것이다.

　이렇게 먹으면 첫째 피로감이 사라지고 활기가 생기고, 둘째는 정력이 솟아나고, 셋째는 혈압이 안정된다는 것이다. 이것 말고도 마늘에 대한 용도는 다양하다. 특히 비장이 좋아지고 혈액순환이 잘되는데 특히 말단(손발 끝) 부위의 혈액이 원활해진다.

　그래서 치근염, 출혈, 심장 거담, 폐, 기관지 천식과 비뇨기과라고 할 수 있는 요도염, 고환염, 요실금 등에도 효과가 있다고 할 수 있다. 이런것 말고도 마늘이 항생제 역활이라 할 살균작용을 곁들이고 있다.

　이 마늘과 마늘 잎에는 체내에서 비타민 A가 되는 '칼로틴'이 풍부하게 들어 있고, 비타민 C와 B군은 물론 칼슘 미네날도 함유되어 있다. 흑초에는 몸의 신진대사를 원활하게 하는 구연산이 들어 있어서 그 효과는 무궁무진하다. 그러나 앞에서도 언급했듯이 마늘을 먹으면 통변이 잘되어 숙변이 됨으로 다이어트에 효과가 크다고 하는 것이다.
　이 다이어트를 체험한 사람들의 보고를 들어보면 대개 1개월에 2～3kg 의 페이스로 살이 빠졌고, 많이 빠지는 사람은 1개월에 5kg 이상 빠진다고 한다. 앞의 한의사 K씨도 7kg을 감량했다고 하는 말이 결코 헛말은 아닐 것이다.
　한의사가 말한대로 특히 하복부에 군살이 많은 사람과 얼굴과 다리 부기가 많은 사람에게 현저한 효과가 있다는 것이다. 이와같은 감량 효과와 병행해서 나타나는 효과는 체험자로부터 경이적이라는 말을 듣고 있다.
　배변의 효과는 물론, 생리통 개선의 효과, 체취를 없애는 효과, 미백 효과, 피로 효과 등은 말할 것도 없고, 남녀모두 공통으로 나타나는 결과로는 정력회복과 위장이 튼튼해지고 감기가 걸리지 않는다는 것이다. 이와 같이 마늘 다이어트 효과 가운데에서도 주목해야 할 효과는 배변의 효과, 감량 효과, 체취를 없애는 효과, 정력회복 효과에 관하여 설명해 보면 다음과 같다.
　다이어트에 가장 기본이 되는 효과에 있어서는 배변의 효과가 즉효성이 있다. 이 마늘에는 위장을 튼튼하게 하고 소화기능을 도와 배변을 좋게 하는 작용이 있다. 또 흑초와 요구르트를 함께 먹으면 높은 배변 효과가 있는 것이 사실이다. 감량 효과는 이 배변 효과에 더해 소변 배출을 원활하게 해서 체내의 여유 수분을 배출하는 이뇨 효과가 크므로 얼굴이나 또한 하반신 부기에 효과가 크다고 할 수가 있다. 마늘을 먹으면 몸이 후끈후끈 닳아 오르게 한다.
　이는 냉기를 제거해서 전신의 신진대사를 원활하게 하는 효과를 가져오게 한다. 이것이 신장을 돕는 요인이 되는데 살을 빼기 위한 전제조건이 된다고 할 수가 있다. 흑초는 혈액순환을 돕는 일을 하므로 비만체질의 개선을 도운다고 할 수가 있겠다.
　암내 등의 체취를 없애는 데에 있어서는 흑초에 의한 효과가 큰 것으로 보인다. 흑초에는 열을 가라앉히는 작용이 있지만 이 작용으로 체취를 없애는 효과가 있기 때문이다.

다음으로 정력 효과에 관해서는 마늘과 마늘 잎으로 신진대사가 활발해진다. 뿐만 아니라 마늘 잎이 스트레스를 경감시킨다라고 하는 성분작용으로 인해서 남녀를 불문하고 공통적으로 정력회복 효과가 있는 것이다.

이 마늘은 고대 페르시아에서는 효과가 절대적인 모양으로 남성의 정액을 높이는 식품으로 애용되고 있다. 남성에게 나타나는 이와 같은 강장 효과는 마늘에 함유되어 있는 알린산 등의 성분이 몸의 성 중추에 작용을 해서 호르몬의 분비를 촉진시킨다. 두말 할 여지 없이 알린산은 강장식의 대표인 마늘에 많이 포함되어 있는 성분이다.

또 한편으로는 마늘과 마늘 잎에 함유되어 있는 카로틴에는 생식기 등의 점막의 능력을 높이는 작용이 있다. 카로틴은 마늘보다는 잎에 더 많이 함유되어 있는 것이 사실이다. 마늘 다이어트를 시작한 여성의 성기가 촉촉해진다라고 하는 것은 마늘의 카로틴, 특히 잎속에 들어 있는 풍부한 카로틴이 중요한 역할을 한다라고 할 수가 있다.

그외에 마늘 잎에는 비타민 C와 칼슘 등의 영양분이 마늘보다 더 많이 함유되어 있다. 이 마늘 분말에는 이와 같은 마늘잎이 충분이 들어 있기 때문에 정력회복 이외에 유효하다고 하는 사실이다.

 마늘 다이어트로 10kg 살을 빼고 밤이 행복해졌다.
이중턱이 사라지고 다른 사람으로 변신했다

Y씨는 회사내에서 여자 사원들에게 하나의 화제거리로 남아 있다. 반년만에 살을 10kg이나 뺏다고 하는 소문 때문이다. 마늘 다이어트를 시작하고부터 매월 2~3kg 안팎의 살을 뺏다고 하는 것도 화제이기는 하지만 그런 것보다 Y씨의 트레이드 마크인 이중턱이 사라지고, 산달같이 불룩하게 튀어나온 배도 쑥 들어가 마치 다른 사람이

제 7 장 민간요법으로 살 빼는 약

된듯이 되었기 때문이다.

　키 180cm에 90kg이나 되어 거구였던 그가 반년 남짓한 동안 10kg 가량이나 빠져 홀쭉해졌기 때문이다. 이 Y씨는 고교시절부터 야구를 해 왔지만 2년전부터는 야구를 그만 두고는 아랫배에 군살이 붙기 시작을 했다. 남자인데도 "언제 애기를 낳게 되나?"라고 하는 우스게 말을 사원들 사이에서 들을 정도로 배가 산만해 있었다.

　"임산부의 산달인 배는 이 정도이구나……"라고 생각을 하면서 배를 혼자 화장실에 가서 스다듬어 본적도 없지 않았다. 임산부와 너무도 흡사해서 배가 무거워져서 책상에서 오래 앉아 있다가 일어서려면 어딘가를 붙잡지 않고는 일어서지 못했다.

　그 뿐만 아니라 같은 자세를 오래 지속해 앉아 있으려면 배가 괴로워 견디기가 힘들다. 그것만이 아니고 살이 찌고나니 혈압이 상승을 해서 최대혈압이 140mmHg나 되어서 의사로부터 "살을 빼지 않으면 위험하다"라고 하는 경고까지 받게 되었다. 심장에 부담이 생겼

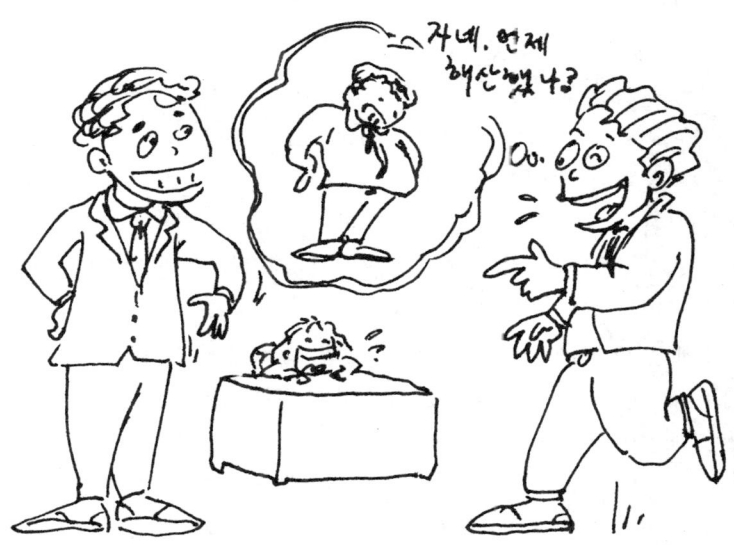

는지 가슴이 간혹 두근 거렸다. 아내가 걱정이 되었는지 어느날 마늘 다이어트를 해보라고 권하였다.
 마늘 다이어트는 그냥 마늘을 갈라서 먹기도 하지만 불편을 고려하여 마늘 분말을 먹기로 했다. 흑초가 함유되어 있는 잎이 붙어 있는 마늘과 마늘잎의 분말을 요구르트나 우유에 섞어 먹거나 마시는 다이어트 방법이었다. 아침 식사 때 공기 하나 정도의 무설탕 요구르트에 마늘 분말을 큰 숟가락으로 하나를 넣고 잘 섞어서 먹었다. 이것을 빵과 함께 먹었으나 깔끔하여 혀의 감촉이 산뜻하고 좋아 매일 아침 맛있게 먹었다.
 밤에는 저지방 우유 한 컵에 마늘 분말을 큰 숟가락으로 하나를 넣고 자기전에 꼭 마셨다. 이렇게 마늘 다이어트를 막 시작했을 때 굉장한 양의 변을 보게 되었다. 이제까지는 몸이 큰 것에 비해 나오는 변이 적다라고 생각을 했지만 그로부터 몸에 맞는 적당한 양의 변이 나오게 되었다. 게다가 술을 전혀 입에도 대지 않는 Y씨로서는 자기전에 여러 가지 과자를 먹지만 왠지 마늘 다이어트를 시작하고부터는 과자가 싫어졌다.
 이렇게 해서 산달 같았던 불룩한 배는 들어가기 시작하였다. 배에 작은 구멍이 뚫리고 그 곳으로 공기가 빠져 나가는 것처럼 순식간에 배가 줄어들었다. 허리는 적어도 10cm 이상 줄었다고 생각을 했다. 얼굴의 이중턱이 없어지고 본래의 턱으로 돌아온 것은 마늘 다이어트를 시작한지 3개월 지난 후부터였다. 얼굴의 부기가 확 빠진듯 싶었고 인상도 좋아진 것 같았다. 이렇게 되고부터 이상스럽게 밤에 잠자리에 있어서도 그것이 살아났다.
 효과에 대한 이야기를 아내에게 들려 주었더니 아내도 마늘을 먹고 싶다고 하여 함께 먹고 있다. 그런데 아내의 그곳도 축축해져서 전보다 애정이 훨씬 더 느껴진다라고 했다. 마늘 분말 이외의 것은 전혀 먹지 않았으므로 오로지 두 사람 모두 정력이 증강된 원인은 바로 이 마늘 분말 덕으로 믿는다고 말하고 있다.

마늘 다이어트를 시작하고나서 4개월쯤 지나니 건강이 완연하게 나타나기 시작을 했다. 높았던 혈압도 정상으로 돌아오고 때때로 두근 거렸던 가슴도 싹 사라지게 되었다. 두통도 앓고 있어서 아프면 두통약을 먹는데 이때부터 두통이 사라졌으므로 두통약을 먹을 필요가 없게 되었다. 오래 전부터 감기가 잘 걸리곤 하였으나 이 약 덕분인지 이때부터는 감기도 앓지 않게 되었다.

신기한 일이었다. 피부도 아토피성 피부염을 앓고 있는데 피부병까지 싹 가시고 말았다. 2개월이 지난 지금은 등과 배에 널리 퍼져 있던 좁살같이 튀어나온 것도 깨끗하게 사라지고 가려움증도 완전하게 멎었다. 확실히 마늘 다이어트는 건강에 제1이라고 하는 사실을 알게 되었다.

발의 악취와 겨드랑이의 악취가 사라졌다

정말이지 나는 나 자신도 믿지 못할 정도로 마늘 다이어트에 도취되었고 한 달 반만에 7kg이나 몸무게를 뺄 수가 있었다. 신장이 164cm이고 몸무게는 64kg이었다. 이렇게 무거웠던 몸무게가 순식간에 57kg으로 줄어 들었다.

단기간이라 그리 길지 않은 시간에 많은 돈무게를 빼게 되었는데도 불구하고 몸은 별로 휘청거리는 증세가 없고 오히려 에너지가 넘치듯 몸이 가벼워졌으니 참으로 알다가도 모를 일이다. 한마디로 신기롭다라고 하는 생각마저 들었다. 이 마늘 다이어트는 원래 군것질이나 과자류를 평소 좋아하던 나에게 아내가 먼저 제안을 해왔다.

"우리 두 사람이 다 같이 시작해서 얼마나 더 많이 살을 빼는지 경쟁을 해볼까요?"라고 제의를 해서 함께 하기로 약속을 했다. 그래서 마늘 다이어트가 시작된 것이다. 방 벽에다 2~3일 간격으로 몸무게를 재서 기록하는 그래프를 만들고 우리 부부는 경쟁적으로 살빼기에 들어갔다. 그렇다고 특별히 다른 것을 먹는 것도 아니고 그저 열심히 마늘 분말만 먹기로 한 것이었다. 그러나 예상한대로 다이어트에 경험이 풍부한 아내의 우세로 끝났다. 그것은 아내가 3.5kg, 내가 7kg으로 두 배 더 뺐으나 아내는 단 1개월 사이에 3.5g의 기록이니 대단한 기록인 것이다.

원래 아내는 그렇게 뚱뚱한 몸매는 아닌 신장이 160cm에 체중은 56kg이었다. 그것이 3.5kg이 빠져서 52.5kg이 된 것이다. 조금 더 빼면 아내가 바라는 50kg까지는 무난히 빼게 될 것이다.

현시점에서는 다이어트 경쟁의 승자인 내가 어떻게 마늘 다이어트로서 살을 뺐는지 이야기 하겠다. 처음에는 1주일 간격으로 1kg씩 빼게 되었다. 그리고 3주째는 2kg을 뺐다. 4주째는 또 2kg그리고 이후는 5주, 6주에는 1kg씩 뺐다. 그래서 모두 7kg을 뺀 것이다.

이제까지 살을 잘 뺀 것은 마늘 다이어트를 시작하고 나서 입에 달고 다니다시피 했던 과자, 빵 같은 것을 먹지 않았기 때문이다. 나의 경우 무설탕 요구르트 100mg에 마늘 분말을 큰 숫갈로 1~2개 넣고 여기에 우유(200ml)를 섞어서 마신다. 아내도 똑같은 방법으로 했다.

마시면 달콤하고 양도 많아서 만족하고 배가 부른다. 시중에 팔고 있는 마늘 분말은 마늘과 마늘잎을 분말로 만들어 여기에 흑초를 섞은 것이다. 집에서 아침 식사 때, 회사에 가서 점심 때, 저녁 식사후 하루 3회 마셨다. 회사에서는 아침에 만든 것을 병에 담아서 가지고 갔다.

이렇게 1일 3회 마시자 포만감이 지속되고 하루종일 있어도 간식에 손이 가지 않아서 식사 이외에는 별로 먹는 것이 없었다. 특히 과자나 팥빵 같은 것을 과거에는 즐겨 먹었는데 전혀 필요없게 된 것이다. 더구나 배변도 훨씬 잘 되고 밥은 보통으로 먹고 일에 파묻혀 열심히 하는 사이에 자신도 모르게 살이 빠졌다.

1개월 반까지는 허리 사이즈가 88cm 둘레의 바지를 입었으나 지금은 73cm 바지를 입고 있다. 계단을 오르는 일이 대단히 수월해지고 남이 보지 않으면 어린아기 모양 뛰어 오르고 싶은 심정이다. 마

제7장 민간요법으로 살 빼는 약

늘 다이어트로 살을 빼고나서 부터 왠지 발 냄새가 없어졌다.
 그리고 아내는 양팔 겨드랑이에서 나오는 냄새가 완전히 사라졌다고 했다. 그리고 부부간에도 금슬이 좋아진 것이 확실하다. 이렇게 시중에 팔고 있는 마늘 분말을 사서 먹었으나 또다른 분들은 생마늘이나 마늘 줄기를 그대로 즙을 만들어 먹어도 좋다고 했다.
 문제는 냄새다. 과학자들은 오랜기간 이 마늘 냄새를 없애는 방법을 연구해왔다. 마늘을 섭취후 커피를 진하게 마시거나 아니면 요구르트, 우유를 곁들여 마시는 방법 같은 것이다. 가장 일반적인 것은 파슬리를 씹어 먹는 것이다.
 이 파슬리의 엽록소가 마늘 냄새를 없애주기 때문이다. 만약 손에 묻으면 이것은 레몬을 이용해서 손쉽게 제거할 수 있다고 한다. 여하간 마늘을 이용한 다이어트는 우리 부부에게 큰 효과를 보았다고 할 수 있다.

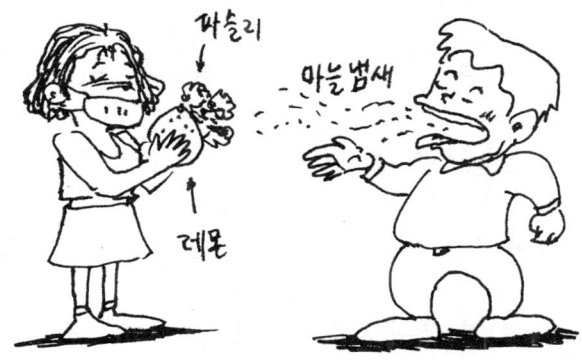

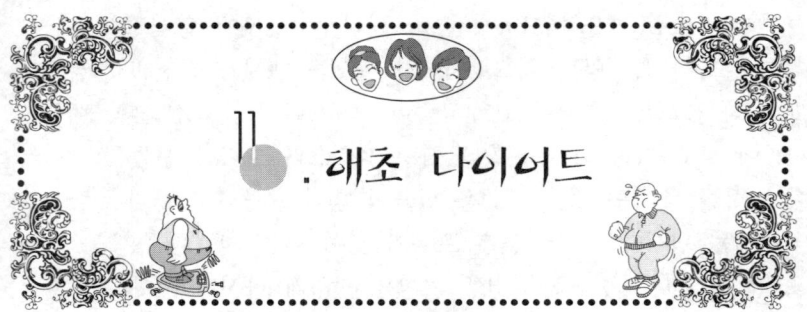

11. 해초 다이어트

　세계의 장수촌이란 소문이 나 있는 마을의 환경을 조사 해보면 주로 주위에 바다가 있고 산간이어서 곡물류나 콩같은 잡곡물과 나물과 같은 것이 많이 생산되는 산간촌임을 알 수가 있다.
　이웃 일본이 세계적인 장수촌으로 꼽히는 이유가 사방이 바다이기 때문이다. 그런 환경적 이유가 여기에 생산되고 식용으로 이용되고 있기 때문에 이것을 먹는 사람들이 오래 살게 된 원인이 되었다고 과학자들은 설명을 할 수가 있다.
　우리 나라도 연령적으로 가장 노인이 오래 사는 곳은 제주도로 꼽고 있으니 공해가 없고 바다에서 나는 청정물을 먹고 사는 사람들이 장수를 하게 된다는 사실은 알만하다. 비만도 이 건강과 직결이 되어 있는 것이므로 바다에 나는 생선이나 해초류 등을 연관지어 생각해 볼 수 있다.
　일본의 요리 연구가로 손꼽히는 스즈끼 소노코 씨는 스즈끼식 다이어트라고 하는 방법을 고안해 왔는데 그 원료가 다시마라고 한다. 스즈끼는 아침에 일어나면 다시마 국물을 한 컵 마시는 것으로부터 일과가 시작된다고 한다.
　일본인들이 대체로 김이나 미역 그리고 다시마 등을 즐겨 먹는다

제7장 민간요법으로 살 빼는 약

고 하는 사실은 우리에게는 벌써 알려져 있는 일이다. 특히 여성들에게 있어서 거친 피부, 생리불순, 변비해소에 경이로운 효과가 있다고 하는 것은 다 알고 있을 것이다.

우리가 아는 상식으로도 해초류에는 요드카리가 풍부하게 들어 있다고 하는 사실은 알려져 있는 일이다. 요도카리는 요산이라고 하는데 주로 갑상선 호르몬을 만드는 원료가 되고 있다. 음식물에서 영양분을 흡수하고 그것을 에너지로 바꿔 노폐물을 몸 밖으로 배출하는 신진대사 역할을 하는 것이 바로 이 갑상선 호르몬의 역할인 것이다. 이러한 호르몬이 비만을 억제하는 것은 분명할 것이다. 이는 신진대사를 촉진시키는 역할이 크기 때문인 것이다.

경북 영덕이라고 하는 바닷가에서 필자에게 어떤 식품을 먹어야 다이어트에 효과가 있겠느냐고 묻기에 동해안 바닷가라는 생각이 먼저 떠올라서 "다시마 같은 해초류를 많이 잡수어 보세요 효과가 있을 겁니다."라고 대답을 해 주었더니 좋은 효과를 얻었노라고 하면서

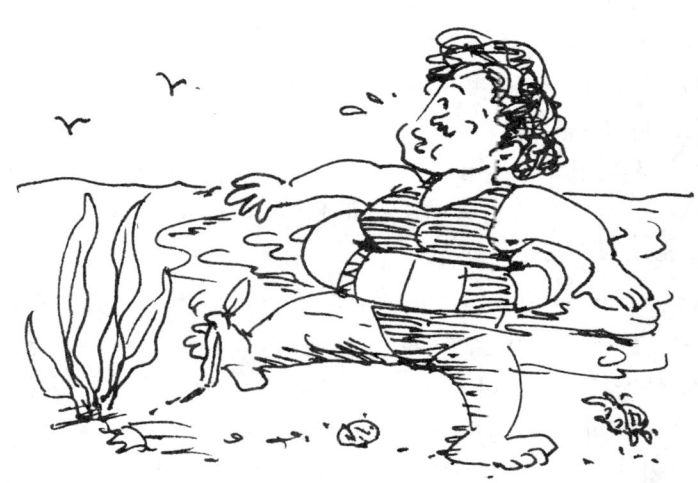

감사의 글을 받았던 생각이 난다.
 그녀는 처녀시절 신장이 157cm였고 몸무게는 47kg의 날씬한 몸매였다고 하였다. 그러나 결혼을 하고 임신한 후부터 식욕이 왕성해져서 체중이 자꾸 불어났다고 했다. 출산을 하고나면 다시 빠지겠지라고 대수롭지않게 생각했다. 그러나 막상 아이를 낳고보니 식욕이 더 당기면서 점점 더 불어나 68kg에 이르자 그때부터 다이어트에 도움이 된다고 하는 다시마를 먹기 시작했다고 한다.
 그녀가 말한 다시마를 먹는 방법으로는 주로 다시마를 2cm정도로 잘게 잘라서 심심하면 입에 넣고 빨다 씹어서 넘기는 습관을 했다는 것이다. 늘 씹고 있었으므로 배고픔을 별로 몰랐으며 이것이 결과적으로 체중이 불어나지 않는 효과를 얻은 것 같았다.
 다시마를 먹기 시작한 후부터 가장 먼저 나타난 효과는 변비가 해소되는 것이었다. 그 전에는 늘 변비에 시달려 고생을 했는데 다시마를 입에 넣어서 씹기 시작하고부터는 이런 증세가 싹 가시고 쾌변을 보게 되었다고 한다.
 통변이 자연스럽게 이루어지고나니 상쾌한 기분으로 하루하루가 되더란 것이다. 원래 다시마가 변비에 좋다는 말은 많이 들었으나 실제 효과에 이토록 좋은지 몰랐다고 하였다. 이렇게 변비가 낳아지니 살이 그때부터 점점 빠지기 시작을 한 것이다.
 지금도 다시마를 씹고 있는데 몸무게는 옛날 처녀시절로 돌아왔다고 한다. 물론 엄격히 말을 하자면 이 다시마만을 먹어서 그리 살이 빠졌다라고는 할 수가 없겠으나 여하간 다이어트에 다시마, 미역, 김 등 해초류가 좋은 것은 확실다.
 여기서 다시마의 미끈미끈한 성분의 정체는 식물섬유의 알긴산이다. 다시마를 비롯하여 미역 혹은 김 등에는 많은 알긴산이 함유되어 있어서 성인병에 좋다는 사실이 또한 일찍부터 알려져 있다. 그러고보면 다시마 등은 성인병을 예방하고 체질 개선에 탁월한 효과가 있는 것이다. 우선 알긴산의 염분배출부터 설명해 보기로 하자.

염분의 과다 섭취는 고혈압의 원인이 된다고 보겠으나 알긴산은 체내에서 식염의 나트륨과 연결하여 변속에 배출을 시켜준다. 그러므로 체내의 나트륨이 감소가 되면 혈압상승의 억제 원인이 된다. 그뿐만 아니라 '알긴산'은 혈액중 과잉된 콜레스테롤을 줄여준다. 그 이유는 몇 가지가 있다.

첫째, 알긴산은 미끌미끌한 성분으로 콜레스테롤을 체외로 배출시켜준다. 그래서 콜레스테롤은 혈액속에 잔유하지 아니하고 밖으로 나오고 만다. 게다가 장내 기생하고 있는 이로운 균과 해로운 균의 두 종류가 있는데 이 알긴산은 이로운 균을 확산시켜 주기 마련이다. 이렇게 해서 장은 활발하게 유동운동이 이루어져서 변비를 사라지게 하고 있는 것이다.

둘째, 요도는 신진대사를 활발하게 한다고 하였다. 이러한 신진대사 활발은 비만에도 작용이 되어 정체된 신진대사를 원활하게 움직여서 노화방지의 역활도 해주게 된다.

셋째, 칼슘 흡수가 좋아진다고 할 수가 있다. 칼슘은 아시다시피 뼈나 이를 튼튼하게 만드는 데에 없어서는 않되는 귀중한 영향소의 하나일 뿐만 아니라 신경작용에도 큰 영향을 준다. 다시마의 칼슘은 흡수를 높이기 위하여 잘게 썰어서 먹으면 더욱 좋다. 그리고 칼슘의 원활을 위해서는 마그네슘도 필요로한데 다시마 속에는 마그네슘도 들어있다.

넷째, 많은 미네랄이 함유되어 있기도 하지만 칼륨도 들어 있다. 예를 들면, 다시마 100g 중에는 6,100이나 되는 칼륨이 함유되어 있다. 칼륨은 다시마의 세포속에 나트륨은 세포의 바깥쪽에 많이 들어있다.

그 균형을 일정하게 유지시켜주기 위해서는 세포의 막에는 칼륨을 짜넣고 나트륨을 뽑아내는 장치가 되어 있다. 하지만 나트륨이 과잉이 되면 세포속까지 파고 들게 된다. 그러나 이 칼륨이 충분하게 들어 있으면 펌프의 작용으로 세포안으로 들어가게 되어 있다.

그렇게되면 물도 함께 끌어들이게 되어 혈관의 세포가 부풀어져서 혈액의 통로는 자연 좁아지고 혈압은 저절로 높아진다. 그러나 칼륨이 충분하게 있다라고 하면 펌프의 작용으로 칼륨은 세포내에 들어가게 되고 나트륨은 밖으로 배설된다. 이때 신장의 나트륨 배설도 칼륨을 촉진시켜 준다. 이래서 혈압은 내려가게 되어 있는 것이다.

다섯째, 다시마 속에는 미네랄이 듬뿍 들어 있다. 이것은 다시마가 바닷물 속에서 미네랄을 모으는 성질이 있다는 것이다. 미네랄은 사실 우리 몸에 그렇게 많이 필요로 하지는 않는다.

하지만 미네랄은 작은 용도라고 하더라도 꼭 몸에 필요한 영양소임으로 생명을 유기하기 위해서 없어서는 안될 중요한 영양소라고 할 수가 있다. 그러면 미네랄 속에는 또 어떤 성분이 있는지 살펴보기로 하자. 우선 철을 들 수가 있다. 철은 헤모글로빈이 부족하면 빈혈이 된다는 사실은 다 알고 있는 일이다. 다음은 동인데 이 동은 골수에서 헤모글로빈이 만들어질때 철의 이용을 도와주는 성분이라고 할 수가 있다. 그리고 여기서 아연이 부족하면 신진대사가 나빠져 피부가 거칠어지며 상처의 치유가 더뎌진다고 할 수 있다.

여섯째, 아미노산의 일종이라고 할 수가 있는 라민산이라는 성분도 들어 있어서 혈압을 정상화시킨다. 성인에게 고혈압이 주로 많은데 자극성이 거의 없으므로 방치하기가 쉽다. 그러나 그대로 방치해두면 동맥경화증이 되고 동맥경화증은 심근경색, 혹은 뇌졸중 등이 되며 생명을 위협당하기 마련이다. 그러므로 일상생활에서 혈압관리는 대단히 중요시된다.

한마디로 다시마는 혈압을 정상화 시키는 성분이 많이 들어 있다고 할 수가 있다. 예를 들면, 아르긴산 등의 식물섬유나 미네랄이 그 대표적인 성분인 것이다. 여기에 다시마에 함유되어 있는 아미노산의 일종인 라미닌이라고 하는 성분도 강력하다고 할 수는 없으나 혈압을 저하하는 효과가 들어 있는 것이다. 그러므로 복수 효과에 혈압은 정상화 되는 것이라고 알고 있다.

제7장 민간요법으로 살 빼는 약

　핵심은 다시마 전체의 종합 작용이라고 생각하면 된다. 그래서 다시마는 고혈압을 예방해주며, 거친 피부를 부드럽고 예쁘게 다듬어주면서 생리불순에 큰 작용을 한다. 그뿐만 아니라 염분을 삼가고 적당한 운동을 하면 다이어트엔 최적의 건강식품이라고 할 수가 있다. 그래서 다이어트를 위해서는 되도록 다시마와 같은 해초류를 많이 섭취하라고 권하고 싶다.

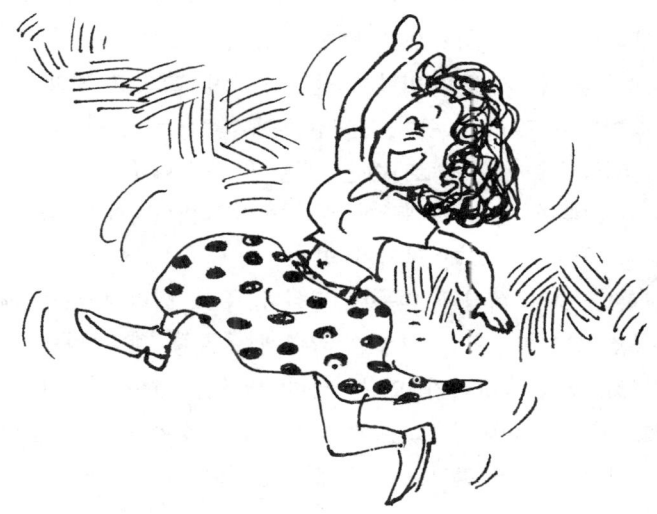

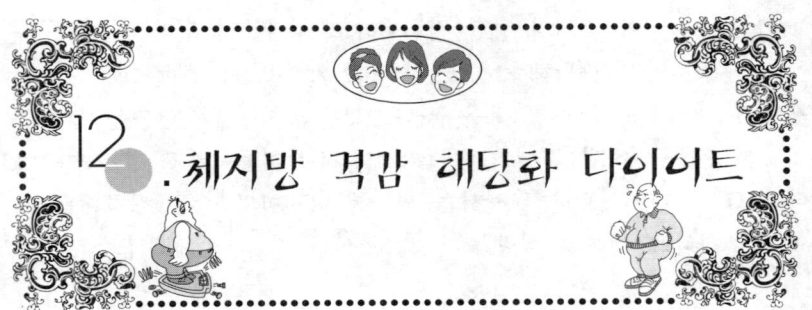

12. 체지방 격감 해당화 다이어트

낙엽 활엽 관목인 해당화나무는 잎은 어긋나 있고, 작은 잎은 타원형이나 계란을 거꾸로 세운 모양이다. 잎 아래가 날카롭고 끝은 뭉뚝하거나 아니면 둥글고, 톱니가 있는데 뒷면에 선점 혹은 융모로 되어 있다. 꽃은 장기색으로 정생하며 향기가 좋다.

이 꽃의 아름다움이 대중 노래 가사인 「명사십리 해당화…」라는 노래까지 있어서 더 고운 꽃으로 느껴진다. 해당화가 꽃으로만 고운 것이 아니라 뿌리도 약용으로 크게 이용되고 있다.

중년이 넘어선 사람이 비만에 들면 당뇨병 그리고 지방간, 고혈압 등의 성인병에 걸리기 쉽다. 그러나 세계적으로 시장에 나와 있는 다이어트 식품을 보면 주로 젊은 여성 체중을 빼주는 것으로 선전되고 있다. 그뿐만 아니라 해당화 뿌리는 당뇨병환자에게 특효가 있는 약으로 한방에서는 널리 알려져 있다.

해당화도 일반 야산에 피는 해당화와 주로 해변에 피는 해당화의 두 종류로 구분이 된다. 그중 당뇨병에 유효한 것은 바닷가에서 나는 해당화 뿌리가 효과가 있다. 아마 염분을 먹은 이유와 바닷바람을 맞고 자란 것이어서 그 효과가 더 나는 것이 아닌가 싶다. 그런데 해당화가 당뇨병 말고도 비만에 이용되고 있는 것을 보면 염분과

제 7 장 민간요법으로 살 빼는 약

관련이 있는 것이 아닌가 하는 생각을 하게 한다.
 그래서 그런지 이웃나라 중국에서는 이 해당화가 다이어트를 하면서 몸 상태를 컨트롤 해주며 성인병을 예방 혹은 치료해 주는 것이 아닌가 믿고 있다.
 그런데 여기서 한방에서 비만이 생긴다고 보는 이유를 잠깐 생각해 볼 필요가 있다. 보편적으로 한방에서는 기와 혈이 사람의 몸안에 부드럽게 그리고 원활하게 흐르고 있는 상태를 가지고 일반적으로 건강하다고 말하고 있다.
 반대로 혈열(피속에 열과 독이 축적되어 있는 것) 중초화성(소화기에 열과 독이 축적되어 있는 것)이 일어나 간의 상태가 나빠지거나 하면 비만이 된다고 보고 있다. 다시 말해서 기와 혈의 흐름이 흉부나 아니면 복부에 멈춰버리면 그곳에 여분의 지방과 당분이 쌓이고 이것이 비만의 원인이 된다고 믿고 있다.
 이와 같은 상태는 체중이 증가하는 비만이 되는 것 말고도 구취,

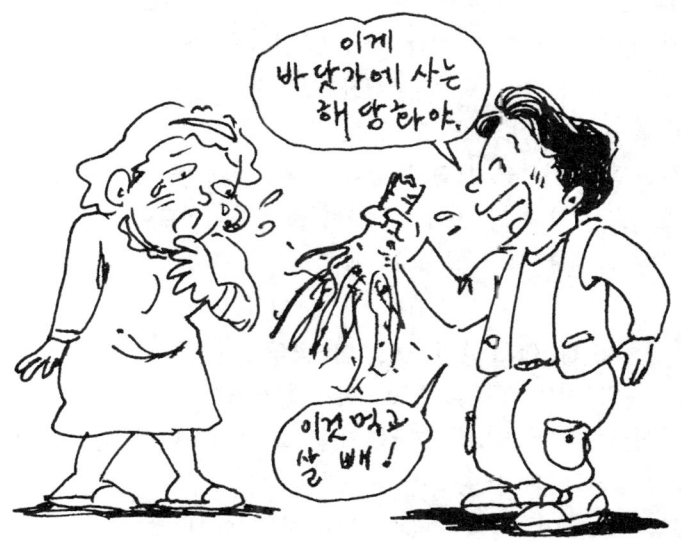

위장의 부조화, 변비, 여드름, 옆꾸리의 통증, 탈모증상을 동반하는 일이 많은 것이 특징중 하나라고 보고 있다.

그렇다면 어째서 해당화가 비만에 효과가 있는 것은 무엇 때문일까? 한방에서는 자홍색의 꽃이 피는 해당화의 꽃잎과 꽃봉우리는 기의 흐름을 개선시키는 약으로 사용되고 있다.

중국의서인 「본초강목」이라는 책에는 해당화가 피의 흐름을 좋게 한다는 기록이 있다. 한편 화학적으로 분석을 해 보다도 해당화는 각종 방향성분, 오레오산, 불포화지방산(지방을 구성하는 성분의 일종) 유기산(산의 일종), 등이 함유되어 있다.

이 성분에는 인체의 간장과 담낭(쓸개)에 함유되어 있는 지방분해효소(리파제)를 활성화시키는 작용이 있다. 어느 한의사의 해당화의 효능에 관한 연구논문을 보니 비만에 관한 실험보고에 의하면 임상실험의 100건 가운데 유효율은 80%의 효과가 올려졌다고 한다.

감소된 체중은 개인차가 있지만 평균 7.8kg, 많은 사람은 20kg, 적은 사람은 3kg 정도로 다이어트에 대하여 성공했다는 통계가 있다. 이 체중 말고도 중성지방(비만 등의 원인이 되는 지방) 정상치가 된 예가 43건, 혈압이 내려간 예가 50건, 관상동맥경화가 개선된 예가 38건, 변비개선이 69건, 구취가 없어진 경우가 35건이나 이루어졌다.

이같은 실험 결과를 보면 해당화는 성인병에 큰 효과가 있음을 알 수 있게 된 것이다. 그렇다면 해당화로 '다이어트에 성공했다'라고 하는 사람의 예를 들어 보기로 하자.

45세 회사원인 여성의 경우

약 반년 전부터 얼굴 전체에 여드름이 나고 가려워서 견디기가 어려웠다. 그리고 3개월 가량 또 지나고나니 변비가 생기고 명치가 쓰리고 아파 병원으로 찾아왔다.

그녀는 신장 165cm에 체중 77kg으로 키에 비해 체중이 많이 나인 정제를 매일 아침저녁 식후에 10알씩 복용하게 하였다. 그런후 3개월이 지나자 놀랍게도 체중이 57kg이나 되어 자그만치 20kg이나 감량되었다.

그것뿐만 아니라 명치 언저리가 아프고 쓰렸던 증상도 사라지고 무엇보다 여드름과 변비 증상도 사라졌다. 또 최대가 190mmHg, 최소 90mmHg까지 내려가 고혈압이 정상화 되었다.

그외 총 콜레스테롤치는 380mg에서 220mg으로 중성지방치는 190mg에서 170mg으로 감소가 되었다. 이것은 해당화로 효과를 얻은 결과인 것이다.

55세의 직장 간호사의 경우

그녀는 한 종합병원 수간호사로 일을 하고 있기 때문에 일의 성격상 스트레스를 많이 받는 편이었다. 그리고 야근도 있는 편이어서 생활이 한마디로 불규칙하다고 할 수가 있었다.

여기에다 갱년기의 장애까지 있었다. 이 때문에 체중이 5년여 사이에 20kg이나 불어났다. 이 때문인지 쉽게 피로하고 가슴이 두근거려서 일에 지장을 받아 내과에서 진찰을 받았다. 별로 비만 이외로 나타난 것은 없어 보인다고 하면서 한방쪽으로 한번 알아보라고 돌려 보냈다. 그래서 한의사에게 진찰을 의뢰하였더니 역시 혈열과 중초화성이 있었으므로 해당화 정제를 복용하게 처방을 하였다.

식후 6알을 복용하게 하였다. 이렇게 3개월이 지나자 체중은 놀랍게도 18kg이나 줄었다. 신장 155cm에 몸무게 80kg이었던 그녀가 체중이 62kg까지 빠졌다. 피로감도 사라지고 변비나 가슴 두근거림도 사라지게 되었다. 또 혈압도 내려가게 되고 총 콜레스테롤치는 300mg에서 250mg으로 떨어졌다.

그리고 또 중성지방치는 200mg에서 180mg으로 떨어졌다. 이렇게 해당화 다이어트는 성인병이 신경쓰게 하는 중장년층 다이어트에 최적이라고 볼 수가 있다.

어느 독자의 체험 예
(체지방이 6%나 줄고 혈압이 내렸다)

본인은 근년이라 할 1~2년 사이에 개인문제로 고민이 적잖아 매우 괴로운 나날을 보내고 있었습니다.

일이 딱딱할 뿐만 아니라 생활이 불규칙한데다 회사의 실적이 좋지 않아서 본인이 감원될지 모르겠다는 생각과 고민에 괴로워하고 있었습니다. 그러니 스트레스를 많이 받게 되었지요.

이 때문에 고민을 떨쳐버리기 위해서 술을 많이 마시게 되었습니다. 그러다 보니 어느새 1년 사이에 몸무게가 5kg이나 넘게 살이 쪘습니다. 신장은 170cm인데 체중은 85kg까지 된 것입니다.

물론 체중 증가로 인하여 혈압도 올랐습니다. 건강진단시 최대혈압이 170mmHg, 최저혈압은 110mmHg나 되는 것을 보고 놀랐습니다. 그 뿐만 아니라 진단에 있어서는 지방간과 당뇨병도 지적이 되었습니다. 그 당시의 수치는 혈당치가 220mg, 체지방은 27%로 의사의 권유에 의해서 다이어트를 하라는 지시를 받았습니다.

이같은 상태에서는 무엇보다 먼저 술을 끊어야만 하는데 본인은 계속되는 스트레스 때문에 술을 끊을수가 없었던 것입니다. 이 때문에 자연 당뇨병이 악화되고 손끝이 저리게 되었습니다. 늘 가슴이 메인듯하고 몸이 나른해서 무슨일에나 적극적으로 일을 할 수가 없게 되었습니다.

쉬는 날에는 집안에서만 빈둥거리다보니 마침내 가족들에게도 고통이 되었습니다. 정말 이래서는 안되겠는데… 라고 생각할 무렵 동료가 해당화 다이어트를 일러주었습니다. 자신도 이 해당화를 먹고 있노라고 하였습니다. 그래서 그 친구의 권유도 있고하여 해당화를 먹어 보기로 했던 것이었습니다.

처음에 해당화를 먹었을 때는 맛이 좀 이상하다라고 느끼기도 했지만 몸을 낳기 위해서는 어쩔수가 없었습니다. 이렇게 하여 해당화 건강식품을 아침저녁으로 1번에 8알씩 먹게 되었습니다. 이렇게 먹기 시작한지 1개월이 지나자 27%였던 체지방율이 21%까지 떨어지게 되었습니다. 그리고 혈압도 최대 150mmHg에서 최소가 90mmHg까지 떨어지게 되어서 이젠 걱정할 필요를 느끼지 않게 되었습니다.

또 체중도 1개월만에 3kg이나 빠졌습니다. 이렇게 계속 약을 복용을 했더니 1년 정도 지나게 되자 체중이 80kg이 되어 5kg이나 빠진 것이 되었습니다. 5kg이나 빠지게 되니 기분이 대단히 상쾌하고 몸이 날아갈듯이 가볍다라고 느껴졌습니다.

이전에는 지하철 계단을 오르내리기가 힘겨웠고 무릎까지 욱신거려 정말 괴로웠습니다. 그러나 이렇게 몸무게가 줄고부터는 이런 증세가 깨끗하게 사라졌습니다. 참으로 놀라운 일이 아닐수가 없었습니다.

기억력도 충실해지고 직장의 일에 있어서도 집중할 수가 있게 되었습니다. 본인으로서는 참으로 놀라운 변신이 아닐수가 없었습니다. 휴일에는 등산도 가고 하이킹도 하게 되었습니다.

무엇보다 집안에서만 지내고 있던 사람이 이렇게 활동하게 되니 가족들이 먼저 좋아하고 즐거워 했습니다. 해당화 다이어트가 이렇게 효과가 있으리라고는 상상도 하지 못했습니다. 특히 식사제한 등의 노력을 하지 않고도 살이 빠지고 있다고 하는 일에 더 놀라지 않을 수가 없었습니다.

체중을 앞으로도 좀더 빼야 하겠기에 계속 해당화 건강식품 정제를 먹을 작정이라고 하는 체험기를 보내왔다.

13. 팥죽 다이어트

팥은 영양성분면에서 콩만큼 풍부하다고 할 수는 없으나 단백질, 지방, 탄수화물, 조섬유, 회분, 칼슘, 알루미늄, 구리, 철분, 비타민 A,B,C 등의 영양소가 함유되어 있다.

팥의 약용가치는 주로 이뇨작용에 있다고 할 수가 있다. 한방에서는 적소두라고 하는 한약재의 하나에 속한다. 중국에서 가장 오래된 「신농본초경」을 보면 약용과 식용 두 가지로 나눌 수 있다.

맛은 달며 성질은 화평하며 무독하다고 기록되어 있다. 팥은 열독과 나쁜 피를 제거하고, 복부의 팽창을 막으며 소변을 원활하게 배출시켜준다.

또 한편으로 비장을 건실하게 하여 설사를 멎게하며 임산부에게는 젖이 나오도록 하는 효능이 있다. 주로 심장병으로 인한 수종, 신장염으로 인한 수종, 간경화복수증, 각기병의 부종증, 영양불량성수종 등을 주로 다스리는 데 사용된다.

이 팥으로 죽을 쑤면 이뇨작용 뿐만 아니라 비와 위를 다 건강하게 하는 효과를 증강시켜준다. 따라서 노인이나 체질이 허약한 자, 만성병자의 수종이나 부종에 대해 장기적으로 꾸준히 복용을 하면 이상적인 치료효과를 얻을 수가 있다.

「식치방」편에 보면 적소두죽은 소변을 원활하게 하며 소종과 각기병을 다스린다.
또다른 기록인 「음식치료지남」의 기록에 보면 이 적소두죽은 열을 식히고 독을 풀어주며 소변을 잘 나오게 한다. 그리고 젖을 잘 나오게 하며 신장염으로 인한 수종증이나 농종, 과창질 및 특히 젖 안나오는 임산부에게 주로 사용하면 효과가 있다.
팥죽은 수액대사를 원활하게 하고 수종증상을 해소하며 부작용이 전혀 없는 음식치료 처방으로 장기간 복용을 하면 효과를 얻을 수가 있다.

팥, 그리고 생강죽으로 하반신 비만해소(체험 예)

처녀시절 나의 신장은 164cm에 돈무게 48kg으로 한때 회사 안에서 몸매가 늘씬하기로 소문이나 다른 여동료들에게 부러움을 산 적도 있었다.

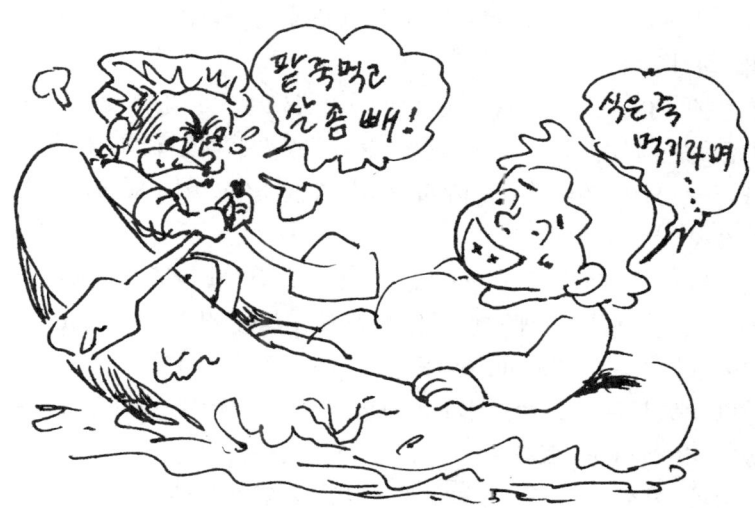

그러나 결혼을 하고 직장을 그만 두면서부터 몸무게가 차츰 불어 나기 시작하더니 언제부터인가 뚱뚱하다는 평을 듣게 되었다.

무서운 군살이 붙기 시작을 한 것이다. 그것도 하필이면 허리, 배, 하반신에만 주로 집중적으로 살이 찌기 시작을 했다. 몸무게는 보기 싫게 무려 57kg으로 늘어났다.

사태는 무척 심각해졌다. 옛날에 입었던 옷중에 맞는 것이 거의 없을 정도였다. 상의인 윗옷들은 그럭저럭 입을 수 있었으나 바지나 치마의 경우 허리나 엉덩이의 경우 터질것 같아 도저히 입을수가 없었다. 하지만 다이어트는 괴롭고 칼로리 계산을 하는 일도 귀찮은 일이었다.

더구나 식사량을 줄이자니 허기를 견딜수가 없었다. 나에게 알맞은 다이어트를 연구하던중, 친구의 권유에 의하여 다이어트에 들어가기 시작을 하였다. 죽을 먹고 체중을 감량할 수 있다고 하는 말에 혹시나 하는 심정으로 우선 1주일을 정하여 팥죽 다이어트에 도전하기로 했다. 팥을 삶아 걸러내고 그 물로 쌀과 물을 1:3의 비율로 섞어서 냄비에 넣고 강판에 간 생강을 작은 스푼으로 한 개 넣고 끓였다. 이때 소금간을 조금해서 반찬 때문에 증가되는 칼로리 섭취량을 최소화하였다.

물론 커피나 음료수는 절대 마시지 않았다. 이렇게 하루 세끼를 죽을 쑤어 먹었더니 처음 2,3일 동안 시장기 때문에 고생이 심했으나 4~5일이 지나자 이때부터 몸이 가벼워지고 기분도 훨씬 상쾌해지기 시작했다.

그리고 죽 다이어트를 시작한지 만 1주일만에 체중에도 변화가 오기 시작을 하였다. 체중계에 올라 보니 1kg이 감소되어 있었다. 2주일이 더 지나자 2kg이 줄어들었다. 무엇보다 반가웠던 것은 비만의 원인이었던 변비증상이 사라져 매일 아침 부드럽게 배변을 할 수 있었던 것이 다행이었다.

아마 이것이 체중 감량의 결정적인 원인이 된것이 아닌가 싶다.

그후 아는 한의사에게 물었더니 죽만 너무 오랫 동안 먹으면 다이어트에 따르는 부작용이 있을 수 있으므로 일시 끊었다 다시 하는 것이 좋겠다고 하여 한동안 중단을 하였다.

나는 모두 3kg을 빼고 여기에 만족을 해야만 했다. 혹시 다시 일반 식사를 하면 몸무게가 증가할까봐 걱정을 하였으나 다행이 1달이 지났으나 몸무게는 더 증가하지는 않았다. 다행한 일이었다. 하지만 다시 살이 찔까 불안하여 1주일 건너 1주일씩 죽을 먹고 있다.

팥은 이뇨에 좋은 약으로 특히 팥죽 다이어트는 식사에 별 부담을 느끼지 않고 편안히 할 수 있는 것이 다행이라면 다행이라 할 수가 있다.

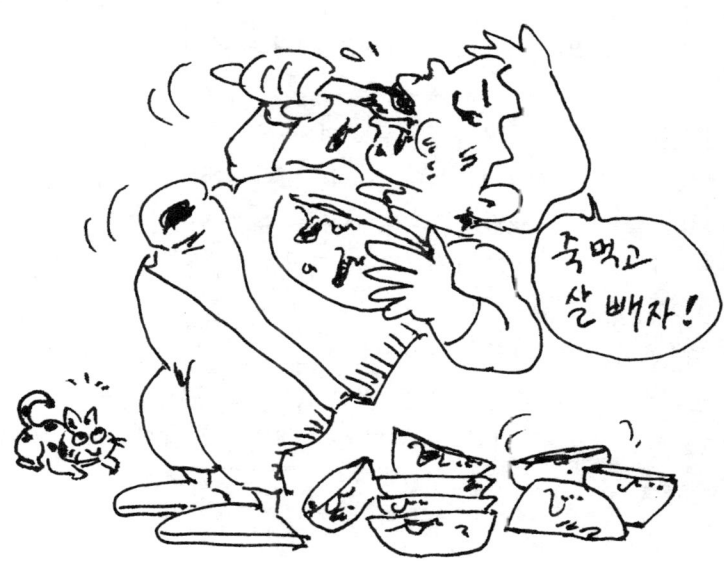

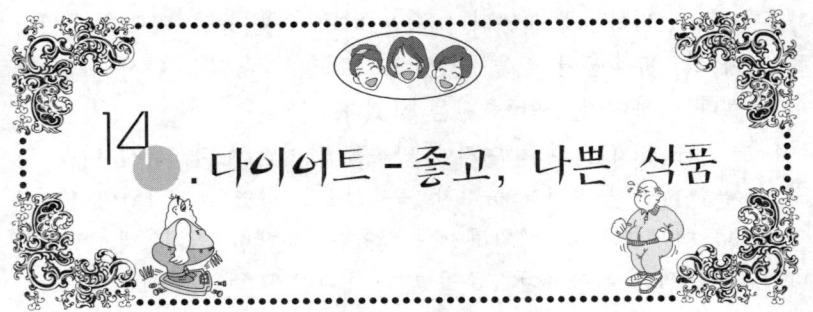

14. 다이어트 - 좋고, 나쁜 식품

먹어서 좋은 식품

우리는 일반적으로 고기나 치즈 같은 식품은 살이 찐 사람이 먹어서는 안된다는 생각을 하기 쉬우나 이런 것은 잘못된 생각이다. 고기나 치즈는 우리가 흔히 단백질이 많은 식품으로 잘 알고 있으며, 이 단백질이 있어야만 건강한 체격을 유지할 수가 있는 것이다.

예를 들어 이러한 단백질이 부족하면 피부의 윤기가 없어지고 스테미너가 떨어지는 것은 당연한 일이다. 또 빈혈이 올 수도 있고 그렇게 되면 살을 빼는 것이 아니라 건강을 잃게 되는 것이다.

건강하기 위해서 고기, 생선, 두부, 청국장, 계란, 치즈 같은 것을 먹는 것은 상관이 없다. 다만 이것을 먹되 과식을 해서 지방(脂肪)을 남아돌게 하여 피부 속에 축적해서는 안된다는 것이다. 또한 가능한 한 지방질은 많이 섭취하지 않는 것이 좋다. 그래서 우유, 야채, 해초, 당질이 많지 않은 과일 등 비타민과 미네날이 들어 있는 식품은 취해도 좋다고 하겠다.

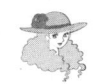 **많이 먹으면 안되는 식품**

　흔히 우리는 살찌는 음식을 고기나 기름류의 식품으로 알고 있다. 그러나 가장 살찌게 하는 식품은 당질(糖質)이다.
　과하면 해롭고 또 부족하면 부족한대로 해롭다. 그래서 무엇보다 중간이 가장 적당한데 대부분의 사람들이 이것을 지키지 못할 때가 많다. 그래서 사람의 체질기계(體質機械)는 이 때문에 자주 고장을 일으키게 되는 것이다. 과식은 비만(肥滿) 뿐만 아니라 각종 성인병을 만든다. 또 이와는 반대로 영양부족은 빈혈을 가져오고 질병을 불러오기 마련이다.
　당질은 에너지 원천의 하나가 되기도 하지만 이것을 많이 먹어서 자기 체질에 남아돌게 되면 그것이 피하 지방이 되어 살이 찌는 것이다.
　위에서도 여러 차례 강조한 말이겠으나 살을 빼려고 하는 사람은 우선 당질을 되도록 피해야만 한다. 앞장에서 대학생 김모양이 편지에 썼듯이 학교 기숙사에 들어가고 나서부터 군것질을 많이 한다고 했던 것처럼 대개 학생들이 좋아하는 것이 당질이 많은 초콜릿이나 과자 사탕 등이고 특히 여름이면 아이스크림 같은 것을 입에 달고 다닌다. 그러니 어찌 살이 찌지 않을 수가 있겠는가? 그러므로 살을 빼려는 사람은 우선 이 당질 식품을 삼가하는 것이 급선무다.
　필자가 잘 알고 있는 포항(浦港)에 살고 있는 주부 한 분은 상당히 술을 좋아하시는데 특히 맥주를 좋아하신다. 그런데 몇 달 전부터 술을 끊으려고 여러 차례 병원에 입원을 했는데 입원 중에는 술도 못 마시고 치료도 받고 있으니 살이 많이 찌더란 것이다. 그런데 퇴원을 하고 집에와 요양을 하고 있으니 빵이 그렇게 당기더란 것이다. 그래서 빵을 사다놓고 먹다 보니 이제는 더 보기 싫게 뚱뚱해졌다는 것이다.
　이것만 보아도 당질이나 면(麵)류가 얼마나 나쁜 것인지 알만하다.

밥을 먹고 또 거기에 빵이나 당질을 먹는다면 어떻게 되는지 뻔한 일이 아니겠는가? 따라서 우리는 쌀, 빵, 국수류, 과자, 사탕, 벌꿀 같은 당질을 가능한 삼가해야 한다. 그렇지 않고 계속 입에 당긴다고 자꾸 먹는다면 살은 점점 더 찔 것이다.

하루에 주식으로는 220칼로리, 즉 밥의 경우는 한 공기 정도로 먹는 것은 좋으나 만약 당질을 먹었을 때는 그만큼 밥의 양을 줄여야만 한다. 한창 자라나는 청소년과 중년기 이후는 각별히 식사조절과 당질 조절에 관심을 기울여야만 한다.

기타(여위는 음식)

비만의 원인은 앞에서도 누누이 설명한 바와 같이 체질의 호르몬 이상과 과식, 그리고 운동부족에서 온다고 믿고 있다. 그런데 가장 문제가 되는 것은 바로 포식(飽食)이다.

이에 대한 대치방법으로는 아무래도 감식(減食) 밖에 없다. 체중 감소식으로는 칼로리는 500~1000칼로리 정도로 하고, 그 대신 신체 영양에 필요한 단백질은 충분히 공급하도록 해야만 한다. 여기서 평균치의 식사 도표를 한 번 만들어 보기로 하자.

아침식사

토마토 주스	100g
탈지유	200g
블랙커피(설탕, 밀크 넣지 않고)	약간(작은 1스푼)

점심식사

쇠고기(로스트)	75g
탈지유	100g
홍차(설탕 조금)	약간

저녁식사

계란	75g
아스파라거스	100g
과일	50g

고기는 가능한 한 지방분이 적은 것을 취하는 것이 좋다. 그리고 고기 대신에 오히려 생선을 대치해도 좋다. 반면에 채소, 과일 등을 주로 취할 것이며(과일은 되도록 당분이 적은 것), 이때 함수탄소지방은 적게 하되 단백질은 그리 줄이지 않아도 된다.

액체는 제한하여 1일 5홉 이하가 되도록 주의할 필요가 있다. 또한 운동을 할 경우에는 과도하게 하지 말고, 알콜 성분이 들어 있는 술은 가급적 마시지 않는 것이 좋다. 통변을 되도록 잘 되게 노력해야만 한다.

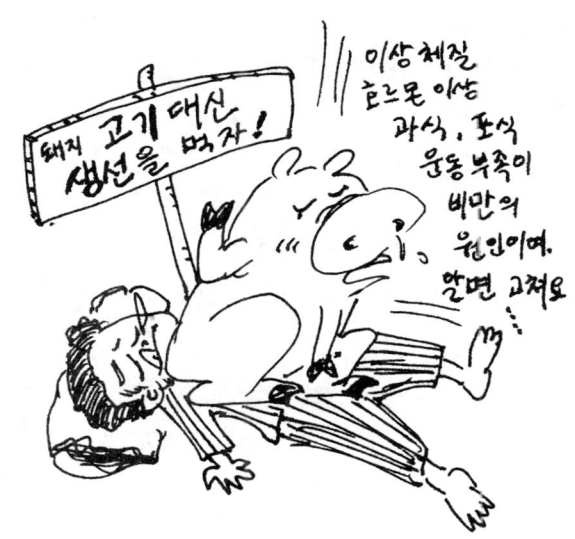

먹어서 좋은 것

▶육류(肉類) - 쇠고기, 돼지고기, 닭고기, 신장(내장), 햄, 소시지
▶어패류(漁貝類) - 대부분의 생선, 조개류, 통조림, 새우
▶계란
▶우유 및 유제품 - 우유, 치즈, 무당연유
▶콩의 가공품 - 두부, 콩기름, 야채류, 튀김기름, 마아가린
▶야채(野菜) - 샐러드, 시금치, 마늘, 무, 오이, 버섯, 콩나물
▶해초류(海草類) - 미역, 김, 다시마
▶과일(果物) - 딸기, 복숭아, 배, 메론, 수박, 참외, 밀감
▶기호품(嗜好品) - 보리차, 홍차, 커피(설탕 크림 없는 것)

먹어서 나쁜 것

▶곡물류(穀物類) - 쌀, 보리, 빵, 떡, 국수, 우동, 마타로니, 오트밀, 밀가루, 콩, 감자, 고구마, 전분류
▶어패류(漁貝類) - 장어, 오징어
▶사탕 및 감미료 - 사탕, 벌꿀, 당밀, 물엿, 포도당
▶과자류(菓子類) - 과자, 생크림, 아이스크림, 초콜릿, 만두, 기타 과자 종류
▶과일(果物) - 바나나, 감, 곶감, 사과(단 것)
▶식욕을 돋구는 음식 - 특히 짠 것을 피하도록 한다.
▶주류(酒類) - 맥주, 소주, 양주, 사이다, 콜라, 주스
▶기타 - 기름 많은 쇠고기, 호박, 밤, 옥수수, 버터

제 7 장 민간요법으로 살 빼는 약

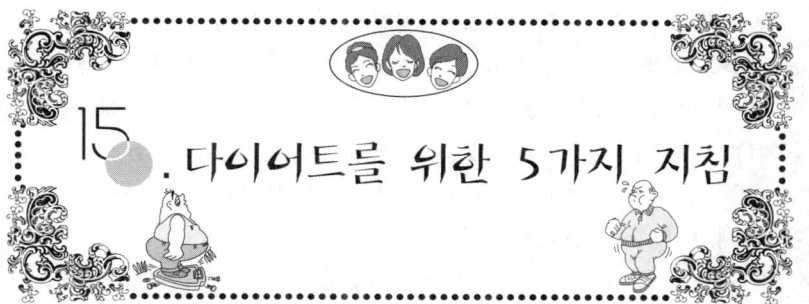

15. 다이어트를 위한 5가지 지침

1) 하루에 식물성(植物性) 기름을 네다섯 숟갈 먹어라.

하루에 적당한 분량은 큰 숟갈로 다섯 숟갈쯤 먹는 것이 좋다. 얼른 생각하면 다소 많은 분량 같다고 느껴질 수 있으나 그렇지 않다. 꼭 기름을 먹으라는 것은 아니고 기름이 섞인 샐러드 혹은 튀김 등을 먹으면 계속 먹는데 있어서 무리가 없을 것이다.

기름이 들어 있는 요리를 먹은 다음 가슴이 답답하거나, 위장이 좋지 못하거나 한다면 그 이유는 대부분 다음과 같은 것이다. 첫째는 마개나 뚜껑을 하지 않은 채 두었던 기름을 사용한 경우에 그럴 수 있고, 두번째로 한 번 사용한 기름을 여러 차례 사용했을 때에도 그렇다. 또한 밥이나 빵을 많이 먹었을 때도 그럴 가능성이 높다. 특히 음식을 요리한 기름이 깨끗한 것인지 아닌지 알아야만 한다.

2) 밥은 하루에 공기로 한 공기 분량이면 족하다.

초등학교 시절 처음으로 학교에 입학해서 첫 시간에 담임 선생님께서 가르쳐 주시던 것이 이는 어떻게 닦고, 식사는 어떻게 먹어야 한다는 가정생활의 기초였다. 그 중에서도 밥을 먹을 때는 "꼭꼭 씹고 천천히 식사를 해라" 하시던 말씀이 기억난다.

그러나 우리네 한국 사람들은 급한 기질 때문에 그런지 서양사람들처럼 그렇게 오래 천천히 즐기며 식사를 하지 못한다. 후다닥 급하게 먹어치우는 것이 보편적 식사습관인 것이다. 이 때문에 위장병환자(胃腸病患者)가 유달리 많은 것인지도 모를 일이다. 급하게 먹음으로써 위의 부담도 부담이겠지만 또 다른 한편으로는 심리적 영향을 크게 느낄 수 있다고 한다.

밥을 천천히 오래 씹어 먹으면 그리 많이 먹지 않아도 만복감(滿腹感)에 이른다는 연구결과가 있다. 천천히 씹고 먹고 있는 동안에는 배가 고픈 줄 모를 것이므로 적게 먹어도 배가 고프다는 생각이 그렇게 나지 않는다는 것이다. 그러나 밥을 후딱 먹어 치우면 배고픈 시간이 곧 느껴져 세 끼니를 또박또박 찾아먹지 않으면 안된다.

위가 적게 오므려져 있는 상태에서는 배가 고프지 않는 것이 사실이고 전문가들의 말에 의하면 하루 밥 한 공기만으로도 영양 면에서는 이상이 없다고 한다. 그러므로 밥은 천천히 오래오래 씹어서 먹는 것이 여러모로 효과가 있는 것이다.

3) 식사횟수를 줄여서는 안된다.

하루 세끼를 꼬박꼬박 먹던 사람이 살을 뺀다고 갑자기 하루에 한 끼만 먹는다면 그것은 역효과를 가져오게 된다. 그렇게 한꺼번에 음식량을 줄이면 배가 고파서 도리어 역효과가 난다. 허기가 져서 식사량이 늘면 늘었지 적어지지는 않기 때문이다. 예를 들어 물웅덩이의 물을 갑자기 퍼내면 물이 곧 바로 다시 차는 것과 같은 이치다. 작지만 천천히 퍼내면 물은 천천히 원상이 되기 때문이다. 그뿐만 아니라 사람의 몸은 잘 조화되어 있어서 식사횟수가 줄면 체내의 대사(代謝)도 달라지고 변해서 오히려 영양이 몸에 스며들 수도 있는 것이다. 따라서 식사횟수를 줄이는 것보다는 세끼를 다 먹더라도 그 양을 적게 먹는 것이 훨씬 효과적이다. 또한 과자 등 당질의 것은 절대 피해야만 한다.

제7장 민간요법으로 살 빼는 약

4) 살을 빼려면 식사일기와 체중을 기록해보자.

일일이 식사 일기와 체중을 기록하는 일은 확실히 귀찮고 번거로운 일이다. 그러나 이런 일기를 쓰는 것은 살을 빼려는 노력과 일맥상통하는 것으로서 이 정도의 노력은 감내해야만 한다. 하루동안 먹은 것을 일일이 적어 놓고, 체중계를 재어서 몸무게를 달아본다. 정확한 변화를 파악하고 반성하는 재료를 얻을 수 있기 때문에 이 방법은 많은 도움이 된다. 어떤 이는 기록을 꾸준히 함으로써 체중이 줄어든다는 사람도 있다. 그렇게 하는데도 잘 되지 않을 경우에는 단백질과 비타민 같은 영양이 부족하지 않도록 하고 기름의 양을 줄이도록 하는 것이 좋다.

5) 실행 카드를 만들도록 노력해 보자.

여학생들이나 미혼의 여성들에게 가장 고통스러운 것은 단것(糖質)을 제한하는 것이다. 그러나 그것을 실천하지 못하면 살이 빠지지

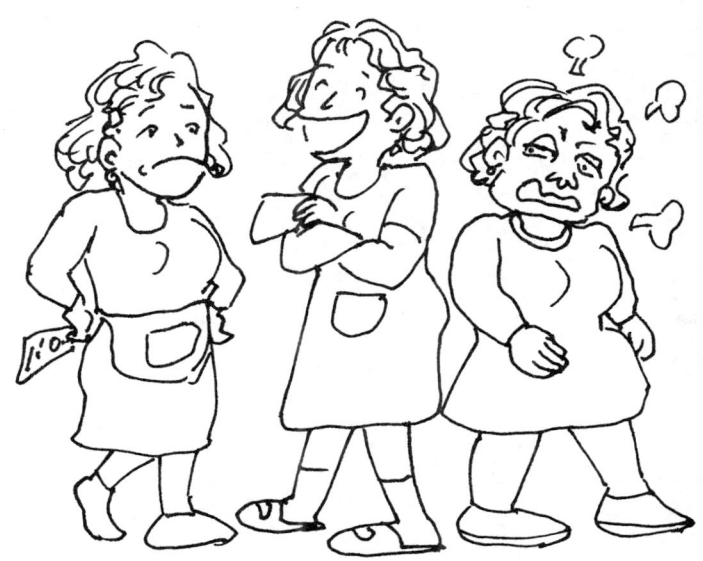

않는다. 이것은 어쩌면 위협적인 말이 될지 모르겠으나 사실이 그렇다. 위에서도 누누이 설명을 하였거니와 당질은 살을 찌게 하는 원흉(元兇)이기 때문이다. 여학생 대부분은 단 것을 좋아하고 그것이 발육기의 호르몬과 연관되어 뚱뚱하게 되는 것이다. 그러므로 무엇보다 중요한 것은 '결심(決心)'이다.

　고등학생들이 대학 입시를 앞두고 자기방 책상머리에 '앞으로 수험일자 100일 운운...'과 같은 결심의 글을 써 붙이는 것은 어떻게든 시험에 합격해야겠다는 각오일 것이다. 그렇다면 단 것을 먹지 않기 위해서, 살을 빼기 위해서 이와 같은 결심을 한 번 해보면 어떨까 싶다. 그래서 표어 같은 것이라도 붙여놓고 다시 한번 결심을 가다듬는 것이다. 카드를 만든다는 것은 심리적으로 큰 영향을 줄 수 있기 때문이다. 또 그런 결심뿐만 아니라 메모장에 '나의 보약'이라 하여 먹어서 좋은 것과 먹어서는 안 되는 것을 적어 놓고 수시로 들여다보는 것도 좋을 것이다.

제8장
비만 예방을 위한 운동

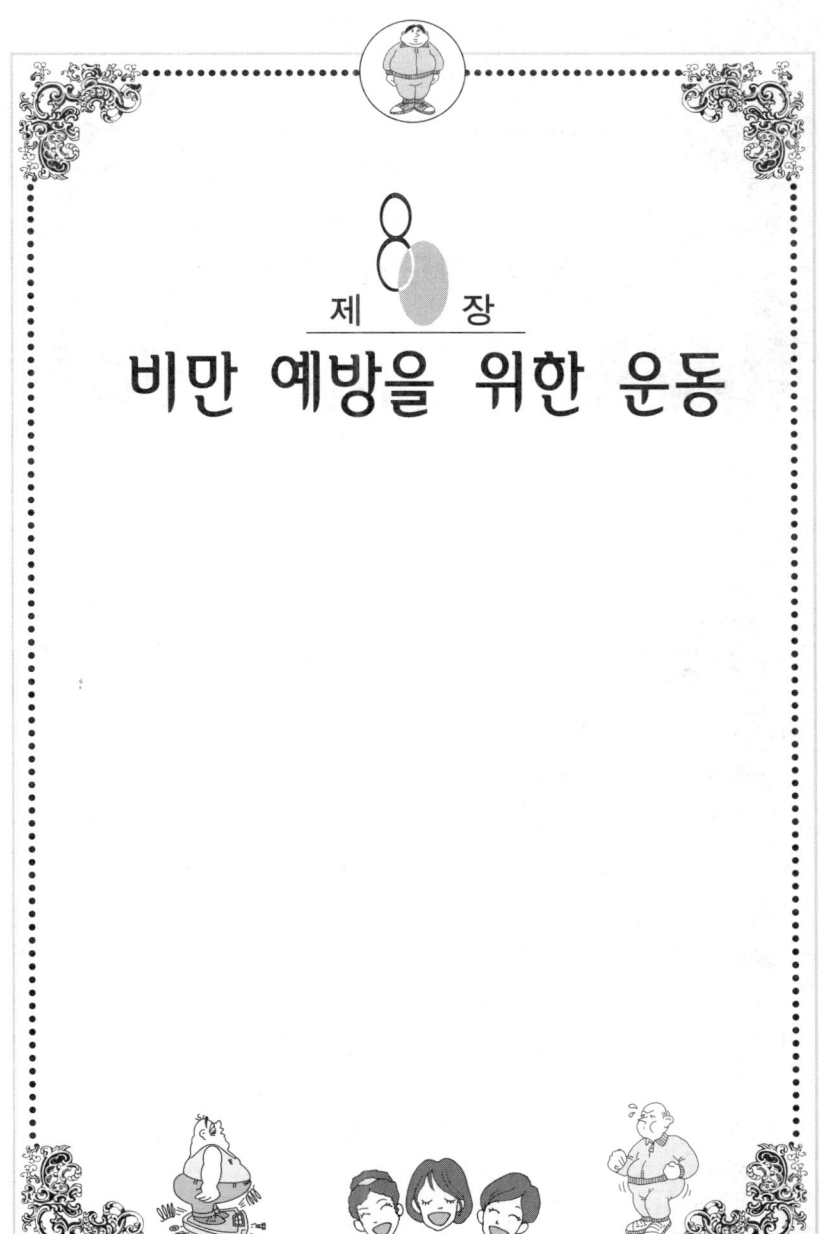

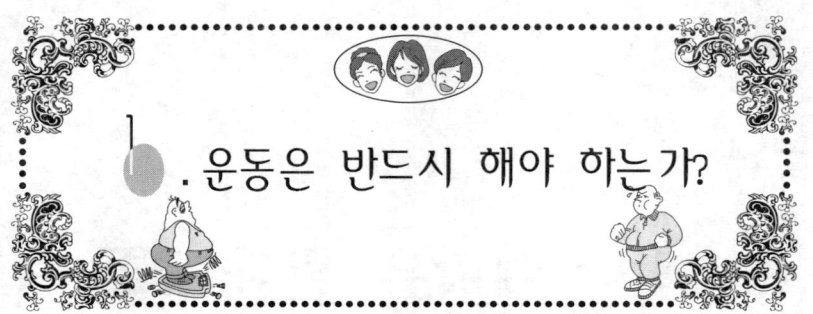

1. 운동은 반드시 해야 하는가?

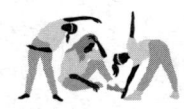그렇다, 운동은 반드시 필요하다. 평소에 건강한 사람이라 하더라도 운동은 언제나 필요하다. 그런데 하물며 비만(肥滿)이라는 병에 걸려 있는 사람이야 더 말할 것도 없다.

비만을 치료하기 위한 매우 중요한 방편의 하나가 운동(運動)이다. 운동자체가 치료를 위한 처방인 것이다. 따라서 비만을 예방하기 위해서는 물론이고 현재 비만을 가진 사람은 반드시 운동이 필요한 것이다.

그러나 대부분 비만 환자들은 운동을 하지 않고 약만으로 살을 뺄 수 없느냐고 자기 편리식 대로 요구해 오고 있다. 그런 방법이 있다면 오죽 좋으련만 그게 그렇지가 않다. 설사 약만으로 살을 뺐다고 하더라도 그것은 일시적이지 오래가지는 못한다.

그러므로 비만 치료에는 기필코 감식과 약 그리고 운동이 필요하다. 삼박자(三拍子)가 잘 맞아야 하는 것이다. 어느 하나만 해서는 결코 되지 않는다.

하지만 이 세 가지 중 어느 하나도 어렵지 않은 것이 없다. 모두가 결심을 요하는 것이기 때문이다. 그러나 에너지를 소모시켜야 한다는 사실을 알고 있으면서도 그게 아무래도 잘 되지 않는다.

운동으로 살을 빼려고 해도 그리 쉽지 않은 것은 살이 찌면 몸이 무거워져 움직이기가 더 어렵기 때문이다. 그러나 힘들게 운동을 시작한다고 해도 식사량을 줄이지 않으면 역시 체중이 잘 줄지 않는다.

교통망이 발달하면 할수록 걷는 일이 적어지고 있다. 걷는 것도 하나의 큰 운동이 될 수 있는데, 엘리베이터나 에스컬레이터 등이 생기면서 계단을 오르내리는 일이 훨씬 줄어든 것이다. 또 가까운 거리라 하더라도 버스를 타거나, 택시를 타고다닌다. 이로 인하여 옛날과는 달리 특별히 자기 스스로 몸을 움직이는 기회가 없어진 것이다. 그러니 운동부족이 생기는 것은 당연한 이치라고 할 수 있다.

요즘은 곳곳에 여성전용 헬스장이 생기고 수영장도 생겨나고 있다. 하지만 이런 것들은 하나같이 시간과 돈을 필요로 한다. 그러므로 돈을 들이지 않고 운동이 되는 간편한 방법을 생각해야만 한다.

직장 여성이라면 통근할 때 한 정거장 앞에서 내려 자기집까지 빠른 걸음걸이로 걸어보면 어떨까 싶다. 이것은 매우 좋은 방법이라고 생각된다.

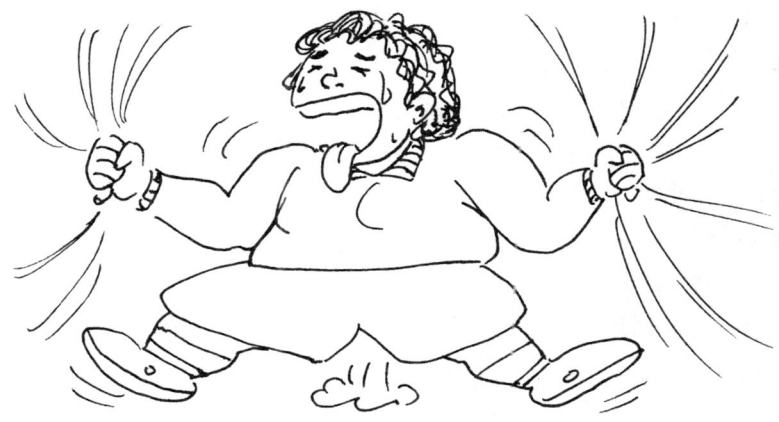

어떠한 운동이라도 살을 빼려는 것을 목적으로 삼는다면 일정한 시간 몸에서 땀이 나올 정도의 운동량이 필요하다. 그러므로 운동이라고 의식할 수 있는 정도의 강도로서 규칙적으로 30분~1시간 정도는 해야만 한다. 그런 정도의 운동이라야만 몸에 땀이 나기 때문이다.

줄넘기나 골프, 여름이면 등산, 수영 등도 효과적이라고 할 수 있다. 그리고 또 아침 일찍 일어나서 가까운 곳을 걷는(산책) 것도 매우 좋을 것이다.

일본에 있는 국립영양연구소의 스스끼 박사는 쥐의 높은 지방(脂肪)에 대하여 실험 연구를 한 바가 있는데, 높은 단백식을 하고(구미식 식사) 가만히 한곳에만 있으면서 지내는 쥐와 돌아다니면서 활동적으로 지내는 쥐를 구분하여 관찰해 보았더니 차이가 있었다고 한다.

운동을 하는(돌아다니는) 쥐는 가만히 있는 쥐보다 30% 이상 많이 먹는데도 불구하고 비만증의 증세가 전혀 나타나지 않았다는 것이다. 오히려 건강하고 수명도 길었다고 밝히고 있다. 이것은 식사요법과 운동을 함께 병행한 좋은 실험 결과라고 할 수가 있다.

우리들이 하루도 거르지 않고 계속 실행할 수 있는 운동을 생각해 보면 취침 전에 하는 미용체조(美容體操) 같은 것이 비교적 실행하기 쉬운 것이 아닐까 싶다. 실외에서 운동을 할 수 없다면 방안에서도 할 수 있는 운동을 창안해 내야 한다.

예를 들면 벽 앞에 서서 두 손을 벽에다 대고 엎드려 손 굽히기 운동을 20회 정도 매일 반복한다던가, 그대로 서서 허리를 굽혔다 폈다 반복하는 것도 운동이 될 수가 있다. 그리고 머리를 방바닥에 대고 물구나무를 서는 것도 하나의 운동으로 좋다. 집에만 가만히 있는 주부라면 누구에게 지도 받지 않고도 혼자 손쉽게 할 수 있는 운동 같은 것을 얼마든지 개발해 낼 수 있을 것이다. 그러나 중요한 것은 운동을 쉬지 않고 꾸준히 할 수 있어야 한다는 것이다.

제3장 비만 예방을 위한 운동

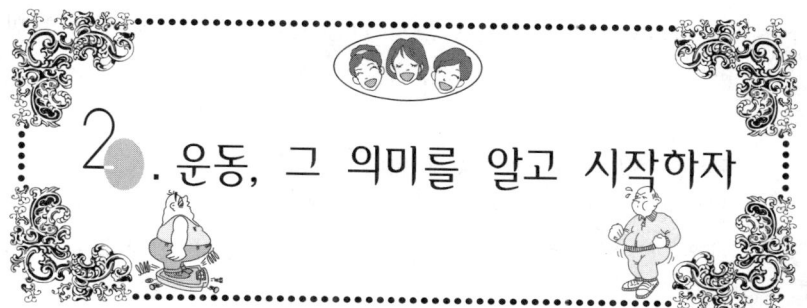

2. 운동, 그 의미를 알고 시작하자

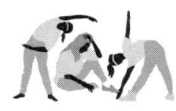 사람들은 흔히 운동을 고되고 재미가 없는 것이라고 말하고 있다. 또한 많은 남녀들이 직장에서 출퇴근을 하면서 직장일에 시달리기 마련이다. 특히 남성들은 회사일로 하루종일 뛰어다니기도 하고 업무에 시달리기도 한다.

또 여성의 경우 가사일을 해야만 하기 때문에 시장에도 가고 집안청소를 하는 등 하루종일 바쁘게 움직이는데 무슨 운동이 필요하겠느냐고 대답할 사람이 없지 않을 것이다. 하지만 회사의 일은 회사의 일대로 특성이 있다.

일반 사무직인 경우 온종일 머리를 짜내고 골몰을 앓게 된다. 말하자면 일종의 스트레스라고 할 수가 있겠다. 단순노동자는 손과 팔 다리만 움직여 일하는 경우도 있다. 주부라면 가정에서 빨래, 청소, 식사조리 같은 일들은 단순히 어깨, 팔, 다리와 같은 어느 한 부위에 무리를 주어 운동을 대신하고 있을 뿐이다. 따라서 직장의 업무는 업무이고 직장여성이나 가정주부는 진정한 의미에서 운동이 필요로 하다고 할 수가 있다.

그렇다면 운동을 함에 있어서 신체적으로 어떤 의미가 생기는가

하는 것이 의문시될 것이다. 그래서 다음과 같은 몇 가지 신체적 의미를 반드시 알고 실행할 필요가 있을 것이다.

1) 운동을 하면 자신감을 갖게 된다.

우리는 산에 오르는 산악인들을 향해 왜 산에 오르냐고 묻고 싶을 때가 있을 것이다. 죽음도 마다하고 세계 높은 산을 원정하면서까지 산에 오르는 뜻은 오로지 자신감의 충족에 있다는 말을 듣는다. 이것은 한마디로 인간인 우리가 바라는바다. 해냈다, 한다라고 하는 자신감, 이것은 누구에게나 다 있는 하나의 욕망이다.

이 욕망을 만족시키기 위해 등정을 한다고 한다. 즉 다시말하면 자아 이것은 우리의 최선의 길을 모색하기 위한 필수적인 요소라고도 할 수가 있는 것이다. 오직 나만이 이것을 이겨내야만 하는 것이므로 운동을 하고 끝낸 뒤에는 "해냈다"고 하는 뿌듯한 희열감마저 느낄 수 있는 것이다. 이 때문에 운동은 자신감을 느끼기 위해 한다로 할 수가 있다.

2) 운동을 하면 성격이 원만해진다.

남녀를 막론하고 건강한 사람은 자신이 있다. 특히나 여성에 있어서는 건강미가 있다고 하면 밝고 명랑하다. 체중을 잘 조절하고 있으므로 몸이 가볍고 기분은 항상 유쾌하다. 그러나 그렇지 못한 여성은 스트레스를 이겨내지 못한다. 그래서 또 먹는데 신경을 쓰게되면 더욱 살이 찌는 악순환이 되풀이 된다.

이 신체를 조화시키고 자세와 능률을 증진시키는 운동은 직장 생활을 원만하고 유쾌하게 할 수 있게 해준다. "나는 영화에 나오는 마리린 먼로나 오드리 헵번과 같은 그런 환상적인 늘씬한 미녀가 되기는 포기했어, 그저 생긴대로 최선을 다할 것을 결심하고 운동을 하지, 거기서 나와 같은 길을 걷고 있는 많은 사람을 만날수가 있었는데 운동은 역시 정말로 나를 자신있는 생활을 할 수가 있도록 만들어 주었다. 이것은 정신적뿐만 아니라 육체적인 건강을 변화시켜 주었다. 이제는 성격도 활발하게 되어서 대인관계도 원만하게 잘 이끌 수 있게 되었어"라고 하는 사람이 많아졌다. 그래서 운동을 하면 누구나 성격이 원만해진다 할 수가 있다.

3) 운동을 하면 건강에 자신이 생긴다.
이것은 누구나 다 알고 있는 상식이라고 할 수 있기도 하지만 좀 더 구체적으로 한번 더 살펴보기로 하자.
① 운동 중에서 체조같은 것은 자세를 고쳐주며 피로를 풀어주고, 능률은 높여준다.
② 운동은 신속히 움직일 수 있는 자세를 유지시켜 주기 때문에 혹시 위험에 부딪쳤을 때 빨리 사고를 피할 수가 있다.
③ 운동은 시력과 청력을 증진시켜주고 혈압을 조절해주는 유

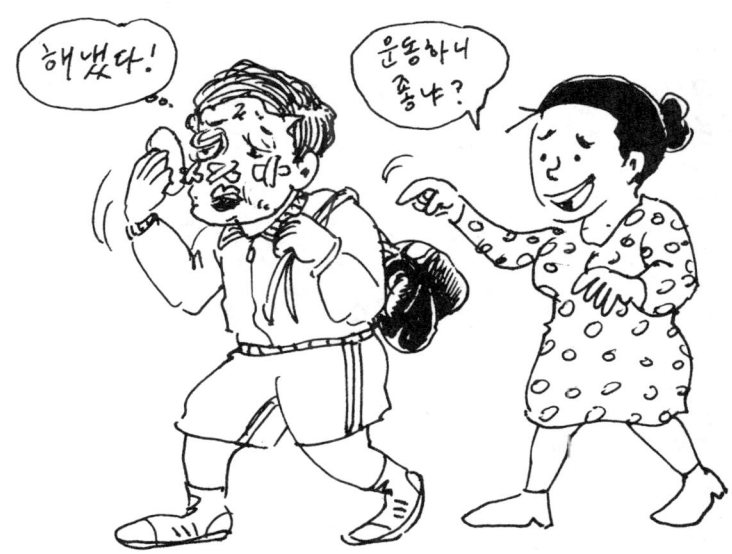

리함이 있다.
④ 운동은 힘을 길러준다.
⑤ 운동은 적당한 수면을 취하도록 해주며 깨어 있을 때는 더욱 생생해 진다. 운동은 실제로는 운동하는 동안 배가 고프다라는 생각을 잊게 한다.
⑥ 땀을 흘리기 때문에 자주 목욕을 하게 한다.
⑦ 운동은 당신의 신체가 빨리 회복될 수 있게 도와준다. 혈색이 좋아진다.
⑧ 살이 빠진다.

4) 하루중 운동을 하기 위해 1시간 가량을 비워두는 것이 좋다.

바빠서 운동을 할 수 없다라고 하는 말은 핑게에 불과하다. 우선 어느 쪽이 중요한가라는 생각부터 해야만 한다. 만약 그렇다면 이렇게 생각해보면 어떨지 모르겠다.

"나는 대단히 바쁜 사람이다. 그럼에도 불구하고 나는 짬짬이 틈을 내어서 운동을 하고 있다. 자신이 생각을 해봐도 얼마나 대견스럽고 부지런한 사람인가를 느낄 수 있다"

한마디로 말하면 나 자신의 인생을 생각해서라도 시간을 할애해야만 한다. 그중에 하나가 운동인 것이다. 모든 것은 계획이 문제라고 할 수가 있다. 하루를 이렇게 적절하게 계획만 한다라고 하면 운동을 할 수가 있는 충분한 시간을 낼 수가 있다. 그렇다면 여기서 하루의 24시간을 적절하게 한번 나누어 보도록 하자.

잠	8시간
식사(한끼 1시간)	3시간
기상 및 준비시간	1시간
일하는 시간	8시간

출퇴근 시간   1시간
기타 잡일   2시간

   이것을 전체적으로 계산을 하면 23시간이 된다. 그렇다고 가정하면 1시간 정도는 건강을 위해 투자할 수가 있을 것이다. 아마 이렇게 한다면 건강한 체격을 소유하는 사람이 될 수가 있을 것이다.
   만약 당신의 경우 이 1시간 조차 없다라고 가정해보자. 그렇다고 하면 당신의 인생과 아름다움을 위하여 동료와의 잡담 시간에서 20분이라도 절약해야만 한다. 그러면 10년을 다른 사람보다 더 살고 날씬하게 지낼 수 있다면 된다.
   평소 운동을 게을리하게 되면 생활의 리듬이 조금만 깨져도 잔병을 앓게 될 수 있을 것이다. 이것을 미연에 방지하기 위해서는 20분 아닌 1시간 정도는 반드시 투자가 있어야만 한다고 말할 수 있을 것이다. 이것은 육체적인 문제도 문제려니와 정신적으로도 대단히 건강해진다고 할 수가 있다.

5) 아프다고 해서 운동을 그만 두어서는 안된다.

   모든 사람들이 한 번씩은 아파 보았을 것이다. 그러나 운동을 하다가 그만둘 정도로 아픈 것인가? 하는 때가 있을 것이다.
   꾀병이 아닌지 생각해 볼 필요가 있을 것이다. 생활중에 웬지 몸이 불편하고 통증이나 고통 같은 것을 느낄 때가 있다. 지금 당장이라도 그같은 기분을 느끼고 갖는다고 하면 불과 몇분안에 그렇게 느낄 수가 있을 것이다.
   그리고 거의 모든 사람이 당신이 아프다는 것을 믿게 되며, 당신 자신도 그렇게 믿게 된다. 그러나 이것은 잘못했다가는 진짜 병으로 발전하게 될 수가 있다. 꾀병이라고 하는 원인은 의학적으로나 병리학적인 것보다는 심리학적 혹은 정신적으로 더 크다고 할 수 있다. 내키지 않은 일을 할 때마다 아픈 꽤가 생기는 때가 왕왕 생기는 수가 적지않다. 내키지 않은 일을 할 때마다 아픈 꾀병이 생긴다면 당신은 영원히 비만증과 결별할 수 없을 것이다. 다음은 몸살이다.

이 몸살은 불규칙한 식사에 잠이 부족할 때 또 지나치게 피로할 때 생기는 것으로 증세에는 감기나 배탈, 두통 등이다. 병을 이겨내 회복하기 위해서는 침대에 누워 있는 것이 최상책이다. 이때는 기운을 되찾자마자 운동을 할 수가 있으면 또 해야만 한다.

몸도 마음도 건강하고 웬만하다면 이 잔병에는 걸리지는 않는 것이다. 그리고 만성질환에 시달리거나 사고를 당했을 경우, 오랜 투병과 회복의 기간이 지나고 나면 우리의 몸은 그 전과 같지가 않다. 그렇다고 운동을 두려워 할 것은 아니다. 운동은 때로는 몸이 상한다고 믿고 있으나 이것은 큰 잘못이다.

운동을 하려면 가벼운 몸풀기 운동부터 시작하여 먼저 몸을 풀고, 조금씩 연습을 하면서 그동안 쓰지 않아서 일어나는 몸의 경련을 이겨내며 다시 규칙적인 운동을 해본다.

만약 사고로 인해 오랫 동안 신체의 일부분을 움직일 수가 없다고 하면 그 부위를 움직이는 운동부터 시작하여 최적의 상태로 끌어 올려야만 한다. 이것은 천천히 주의깊게 행해야만 한다.

임신을 했을때도 그럴수가 있다. 많은 임산부들이 운동을 하기를 두려워 한다. 혹시 자신이나 태아에게 해를 끼치지 않을까라고 하는 걱정과 너무 피곤해서 지쳐버렸기 때문이다. 이런 생각은 대부분 잘못된 생각들이다. 물론 임산부는 다른 사람보다 더 힘들고 어렵다. 여러달 동안 침대에 그대로 누워있는 임산부도 있다.

그러나 전문가들은 임산부들에게 운동을 권장하고 있다. 특히 임신전부터 운동을 해 온 경우는 계속하기를 권하고 있다. 주의할 점은 이럴 때는 의사의 지시없이는 운동을 삼가하는 것이 좋을 것이다. 또한 임신중에 몸매를 가꾸는 것은 여러 가지 좋은 점을 갖고 있다.

① 운동은 혈액순환을 좋게 해준다. 그뿐만 아니라 태아의 건

강상태를 유지하기 위해 모체의 모든 기관을 보존하는 데도 중요한 역할을 한다.
② 운동은 자세 유지에 도움을 준다. 아기를 갖게 되면 등, 어깨, 목, 다리에 압박이 온다. 운동을 통해 이 부분의 힘을 길러준다.
③ 운동은 피곤을 풀어준다. 임신중에는 긴장된 순간이 많으며 이러한 긴장들을 그때그때 풀어주어 몸속에 쌓이지 않도록 하는 것이 중요하다. 피곤을 푼 건강한 엄마가 건강한 아기를 키울 수 있다.
④ 운동은 필요없는 수분을 없애준다.

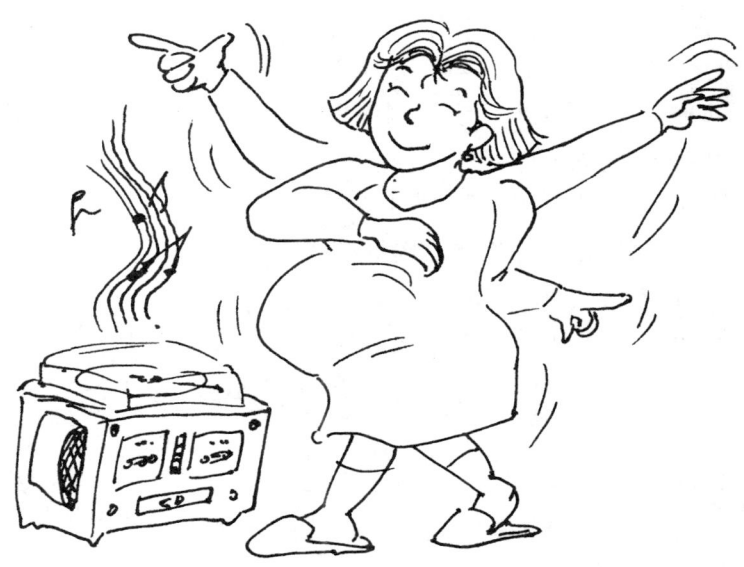

몸에 맞는 운동

현대인은 누구나 다소 심한 운동이 필요하다. 지나치게 섭취된 지방 때문에 뚱뚱해진 체격의 지방(脂肪)을 연소시켜 비만을 막아야만 하기 때문이다. 그러나 운동을 하기 위해서는 먼저 자신의 체력 상태를 알 필요가 있다. 지방질을 뺀다고 해서 무턱대고 심할 정도로 운동을 시작하는 것은 좋지 않은 방법인 것이다.

살을 빼기 위해서는 땀을 흘릴 수 있는 정도의 운동은 불가피하다. 뚱뚱한 사람은 일기가 조금만 더워도, 매운 것을 먹어도 식은땀이 자주 나오지만 이것은 몸에서 나오는 진짜 땀이 아니다. 말하자면 진짜 땀을 흘려야만 운동이라고 할 수가 있는 것이다.

진짜 땀을 흘리는 운동을 하면 첫째 몸의 노화를 막아줄 뿐만 아니라 머리와 마음을 맑게 해주고 지방질을 몸밖으로 배출하기 때문에 체질을 원상으로 회복시켜 준다.

옛날 얘기처럼 되었으나 1955년에 미국이 실시했던 체력 테스트 기록을 필자는 지금도 기억하고 있다. 미국의 주도하에 미국, 오스트리아, 이탈리아, 스위스, 일본 등 5개국에서 기본 운동이라 할 수 있는 아래의 여섯 가지 운동을 해내지 못하는 어린아이들이 57.9%나 되었던 통계자료이다.

① 바로 누워서 양손을 머리 뒤에 끼고 일어날 수 있는가?
② 바로 누워서 양쪽 팔꿈치를 90도 굽힌 자세로, 상체를 둥글게 휘어 일어날 수 있는가?
③ 바로 누워서 양손을 머리 뒤에 끼고, 모으고 무릎을 굽히지 않은 채 발뒤꿈치를 25도 들어올려 10초 동안 버틸 수 있는가?
④ 엎드려서 배 밑에다 베개를 괴고, 양손을 머리 뒤에 끼고, 가슴, 머리를 공간에서 10초 동안 지탱할 수가 있는가?

⑤ ④와 같은 요령으로 하되 발도 동시에 10초 동안 들어올릴 수가 있는가?

⑥ 바로 선 자세로 상체를 굽혀 양손의 손가락 끝을 마루에 닿도록 하여 3초 동안 견딜 수가 있는가?

위의 ①과 ②는 복근 테스트, ③은 요근(腰筋) 테스트, ④⑤는 배근(背筋) 테스트, ⑥은 유연성 테스트이다.

이것을 미국 아이들 40% 이상이 못 해냈다는 사실은 그만큼 몸에 살이 붙어 있다는 증거이다.

운동 순서

운동에는 반드시 순서가 있다. 첫째 걷는 운동을 시작이라고 한다면, 서서 몸을 굽히는 운동은 그 다음이 될 것이다. 이것을 맨손체조라고 하는데 보통 몸을 굽히는 것으로부터 시작된다. 그런데

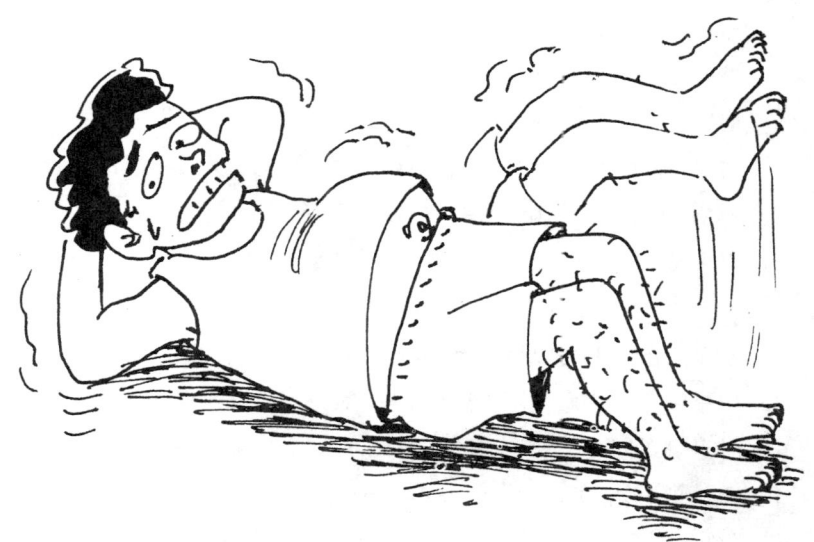

대부분의 사람들은 우선 상체를 앞뒤로 굽히게 된다. 그러나 이것은 잘못된 것이다. 먼저 상체를 좌우로 굽히는 것부터 시작하는 것이 올바른 운동법이다. 혹은 상체를 크게 돌려도 좋다.

 그 까닭을 살펴보면 등뼈의 양쪽에 있는 근육(배근)은 앞뒤로 굽히는 것보다 좌우로 굽히는 것이 훨씬 빨리 유연해지기 때문이다. 오른쪽으로 굽히면 왼쪽 배근은 수축이 되고, 오른쪽 배근은 이완이 된다. 또한 왼쪽으로 굽히면 그 반대 현상이 일어나기 마련이다. 이것이 근육을 풀어주는 첫번째 리듬인 것이다.

 만약 갑자기 몸을 앞으로 굽힌다면 양쪽 배근이 한꺼번에 수축되기 때문에 경우에 따라서는 등뼈를 상하게 할 수도 있다. 이처럼 맨손체조 하나에도 순서가 있는 것이다. 그러나 어떤 운동부터 시작을 해서 어떤 차례로 할 것인가를 모르는 사람이 의외로 많이 있다. 운동의 원칙을 정리해 보면 다음과 같다.

① 몸의 끝 부분부터 시작하여 심장에 직접 영향을 주는 운동으로 차츰 옮아간다. 구체적으로 말하면 손가락과 손—발—목—머리—팔—무릎—어깨—가랑이—허리-—가슴 등 온몸과 호흡의 순서이다. 운동을 마칠 때는 이와 반대의 순서대로 산다.

② 약한 운동부터 강한 운동으로 옮아간다.

③ 느린 운동으로부터 빠른 운동으로 옮아간다.

④ 가벼운 운동으로부터 심한 운동으로 옮아간다. 맨 먼저 좌우, 앞뒤로 굽힌다. 팔다리의 온몸을 뻗는다. 앞으로 구르고 뒤로 구르고 손발을 젓는다. 상체를 크게 돌린다. 상체를 비튼다. 양발을 벌렸다 모았다 한다. 걷기에서 달리기로 옮아간다. 맨 끝으로 뛰어 오르기 운동, 요컨대 屈, 伸, 振, 轉, 回, 捻, 開, 步, 走, 跳의 순서이다.

 가령 걷기 운동을 시작하기 전에도 이런 운동을 하고 나서 걸으면 좋고, 줄넘기를 할 때도 이런 운동을 마치고 난 연후에 시작하는 것이 순서라고 할 수 있겠다.
⑤ 운동 순서는 유연성, 민첩성, 평형성, 순발력, 근지구력, 전신지구력, 호흡운동, 그리고 살빼기 운동이다.

운동량

갑자기 심한 운동을 하면 관절에 무리한 힘이 주어져서 부상을 겪는 경우가 왕왕 있다. 관절 주변에는 관절을 보호하는 활액이 있는데, 유연해지기 위해서는 이 활액이 유동되어야만 한다. 갑작스럽게 몸을 움직이면 활액의 유동이 쉽게 촉진되지 않는다.

또한 관절의 교원책이 증가되어 관절을 보호하기 위한 층이 마련되려면 5분 정도가 필요하다. 그러므로 몸의 여러 부분을 천천히 가동시켜 나가야 하는 것이다. 이처럼 운동하는데 있어서 반드시 지켜야 할 사항들이 있으니 주의해야 한다.

1) 체온 점증의 원리

운동을 하면 체온이 올라가게 되는데, 체온이 서서히 올라가도록 해야만 한다. 특히 겨울철에 철저히 지켜야 할 원리로서 따뜻한 실내에서 얇은 옷차림으로 갑자기 추운 밖으로 나가서는 안된다. 서서히 몸을 가동하여 체온이 점차적으로 올라가도록 해야만 한다. 정작 체온이 올라가면 얇은 옷차림이 되어 땀을 흘려도 무관하다. 그러나 운동 도중에 쉴 때는 체온이 내려가지 않도록 두꺼운 겉옷을 입는 것이 좋다.

2) 심박, 호흡 점증의 원칙

맥박이나 호흡이 천천히 증가되도록 해야 한다. 갑자기 강한 운동을 하면 고통스럽기만 할 뿐 역효과가 난다. 따라서 효과적인 운동을 위해서는 평상시 자기의 맥박수가 1분에 몇 번인지, 호흡수는 몇 번인지 알아야만 한다. 그래야만 현재 자신이 하고 있는 운동의 강도가 어느 정도인지를 가늠할 수 있기 때문이다.

　운동을 시작하여 맥박수, 호흡수가 차츰 올라가서 일정해지면 그 때까지는 고통스러웠던 운동이 고통스럽지 않게 된다. 일단은 이같은 상태가 될 때까지 운동을 강화시켜야 하는 것이다. 너무 강한 운동보다는 약한 듯한 운동을 계속하는 편이 안정상태에 빨리 도달하게 된다. 이렇듯 고통이 계속 되다가 이윽고 고통이 사라지는 상태를 가리켜 '세컨드 윈드(제2의 바람)'라고 하는데, 그것을 경험하고 나면 한꺼번에 땀이 나온다.

목욕 후 체조하면 살 빠지는데 효과가 있다.

　어떤 운동을 시작할 때는 늘 먼저 기초제조인 유연성(柔軟性) 준비운동부터 시작하는 것이 좋다. 이 유연성 체조는 몸의 관절을 원활하게 해주기 때문에 신진대사를 촉진시킨다.

1) 몸통 모로 굽히기
　양팔을 적당하게 벌리고 상체를 좌우로 굽힌다. 어깨의 힘을 빼고, 양손을 늘어뜨린 채 천천히 숨을 내 쉬면서 몸통을 좌우로 굽힌다. 굽힌 손이 복사뼈에 닿아야만 한다.

2) 몸통 돌리기
　양팔을 들고 상체를 천천히 좌우로 돌린다.

3) 몸통 앞뒤로 굽히기
　양발을 벌리고 상체를 굽힌다.

4) 다리 뻗기

좌우로 다리를 교대로 뻗는다.

5) 몸통 앞뒤로, 팔 앞뒤로 젓기

몸통을 굽힐 때 반동을 곁들여서 양팔을 젓고 몸통을 젖힐 때 양팔을 치켜올린다. 온몸의 관절과 근육에 운동이 된다. 뚱뚱한 사람은 대부분 유연성을 잃게 되는데 먼저 살을 빼기 위한 운동을 시작하려면 이러한 유연성 기초체조부터 시작해야만 한다.

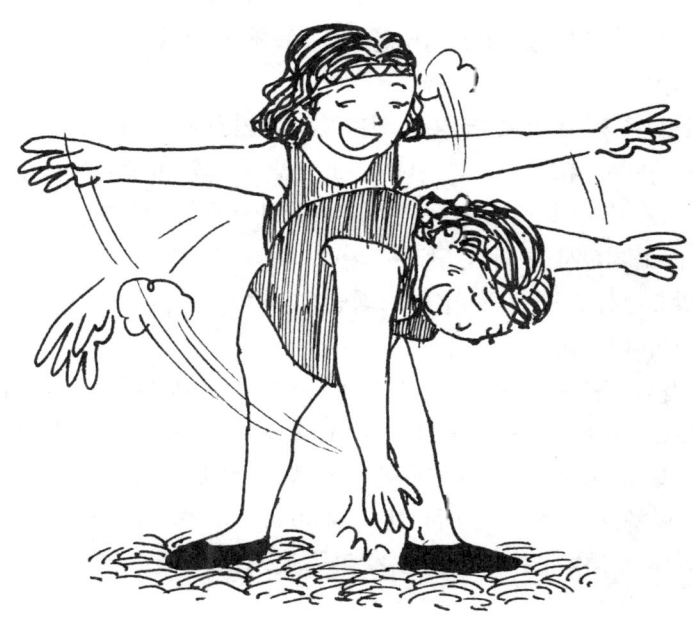

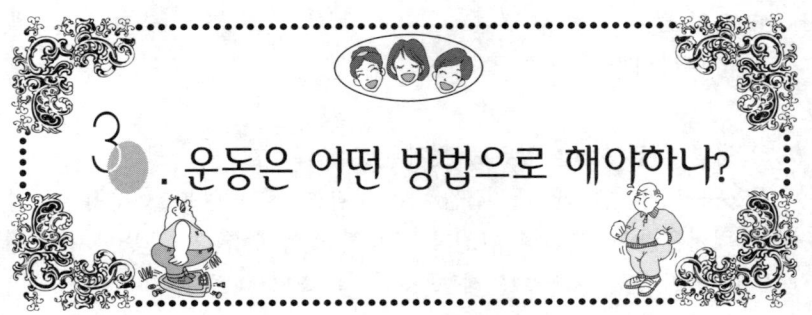

3. 운동은 어떤 방법으로 해야하나?

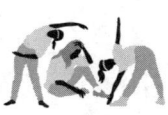
비만인 사람이 살을 빼기 위해서 운동을 해야 한다는 것은 이미 상식이 되었다. 그러나 어떤 방법으로 운동을 해야만 하는가 하는 물음으로 '효과근거'를 삼아야만 한다. 운동에는 여러 가지 운동이 있기 때문이다.

가령 운동종목으로 조깅을 선택했다고 가정해 보자. 만약 너무 천천히 간단히 뛰고 만다면 원하는 효과를 얻기까지 오랜 시간이 걸리게 될 것이다. 반대로 너무 빨리 뛰고 무리하게 힘차게 뛴다면 피곤(疲困)에 지쳐서 쉽게 단념하게 된다. 따라서 운동은 너무 심하게 하지 않으면서도 근육을 알맞게 적당히 움직여서 최대의 효과를 거둘 수 있어야만 하는 것이다.

근육의 운동을 측정하는 일은 매우 어렵기 때문에 근육의 산소요구량으로 근육의 운동량을 대신한다. 운동이 시작되면 자연 산소요구량이 늘게 되며, 이에 따라 심장도 빨리 뛰게 된다. 그러나 다음의 표는 아무리 운동을 열심히 한다 하더라도 그 이상은 빨리 뛸 수 없는 최대의 맥박수라는 수치를 알려주고 있다.

건강 상태와 나이에 따른 운동강도(맥박수)

나이	최대 맥박수	운동강도 (85%)	정상인의 강도(80%)	심장 약한 사람(75%)
20	200박	170박	160박	150박 이하
22	198	168	158	148
24	196	167	157	147
26	194	165	155	145
28	192	163	154	144
30	190	162	152	143
32	189	161	151	142
34	187	159	150	140
36	186	158	149	140
38	184	156	147	138
40	182	155	146	137
45	179	152	143	134
50	175	149	140	131
55	171	145	137	128
60	160	136	128	120
65	150	128	120	113

　20세인 사람의 맥박수는 1분에 200박 정도가 된다. 그리고 40대가 된 사람의 최대 맥박수는 180 정도가 된다. 그렇다면 운동으로 잘 단련된 운동선수들은 그렇지 못한 사람들보다 맥박이 훨씬 많이 뛸 것으로 생각될 것이다. 그러나 그렇지는 않다.
　또한 여성들은 남성들보다 체구가 작아서 맥박이 적게 뛸 것으로 생각되지만 최대 맥박수에 있어서 남녀간의 차이는 없고, 단지 나이에 따라 그 차이가 있을 뿐이다. 나이가 많을수록 최대운동에서의 맥박수는 더 느리게 뛰는 것이다.

　최대 맥박수의 상태로 운동을 하는 것은 선수들의 시합 중에서나 필요한 것이다. 규칙적으로 매일 운동을 하는 일반인들은 자신의 최대 맥박수(脈搏數)의 80% 수준으로 운동하는 것이 가장 효과적인 방법이라 할 수 있다. 만일 당신이 나이 40세라고 한다면 최대 맥박수는 182이므로 그것의 80%인 146번 뛸 수 있는 상태로 운동을 하면 되는 것이다.

　이 표는 남성은 72박, 여성은 80박을 기준으로 한 것이다. 40세가 넘는 사람과 심장(心臟)에 이상이 있는 사람은 이 프로그램에 따라 착수하기 전에 운동부하 심전도 검사를 받아야만 한다.

　그렇다면 지금부터 세 사람의 40대 남자가 있다고 생각하고 한번 생각해 보기로 하자!

　첫번째 남자는 근육 속뿐만 아니라 피하에도 지방이 가득 차서 보기가 아주 흉한 사람이다. 그런데 그는 빨리 걷기만 해도 최대맥박수의 80%인 146박이 된다. 두번째 남자는 몸이 아주 날씬하게 다듬어져 있고, 조깅을 해야만 비로소 146박에 이른다. 세번째는 빼빼하고도 홀쭉하게 깡마른 스포츠맨으로서 꽤 힘을 내어 달려야만 겨우 146박에 도달한다. 이러한 경우 세번째 남자는 아주 활발하게 운동을 했던 것으로 판단이 된다. 그러나 이들 세 사람 모두는 심장, 폐, 근육에 대해서 모두 같은 강도로 운동을 한 것이다.

　운동선수인 남편들은 아내를 너무 격렬한 상태로 밀어 넣는 잘못을 저지르고 있다. 이들은 함께 뛰기 위해 비상한 노력을 한다. 그는 아내를 위해서 천천히 달리고 아내는 남편을 위해서 빨리 달리게 된다.

　한 사람은 운동량이 미달되는 운동을 하고, 또 한 사람은 지나친 운동을 하는 것이므로 이것은 두 사람 모두에게 효과적인 운동이 되지 못하는 것이다.

　남자와 여자가 함께 운동을 하는 것은 근육량(筋肉量)과 지방량(脂

肪量)에 있어서 차이가 있으므로 잘 생각해야 할 문제인 것이다(남자들은 여자들보다 대체로 근육이 20%가 많고, 지방은 오히려 30% 가량 적다).

여성들이여, 위축당하지 말기를 바란다. 남성들이 큰 힘을 요구하는 운동에 있어서는 여성보다는 강하다고 할 수 있겠으나 지구력(持久力)운동에 있어서는 남성들보다 여성들이 훨씬 높다고 할 수 있다.

그러므로 혼자, 또는 다른 여성과 함께 운동을 하는 것이 좋다. 혹 다른 사람이 자신의 운동에 당신의 운동을 맞추라고 강요한다고 해도 결코 듣지 말고 표를 참고하여 실행하는 것이 좋다.

운동에 있어서 여성은 조깅이나 에어로빅 중에서 하나를 택하여 꾸준히 최소한 12분 동안 1주일에 적어도 6일은 운동을 하는 것이 옳다. 운동을 처음 시작하여 몇 번은 1,2분 후에 멈춰 서서 맥박이 얼마나 뛰는가를 측정을 해 보는 것이 현명하다. 운동 후 즉시 6초간의 맥박을 재서 10을 곱하여 1분간의 맥박스를 산출하는 것이다. 맥박이 너무 많이 뛰면 운동강도를 반드시 늦추어야 한다. 이러한 방법을 '맥박 청취에 의한 운동' 이라 부른다.

간혹 나이가 연로하시거나 몸이 쇠약하신 분이 처음부터 하루에 12분씩 운동하는 것이 너무 과하지 않느냐는 질문을 받게 된다. 그러나 그렇지 않다. 과도한 자극을 주지 않아도 극도로 연약한 상태에서는 요구된 시간 동안 걷기조차 힘들지 모른다. 그러나 만약 그렇게 걷는다고 해도 걱정할 필요는 없다. 꼭 12분을 지켜야만 한다. 이러한 경우에 몇 주 동안은 운동강도를 약 70%로 낮추어야 하며 그 후에는 80%로 강도를 높여야 한다. 운동강도를 점차적으로 증가시킬 수는 있으나 반드시 이것을 지속적으로 실행해야만 한다. 이것은 철저하게 몸을 바꾸는 것이기 때문이다. 사람의 몸은 치아가 '치아교정장치'의 압박에 의해서 교정될 수 있는 것처럼 운동에 의해 꾸준히 만들어 가야 하는 것이다.

언젠가 운동장 트랙을 미친 듯이 달리는 사람을 본 적이 있다. 그는 1km를 3분 정도에 달릴 수 있는 것을 자랑스럽게 여기면서도 어찌하여 불룩 튀어나온 허리의 곡선과 싸워야만 하는지를 의아해 한다. 그의 이런 운동방법은 장도리로 치아를 교정시키는 것과 다를 바 없는 것이다. 다시 말해 체중을 조절하는 방법은 천천히, 그리고 더 멀리 오래 달려야만 하는 것이다.

앞의 표는 남자의 경우는 1분당 72박, 여자의 경우에는 80박을 기준으로 한 것이므로 당신의 안정 맥박이 이 수치보다 낮을 경우에 표의 수치까지 심장의 박동을 올리는 것은 과중한 운동이 될 수 있을 것이다. 만일 맥박수가 1분당 12, 또는 그 이상으로 평균치보다도 낮으면 아래의 공식에 의하여 운동강도를 조정해야 한다.

운동강도 = (최대 맥박수 − 안정 맥박수) × 0.65 + 안정시 맥박수

예를 들어 계산을 해보기로 하자.
안정시의 평균 맥박수가 55이고 나이가 40세라고 하면,

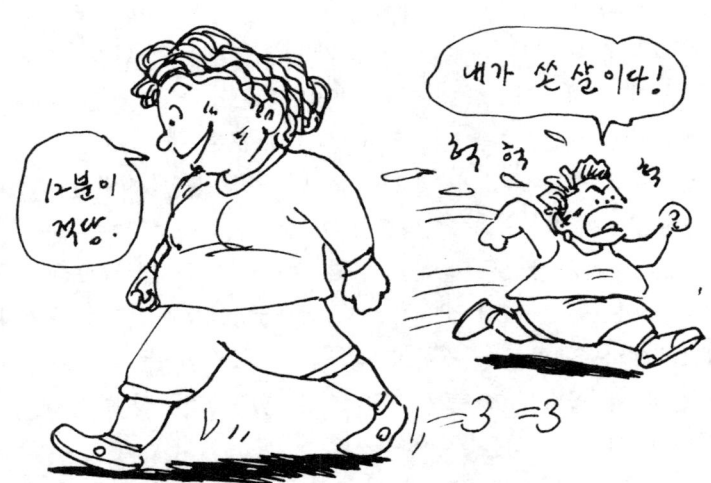

182 − 55 = 127, 127 × 0.65 = 82.5, 82.5 + 55 = 137.5

따라서 운동강도는 표에서와 같이 146이 아니고 137 ~ 138박이 되도록 운동을 해야 한다.

표에서 운동강도 75%의 항목을 보기로 하자. 전문가들은 하나같이 적당한 운동은 심장이 나쁜 사람에게 유익하다는 공통된 생각을 한다. 그러나 여기에서 주의해야 할 일은 '적당하게'라는 말을 의미있게 보고 명심해야 한다는 것이다. 이 심장병의 치료에 있어서 의사들은 최대 맥박수의 75%를 이용하고 있다. 그러나 만약 심장에 이상이 있는 경우라면 이와 같은 강도의 운동을 시작하기 전에 반드시 병원에서 검사를 받아 보아야만 한다.

이러한 조깅 말고도 규칙적인 유산소성 운동이 심장마비를 억제한다는 것은 의문의 여지가 없는 사실이다. 그러나 조깅을 하는 동안에도 심장마비로 목숨을 잃는 경우가 있을 수 있다. 대부분의 사람들은 그와 같은 사실을 알고 있으면서도 쉽게 자신은 그렇게 될리가 없다는 생각으로 조깅을 계속 한다. 그러나 여기서 제시하는 운동강도를 무시한다면 위험에 직면할 수도 있을 것이다. 따라서 혹시 심장에 이상이 있을 경우에는 운동부하 심전도 검사를 일단 받아두는 것이 좋을 것이다.

예를 들어 당신이 운전하는 차량은 느린 속도로 안전하게 달릴지 모르겠으나 혹시 고속도로에서는 잘 달리지 못할지도 모른다. 그러므로 이럴 때 타고 있는 차가 고속도로에서는 얼마나 잘 달릴 수 있는가 알아보려면 엔진을 전 속력으로 한 번쯤 가동시켜 확인해 보는 것도 좋을 것이다.

운동부하 심전도 검사는 운동 계획을 세우기 전에 특히 40대 이상의 남자와 위험성이 높은 사람에게 할 수 있는 가장 훌륭한 테스트 방법이라고 할 수가 있다. 하지만 서민들에게는 부담스러울 정도로 검사 비용이 많이 든다. 많은 사람은 이 검사료 때문에 망설이고 있다. 혹 가슴의 고통을 느껴도 검사료 부담 때문에 해 보지 못하는 것이 사실이다. 만약 이 같은 증세가 조금이라도 느껴진다면 6초간의 맥박 측정법과 표에 의한 운동강도를 신중하게 맞추어 실천하기 바란다.

만일 조깅이 아닌 유산소 운동으로 살찌는 것을 막으려고 한다면 아래의 세 가지 수칙을 반드시 지켜야만 한다.

첫째, 꾸준히 지속적으로 운동하도록 한다.
둘째, 최소한 12분 이상을 지속적으로 운동해야만 한다.
셋째, 운동의 강도는 최대 맥박수의 80%를 유지하도록 해야만 한다.

이것이 운동의 수칙이라고 할 수 있다.

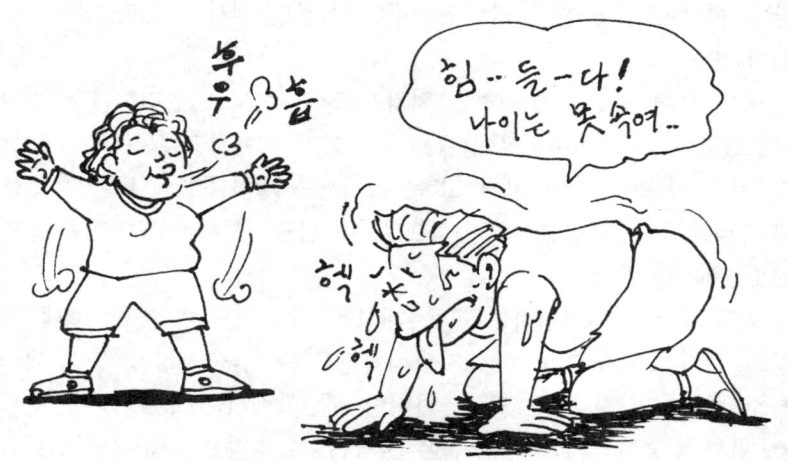

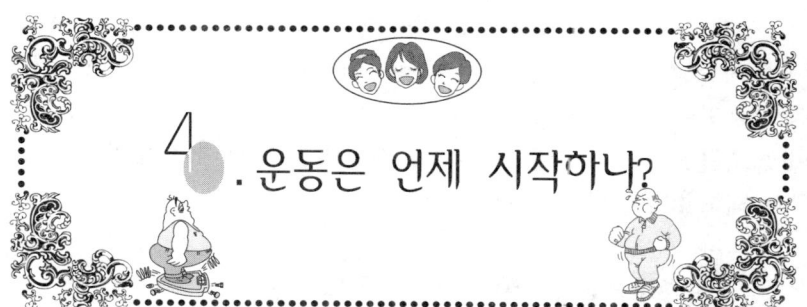

4. 운동은 언제 시작하나?

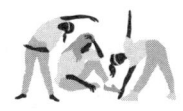 살을 빼려는 사람은 먼져 운동부터 해야만 한다. 결국 운동이 부족하다는 말이 되겠는데 이런 사람은 먼저 걷기 운동부터 해야만 한다. 걷기 운동이야말로 가장 안전하고 효과적인 운동이라고 할 수 있기 때문이다. 그리고 다음과 같은 사항을 꼭 지키도록 해야만 한다.

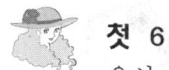 첫 6주는 걷는다.

우선 운동을 할 수 있는 몸을 만들어야 한다. 살을 빼려는 사람은 살 때문에 몸이 부자유하므로 준비 운동을 위해서도 걷기 운동부터 시작해야만 한다. 다시 말하자면 운동하는 생활 습관이 몸에 밸 때까지가 가장 괴로우며, 그 기간은 6즈 정도이다. 비가 오고 바람이 불거나 여행을 떠나던가 해서 계속 하기 어려울 때도 많겠으나 결심을 가지고 상당한 노력을 하지 않으면 안된다. 언젠가 TV화면을 통해 미국 대통령이 우리 나라에 국빈으로 와서 군 장병들과 조깅을 하는 모습을 보았을 것이다. 어찌 보면 민망하다고 할 수도 있겠으나 자신의 건강을 위해서는 개의치 않는다는 뜻이기도 하다.

평상시의 생활을 그대로 한다는 뜻이다. 그런 점에서 자신을 속이거나 잊지 않기 위해 그래프를 그려서 쉬지 않고 운동하는 습관을 들여야만 한다. 굳은 결심으로 걷는 것이다. 5~6주간 걷고 나면 더 이상은 괴롭지 않고 자기 스스로의 결심과 몸에 변화가 일어나고 있다는 사실을 발견할 수 있을 것이다.

준비운동을 잊어서는 안된다.

몸의 기능은 한꺼번에 높아지는 것이 절대 아니다. 더구나 중년이 되면 급히 걷고 있을 때의 심장활동이 한계의 70%까지 도달하게 된다. 그러니 누구든지 가벼운 운동을 통해 적응력을 유발하려는 노력이 선행되어야만 한다. 특히 중 고령자에게 바람직한 워밍업은 다음과 같다. 맨 처음 1분간은 손목, 발목, 목덜미 등 심장에서 떨어진 부분을 천천히 돌린다. 다음에는 무릎, 엉덩이, 어깨 등의 관절, 등배의 근육 및 옆구리의 유연 체조, 그리고 끝으로 가볍게 뛰

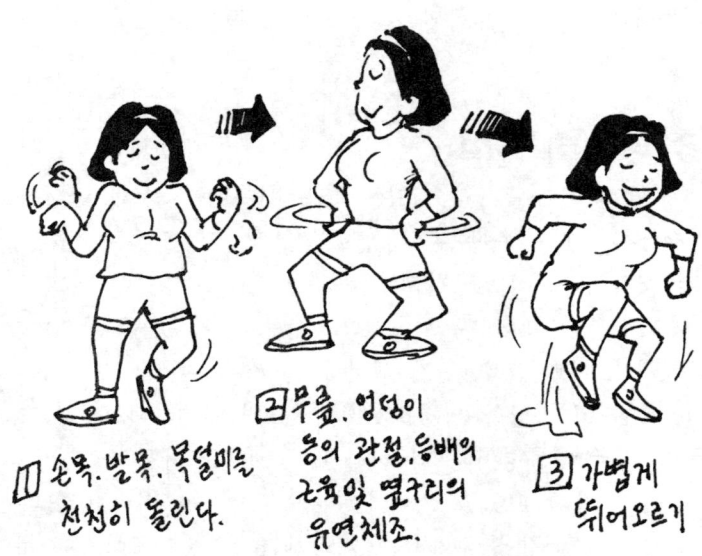

① 손목, 발목, 목덜미를 천천히 돌린다.
② 무릎, 엉덩이 등의 관절, 등배의 근육 및 옆구리의 유연체조.
③ 가볍게 뛰어오르기

어오르기 등으로 몸을 추슬러야만 한다.

운동하는 시간을 정할 필요가 있다.

운동 효과는 운동 내용과 운동하는 부위에 따라 좌우된다고 할 수 있겠으나 운동하는 시각에 따라서도 달라질 수 있다. 아침 운동은 하루의 시작 운동이니까 단시간에 끝내서 피로가 남아 있지 않도록 하는 것이 좋다. 점심 시간의 운동은 비만인 사람의 감량운동으로 가장 적합하다. 저녁 운동은 피로 회복과 관련이 있다. 몸의 컨디션을 회복시키고, 기분전환을 시켜주므로 현대인에게 아주 적합한 운동이라고 할 수도 있다. 그러므로 일정한 운동 시간을 정해 놓고 리듬을 만들어 운동할 필요가 있는 것이다.

걸어야만 하는 이유

걸으면 첫째 심장, 폐가 강해진다. 살이 찐 사람은 심장이나 폐가 지방질로 압박 당하고 있다고 할 수 있다. 그러나 걷게되면 심장과 폐는 공기에 산소를 받아들여 몸의 여러 부위에 신선한 산소를 공급해 주게 된다. 이렇게 되면 몸은 에너지를 만들어내고 심장이나 폐에 끼여있는 지방과 노폐물을 버리게 된다. 산소 건강법이라고 할 수 있는 이 에어로빅운동(걷기도 유산소 운동 중의 하나)은 이처럼 우리 몸의 엔진을 더욱 강하게 강화시켜주는 동시에 혈액 속에 끼여있는 콜레스테롤도 배출시켜 준다. 그렇다면 우리 몸의 여러 부분에 어떤 효과가 나타나는지 좀 더 세밀하게 알아보도록 하자.

폐는 공기를 받아들이는 곳으로서 공기가 먼저 폐로 들어가게 된다. 산소만이 흡수가 되고 혈액에 의해서 몸의 여러 부위 구석구석까지 보내진다. 우리의 보통 호흡에는 공기는 산소의 21%, 질소 70%, 그 나머지는 소량의 탄산가스다. 폐가 처리할 수가 있는 공기의 분량, 즉 폐의 능력은 몸의 상태를 결정하는 중요한 요소이다. 공기 중에서 산소만 분리되어 몸의 여러 곳에 배달되기 때문이다. 만일 폐의 힘이 약해서 공기를 충분하게 받아들일 수 없다고 한다면 에너지를 만들 수 없게 되는 것이다.

그렇다면 무엇이 폐의 이와 같은 기능을 좌우하게 되는 것인가? 폐 자체에는 근육이 없다. 폐가 부풀었다 움츠렸다 하는 것은 흉곽과 횡격막의 근육으로 이루어지는 것이다. 숨을 들이쉴 때는 흉곽이 넓어져서 폐 속에 압력이 작아져 공기가 흘러 들어오고 숨을 내쉴 때는 폐와 흉곽의 탄력으로 공기가 밀어내 진다.

우리가 걷고 있을 때 얼마만한 공기가 호흡에 의해서 드나드는가 하면 가슴이 부풀었을 때의 내부의 진공상태와 반대로 가슴의 근육이 강하므로 많은 공기를 받아들일 수가 있고, 또한 많은 노폐물을 배출할 수가 있다. 노폐물 속에는 일종의 지방질 요소도 들어 있다. 폐가 활동하는 것에 따라 폐활량도 달라지게 되는데, 건강한 사람은 약 75% 정도를 사용해서 호흡하게 된다.

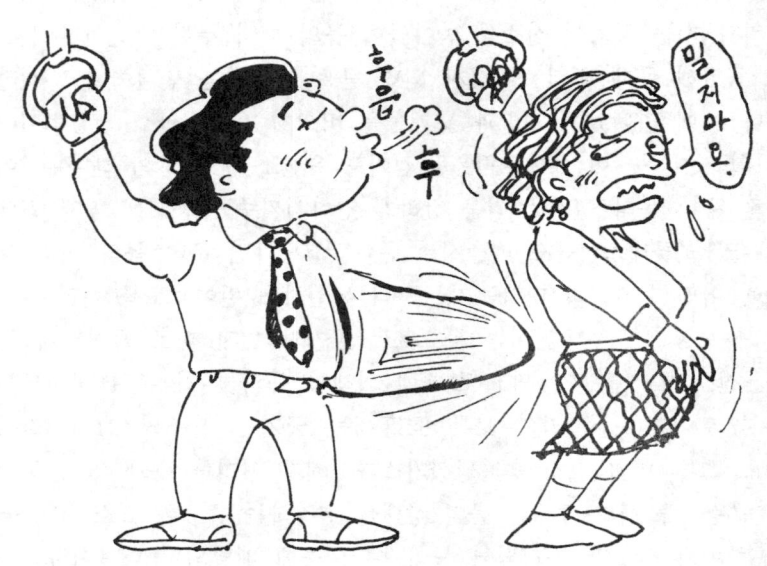

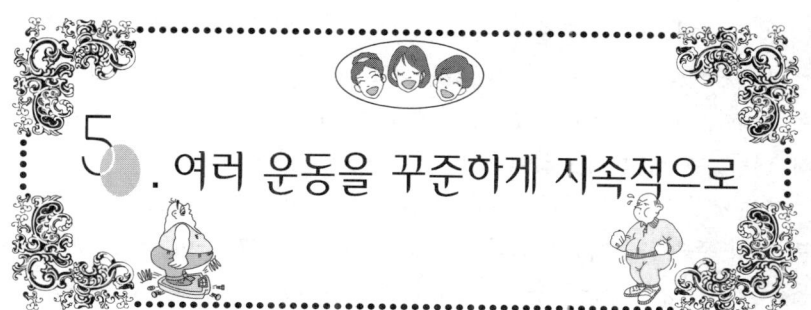

5. 여러 운동을 꾸준하게 지속적으로

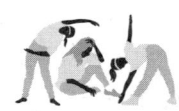

흔히 운동 초기에는 계획대로 열심히 운동을 하는 듯 하다가도 얼마 곳 가서 그만두고 포기해 버리는 사람들을 우리는 주변에서 종종 볼 수 있다. 여러 가지 이유가 있겠으나 대개 그 이유는 부적당한 운동 종목을 택했거나 아니면 지나친 의욕 때문에 무리한 운동을 하다가 그만 중도에 포기하게 되는 것이다. 그러므로 운동은 적절한 운동강도를 택해서 해야만 처음 마음먹은 대로 지속할 수가 있다.

필자가 아는 중년 부인인 Y씨는 올해 51세이다. 하도 몸이 뚱뚱해서 살을 좀 뺄 수 없겠느냐고 성화를 부리기에 시키는 대로 할 수 있겠냐고 물었더니 그렇게 할 수 있다고 약속을 하여 단단히 다짐을 받고 '제자리 달리기 운동'을 시작했다. 집에서도 꼭 하루 한 차례씩 제자리 달리기를 하기로 약속을 했던 것이다.

그런데 약 1달 후에 우연이 길에서 만나 "요즘도 계속하시죠?"라고 물었더니 아주머니는 고개를 설레설레 흔들면서 그만 담념했다는 표시를 하는 것이었다. 실망이 컸다. 왜 그렇게 쉽게 포기했냐고 물었더니 5일만에 그만 포기하고 말았는데 너무 피로해서 그만 두었다는 것이었다.

그녀는 나와의 단단한 약속 때문에 다소 죄의식을 느끼기도 했지만 너무 피로했고 이 때문에 하루종일 아무 것도 하지 못하고 자리에 누워 있을 수밖에 없었다고 털어놓았다. 그래서 운동을 그만 두지 않을 수 없었다는 것이다.

그녀에게 당시의 상황을 좀 더 자세하게 설명해 달라고 했더니, 5분 가량 운동을 했는데 그만 식은땀이 솟아오르고 숨이 목에까지 차올라 더 이상 배겨낼 수가 없어서 그만 자리에 쓰러졌다는 것이다. 당시 맥박은 얼마쯤이었는지 물어 보았으나 그런 물음은 우둔한 것이었다. 하는 수 없이 그 당시 그녀가 했던 그대로 한 번 해보라고 하였다.

1분 후에 멈추어 서게 하고, 그녀의 맥박을 측정해 보았더니 170이나 뛰고 있었다. 그녀에게 가장 적합한 운동강도는 134였다. 그런데 170이나 되었으니 심장마비에 걸리지 않을까 염려스러울 정도였다. 한참 후에는 발을 2인치 정도만 들어올리도록 해 보았다. 이것도 역시 그녀에게는 격렬한 운동이었다. 맥박이 152나 뛰었다. 이번에는 발끝을 마루에서 떼지 말고 제자리 달리기를 해 보도록 했다. 이 정도의 운동으로도 맥박을 134로 만드는 데는 충분하였다. 이와 같은 동작만으로도 운동이 되겠느냐고 말했지만 그녀에게는 이것도 충분한 운동이 되었다.

대부분의 사람들은 매일 똑같은 운동을 하는 것은 곧 싫증이 난다고 한다. 이것은 옳은 말이다. 나 자신의 경험에서도 느낄 수 있었기 때문이다. 그러나 필자가 권하는 것은 어떤 운동이든 매일 꾸준히 하라는 것이지 똑같은 운동을 하라는 것은 아니다.

여름이라면 월·수·금요일에는 조깅을 하고, 화요일과 목요일에는 수영을 하고, 주말에는 자전거를 타면 좋을 것이다. 겨울에는 일기에 따라 주중에는 조깅이나 줄넘기를 하고 주말에는 스케이트나 스키를 즐기는 것이 좋다. 이 같은 운동은 심장 혈관 관계를 개선시켜 줄뿐만 아니라 전신에 활력을 주는 좋은 운동이 될 수 있다. 더구나 변화를 주는 운동은 일부 근육을 희생시키고 몇몇 근육만 발달시켜 주는 문제를 해소할 수 있을 것이다.

예를 든다면 장거리 달리기 선수들의 몸은 지속적(持續的) 운동에 잘 적응할 수 있도록 변한다. 상체는 작아지고 팔, 어깨, 가슴 등에 있는 지방(脂肪)은 제거 될 것이다. 이 말은 근육의 상태가 나빠진다는 것을 의미하는 것이 아니다.

근육(筋肉) 생체검사(生體檢査)에서 이들 근육은 유산소 적응도(適應度)를 나타내는 효소의 높은 증가를 보여준다. 대부분 달리기 선수의 상체근육의 크기에 대한 만족은 그들의 경기에 정신적으로나 육체적으로 가치가 있다고 말할 수 있을 것이다.

유산소성 운동은 일상생활에서 쉽게 적용될 수 있을 뿐만 아니라 단순한 운동 이상의 스포츠로도 발전할 수 있다. 아침 일찍 매일 매일의 걷기와 조깅은 주말의 등산을 가능하게 하고, 자전거 타기는 주말의 시골 여행을 가능하게 한다. 한때 유행된 노젓기는 카누 여행을 가능하게 한다.

운동 중에는 여러 가지 운동이 있겠으나 무엇보다 중요한 것은 자신에게 적합한 종목(種目)을 선택하여 중도에 포기하지 않고 지속적으로 하는 것이라고 할 수 있다.

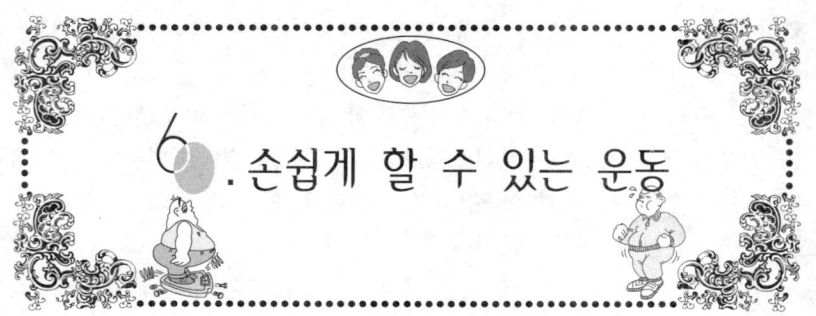

6. 손쉽게 할 수 있는 운동

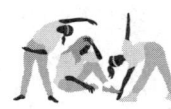 운동으로 조깅이나 달리기처럼 쉽사리 할 수 있는 운동은 없을 것이다. 조깅과 달리기는 운동의 아주 기본이기 때문이다. 준비라면 가벼운 옷차림과 한 켤레의 운동화면 족하다. 이 같은 준비가 되면 어디서부터 어떻게 달릴 것인가를 생각해야 한다.

달릴 때에는 정강이뼈, 발뒤꿈치, 아킬레스건, 그리고 종아리 근육이 상하지 않도록 발바닥 전체가 닫도록 하면서 달리는 것이 좋다. 잔디에서 조깅을 한다면 한층 쉬울 것이다. 푹신한 잔디가 충격을 완화시켜 주기 때문이다. 중년 이하는 조깅과 달리기 프로그램을 안전하게 시작할 수 있겠으나 이미 중년이 넘었다면 심장에 행여 이상이 있을지 모르니 경우에 따라서는 위에서 설명한 운동부하 심전도(心電圖) 검사를 받은 연후에 운동을 시작하는 것이 좋다.

50세가 넘었거나 아니면 뚱뚱한 비만 체질이라면 조깅보다는 강도가 약한 걷기 운동 같은 것이 한결 현명한 선택일 것이다. 조깅과 달리기는 가장 빠른 체중 감소(지방 감소)에 효과가 있는 운동이다. 왜 그런지 아직 확실하게 알려 있지는 않으나 사실인 것만은 확실하다.

필자는 새벽 5시 반이면 어김없이 대문을 나서는데 걷기 운동을 하기 위해서다. 코스는 꼭 1시간이 걸리는 코스인데, 나이도 있고 하여 걷기만을 한다. 이 시간을 단순하게 걷기만 하는 것이 아까워 근래는 학생들처럼 귀에 이어폰을 꽂고 회화를 들으면서 걷는다.

약 30분 거리의 지점에 이르러서는 몸에 약간의 땀기를 느끼게 되는데, 가벼운 땀이 배일 정도가 가장 알맞은 운동강도라 하겠다. 집에 다시 돌아오면 정확히 6시 반이고 7시까지 조간(朝刊) 신문을 대략 30분 동안 훑어본 후, 7시에는 어김없이 아침 뉴스를 본다. 일요일에는 7시 아침 뉴스가 없으므로 8시 반까지 운동을 하는데, 일정 코스를 돌고 길머리에 있는 공원에 들어가서 그곳에 나온 사람들과 함께 어울려 운동을 하다가 돌아온다.

이것은 필자의 이야기이지만, 이 사람이 1시간 걷는 코스에서 이른 아침에 만나게 되는 사람들은 대부분 조깅이나 걷기를 하는 사람들이다. 대개 중년 이후의 사람들이고 20대로 보이는 젊은 아가씨도 간혹 있다.

지난 겨울 내내 조깅을 하는 20대 아가씨를 같은 시간 같은 장소에서 스치게 되었는데 아주 열심이었다. 하루도 거르는 일없이 운동복에 운동화 끈을 졸라매고 달리는 것을 볼 수 있었는데 이 아가씨는 날씬한 몸매였다. 이것이 조깅이나 걷기를 게을리 하지 않고 매일같이 꾸준하게 한다면 저절로 체중 감소가 된다는 증거이다.

걷기 운동에 대하여

이른 아침이면 걷기 운동을 하고 있는 사람들을 자주 볼 수 있다. 걷기는 특히 나이 든 사람에게 좋은 운동인데 그 이유는 조깅처럼 무리를 가해서 무릎이나 관절에 이상을 일으킬 염려가 없기 때문이다. 무릎과 관절은 나이 먹은 중년 이후의 사람에게는 가장 소중한 곳이다.

나이가 들면 관절통을 호소하는 사람들이 매우 많다. 그래서 전철역의 계단이나 빌딩의 계단을 많이 오르내리는 연습을 해야 한다. 만약 운동을 하지 않고 가만히 편안하게 있기만 하면 분명 무릎의 통증을 호소하게 되고 관절통이나 관절염으로 보행이 불편해진다. 그러다 보면 결국에는 신체 균형이 무너져 그만 합병증을 불러일으키게 되는 것이다.

걷기 운동은 단순한 관절이나 무릎의 운동에 기인되는 것이 아니라 '걸으면 맥박수를 올린다' 라는 결론에 도달하기 때문에 체중조절에 필수적이다. 중년기 이후의 사람이 걷기 운동을 하면 관절은 물론 고혈압을 예방할 수 있고 근육을 튼튼하게 하며 혈관에 낀 지방질, 노폐물을 배출하게 할 수도 있다. 그러므로 비만이 오지 않을 것은 틀림없는 사실이라고 할 수 있겠다.

나이든 사람이 조깅을 하는 것은 힘들고 무리이다. 그러므로 걷는 것이 가장 적합한 운동이라고 할 수 있다. 그러나 구태여 운동의 강도를 안전하게 더 높이려고 할 때, 모래주머니를 만들어 짊어지고 걸

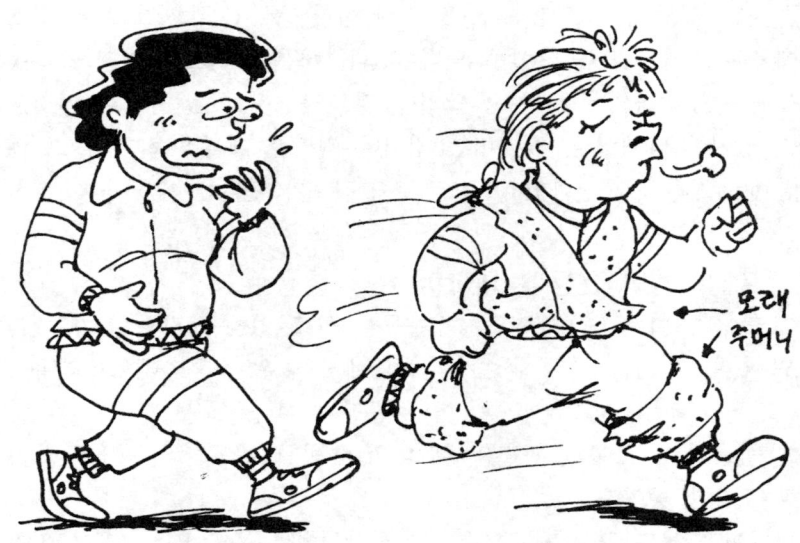

으면 운동강도가 높아질 것은 당연한 이치라 할 수 있겠다.

걸어라, 걸어라, 또 걸어라

서울의 대동맥이라 할 수 있는 전철은 아무래도 제일 처음 시작된 1호선 전철인 의정부-수원간을 운영하는 전철일 것이다. 이는 서울의 도심지 동대문, 종로, 시청, 서울역, 용산, 영등포를 거쳐서 안양과 수원까지 가기 때문이다.

필자가 사는 곳은 서울의 동북지역인 청량리인데 여기서 성북 의정부행에 오르면 주말이면 가장 눈에 띄는 사람들은 울긋불긋한 등산복 차림의 중년들을 만날 수가 있다.

서울의 근교 성북역과 의정부역 사이에는 도봉산, 수락산 등이 있기 때문이다. 그래서 도봉산역이나 아니면 수락산역에 내려보면 전철이 닿을때마다 밀려내리는 등산복 차림의 사람들로 분비게 마련이다.

이들은 주말을 맞아 산에 오르기 때문이다. 등산 운동이 도시인에게는 건강에 좋다는 이야기는 이제는 누구나 다 알고 있기 때문이다. 그래서 너도나도 근교 산으로 오르는 무리들이다.

나도 오래전부터 벼르던 이 등산을 하고파 지난해 등산 모임에 참석을 했는데 이 모임 사람들은 경기도 북부지역인 행정공직에서 물러난 퇴직공무원들로 산에 오르는 분들이었다. 이분들은 서울의 외각 지역의 산들을 잘알고 있었으며 매주 목요일 이렇게 등산을 하는데 주로 잘 아는 이 지역산을 바꾸어 가면서 탄다고 했다.

각자 도시락은 간편하게 집에서 해와서 산 위 적당한 곳에서 시간이 되면 점심을 먹고 내려오는 것이 전부였다. 처음 산에 오르니 힘에 부치고 힘이 들었으나 하산 할 때는 그렇게 굳이 가벼울 수가 없었다. 몸에 땀이 흠뻑 솟았기 때문이다.

그 중에 유난히 눈에 띠는 중년 부인이 한분 있어서 어떻게 이 모임에 참석을 했느냐고 물었더니 자신의 직업은 번역사인데 매일 사무실에만 있으니 운동할 시간이 없어서 이렇게 즈말 하루를 택해 산에 오른다는 것이었다.

　이 중에 머리가 하얀 B씨는 "나는 기관지 천식을 앓고 있는데 산에 오르고부터 천식이 말끔히 없어져 낳았다"라고 하였다. 환경 오염 속의 도심에서 생긴 알레르기성 천식이 비록 주말 하루지만 산에 오르고 부터는 없어졌다고 하는 것이다.

　이 중에서 가장 나이 많이 들어보이는 좌상격인 P씨는 "우리는 걸어라 걸어라 운동으로 건강을 지키고 자연에 혜택을 받습니다"라고 했다. 이들은 각자 집에서 아침 일찍 산책을 하고 산책을 하지 않는 하루를 택해 산에 오른다는 것이다. 그래서 그런지 이분들은 다들 60대인데 건강은 4,50대에 지지 않는 것 같이 건강해 보였다.

　이분들은 다들 집에 승용차가 있으나 타지 않고, 외출해서 도심건물에 들어가도 엘리베이터를 타지 않고 걸어서 올라간다고 했다. 말하자면 걷는 것을 발견하신 분들이었다. 이분들을 보면서 어느 책에선가 읽었던 어느 의사의 글인 "게으르고 귀찮은 것을 싫어하는 삶은 무덤의 지름길!"라는 말을 떠 올릴수가 있었다.

　사실 근래 와서 운동에 관심을 갖는 이가 무척 많아졌다고 할 수가 있다. 도심의 직장생활에서는 건강을 지키고 돌볼 시간이 없기 때문이다. 그래서 주말이면 피곤한 몸을 일으켜 산에 오른다고 하는 것은 건강을 지키기 위해서인 것이다. 필자도 자정이 넘어서야 잠자리에 들게 되는데 대게 눈을 뜨는 시각은 새벽 5시반, 눈뜨기 무섭게 옷을 챙겨입고 집을 나선다.

　근래는 바빠서 등산을 가지 못하는 것이 늘 아쉬운데 단지 하루 한 시간 새벽 운동으로 걷는 것을 건강 유지로 삼고 있다. 그래서 도보운동이 건강을 지키는 원천인지 벌써 몇년째 몸무게가 그대로이고 배가 나오는 일도 없고 건강하다. 지병인 당뇨병을 갖고 있기는 하나 음식에 관해서는 별로 신경을 쓰지 않고 무엇이고 가리지 않는다.

　커피도 설탕을 넣어 하루에 두세 잔 마신다. 디스크가 있어 가까운 병원에 가서 물리 치료를 받는 경우가 있는데 이때 간호사에게 혈압을 체크해 주기를 부탁한다. 약간 높다고 하기도 하고, 어떤 때는 괜찮다고 해서 혈압에 관해서는 신경을 쓰지 않으려고 한다.

나이를 먹으면 다소 혈압이 상승하는 것은 당연한 것이기 때문이라고 생각하고 있기 때문이다. 그래서 나는 걷기운동처럼 좋은 운동은 없다고 생각을 한다. 심장운동이 되고 혈관이 확장되며 장유동을 촉진시켜 주기 때문에 변비같은 것은 전혀 있을 수가 없다.

그래서 비만이 생긴다고 하는 것은 바로 운동이 부족해서 온다고 하는 것은 누구나 다 아는 일이다. 그러므로 먹는 양을 줄이는 것도 필수요건이라고 할 수 있으나 몸을 움직여 지방질이 붙지 않게 연소시키는 것이 무엇보다 귀중한 약이 된다고 할 수가 있다.

근래는 도시에서는 여성전용 헬스가 있어서 다이어트에 관심이 있는 여성들이 자신의 몸에 맞는 운동을 하고 있는 것으로 알고 있다. 여기에는 돈과 시간이 투자 되어야 하지만 일정한 시간을 정해서 하는 걷기운동은 비용없이 노력만으로 할 수가 있다. 그러므로 걷는 것은 건강을 위해서도 필수라고 할 수 있겠으나 다이어트를 하기 위해서도 필수 요건이라고 할 수가 있겠다.

비록 시간이 없어 헬스나 다른 운동은 하지 못한다고 한다고 하더라도 걷는 운동만은 할 수가 있을 것이다. 그래서 가까운 거리는 걸어야 하고 엘리베이터가 있어도 계단을 걸어서 올라가는 것이 좋다. 그래서 일과중 최대한 많이 걷도록 해야 한다. 그래서 "게으르면 생명을 단축한다"라고 의사는 말하지 않았던가!

그렇다면 어떻게 걸어야만 살빠지는데 유효할 것인가?

1) 보통 걷기

이것은 걷는 속도를 의식하지 않고 그냥 걸으면 되는 것이다. 이는 운동을 위한 것이라기 보다는 다른 실제적(다이어트를 하기 위해) 목적을 위해 걷는 것이다. 이런 걷기는 시간당 5km 정도의 평균 속도로 진행하면 좋다.

　산책과 마찬가지로 보통 걷는 것도 단순하게 더 많이 걸음으로써 운동의 효과를 높일 수가 있는 것이다. 이것을 위해서는 거리가 먼 길이 아니라면 집에서 직장까지 걸어가는 것이다.

　현재 서울의 교통수단의 시간을 보면 전철 말고는 믿기 어렵게 되어 있다. 일반 버스나 승용차는 길이 막히고 기다리는 시간을 감안한다면 가까운 거리는 오히려 걷는 것이 더 빠르다고 할 수가 있다.

　직장에서도 엘리베이터를 기다리는 대신에 걸어서 계단을 오르고, 전화로 동료를 부르는 대신에 걸어서 찾아가도록 하는 것이 현명하다. 그리고 점심 시간이나 커피 시간에는 되도록 산책을 하며 쉴때는 양다리에 쭉 힘을 주어서 뻗도록 한다. 이렇게 점심 시간에도 짜투리가 생기면 10분 15분이라고 한다해도 산책이나 걷는 것을 습관화 하는 것이 다이어트에 도움이 된다.

　실제로 식사전의 산책은 식욕을 억제함에 도움이 된다. 즉 다시

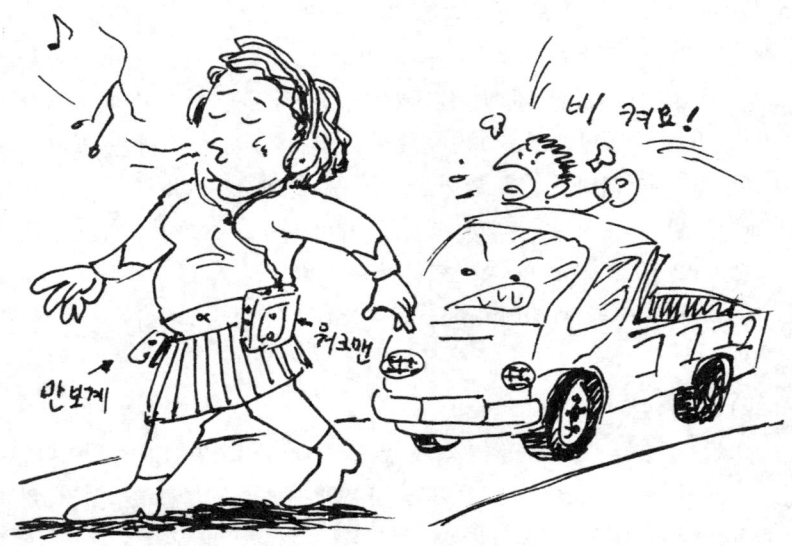

말해서 체중 조절에 도움이 되기 때문이다. 주말에 관광지에 여행을 가면 안내 게시판이나 책자에 보행 코스를 명시해 놓거나 거리를 기록해 놓는다. 소요되는 시간을 알려주기 위해서인 것이다.

이것은 보행을 하면서 자연을 탐사하고 견학하며 사람들과 사귀며 사물을 감상하는데 가장 적절하다. 이것은 두뇌에 산소 공급을 해주는 것도 되는 것이므로 사고과정은 물론 다이어트에 도움이 되며 정신적 안정은 체질균형에 안정을 주기 때문인 것이다.

2) 에어로빅 걷기

심장을 운동시키기 위해서 걷는 것도 일정한 속도로 지속성 있게 힘을 들여가며 걷는 것을 말하는 것이다. 양다리에 힘을 주면 상체는 약간 몸이 흔들리기 때문이다.

심장에 그 힘이 미쳐야 하기 때문이다. 심장에 대한 운동은 1주일에 세 번 적어도 15~30분까지 팔다리를 움직이면서 빠른 호흡을 유지시키는 것이다. 훈련목표는 심장박동의 최대치를 70~85%까지 끌어 올리는 것이다. 모든 형태의 걷기는 활발한 발걸음을 유지하거나 비탈길이나 산에 올라가거나 또는 배낭을 메고 갈 때 이것을 함으로써 에어로빅 운동을 전환할 수 있다.

신체 조건에 따라서는 속도와 지속성을 감안해서 적절한 유형의 걷기운동을 택하면 에어로빅 훈련이 되는 것이다. 건강상태가 좋지 못할 경우에는 시간당 5km의 속도로 15~30분 걸으면 심장을 훈련목표권에 올려놓게 할 수가 있다. 건강상태가 아주 좋은 사람이라면 시간당 6~8km 속도로 30~60분 동안 걸어야만 훈련목표에 도달했다고 할 수가 있다.

걷는 운동에 있어서 가장 중요한 것은 심장박동수를 재어 보는 것이다. 움직이는 동안 맥박을 재어볼 수가 없다면 보행 중에 일시 걸음을 멈추고 재어보고 다시 걷도록 한다. 이것은 최소한 10분 이상 걷고 재어 보아야 하는 것이다.

측정법은 우선 맥박을 10초 동안 재어 본 다음 분당 맥박수를 얻기 위해서 6배를 하면 된다. 만약 심장 박동수가 훈련권 내에 미달할 경우에는 이 걷는 속도를 좀더 빠르게 하든지, 훈련권에 미칠때까지 걷는 시간을 연장해야만 된다.

육체적으로 더욱 적응하게 되면 속도의 운동시간을 늘여서 지속적으로 향상시키도록 해야만 한다. 그렇지 못하면 이미 달성한 건강수준을 단순하게 유지하는데에 끝나고 말 것이기 때문이다.

3) 장거리 걷기

장거리 보행코스가 안내그림 책자와 더불어 많이 소개되고 있다. 그러나 장거리 걷기를 단행하기 전에 건강진단을 받아야만 하며 걷는 속도, 인내력의 적정선, 그리고 필요한 장비 등을 알아내기 위해서는 시험 걷기를 여러차례 해 보는 것이 좋다.

장거리로 걷는 이 운동은 건강증진을 위해서 가장 효과적인 운동이다. 그뿐만 아니라 다이어트에 있어서 기본적 운동도 된다. 이는 다른 어떤 형태의 운동보다도 근육을 사용하게 하고 균형을 잘 잡게 해주는 운동이기 때문이다.

걷는 운동은 때로는 심장병을 앓는 사람을 회복시켜주고 지방질이 몸에 붙지 않도록 활동시켜 주는 운동이기 때문이다. 이 보행근육이 위축되면 몸 전체가 위축되고 마는 것이다. 이 때문에 누구나 걷기 운동에 심혈을 기울여야만 하는 것이다.

이는 비만치료에 있어서 최선의 처방이기도 하기 때문이다.

자전거 타기

본인에게도 자전거 한 대가 있다. 집 앞에 먼지가 뽀얗게 쌓인 채 그대로 방치되어 있다. 처음에는 자전거를 자주 타기 위해서 구입한 것이지만 일부러 타고 나다닐 시간적 여유가 별로 없어서 타지 못하고 있다. 그러나 처음 이 자전거를 들여놓을 때만 해도 운동에 좋다는 생각에서 건강을 위해 들여놓은 것이다.

　자전거는 가장 체중압박이 없는 것이므로 체중 초과자에게나 나이 먹은 사람의 운동으로는 안성맞춤이다. 그러나 이런 사실을 알면서도 타지 않는 것은 아이들처럼 좁은 골목길을 여기저기 타고 다닐 형편이 아니기 때문이다.

　자전거인 '사이클'을 타는 사람들은 긴장된 근육, 뒤틀리는 관절, 아픈 것 등이 없다. 그러나 이 자전거로 운동강도를 계속해서 유지할 수 있도록 자전거 전용도로가 있어야 하는데 그렇지 못한 것이 답답하다. 그러므로 여건만 허락된다면 집안에서 탈 수 있는 훈련용 붙박이 자전거는 상당히 좋은 운동기구라고 할 수 있을 것이다.

　집에서 이것을 타는 것은 운동에 상당한 효과를 준다.

　그러나 '사이클'을 타고 본격적으로 밖에서 운동을 하려고 한다면 사고에 대비해서 항상 헬멧을 착용하는 것이 옳다. 10단 기어가 부착된 자전거는 언덕을 오를 때에도 기어를 사용하여 운동강도를 유지시킬 수 있다는 장점이 있으므로 매우 좋다.

수 영

　누구나 잘 아는 일이겠으나 수영은 심장과 폐에 아주 좋은 운동이 된다. 근래 많은 주부들이 수영장을 찾는 것도 이 때문이다. 그뿐만 아니라 팔과 다리의 모든 근육을 유연하게 하는 효과가 있다. 그러나 만약 뚱뚱한 상태라면 이 운동은 삼가하라고 권하고 싶다. 왜냐하면 수영으로 지방(脂肪)의 감소를 기대하기는 어렵기 때문이다.

　여러 논문의 발표에 있어서도 수영이 살을 빠지게 한다는 공식적 확인은 없다. 다만 수영으로 더 살찌는 일이 없는 것은 확실하다고 할 수 있을 것이나 전적으로 여기에 의존할 수는 없다. 몸은 수영을 하는 동안 온기와 부력(浮力)을 유지시키기 위해 체지방을 유지하려는 기운이 역력하기 때문이다.

비만증 예방과 완치백과

바다 속에 사는 모든 표류동물들도 이와 비슷한 순응현상을 발견할 수가 있다. 고래, 바다표범, 그리고 수달피 같은 물 속에 주로 사는 동물들은 물 속에서 근육을 잘 보호하기 위해 많은 양을 갖고 있는 동물이라 할 수 있기 때문이다.

다시 말해 수영은 훌륭한 운동이라고 할 수는 있지만 비만인 경우에는 다른 운동을 첨가하는 것이 더 바람직하다고 할 수 있겠다. 그러나 수영은 체지방 자체를 감소시키지는 못하지만 그렇다고 해서 지방을 더 늘리지는 않는다. 지방을 40% 가지고 있었다면 계속해서 그 40%는 그대로 유지하게 되는 것이다.

스 키

스키는 겨울 운동의 꽃이라 할 수 있는 운동이다. 눈쌓인 정상에서 스키를 타고 내려오는 모습은 상상만 해도 시원하고 상쾌하다. 단지 겨울철 밖에 탈 수 없다는 것이 흠이라면 흠이지만 전신

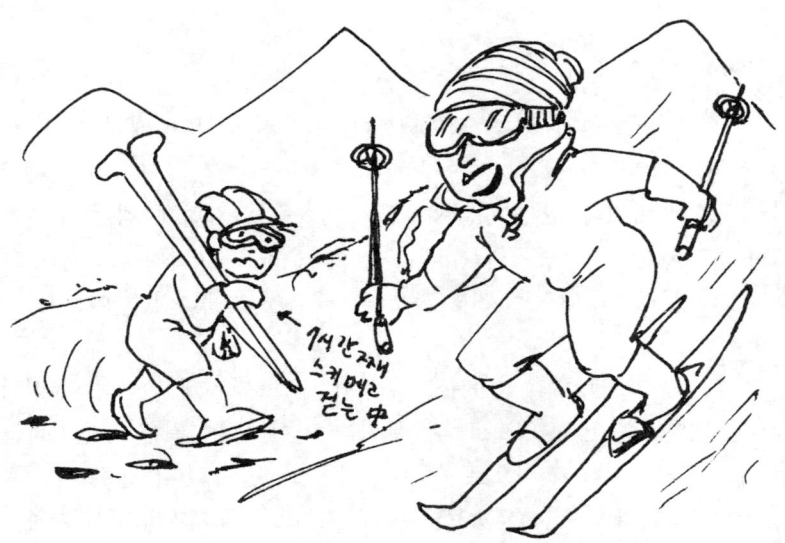

운동으로서는 손색이 없다고 할 수 있다.

겨울철 자칫하면 실내에서 생활하는 것만을 고집하다가 활동부족으로 늘어난 몸무게 때문에 고생할 수 있으므로, 스키장에서 시간을 보내며 전신에 활력을 더하는 것이 좋을 것이라 생각된다.

롤러 스케이팅, 아이스 스케이팅

이 운동 역시 이상적인 운동임에는 틀림이 없다. 그러나 중년 이후의 성인들이 상시 운동으로 하기에는 불편함이 적지 않다. 링크를 필요로 하기 때문이다.

또 몸이 뚱뚱해서 둔해진 체격을 가지고 사람이 붐비는 곳에서 운동을 하다보면 부딪쳐 넘어져 외상을 입을 수도 있기 때문에 각별히 조심하지 않으면 안된다. 또한 심장이 너무 빨리 뛰지 않도록 적절한 운동조절을 유지시키는 것이 중요하다.

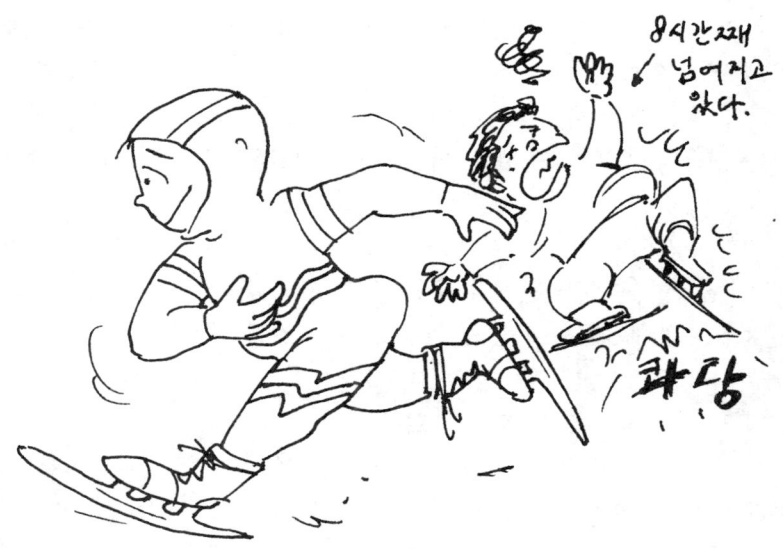

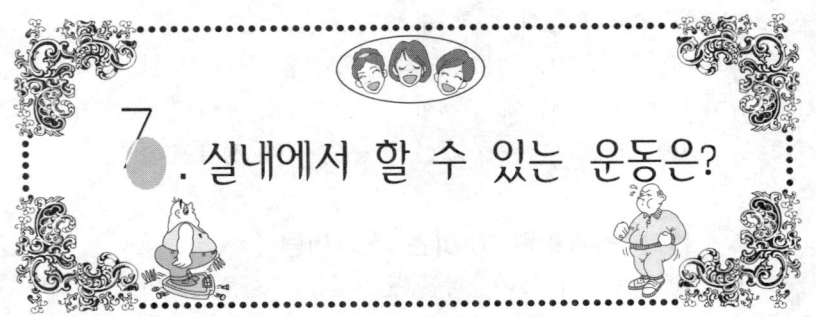

7. 실내에서 할 수 있는 운동은?

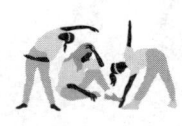운동을 하고자 하는 사람에게 있어서는 실외에서 할 수 있는 운동뿐만 아니라 실내에서 할 수 있는 운동도 있다. 이것은 비가오는 흐린 날 등을 대비해서이다.

이런 이유 말고도 어린아이가 딸린 어머니라면 실외보다 실내운동이 한결 편안할 것이고 직장에 나가는 여성들도 마찬가지일 것이다. 더구나 몸매가 남의 눈에 띄게 뚱뚱한 사람이라면 밖에서 운동하는 것을 상당히 곤혹스러워할 것이다. 다른 사람의 시선이 따갑기 때문이다.

직장여성들은 점심시간이나 자투리 시간을 이용하여 실내 옥상(屋上)에 올라가 좁은 공간에서 운동을 할 수도 있을 것이다. 그러므로 실내에서 할 수 있는 운동을 만들어 내는 것이 중요하다.

전통 춤 체조(건강 체조)

우리에게는 '국민보건체조'라는 것이 있다. 이 운동은 기본체조이므로 실외에서도 할 수 있겠으나 좁은 공간에 그대로 서서 할 수도 있다. 이 운동의 장점은 언제 어느 때든지 마음만 먹으면 할 수 있다는 것이다. 제자리에 서서 하는 것이기 때문이다.

그러나 조금만 공간의 여유가 있다면 '전통 춤 체조'라고 하는 것을 해 보면 좋다. 사람들에게는 누구나 취미가 있다. 특히나 여성들 중에는 다양한 춤의 취미를 가지고 있는 이들이 많다.

TV에서 어느 분이 '전통 춤 체조'라고 하는 것을 발굴하여 운동 대신에 활용하고 있는 것을 본 적이 있다. 이것은 매우 좋은 방법이라 할 수 있을 것이다. 취미도 살리고 운동도 되기 때문이다. 여성들로서는 체중을 줄이기 위해 이런 운동을 하는 것이 취미도 살리고 운동의 효과도 있을 것이니 실내에서 할 수 있는 최선의 운동이라 할 수 있을 것이다.

줄넘기 운동

줄넘기 운동을 모르는 사람은 없을 것이다. 이것 역시 작은 공간만 있다면 얼마든지 할 수 있는 운동이다. 줄넘기를 하자면 부드러운 바닥(콘크리트 바닥은 관절에 손상을 준다)이 필요하다. 줄은 유두선까지 올라가는 긴 줄을 구입해서 사용하는 것이 좋고 바닥은 될 수 있는대로 카펫 같은 것이 좋다. 넓은 카펫을 깔기는 어려울 것이므로 가게에 가서 자투리를 구입하여 사용하도록 하는 것이 좋을 것이다.

줄넘기를 할 때는 1분에 70~80번 회전하도록 하고 발은 교대로 넘기는 것이 이상적이다. 처음부터 두 발로 점프를 하거나 너무 빨리 돌리지 않는 것이 좋다. 만약 운동강도에 도달하기 위하여 운동을 더 해야 할 필요가 있을 때에는 줄을 빨리 돌리지 말고 대신에 무릎을 가능한 한 높이 들도록 하는 것이 효과적이다.

줄넘기 운동은 우리의 몸에 팔과 다리가 있음으로 할 수가 있는 운동 중 하나이다. 더구나 다리가 있어서 걸을 수 있다라고 하는 것은 사람에게는 건강의 상징이라고도 할 수가 있기 때문이다. 세계 심장병의 권위자 미국의 볼레드리 화이트 박사는 사람에 두 다리는 제2 심장 역활을 하는 것이라고 했다.

　이는 두 다리가 있으므로 체형을 유지하는 것은 물론 모든 기능능력을 유지시킬 수가 있기 때문인 것이다. 그래서 화이트 박사는 "나에게는 두 사람의 의사가 항상 내곁에 붙어 있다. 그것은 오른쪽과 왼쪽 두 다리다"라고 하는 말로까지 표현하였다. 만약 우리 인간에게 두 다리가 없다고 하면 생명은 오늘날과 같이 유지하지 못했을 것이고 발전하지 못했을 것이라는 것이다.

　걷는 것이 있고 뛸 수 있는 것이 가능함으로 인간은 건강하게 발전했다고 한다. 대부분의 사람들이 줄넘기가 건강에 얼마나 유익한가 하는 사실은 다알고 있으나 시간이 없다는 핑게로 실행을 하지 않는다. 이뿐만 아니라 다이어트를 하고자 하는 주부나 청소년 남녀 할 것 없이 줄넘기를 하면 얼마나 유력함이 있을 것이라고 하는 것을 알고 있으면서도 쉽게 지속적으로 하지 못한다는 것이다.

　그런데 이 줄넘기 운동은 다른 걷는 운동이나 아니면 조깅운동에

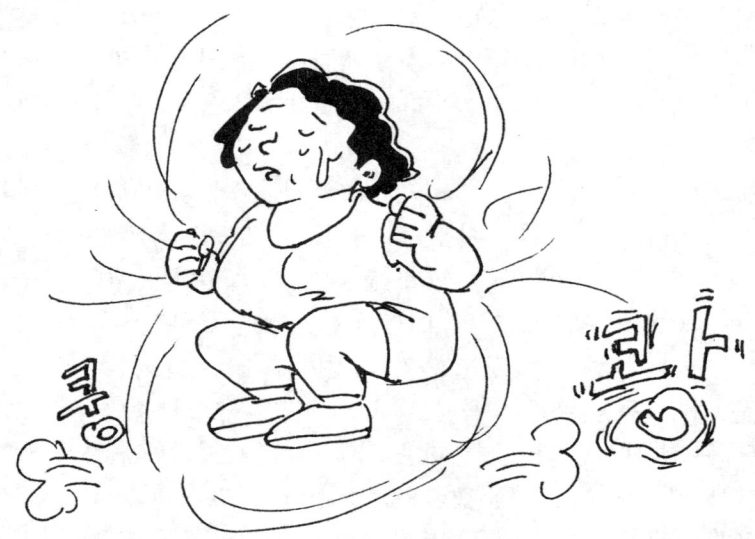

제8장 비만 예방을 위한 운동

비하면 훨씬 즐거운 운동인데도 불구하고 여기에 그다지 흥미를 느끼지 못하고 있는 것이다. 그뿐만 아니라 사람에게 한 가지 지구력이 없다고 하는 것이 단점이라면 단점이라고 할 수가 있겠다.

그러나 줄넘기가 다른 운동에 비해 훨씬 짧은 시간에도 효력이 있다고 하는 것은 전문가들의 모든 공통적 사고다. 즉 "최소한의 시간으로 최대 건강 효과를 가져온다라고 하는 점에 있어서는 줄넘기 이상 능가하는 운동은 없다"라고 노르웨이의 코러 로발 소장도 말한바 있다.

한 마디로 말해서 어째서 이 줄넘기가 좋으냐 하고 말을 하면, 모든 연령의 사람들, 그리고 모든 육체적 조건의 사람들의 운동에 알맞게 되어 있기 때문인 것이다. 이 줄넘기 운동으로 인한 효능에 대해 생각해 보면 다리, 그리고 넙적다리, 힙(엉덩이 둘레)의 군살 빼기에 효과가 있다고 하는 것이다.

또한 상반신 운동과 심장의 혈행을 촉진하는데 있어서 큰 효험이 있다고 한다. 두 팔을 벌려 리드미컬하게 줄을 회전시킴으로써 짧은 시간에 조깅 이상의 효과가 나타난다는 사실이다.

이 줄넘기는 다리와 발목을 강화하는 것은 물론 손목에도 좋은 운동이 된다. 그러나 이러한 것보다는 뭐니뭐니해도 역시 신체의 공동작용 밸런스의 밀접함을 키울 수 있다고 하는 사실이라 하겠다.

이 운동이 어디서부터 처음으로 시작이 되었는가 하는 사실은 기록에 찾아보기 어려우나 극동 지역이나 유럽지역 사람들이 일찍부터 건강을 위해 줄넘기를 해 온 것이라고 추정을 하고 있다.

필리핀에서는 아이들이 긴살(댓가지를 쪼개어 깎아 만든 살)로 줄 형식으로 하여 뛰고 있었던 것이 전해져 내려오고 있다. 그러나 극동이나 유럽쪽에 비하면 미국쪽에서는 최근까지도 아직 줄넘기에 대하여는 그리 큰 붐이 일어나지 않고 있다.

그렇다고 전혀 없다고 하는 것은 아니고 미국인들이 건강을 위해 다양한 운동을 개발하고 있는 운동에 비해서는 그리 크게 유행되지 못하고 있다는 것이다. 단지 권투선수들이 도장 내부에서 내인성인 지구력을 기르기 위해 연습으로 줄넘기를 하고 있을 정도일뿐인 것이다.

1970년 처음 일이노이주 대학에서 이 줄넘기에 대하여 연구조사에 의하면 심장기능이 향상되고, 내구력이 강해지면서 가슴근육이 발달한다고 발표하였다. 또 그러면서 체지방이 빠지고 근력도 증가한다고 말한다.

우리는 다이어트를 하는 사람 중에서 왕왕 줄넘기를 하고 있는 사람을 많이 볼 수가 있다. 확실히 지구력있게 꾸준하게 줄넘기 운동을 하면 심장기능이 향상이 되고 살이 빠진다고 하는 사실을 알게 된다.

1998년 필라델피아에 있는 랑케나우 병원에서 실시한 줄넘기 운동의 결과 보고에 의한다면 병원 모든 직원들을 대상으로 했는데 하루 한차례 5분간씩 1개월간 이 운동을 하였더니 신체운동 능력이 25%나 증가 하였을 뿐만 아니라 몸무게도 평균 0.5kg씩 줄었다고 확인하였다.

이런 것을 미루어 보건데 줄넘기 운동을 지속적으로 하면 혈압이 저하되고 심장활동이 활발해지면서 체지방도 줄어든다고 하는 것이 확실한 것이다. 그러고 보면 줄넘기는 건강에 유익한 것은 물론 체지방이 줄어드는 다이어트에 효력이 있는 것이 분명하다.

제자리 달리기

기구나 도구도 필요 없는 이 제자리 달리기 운동은 체력을 적당한 수준으로 끌어올릴 수 있는 훌륭한 실내 운동이라고 할 수 있다. 좋은 몸을 가진 사람들은 80%의 운동강도를 유지하기 위해 뛰더라도 가능한 다리를 높게 드는 것이 좋다. 그러나 체격에 따라 발꿈치를 드는 정도만으로도 충분할 수도 있다. 제자리에서 뜀뛰기를 하는 이 운동은 외상을 일으키기 쉬운 운동이므로 2~3일 간격으로 다른 운동과 교대로 실시하는 것이 현명하다.

의자 오르내리기 운동

심장의 박동수를 일정하게 유지시키지 못하는 계단 오르내리기(계단을 내려 올때는 맥박이 느려진다)보다는 의자오르내리기를 하는 것이 훨씬 많은 운동이 된다. 의자 오르내리기는 건강상태에 따라서 의자의 높이를 조절할 수 있다.

만약에 살이 너무 쪘다면 5인치 정도 높이의 디딤대를 만들어서 사용을 하게 된다. 이 의자 오르내리기 운동은 하나의 동작에 오른발을 의자에 올려놓고 둘에 왼발을 마저 올려놓는다. 셋 동작에 오른발을 내려놓고 넷 동작에는 왼발을 내려놓도록 한다. 이와 같은 동작을 계속해서 반복하면 되는 것이다(등을 빳빳이 편 상태로 한다). 음악이나 박자기로 발을 맞춰 실시하면 운동강도 유지에 도움이 된다.

고정된 자전거 타기

집안에 설치해 놓고 페달을 밟는다. 이것은 신체에 결함이 있거나 아니면 연로하거나 또 체중이 많이 나가는 사람에게 상당히 좋은 운동이 된다. 이 운동의 단점이라고 한다면 이 고정 자전거를 사기 위해 고가의 투자가 필요하다는 것이다.

고정자전거에 속도계(速度計)나 주행거리(走行距離), 타이머가 부착되어 있다면 더욱 좋을 것이다. 물론 이러한 것들이 없어도 별 지장은 없다. 그러나 페달의 강도를 조절하는 조임쇠는 꼭 필요하다. 만일 뚱뚱한 허벅지 근육이 걱정된다면 조임쇠를 풀어놓고 페달을 빨리 밟는 방법을 택하도록 하는 것이 좋다.

노젓기 운동

80년대 초까지만 해도 서울 중랑천에는 몇 곳에 나룻배가 있었다. 강을 건네주기 위해 도선업(渡船業)을 하는 사람이었다. 이 나룻배는 기존의 나룻배와는 달리 양쪽 둑에 줄을 한 가닥 늘어뜨려 놓고 배에 사람을 싣고는 늘어뜨려진 줄을 잡고 이쪽에서 저쪽으로, 저쪽에서 이쪽으로 건네다 주는 일이었다.

그러나 이것은 어디까지나 편법이고 노를 저어서 배를 전진시켜 물을 헤치고 앞으로 나가게 했는데 그 노젓는 일이 여간 힘들지 않았다. 지금도 해변에 가면 노를 저어서 가는 작은 배가 있는데 이 노젓기 운동은 상당히 큰 운동이 된다. 그래서 노젓기를 하다 보면 매우 힘든다고 한다.

요즘에는 이 노젓기를 하려면 바닷가를 찾거나 아니면 배를 띄우기 위해 상당히 많은 경비가 든다. 그것이 흠이라면 흠이지만 이 노젓기는 팔, 다리 복부 등 전신의 주요 근육을 고르게 발달시키는 운동이라 할 수 있다.

트레이드 밀

바퀴가 흡사 돌림바퀴로 생겼는데 이 기계는 헬스클럽에 가면 쉽게 찾아 볼 수 있다. 자가동력장치(自家動力裝置)에 의해 돌아가는 이 기계에서의 빠르게 걷기는 조깅과 동일한 효과를 거둘 수 있고, 또 관절의 손상을 예방할 수 있는 장점도 있다.

이 트레이드 밀로 운동을 한다면 최소 12분은 해야만 한다. 속도는 빠른 걸음의 속도나 느린 조깅의 속도를 유지하는 것이 좋을 것이다. 그러나 온천장의 헬스클럽 지도자들은 대체로 에어로빅 운동 속도보다 1~3분 이상 빨리 달리도록 요구하고 있다. 짧고 격렬한 달리기는 지방을 산화하는데 필요한 근육효소의 화학작용에 도움을 주지 못한다. 적당한 강도를 유지하는 장시간 운동만이 효과를 기대할 수 있으므로 속도(速度)를 늦추고 오랫동안 운동을 해야 할 것이다.

뜀뛰기 손바닥 치기

겨울에 자주 손바닥을 마주 비비는 운동을 하고 있다. 한동안 하다 보면 열이 생기고 말초신경이 달아올라 손이 덜 시린 것이다. 이것과 약간 다르기는 하지만 손바닥을 부딪치는 것도 운동이 된다. 또한 손바닥을 부딪치는 일 말고도 팔과 다리를 폈다 오므렸다하며 손바닥을 부딪치는 것은 격렬한 운동이 된다. 운동강도가 너무 지나치게 강하다 싶으면 천천히 그리고 낮게 뛰도록 해야 한다. 외상을 일으킬 수 있으므로 격일 간격으로 다른 운동과 병행해도 좋을 것이다.

댄스 운동

한때 노인회에서 경영하는 '사교 댄스장'이 사회 지탄의 대상이 된 적이 있었다. 그러나 이 스퀘어 댄싱은 나이든 사람에게는 대단히 좋은 운동이 된다. 12분간 정도 춤을 추는 것이 알맞다. 많은 강습소에서 댄스교실을 겸하고 있는데 이것은 아주 훌륭한 운동이 된다고 할 수 있을 것이다.

트램포린 운동

트램포린도 실내운동으로서는 상당한 인기가 있다고 할 수 있다. 어떤 사람은 이 트램포린이 관절에 손상을 준다는 의견을 제시하고 있다. 그러나 운동을 하지 않는 것보다는 건강을 위해서 적절하게 하는 것이 좋고, 운동은 어떤 운동이라도 조심할 필요가 있기 때문이다.

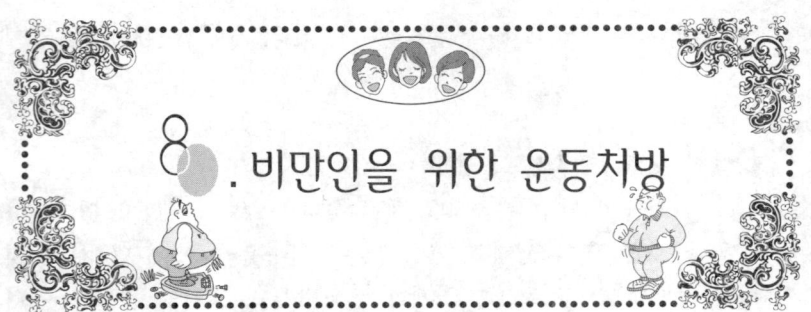

8. 비만인을 위한 운동처방

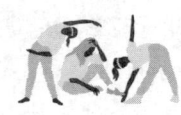

운동의 효과는 어떤 특정적인 종목의 운동을 한다고 해서 나타나는 것은 아니다. 다시 말해서 운동이 그 사람의 체력수준(體力水準)에 알맞은 적당한 운동이냐 아니냐에 따라서 나타난다.

그러므로 똑같은 운동을 하고 있는데도 불구하고 어떤 이는 효과가 있어 살이 빠지는가 하면 어떤 이는 살이 빠지지 않는다고 호소하기도 한다. 오히려 통증만 생겨서 더 이상 운동을 할 수 없어 단념하는 사람도 많이 있다. 따라서 비만치료를 위한 운동은 높은 강도의 짧은 운동보다 낮은 강도의 운동을 하는 것이 유력하다.

운동은 50~60분 정도 길게 하는 것이 지방 에너지를 더 많이 이용하기 때문에 비만치료에 효과가 있다. 즉 강한 운동을 짧게 하기보다는 약하게 오래 길게 하는 것이 좋다는 뜻이다.

높은 강도의 운동을 하면 지방의 감소보다는 체내에 저장된 당원질(糖原質)인 '글리코겐'이 먼저 이용되기 때문에 체력소모가 빨리 나타나 피로가 쌓이게 되어 곧 운동을 그만두게 된다.

다시 말해서 피로하지 않을 정도의 운동을 가능한 오랜 시간 해서 근력운동이 되어야만 하는 것이다. 그러므로 짧은 시간에 이루어지는 계단 오르기, 줄넘기, 달리기 등의 강한 운동은 몸 속에 이미 붙어나 있는 지방을 줄이기에는 적합하지 않다.

그러면 어떤 운동이 가장 적합할까? 개인의 체질 수준에 따라 다르다고 할 수는 있겠으나 그리 심한 운동이 아니면서도 다소 긴 시간이 소요되는 운동이라야만 한다. 그런 운동이라면 위에서 말했듯이 걷기, 가벼운 조깅, 자전거 타기, 등산, 수영 등에 흥미를 느끼면서 자연스럽게 이루어지는 운동이 좋겠다.

이렇게 무리가 가지 않게 하면서 지방을 줄이려면 자신의 최대 맥박수의 40~70% 범위에 속하는 유산소 운동을 해야 한다. 약 30분 이상 지속적으로 주당 5~6일 규칙적으로 해야 하는 것이다.

비록 유산소 운동이라고 하더라도 호흡상(PQ) 0.85이상 올라가면 운동 에너지가 지방에서 당(글루코스)으로 전환되므로 이 효과적인 비만 치료를 위해서는 전문 기관을 찾아 의논하는 것이 좋다.

그러나 다른 질병이 없고 심한 비만이 아닌 사람은 자신의 맥박수를 이용하여 적정 운동강도를 계산해서 운동을 하면 좋은 효과를 기대할 수가 있다(326쪽 참조).

적정 운동강도 =
　　　(최대 맥박수 － 안정 맥박수) × (0.4~0.7) + 안정시 맥박수

최대 맥박수(220 － 나이)는 직접 측정해도 되지만 간단히 계산하는 방법으로는 220에 자신의 나이를 뺀 값을 이용하면 된다.

예를 들면 자신의 나이가 50세인 사람은 최대 맥박수가 170이 되는 셈이다. 그러므로 최대 맥박수는 170에서 맥박 수 70을 뺀 값에 0.4나 0.7을 곱해서 다시 안정시 맥박수를 더하면 된다.

이 사람의 적정 운동강도는 맥박수 110에서부터 140까지이다.

처음 운동을 시작하는 사람은 맥박수가 분당 110회 정도가 되도록 충격이 작은 걷기부터 시작하여 일회의 운동시간을 30분 정도로

하고 주당 5~6회 정도 실시한다. 이렇게 해서 신체가 단련되어 가면 강도를 점점 높이게 되는데, 맥박수가 분당 140회 정도에 도달하도록 조깅을 하면 된다.

특히 뚱뚱한 사람들은 체중부하를 많이 받게 되므로 관절이 나쁜 사람이나 체력수준이 나쁜 사람은 전체의 운동을 한꺼번에 다 하려고 하지 말고 두세 번으로 나누어서 하는 것이 좋다. 이때 운동은 위에서도 언급하였듯이 되도록 관절에 무리가 가지 않을 정도의 걷기와 자전거 타기, 가벼운 조깅 등이 가장 적합하다고 본다.

이것도 여러 날 계속하면 실증을 느끼게 되므로 월·수·금요일은 걷기와 조깅을 하고 화·목·토요일은 자전거 타기를 한다던가 하는 식으로 변화있게 실시하면 오래 지속할 수가 있다.

대부분 사람들은 운동을 시작해도 오래 지속하지 못하고 쉬이 중도에 포기하고 만다. 그 이유는 운동을 한꺼번에 무리하게 하여 운동이 식욕을 자극하기 때문이다.

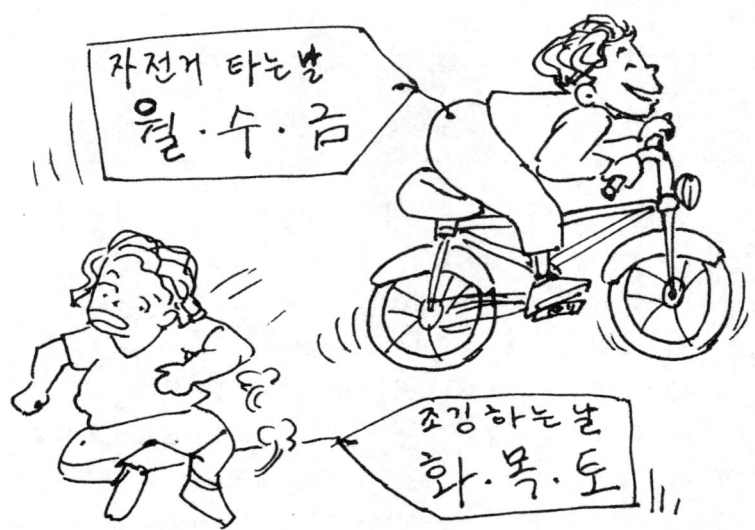

즉 식사량이 많이 늘어나게 되는 것이다. 그래서 그 양이 운동에서 사용되는 칼로리를 충당하고도 남게 된다. 이렇게 되면 남은 칼로리는 자연 지방이 되어 살이 되는 것은 당연한 사실이다.

한편 이것은 운동을 많이 할수록 소비하는 칼로리 양이 많아져서 체중이 빨리 빠지리란 생각이 잘못된 것임을 보여 주는 것이기도 하다. 다시 말하지만 2시간 이상 운동을 하면 운동으로 칼로리가 소비되는 것 이상으로 식욕이 증가되므로 도로 손해 본다고 할 수 있다. 그러므로 대체로 운동은 1시간 내에서 무리가 안가는 운동이 좋다.

그러나 이러한 운동도 단시일로 끝내서는 안된다. 운동은 비만과 싸우는 것으므로 절대로 져서는 안된다는 각오를 확실히 해야만 한다.

걷기 운동

운동 중에 가장 기초적이고 기본적인 운동이 걷기 운동이다. 살을 빼기 위해서는 걷는 운동이 가장 적합하다. 무리하지 않은 운동으로 걷는 운동이 가장 이상적이라고 앞에서도 누누이 설명했다. 걷기 운동은 무엇보다 위험성이 없기 때문이다. 그러나 천천히 오래 걷는 운동과 빨리 걷는 운동 등 경우에 따라서는 천천히 빨리 하는 식으로 강도를 조절해야만 한다. 그리고 적어도 30분에서 60분 정도는 걸어야 하며, 이 운동은 하루이틀에 끝내서는 안되고 살이 빠졌다 하더라도 체격을 유지하기 위해서는 계속하는 것이 좋다.

줄넘기 운동

줄넘기 운동은 멀리 가지 않고 좁은 공간 안에서도 할 수 있는 운동 중 하나다. 민첩성을 동반하는 운동으로도 효과적이기 때문이다. 그러나 적어도 15분 내지 20분은 해야 하며, 몸에 땀이 날 정도로 해야만 한다.

자전거 타기

자전거 타기 운동은 힘들이지 않아서 좋다. 그러나 이것도 힘을 계속 내어 페달을 밟으면 무리가 간다. 그러나 천천히 긴 시간 동안 자전거를 타면 무리는 없을 것이다. 적어도 40~60분은 타야만 한다.

조깅

기초운동을 한 후 20분 정도는 조깅해야만 효과가 있다.

수영(자유형)

150m를 보통 기록으로 헤엄치는 속도를 기준으로 8~10분은 수영해야만 한다.

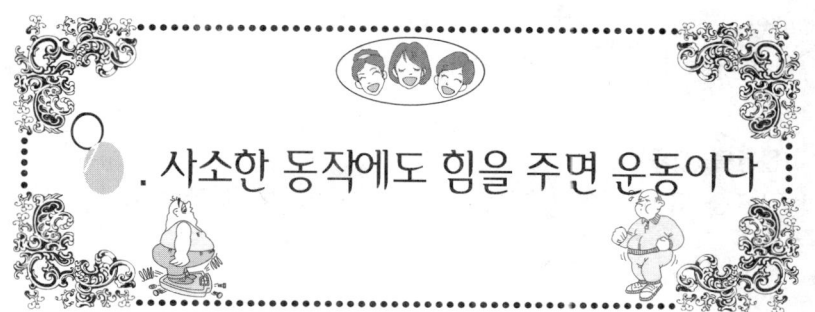

9. 사소한 동작에도 힘을 주면 운동이다

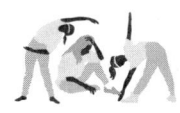

일상 생활에 있어서 여러 가지 행동과 동작에 따라 의식적으로 부하(負荷)를 줌으로써 운동이 될 수 있다. 다시 말해서 생활 활동을 하나의 운동으로 만들 수 있는 것이다. 아침에 일어나서 밤에 잘 때까지 의식하기만 하면 누구나 쉽사리 할 수 있다. 몇 가지 예를 들어 보기로 하자.

앉아 있을 때

꿇어앉은 자세에서 양쪽 무릎 밑을 좌우로 펴고 앉는다. 이번에는 꿇어앉은 자세에서 엉덩이를 오른쪽 바닥에만 대고 앉는다. 다음에는 왼쪽 바닥에다 대고 앉는다. 이상과 같은 동작을 되풀이 한 다음에는 양발을 가지런히 뻗고, 앉아서 상체를 똑바로 세운다.

일어설 때

꿇어앉은 자세에서 손을 쓰지 않고 일어선다. 같은 방법으로 앉는다. 이것을 되풀이 한다. 이번에는 꿇어앉은 채 엉덩이를 한쪽 바닥에다 대고 앉아 있다가 손을 쓰지 않고 일어선다. 또한 무릎을 세우고 앉은 자세로 양팔로 무릎을 안은 채 일어선다. 일어설 수 없는 사람은 양팔을 비키고 일어선다.

물건을 집을 때
무릎을 굽히지 않고 집는다. 혹은 반대로 깊이 쭈그리고 앉아서 집는다.

물건을 운반할 때
양손으로 운반을 한다.

양말을 신을 때
외발로 균형을 잃지 않고 서서 신는다.

층계를 올라갈 때
한 번에 2단씩 올라간다. 층계는 어느 정도 힘주어 오르고 내린다.

일하기 전의 트림
① 심호흡 : 양손을 들어올리면서 가슴을 편다.
② 큰 기지개 : 몸을 커다랗게 뒤로 젖히고 최대한 큰 기지개를 켠다.
③ 허리 펴기 : 좌우와 앞뒤로 충분히 허리를 편다.
④ 온몸 뻗쳐 올리기 : 양손을 치켜들고 발을 비켜서며 위에서 이끌듯이 몸을 뻗쳐 올린다.

저녁에 하는 트림
① 마사지 : 온몸을 살살 주무른다.

② 온몸을 두드린다: 어깨, 팔, 다리, 그밖에도 남김없이 두드린다.
③ 엉덩이로 걷기: 앉아서 양다리를 앞으로 뻗고 팔을 저으면서 엉덩이로 걷는다.

잠들기 전의 트림
① 팔다리 떨기: 팔과 다리를 잘게, 리드미컬하게 힘을 빼고, 진동을 시킨다.
② 힘 빼기: 누워서 움츠리고 잔뜩 힘을 주었다가 슬그머니 힘을 뺀다.
③ 호흡 가다듬기: 위를 향하고 안락하게 누워서 조용한 호흡을 되풀이한다.

효과적인 걸음걸이
누구나 하고 있는 운동은 걷기뿐이다. 걷기가 귀찮게 느껴지면 그 사람은 건강하지 못한 사람이라고 봐야만 한다. 걸을 때 약간의 부하를 주는 기분으로 걷는다면 운동부족을 해소 해주는 가장 간단한 조정 운동이 된다.
① 바른 자세로 걷기: 등줄기를 펴고 상체를 일으킬 때 어깨의 힘을 빼고, 되도록 밑을 보지 않으며, 보폭은 다소 크게 성큼성큼 걷는다. 걸을 때부터 나간다면 무릎이 굽혀진 자세가 된다. 허리부터 전진하도록 한다.
② 리드미컬하게 걷기: 같은 속도의 리듬으로 걷는다. 온몸이 다소 앞으로 기우는 기분으로 속도를 빨리한다. 경우에 따라서는 속도를 더욱 빨리하여 양쪽 팔꿈치를 굽히고, 뒤로 내밀며 허리의 탄력으로 걷는다면 속보가 된다.

아침에 깨어났을 때

① 손아귀 운동 : 양손을 쥐었다 폈다 한다. 엄지손가락을 밖으로 내었다 안으로 내었다 한다.
② 고양이 기지개 : 엎드려서 양손으로 상체를 괴고, 상체를 뒤로 젖히면서 기지개를 킨다.
③ 상체 일으키기 : 누워서 목부터 어깨, 가슴, 배, 허리의 순서로 상체를 일으킨다.

하루에도 몇 번이든 할 수 있는 운동

① 온몸 뻗쳐 올리기 : 발끝을 밟고, 양손을 치켜올리며, 온몸의 중심을 위로 뻗쳐 올린다.
② 온몸 휘젓기 : 선 채로 온 몸을 마구 휘젓는다.
③ 비틀기 돌리기 : 서서 머리와 몸통을 좌우로 비틀기도 하고, 돌려대기도 한다.

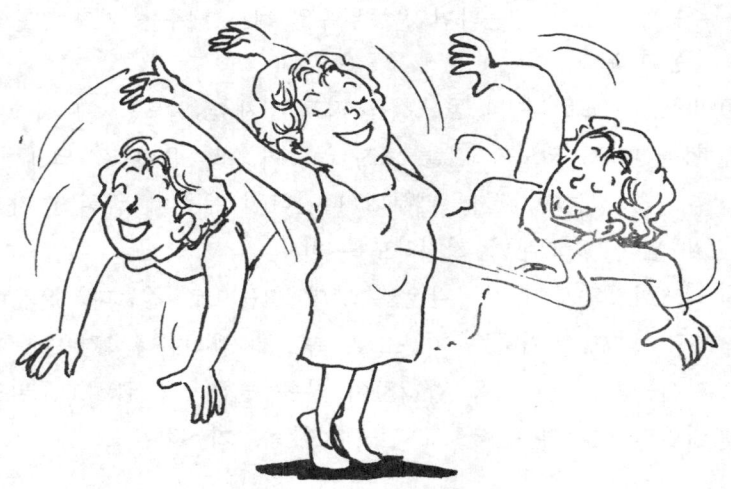

굽혔다 펴기

① 서서 팔다리를 굽혔다 폈다 한다.
② 곤두서기: 벽 가까이에서 양손을 짚고 거꾸로 선다.
③ 손목, 발목 돌리기: 양쪽 손목과 발목을 천천히 오른쪽으로 돌렸다 왼쪽으로 돌렸다 한다.
④ 팔다리 뻗기: 팔과 다리를 굽혔다가 뻗는다. 처음에는 천천히 하는 것이 좋다.

아침 체조

① 상체 굽히기: 앉은 채로 천천히 상체를 앞으로 굽힌다.
② 어깨동무: 어깨를 위아래, 앞뒤로 돌린다.

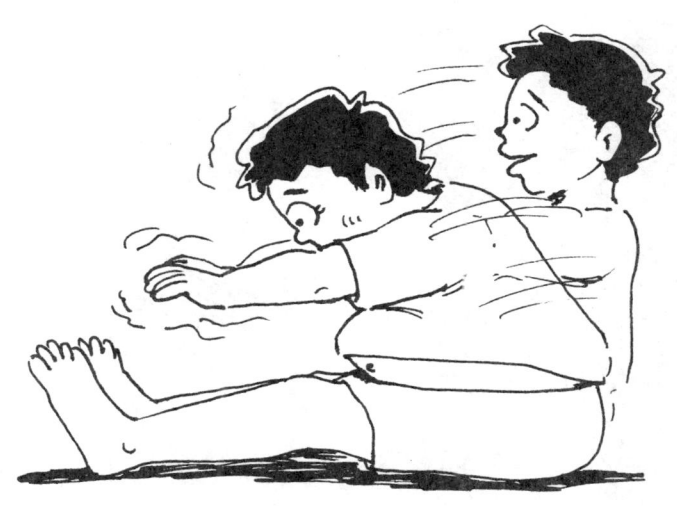

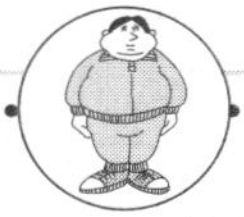

제 9 장
실전 다이어트 운동 치료

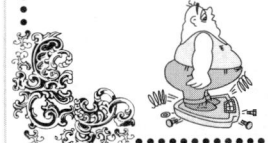
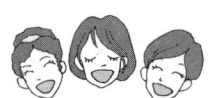
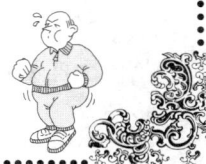

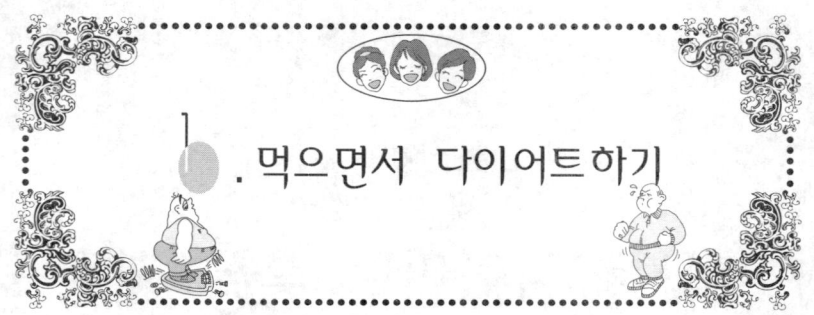

1. 먹으면서 다이어트하기

1) 하루 한 끼는 마음껏 먹는다.

지금부터 소개하는 식사는 소위 다이어트는 아니다.

식사의 제한은 어디까지나 운동의 효과를 높이는 데에 있다. 중요한 것은 ① 근육을 만들기 위해 필요한 영양소를 확보하고, ② 식생활에서 낭비를 없애며, 여분의 칼로리를 줄이는 일이다.

여분의 칼로리를 줄인다고는 하지만, 하루에 몇 칼로리라고 하는 것과 같은 엄격한 제한을 할 필요는 없다. 자신의 식생활을 돌아봐서 간식이 많으면 그것을 줄이고, 아침, 점심, 저녁의 식사를 충실하게 하는 정도의 일로 충분하다. 이것이라면 무리없이 계속할 수 있다는 식생활을 자신이 만들어내는 것이 가장 중요한 일이다.

그런 다음에 1일 3회의 식사에 이제부터 말하는 ① 해방의 식사 ② 간단한 식사 ③ 사모다이어트식이라는 세 가지의 패턴을 적용시키도록 하자.

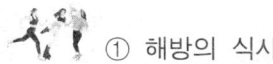 ① 해방의 식사

하루 한 끼는 좋아하는 것을 좋아하는 만큼 먹도록 한다. 감량을 성공시키기 위해서는 하루 종일 감량을 의식하기 보다는 어딘가에서 한숨을 돌리는 일이 절대로 필요한 것이다. 다행히 여기에서 소개하는 감량법에서는 충분히 운동을 실시하기 때문에 어느 정도 많이 먹더라도 그 만큼 운동을 하면 문제가 없다. 세 끼 식사의 어딘가에 해방(解放)의 식사를 둘지는 자신의 리듬에 비추어 자유로이 결정하도록 한다. 타인과의 교제나 가족간의 대화 등을 생각하면 저녁식사에 행하는 것이 좋을지도 모른다. 저녁식사에서 고기와 생선 등의 양질의 단백을 섭취하는 것은 근육을 만드는데 있어서도 이상적인 타이밍이다.

② 간단한 식사

공복을 억제할 정도의 간단한 식사를 말한다. 하루에 필요한 영양소는 해방의 식사와 여기에서 말하는 사모다이어트식으로 확보할 수 있으므로 칼로리를 억제한다는 기분으로 가볍게 마칠 생각을 하라.

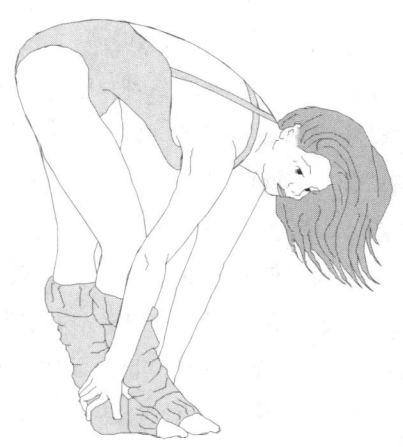

간단한 식사를 어디에 둘 것인가는 운동을 언제 하는가로 결정된다. 운동시간은 ① 매일 정해진 시간을 확보할 수 있을 것, ② 운동 후 목욕과 샤워로 땀을 씻어낼 수 있는 것을 조건으로 정한다.
① 아침식사 전, ② 점심식사 전, ③ 저녁식사 전, ④ 저녁식사 후 2시간 정도 경과하고 나서라는 4가지의 패턴이 있다고 생각한다. 어디에서 운동을 하는 가는 자신의 생활 리듬을 고려해서 판단하라.
간단한 식사는 운동을 행한 뒤의 식사에 안성맞춤이다. 운동 후 배가 고파서 참을 수 없는 사람은 간단한 식사로 칼로리를 돌려도 괜찮을 것이다.

2) 몸을 따뜻하게 해서 마르는 특별 요리

해방의 식사, 간단한 식사와 병행해서 식사의 요점이 되는 것은 사모다이어트식이다. 해방의 식사와 간단한 식사를 어디에 둘 것인가가 정해지면 나머지의 1식은 사모다이어트를 한다.
사모다이어트식은 ① 낭비없이 필요한 칼로리를 확보하고, ② 운동의 효과를 높이는 식사로 고안된 것이다.
우선, 그 만드는 법부터 설명하겠다.
① 재료는 계란 1개, 양파 1/3개, 당근 1/4, 삶은 콩 반이다.
② 양파는 얇게 썰고, 당근은 얇게 슬라이스한다.
③ ②의 재료를 적당한 그릇에 넣고 계란을 깨어 넣는다. 삶은 콩은 미리 고추와 섞은 것을 넣는다.
④ 이상의 재료에 뜨거운 물을 듬뿍 끼얹고, 스프식으로 해서 소금, 후추 등으로 적당히 간을 맞춘다. 양념은 된장 브이욘(고기·야채를 향신료와 함께 끓여 낸 국물) 혹은 시판되고 있는 스프 등이라도 상관없다.

이것을 반드시 뜨거울 때에 후후 불면서 먹는다. 왜냐하면 사모다이어트식은 몸을 따뜻하게 하여 체온을 높일 목적으로 먹기 때문이다.

사모다이어트식의 재료 중에서 당근과 양파에는 몸을 자극해서 따뜻하게 해주는 성질이 있다. 게다가 뜨거운 물을 부었으므로 거의 다 먹었을 때 쯤에는 몸에 땀이 날 정도로 뜨거워지기 시작할 것이다. 이 땀이 감량의 포인트이다. 운동을 했을 때와 마찬가지로 체온이 상승하고, 또 땀을 흘리기 때문에 에너지도 운동할 때와 마찬가지로 사용되는 것이다.

계란과 삶은 콩은 양질의 단백질과 비타민의 보급원이기도 하다. 그런 만큼 사모다이어트식은 필요한 영양을 섭취하면서 에너지를 소비하는 감량에는 안성맞춤의 요리인 것이다.

 체험자들의 식생활

독신생활로 흐뜨러진 식생활을 바로 잡기위해 실시한 A, B, C양의 식사요법을 살펴보았다.

A양은 삶은 콩과 양파가 아주 싫다. 사모다이어트식을 극복하기 위해서 "양파는 되도록 얇게 썰고, 삶은 콩 대신에 두부로 대용했다"고 한다.

B양의 과제는, 인스턴트 식품에 젖어 있는 생활로부터 탈피하는 일. "그런 날은 적은 듯하지만, 보통은 맥주도 마시고, 자주 먹는다. 해방의 식사가 있으므로 공복도 없고, 기분도 즐겁다."

C양은 단맛을 억제한, 손으로 만든 과자를 간식으로 했다.

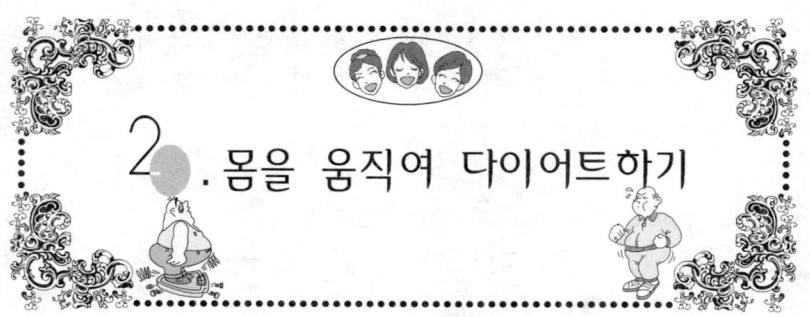

2. 몸을 움직여 다이어트하기

(1) 유연체조로 충분히 땀을 흘린다.

드디어 운동의 개시이다.

자신의 생활리듬을 생각해 언제라면 운동할 시간에 맞출 수가 있는가, 또 그 시간이라면 운동을 한 후에 샤워나 목욕을 하고 땀을 씻어 낼 수가 있는가—하는 이 두 가지 점을 고려해서 시간대를 정하도록 하자.

간단한 일 같지만 실은 이 운동시간을 어디에 확보하는가가 감량을 성공시키는 포인트가 된다. 그러므로 오래 갈 수 있는 시간대를 신중하게 선택해야 한다. 그리고 일단 시간대를 정했으면 그것을 자기 생활 리듬의 일부로 삼고 무너뜨리지 않으려는 노력을 하는 것이 중요하다.

시간대가 정해지면 다음은 운동의 내용이다. 이제까지 운동을 하지 않았던 사람이 갑자기 심한 운동을 행하는 것은 무리한 이야기이다. 운동은 3단계로 나누어 행한다. 제1단계는 몸을 익숙하게 하기 위한 준비기간으로 유연체조를 2주일 동안 행하는 것이다.

유연체조는 매일 30분 간 행한다. 운동의 내용은 자기류(自己流)로 해도 상관없지만 ① 주(主)는 몸의 관절을 홑발하게 움직일 것, ② 운동을 시작했으면 30분 간 쉬지 않고 계속해서 땀을 흘리는 것이 포인트이다. 팔꿈치의 굴신운동에 지치면 막간에 손목 운동을 하면서 쉰다는 식으로 반드시 어딘가를 움직이게 하고 있도록 한다. 그것이 에너지를 소비하는 요령인 것이다.

참고 삼아 여기에서 유연체조의 일례를 들겠다.

① 손목·발목·목 운동

운동은 몸의 말단부터 시작해서 몸의 중심을 향해 행한다. 처음엔 손가락 운동과 목의 운동부터 시작하자. 다음에 손목과 발목 운동을 한다. 어느 것이든 간단한 운동이지만 천천히, 그리고 정중하게 행하는 것이 요령이다.

② 팔·무릎 관절의 운동

어깨, 팔꿈치, 무릎의 관절을 움직이는 운동이다. 굴신운동(屈伸運動)을 중심으로 지칠 때까지 행한다.

③ 다리와 허벅지 관절의 운동

다리와 허벅지 관절은 보통 충분히 펼 기회가 없기 때문에 단단히 운동을 한다.

④ 몸줄기부(체간부 ; 體幹部)의 운동

몸의 앞뒤 굽히기 운동, 측굴(側屈) 운동, 회선(回旋) 운동, 비틀기 운동 등이다. 같은 운동이라도 앉은 자세로 행하는가, 선 자세로 행하는가, 또는 다리의 간격은 어떻게 하는가에 따라 효과가 다르므로 스스로 여러 가지로 궁리한다.

1 몸을 유연하게 하는 체조

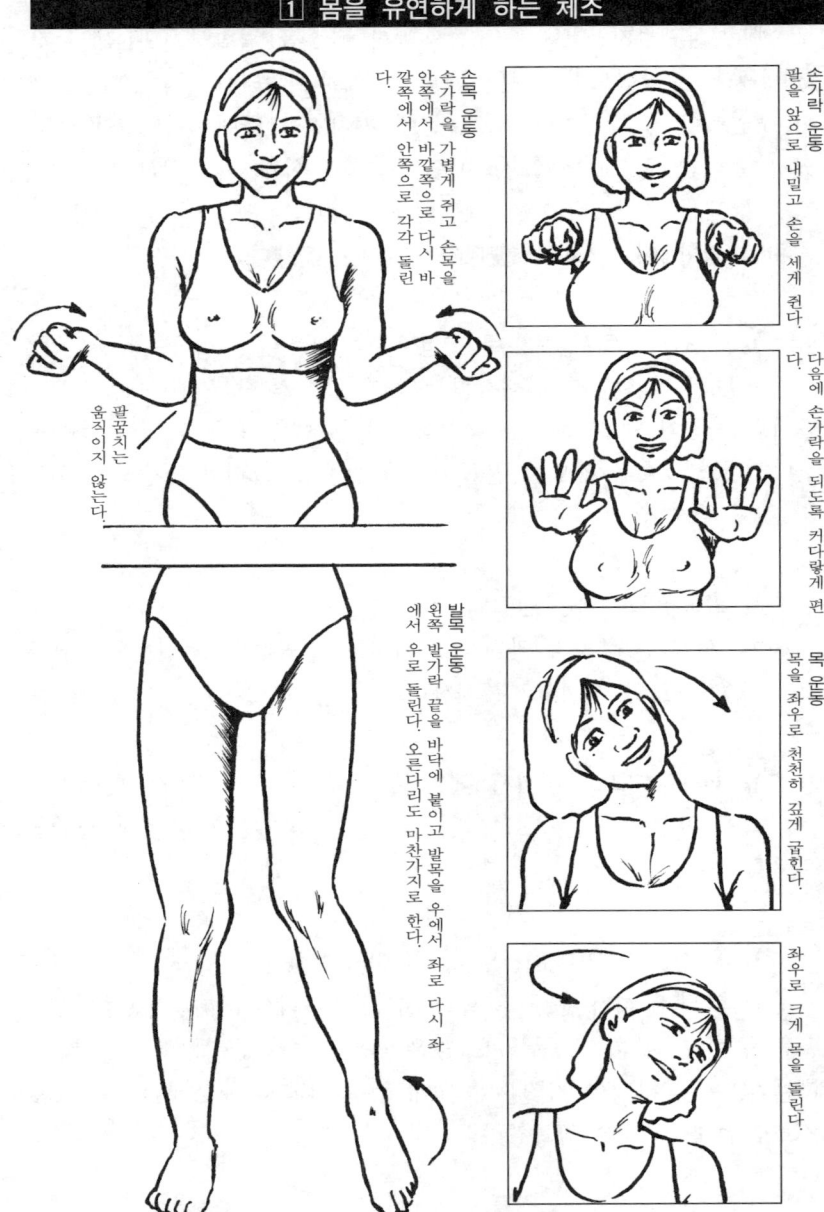

2 몸을 유연하게 하는 체조

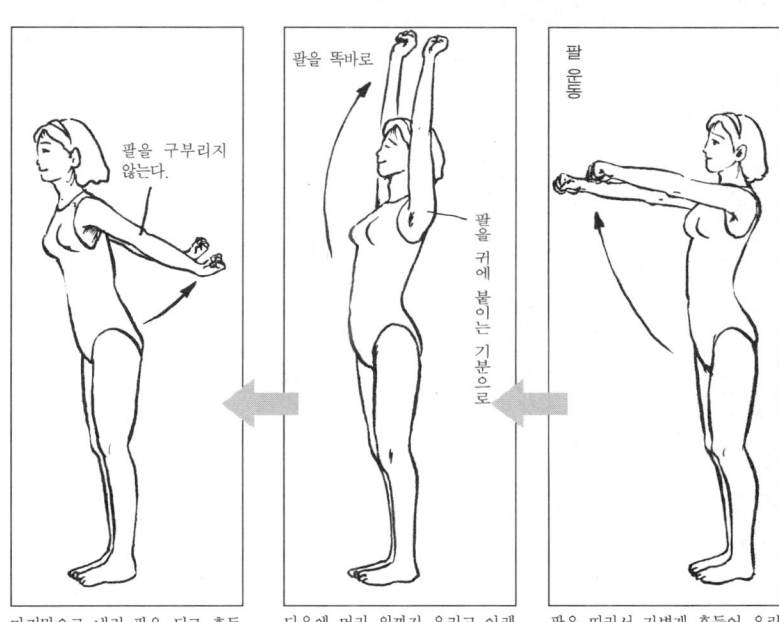

팔을 구부리지 않는다.

팔을 똑바로

팔 운동

팔을 귀에 붙이는 기분으로

마지막으로 내린 팔을 뒤로 흔들어 올린다.

다음에 머리 위까지 올리고 아래로 내린다.

팔을 따라서 가볍게 흔들어 올린다. 처음에는 어깨 높이까지 올리고 자연스럽게 내린다.

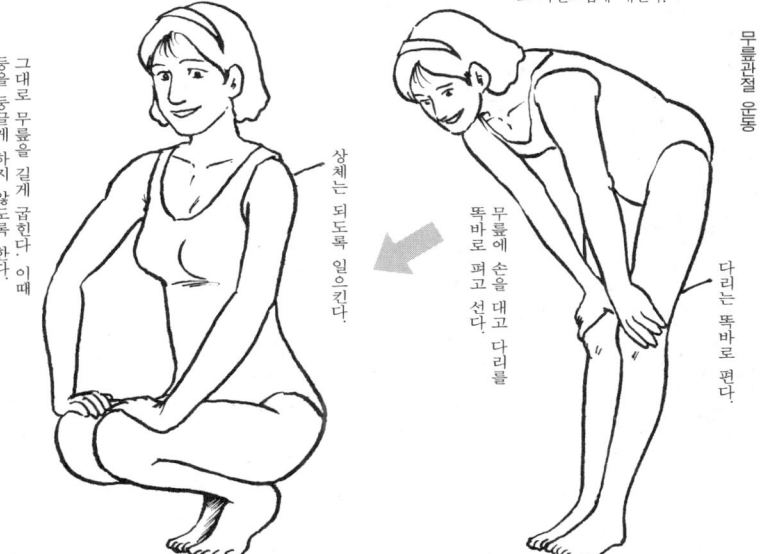

그대로 무릎을 길게 굽힌다. 이때 등을 둥글게 하지 않도록 한다.

상체는 되도록 일으킨다.

무릎에 손을 대고 똑바로 펴고 선다.

다리는 똑바로 편다.

무릎관절 운동

3 몸을 유연하게 하는 체조

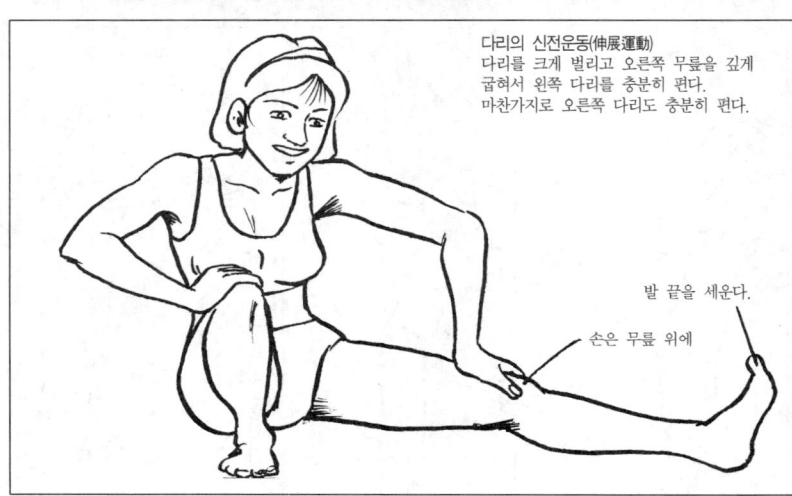

다리의 신전운동(伸展運動)
다리를 크게 벌리고 오른쪽 무릎을 깊게 굽혀서 왼쪽 다리를 충분히 편다.
마찬가지로 오른쪽 다리도 충분히 편다.

발 끝을 세운다.

손은 무릎 위에

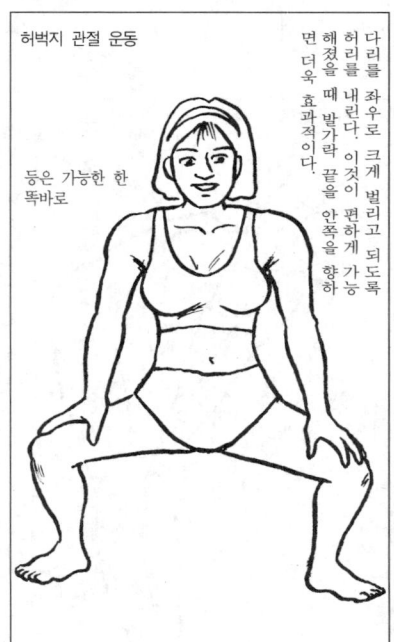

허벅지 관절 운동

등은 가능한 한 똑바로

다리를 좌우로 크게 벌리고 허리를 내린다. 이것이 편하게 가능해졌을 때 발가락 끝을 안쪽을 향하면 더욱 효과적이다.

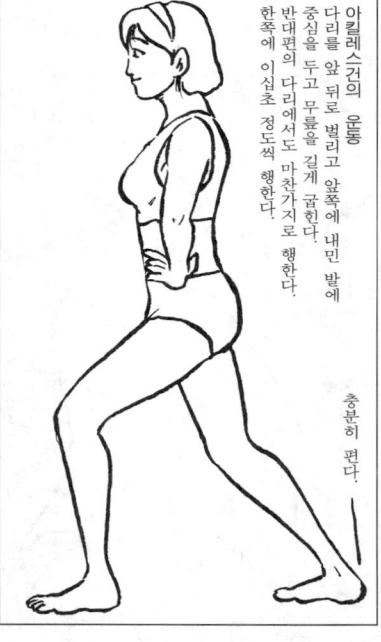

아킬레스건의 운동
다리를 앞뒤로 벌리고 앞쪽에 중심을 두고 무릎을 깊게 굽힌다. 반대편의 다리에서도 마찬가지로 한쪽에 이십초 정도씩 행한다.

충분히 편다.

4 몸을 유연하게 하는 체조

몸 앞뒤 굽히기 운동
다리를 어깨폭으로 벌리고 팔과 다리를 똑바로 편 채 손가락 끝이 바닥에 닿도록 상체를 굽힌다.

다음에 뒤를 보듯이 상체를 뒷쪽으로 젖힌다.

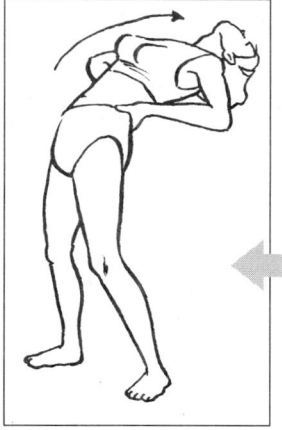
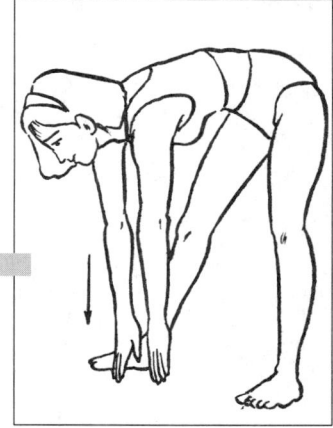

몸 옆으로 굽히기 운동
다리는 어깨폭으로 벌리고, 왼손을 똑바로 위로 올린다. 그대로 몸을 마음껏 오른쪽으로 기울인다.
왼쪽의 근육을 충분히 펼쳤으면 이번에는 반대쪽에서 운동을 실시한다.

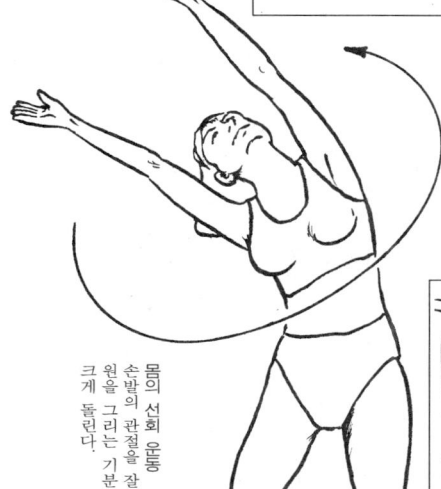

몸의 선회 운동
손발의 관절을 잘 펴고 양손으로 크게 원을 그리는 기분으로 몸을 좌우로 돌린다.

아래로 몸을 당기듯이

팔은 귀에 붙이듯이

자연스럽게 내린다.

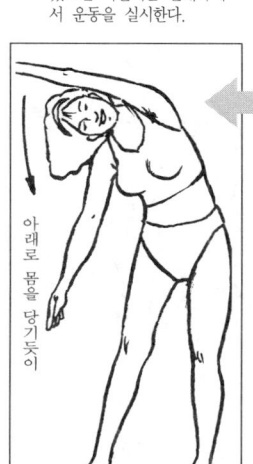
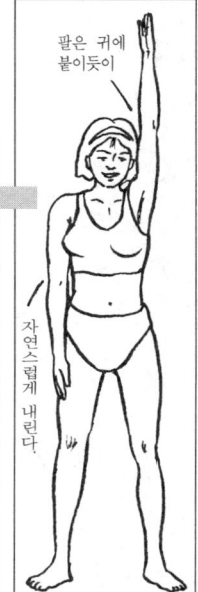

5 몸을 유연하게 하는 체조

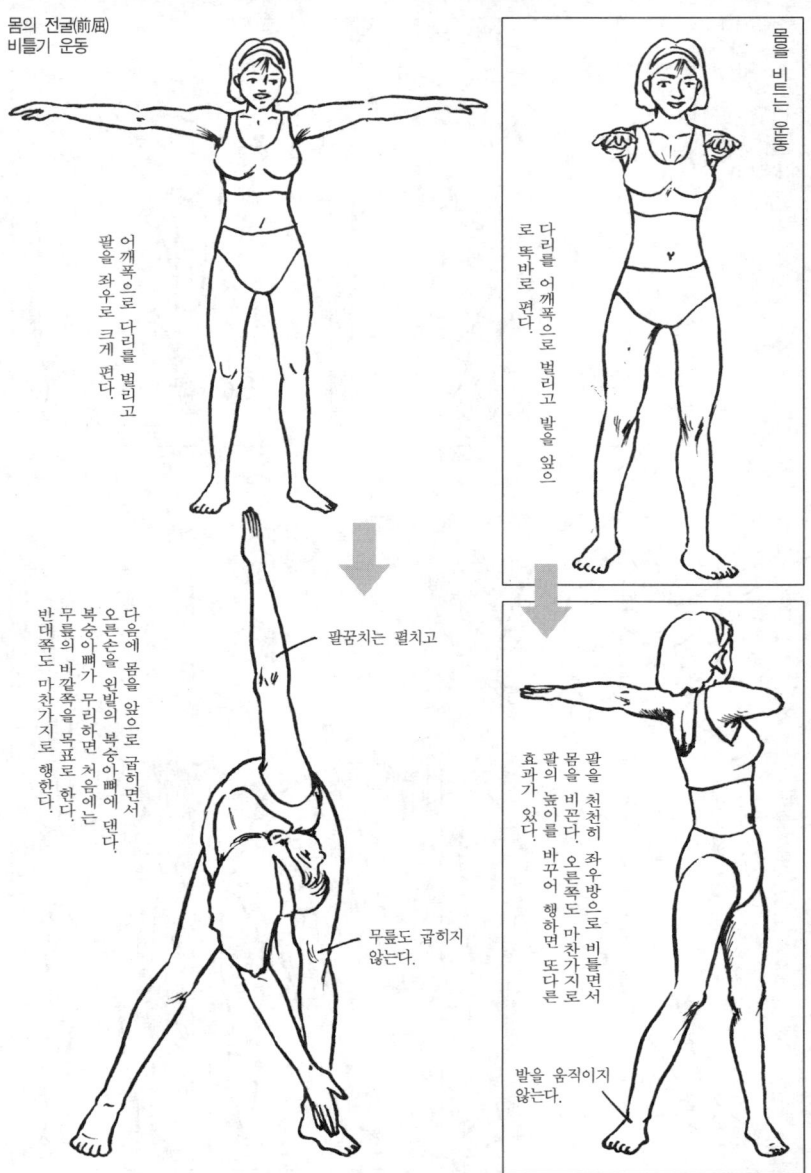

이상과 같은 운동을 자기 나름대로 궁리하고, 한 가지 코스를 30분 반복한다. 그후 목욕과 샤워로 땀을 씻어내면 끝이다. 1주일 정도 하면 피로감도 없어지고, 몸이 가벼운 등의 자각이 나올 것이다.

2) 근육을 원기있게 하여 지방을 뺀다.

 운동의 제1단계가 종료할 즈음에는 몸이 가벼운 계단 오르내리기가 낙이 되었다는 등, 스스로도 근육이 생겼구나 하는 자각이 생길 것이다. 동시에 체중도 조금씩 떨어지기 시작한다.
 여기에서 단번에 체중의 감소를 도모하는 것이 제2단계이다. 제2단계에서는 근육을 강하게 하며, 지방과 근육을 바꾸는 것이 목표가 된다.
 이 시기, 즉 4~5주째 무렵이 되며 일시적으로 체중이 줄지 않는 시기가 있을 것이다. 오히려 그렇게 되면 자기 뜻대로 된 것이다. 지방이 연소하는 양과 근육이 만들어지는 양으로 프러스 마이너스 제로가 되며, 체중계의 바늘은 움직이지 않지만 지방의 양은 확실히 줄어 있기 때문이다.
 이 시기를 넘기면 근육이 늘은 만큼 몸의 기초 대사량이 늘기 시작한다. 기초 대사량이라는 것은 몸이 소비하는 기본적인 에너지의 양을 말하는 것이므로 근육이 늘면 전과 마찬가지의 운동을 하더라도 몸이 소비하는 에너지가 많아진다. 즉, 지방이 연소하기 쉬운 몸으로 바뀌는 셈이므로 체중이 가속도로 감소해 가는 것이다.
 체중의 '교착 상태'가 긴 만큼, 근육이 잘 만들어지고 있다는 증거이므로 나중의 체중 감소를 낙으로 삼고, 운동에 전념하자. 제2단계를 종료할 무렵까지는 체중을 5~7kg 줄이는 것도 결코 무리는 아니다. '쉐이프 업(shape up)파'인 사람은 허리와 히프, 다리 등이 놀랄 만큼 단단해진다.

이 단계에서 행할 운동은 근육의 강화를 목적으로 한 것이다. 다음의 예를 참고로 자기류의 근육 강화법을 고안하도록 한다.

① 우선, 제1단계에서 행한 유연체조를 준비체조 대신으로 행한다. 몸을 유연하게 하는 것이 목적이므로 1세트 행하면 충분하다고 생각한다.
② 복근운동은 윗몸 일으키기와 다리를 올리는 운동이 중심이다.
③ 다리 근육의 단련에는 다리를 50cm 정도 벌리고, 팔은 전방으로 올려서 행하는 굴신운동을 반복하는 것이 가장 효과적이다. 한 다리 굴신도 좋을 것이다.
④ 팔 근육의 강화에는 팔을 세워 엎드리기를 행한다. 3kg, 5kg, 7kg의 쇠아령을 준비하고, 점점 무게를 더해가면서 팔의 굴신운동을 해도 효과적이다. 쇠아령은 굴신운동과 윗몸 일으키기에 이용해도 효과가 오른다.

이상의 운동을 30분 간 반복해서 순서대로 행하며, 마지막으로 사용한 근육을 가볍게 주먹으로 두드리고, 땀을 씻어내면 된다.
익숙해지면 운동량을 조금씩 늘린다.

제6장 실전 다이어트 운동 치료

복근을 강하게 하는 체조

똑바로 누워 상체 일으키기
똑바로 누워서 손을 후두부에서 깍지낀다.

발 끝을 다른 사람이 눌러주면 좋다.

다리가 직각이 될 때까지 상체를 일으킨다.
이것을 못하는 사람은 가능한 만큼 상체를
일으키고 조금씩 연습한다.

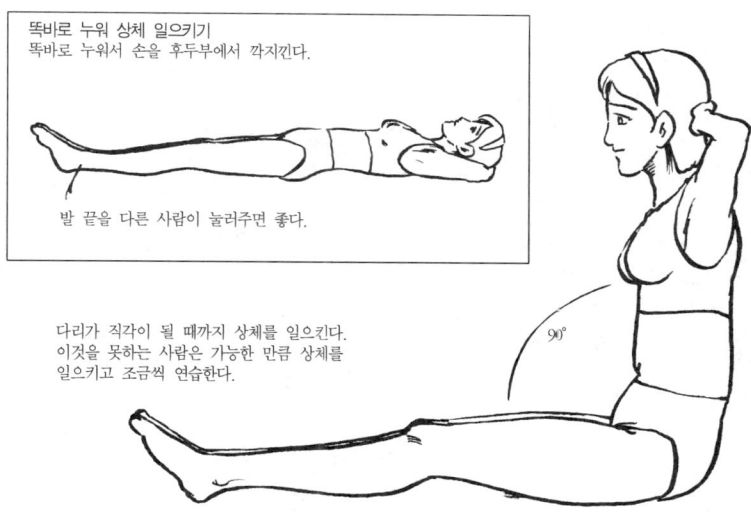

V자 밸런스
똑바로 누워서 손을
머리 위에 뻗는다.

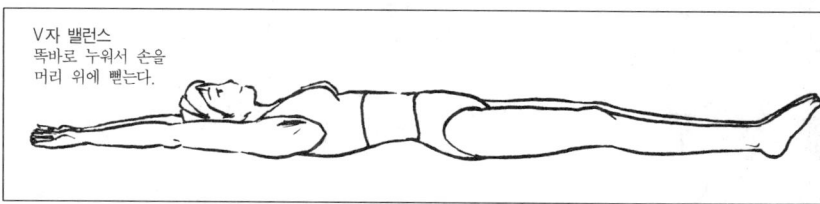

손은 무릎에 붙인다.
그대로 상체와 다리를 올리고 V자형의
밸런스를 취한다. 무릎에 손이 닿지 않는
사람은 가능한 곳까지라도 무방하다.

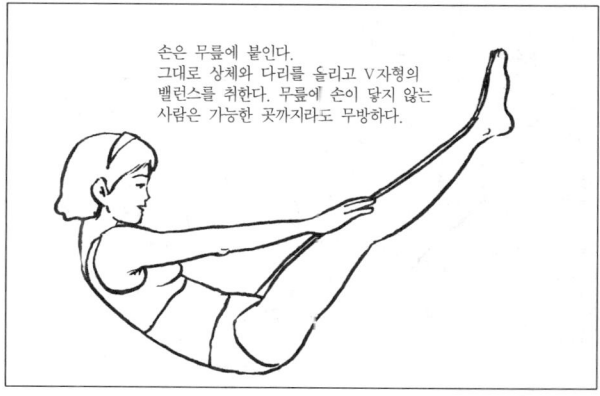

복근과 다리의 근육을 강하게 하는 체조

다리 교차 비틀기
(복근을 강하게 한다)
똑바로 누워서 팔을 좌우로 펴고, 왼발을 바닥에 수직으로 올린다.

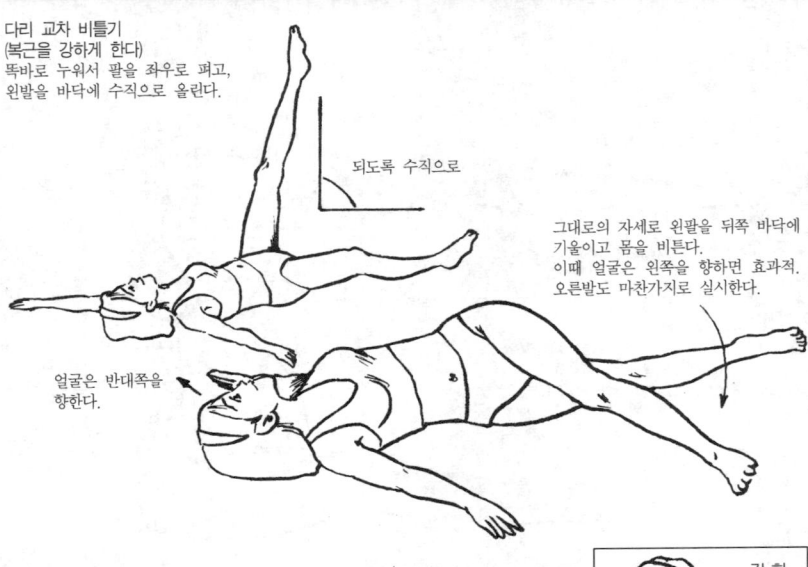

되도록 수직으로

그대로의 자세로 왼팔을 뒤쪽 바닥에 기울이고 몸을 비튼다.
이때 얼굴은 왼쪽을 향하면 효과적. 오른발도 마찬가지로 실시한다.

얼굴은 반대쪽을 향한다.

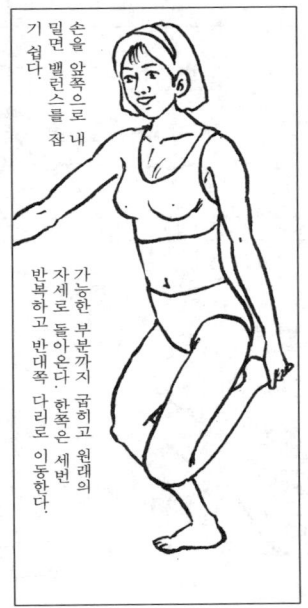

손을 앞쪽으로 밀면 밸런스를 잡기 쉽다.
가능한 부분까지 굽히고 자세로 돌아온다. 한쪽은 원래의 세번 반복하고 반대쪽 다리로 이동한다.

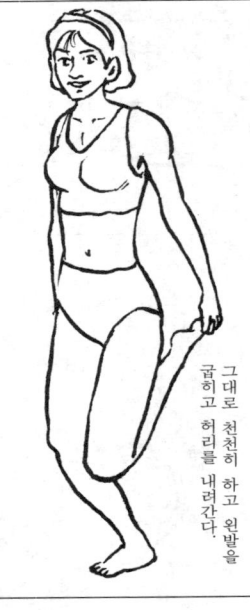

그대로 천천히 하고 허리를 내려간다. 굽히고 왼발을

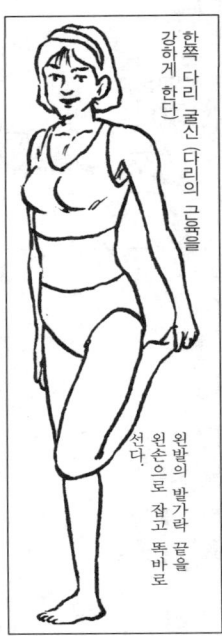

한쪽 다리 굴신 (다리의 근육을 강하게 한다)
왼발의 발가락 끝을 왼손으로 잡고 똑바로 선다.

제9장 실전 다이어트 운동 치료

팔과 복근, 등근을 강하게 하는 체조

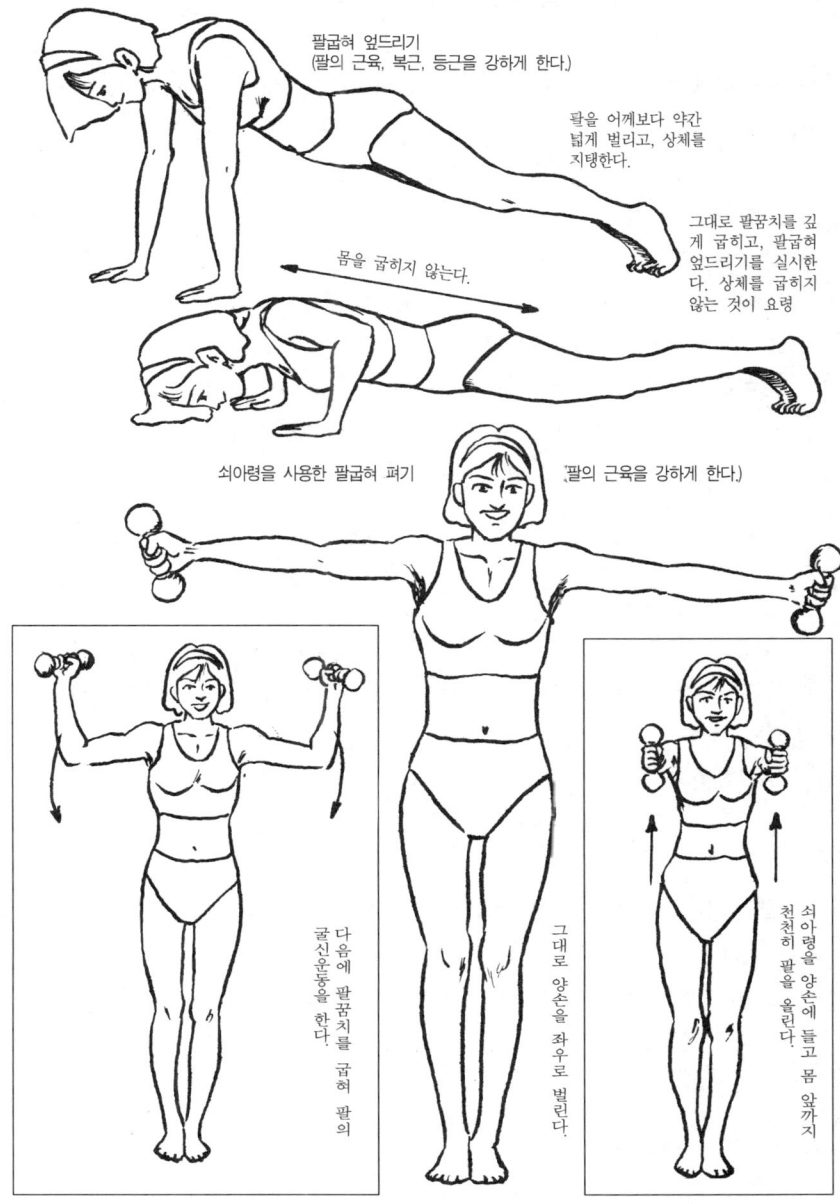

3) 지구력을 붙여서 지방을 연소시킨다.

제2단계를 통과한 당신은 이미 체중이 상당히 감소하고, 전신의 사이즈도 줄었을 것이다. 거기에서 이번에는 각자에게 맞는 이상체중을 목표로 하고, 이제 옥외에서의 운동으로 들어간다.

그렇다고 해도 원래의 체중과 프로포션에 대해서는 아직 나가고 싶지 않은 사람도 있을 것이다. 차라리 옥외의 운동이 부끄러워 오래 가지 못할 바에는 자신이 붙을 때까지 방 안에서 프로포션을 정비해 두는 편이 좋을 것이다.

그러나 그 경우는 운동량을 늘릴 필요가 있다. 1일 1회의 운동을 1일 2회로 하라. 이렇게 하면 지방이 더욱 감소하고, 근육이 강해져서 점점 몸이 단단히 조여지기 시작할 것이다.

여기까지 왔으면 마음먹은 대로 된 것이다. 자기 나름대로 자신감이 붙고, 옷 입기를 즐길 정도의 여유가 생겨난다면 집 밖에서의 운동으로 들어가자.

옥외에서 행하는 것은 심폐기능(心肺機能)을 높히는 운동이다. 지구력을 필요로 하는 운동을 행하고, 지방을 효율좋게 연소시키면서 심장과 폐를 강화한다.

구체적으로 말하면 조깅과 수영이 좋을 것이다.

조깅은 다음과 같은 단계를 거쳐 거리를 차차 연장해 간다.

① 조깅을 시작하기 전과 후에는 반드시 전신의 유연체조를 충분히 한다.
② 처음에는 가볍게 달리다 괴로워지면 심장이 안정될 때까지 걷는다. 이것을 반복하면서 땀이 나는 부분에서 원래의 지점으로 되돌아간다.

③ 이것을 반복하고 있으면 이윽고 걷는 횟수가 줄고, 땀을 흘리기까지의 시간도 길어지며, 실질적으로 달리는 거리가 늘어나기 시작한다.
④ 달리는 거리는 익숙해지더라도 3일 단위로 늘리도록 한다. 1일째는 걷기 시작한 곳에서 마찬가지로 걷고, 똑같은 곳에서 달린다. 그리고 4일째는 가능한 곳까지 달리고, 걷는 거리를 줄인다.
⑤ 이렇게 해서 3일마다 200m 정도씩 달리는 거리를 연장해 가면 이윽고 2km 정도를 달릴 수 있게 된다. 이후에 10km까지는 간단히 거리가 연장된다.
⑥ 조깅에 익숙해지면 자신에게 맞는 피로하지 않는 속도를 알 수 있으므로 그 속도를 엄수하라. 그리고 최종적으로는 20~40분간, 거리가 아니라 시간으로 달리는 일을 일과로 한다.

이것으로 당신이 이상 체중(理想體重)에 도달할 수 있을 것이다.

무리없는 조깅 스케줄

달리는 기준

↓

1일째: 가볍게 달려서 지치면 심장이 가라 앉을 때까지 걷는다.

↓

2일째 3일째: 1일째와 같은 패턴으로 달린다. 1일째에 달린 곳과 걸은 곳의 표시를 잊지 않도록

↓

4일째: 지칠 때까지 달리고, 심장이 가라앉을 때까지 걷는다. 몸에 익숙해지므로 걷는 횟수는 줄인다.

↓

5일째 이후: 이제까지와 같은 방법으로 달리며 3일째에 달린 거리를 늘인다.

↓

몇개월: 몸을 지치지 않고 언제까지나 달릴 수 있는 경제속도를 파악한다.

↓

반년후: 자신의 경제속도로 매일 20~40분 간 걸린다.

거 리

↓

땀이 난 부분에서 유턴한다. 원래의 길은 페이스로 돌아온다.

↓

1일째와 같은 거리를 달린다.

↓

땀이 난 부분에서 유턴, 실질적으로 달리는 거리는 늘인다.

↓

땀을 흘릴 때까지는 부족함이 없어졌으면 좀더 거리를 늘인다. 단, 목표는 정하지 말고 몸의 상태로 판단한다.

↓

수미터 씩 거리가 늘어나고 2km 정도 달릴 수 있다. 단, 속도는 올리지 않는다.

↓

달리는 거리는 생각하지 않아도 좋다.

※조깅을 할 때는 다리를 지키기 위해 바닥이 두꺼운 조깅화를 착용할 것

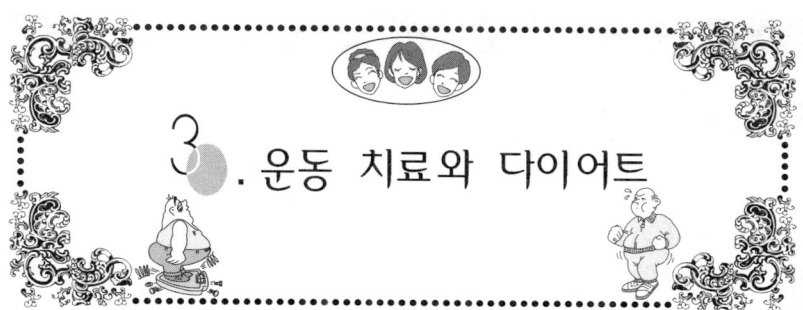

3. 운동 치료와 다이어트

1) 다이어트를 위한 스케줄 관리

내용을 정리하는 의미에서 여기에서 다시 한번 당신 자신의 이상 체중을 도달하기까지의 과정을 쫓아 보자.

① 식사하는 법

식사요법은 기본적으로 표준체중을 20% 이상 오버한 사람들이 행한다. 그러나 어디까지나 운동의 효과를 보조하는 것이 목적이므로 엄격한 칼로리 제한은 없다. 해방의 식사, 간단한 식사, 사모다이어트식을 아침, 점심, 저녁의 식사에 끼워 넣는다.

② 운동 — 제 1 단계(제 1 주 ~ 제 2 주)

본격적인 트레이닝을 개시하기 전의 준비기간이다. 아침식사 전, 점심식사 전, 저녁식사 전과 식사 후 2시간쯤 경과하고 나서라는 4개의 시간대 중에서 자신의 생활에 맞추어서 30분 간, 운동시간을 확보한다. 유연체조로 시작하고 3일 정도는 몸의 마디마디가 아프겠

날씬해지기 위한 전 스케줄

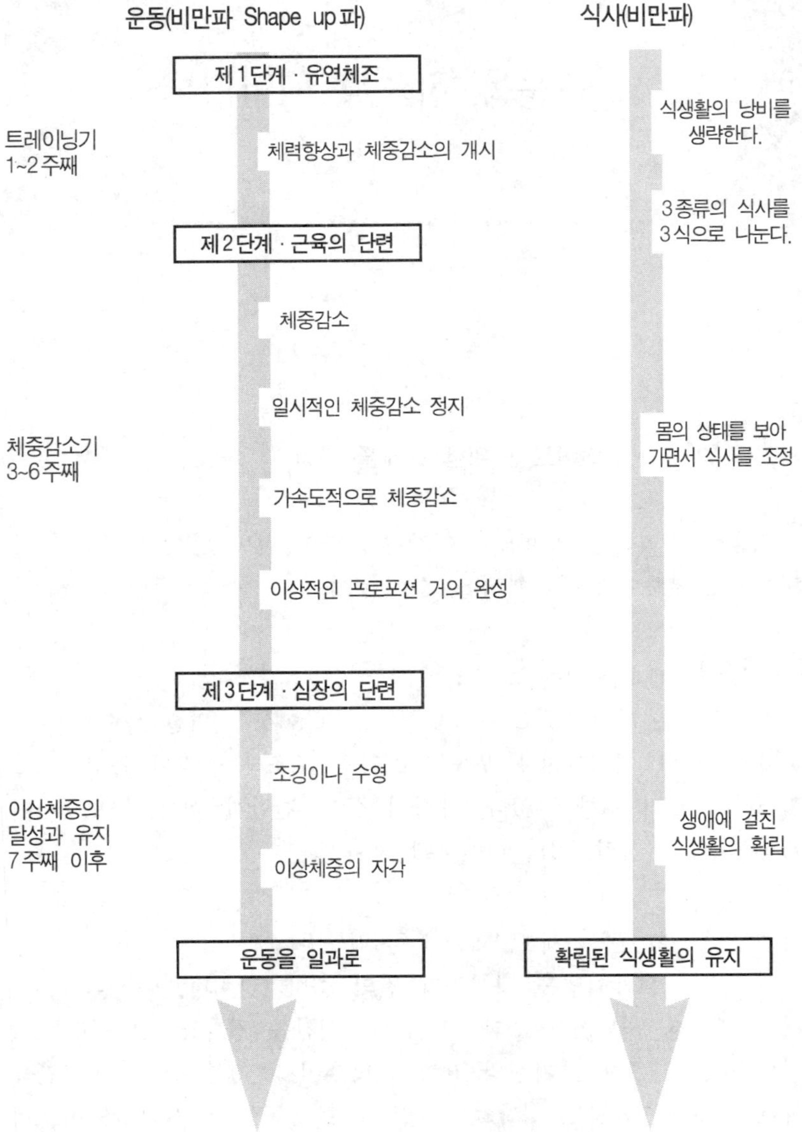

운동(비만파 Shape up파)

트레이닝기
1~2주째

- 제1단계 · 유연체조
  - 체력향상과 체중감소의 개시
- 제2단계 · 근육의 단련
  - 체중감소

체중감소기
3~6주째

  - 일시적인 체중감소 정지
  - 가속도적으로 체중감소
  - 이상적인 프로포션 거의 완성
- 제3단계 · 심장의 단련
  - 조깅이나 수영

이상체중의
달성과 유지
7주째 이후

  - 이상체중의 자각

운동을 일과로

식사(비만파)

- 식생활의 낭비를 생략한다.
- 3종류의 식사를 3식으로 나눈다.
- 몸의 상태를 보아 가면서 식사를 조정
- 생애에 걸친 식생활의 확립

확립된 식생활의 유지

지만, 1주일 후에는 몸의 컨디션이 안정되고, 2주일을 경과할 쯤에는 체중이 감소하기 시작한다.

③ 운동-제 2 단계(제 3 주~제 6 주)
여분의 지방을 연소시키고, 근육을 붙이기 위해서 4주일에 걸쳐서 근육의 단련을 행한다. 체중이 재미있게 감소하는 것도 이 기간이다. 일시적으로 체중 감소가 멈추는 시기가 있는데, 그것이 지나면 가속도적으로 체중이 떨어지며, 4주일 후에는 지방이 연소하기 쉽게 살찌기 어려운 몸이 된다.

④ 운동-제 3 단계(제 7 주 이후)
지속적으로 체중을 줄이고, 이상 체중에 도달하는 기간이다. 조깅과 수영을 행하며, 서서히 운동량을 늘려 간다.
여기에서 일정한 페이스로 운동을 계속하고 있으면 이윽고 체중이 안정된다. 이것이 당신의 이상 체중이다. 이상 체중은 사람에 따라 다르며, 표준 체중과는 다르다는 것을 자각해 두기 바란다.

 이상 체중의 유지
몇 개월의 노력으로 당신은 이상 체중으로 나른함과 긴장감이 도는 프로포지션을 얻게 될 것이라고 여기에서 마음을 놓아서는 도로 아미타불이다.
이제까지 소개한 감량법은 식사와 운동도 일생 동안 계속할 수 있는 것을 목적으로 하고 있다. 식사요법이 극히 느슨한 것도 운동을 생활리듬 속에 일과로 집어 넣는 것도 모두 장기간에 걸쳐서 지속하기 위해서이다. 당신은 수개월에 걸려서 살이 찌지 않는 생활리듬을 몸에 붙인 것이라고 생각한다.
이제부터는 여행길에도 조깅화를 지참하고, 비가 오는 날에는 제 1,

제2단계의 운동으로 근육 단련을 하자. 그렇게 하면 일생 비만과는 멀어질 것이며, 언제까지나 아름답고, 젊고 탄력있는 몸을 유지할 수가 있다.

2) 군더더기 지방이 붙기 쉬운 곳

"요즘 아무래도 배가 나온 것 같다"라든가 "얼굴이 약간 둥글어졌다"라고 하듯이, 살찌는 시작은 우선 부분적인 군살이 눈에 띄기 시작한다.

개인차는 있지만, 군살이 가장 붙기 쉬운 것은 배, 옆구리, 히프, 그리고 대퇴 주변일 것이다. 이 근처의 군살이 눈에 띄기 시작한 것을 방치해 두면 이윽고 두 개의 팔과 두 볼, 목 뒤 등에도 지방이 붙기 시작한다.

이와 같이 군살이 부분적으로 붙기 쉬운 부분이 있는 것은 어째서 일까? 우리들의 몸에는 지방의 합성을 촉진하는 물질(인슈린 등)과, 분해를 촉진하는 물질(놀아드레날린 등)이 있다. 살이 찌기 쉬운 사람은 이 중에 합성계의 균형이 기울어 있고, 게다가 배 등의 혈관이 발달해 있는 부분에서는 풍부한 영향을 재료로 하여 지방의 합성이 점점 활발하게 기능하는 것이 아닌가 하고 생각된다.

이러한 부분적인 군살은 뚱뚱한 사람만이 아니라 표준체중 이하인 사람이라도 걱정이 되기 마련이다. 체형으로 말하자면, 체중보다도 오히려 전신의 균형쪽이 문제가 되기 때문이다.

그러면 마르고 싶은 부분만을 가늘고 팽팽하게 하기 위해서는 어떻게 하면 좋을까? 그 기본이 되는 것은 운동이다. 뚱뚱한 사람에게는 다소의 식사제한도 필요하지만, 식사로 자기가 원하는 대로의 프로포지션을 만드는 것은 곤란하다.

그러나 운동은 마르고 싶은 부분의 근육을 집중해서 움직이는 일

제9장 실전 다이어트 운동 치료

지방이 붙기 쉬운 부분

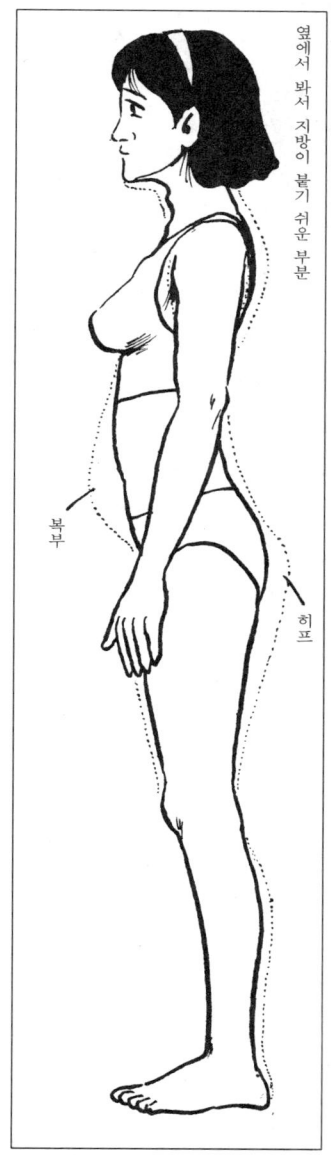
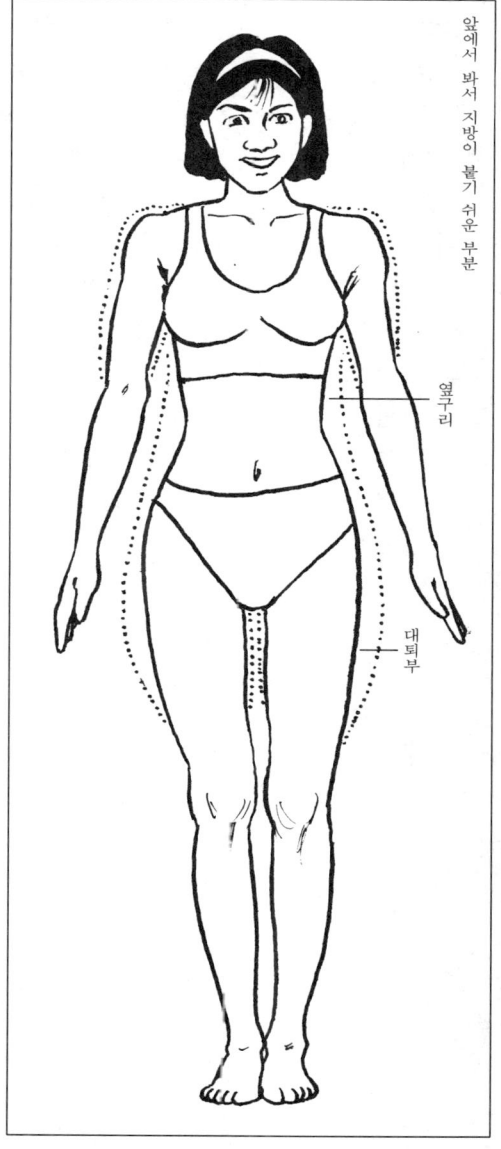

에 의해 걱정되는 지방을 에너지로 연소하기 쉽게 해준다. 근육이 발달, 허리와 히프도 꽉 당기며 전신에 긴장과 탄력이 생겨나기 시작한다. 전술한 지방을 분해하는 물질도 운동으로 근육을 사용하면 잘 기능한다.

한편, 운동이 근육을 내부로부터 움직여서 지방을 연소시키는 데에 비해 밖으로부터의 근육 자극으로 지방을 연소시키는 것이 마사지이다. 마사지는 운동과 마찬가지의 작용으로 군살을 없애 준다.

이 두 가지 방법을 보조해서 지방의 연소 효율을 좋게 하는 것이 급소 자극과 목욕이다. 목욕은 몸의 신진대사를 활발하게 해서 에너지의 소비를 높히는 작용이 있다. 목욕 후에 체온이 상승하고 땀을 흘리는 것도 에너지가 열로 발산되고 있기 때문이다. 급소 자극은 그 부분의 기능을 원만히 해서 지방의 분해를 촉진시켜 준다.

지금부터 구체적으로 말하는 '마르고 싶은 부분만 가늘게 한다'는 방법도 이상의 ① 운동, ② 마사지, ③ 급소 자극, ④ 목욕을 중심으로 진행시켜 갔으면 한다.

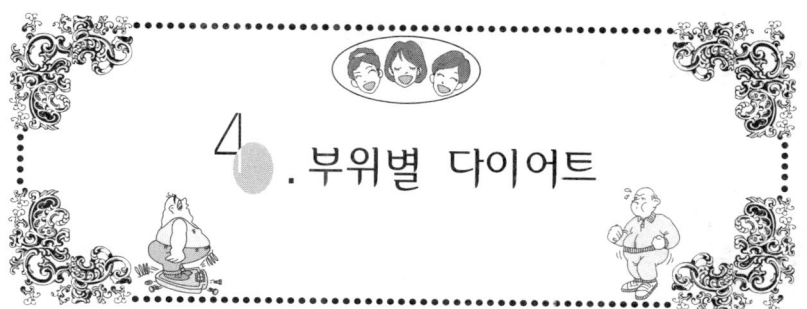

4. 부위별 다이어트

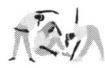 1) 배의 군살을 뺀다.

튀어 나온 배를 집어 넣고, 늘어진 배를 단단히 조이려면 운동이 효과적이다. 배는 지방이 붙기 쉬운 반면 비교적 지방을 빼기 쉬운 부분이기도 하므로 운동을 하면 효과가 있다.

 배의 군살을 빼는 운동

배의 군살을 빼기 위해서는 우선 복근운동을 한다.

① 똑바로 누워서 머리 뒤에서 양손을 깍지낀다.
② 다리를 45도의 높이까지 들어올린다. 처음에는 들어 올렸다가 바로 내려도 상관없지만, 익숙해지면 그대로 3∼5초 간 다리를 둔채로 있다가 근육의 떨림이 시작되고 나서 내리도록 한다. 어느 경우이든 처음에는 10회 정도 행하며 매일 조금씩 횟수를 늘려 마지막에는 20회를 목표로 한다.
③ 다음은 상체를 일으키는 운동이다. ①의 자세에서 복근이 덜덜 떨릴 때까지 상체를 일으키고, 3∼5초에 원래 자세로 되돌아간

다. 이것이 괴로우면 머리를 들어올리는 것만으로도 상관없다. 역시 10회부터 시작해서 20회 정도 행할 수 있도록 한다. 상체를 일으키는 운동과 다리를 올리는 운동은 어느 쪽이든 한쪽만을 행해도 좋을 것이다.

근육을 단련하기에는 복식호흡도 효과적이다. 자기 전에 침상에서 배 위에 손을 얹고, 배가 상하(上下)하는 것을 확인하면서 연습을 하자.

숨을 쉴 때에는 천천히 배를 부풀게 하고, 배가 죄어 들어갈 때까지 폐의 공기를 전부 내보낼 작정으로 숨을 내쉰다.

숨을 내쉴 때에는 들이마실 때의 2배의 시간을 들이는 것이 포인트이다.

선 자세와 앉은 자세에서 연습할 때는 등의 근육을 쭉 펴고, 어깨로부터 힘을 뺀다. 복식호흡을 체득해 두면 배에 지방이 붙기 어려워지며, 건강유지에도 도움이 된다.

옆구리를 다잡아주는 운동

허리를 팽팽하게 다잡기 위해서는 복근운동과 동시에 옆구리의 근육(요방형근 ; 腰方形筋)을 움직이는 것이 중요하다. 복부의 앞과 옆의 지방을 말끔히 빼기 위해서도 골반을 옆구리의 근육으로 끌어 올리는 운동을 하자.

① 양다리를 모아서 똑바로 누워 편히 한다.
② 다음에 오른 다리를 몸에 바짝 붙힌다는 생각으로 허벅지 관절부터 위로 끌어 올린다. 이렇게 하면 오른쪽 골반이 몸쪽으로 올라갈 것이다.
③ 왼다리도 만찬가지로 행한다.

이것을 좌우 10회씩 행한다.

복근을 강하게 하는 체조와 복식호흡을 맞추어 짜면 효과가 한층 높아진다.

제9장 실전 다이어트 운동 치료

① 허리를 다잡는 법

배의 군살을 제거하는 운동
머리 뒤에서 손을 깍지 끼고, 다리를 45도의 높이로 올린다. 다음에 복근이 떨릴 때까지 상체를 일으킨다.

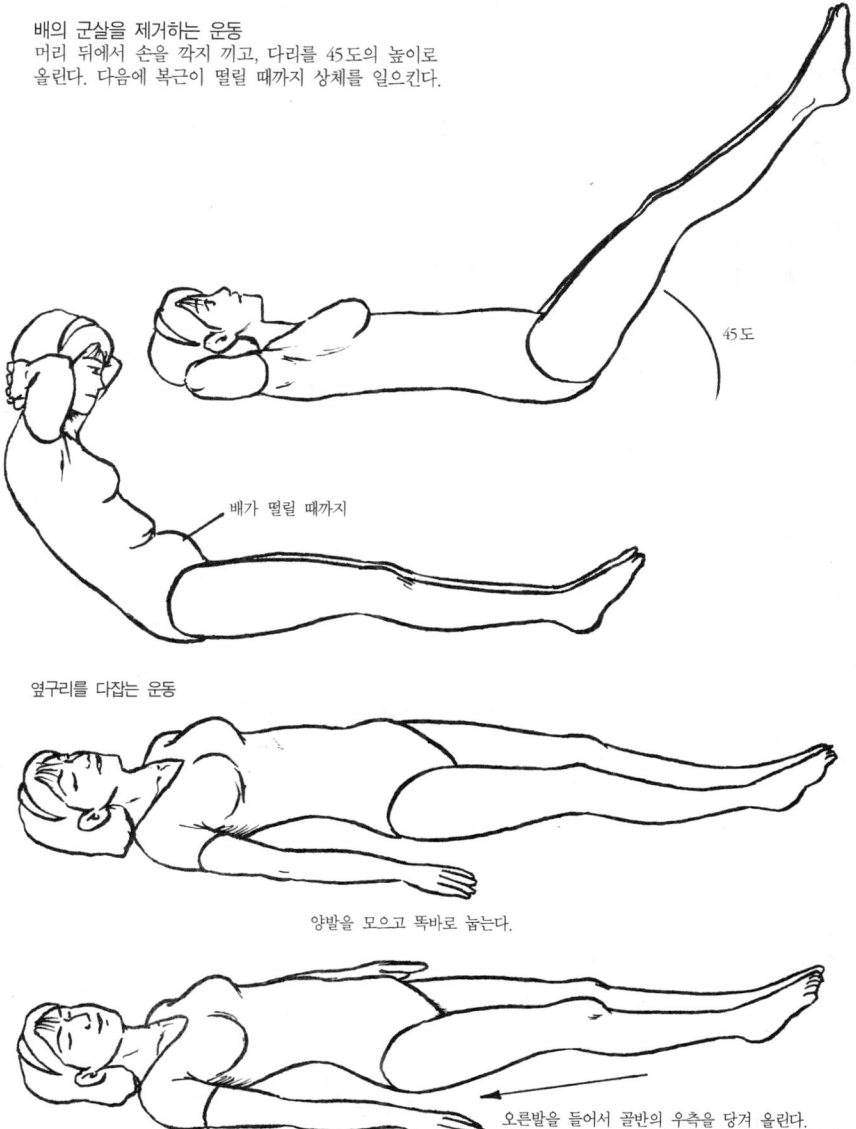

45도

배가 떨릴 때까지

옆구리를 다잡는 운동

양발을 모으고 똑바로 눕는다.

오른발을 들어서 골반의 우측을 당겨 올린다.
힘을 뺀 뒤, 좌측의 다리에서 같은 운동을 행한다.

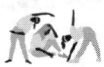 2) 허리를 꽉 조이게 하는 마사지

배의 군살을 빼려면 운동이 효과적이지만, 마사지가 효력을 발휘하는 것도 이 부분의 지방이다. 목욕과 맞추어 행하면 보다 효과적이므로 목욕 전이나 목욕 후에 하라.

 배의 군살을 제거하는 마사지

마사지는 우선 마사지하고 싶은 부분을 가볍게 문질러서 근육의 긴장을 풀어준 후에 본격적으로 자극하는 것이 기본이다.

① 양쪽의 손바닥을 좌우로부터 배에 딱 댄다.
② 그대로 배의 바깥쪽으로부터 중심부, 중심부로부터 바깥쪽으로 손바닥을 왕복시켜서 복부 전체를 잘 문지른다. 이때, 손에 너무 세게 힘을 넣지 않는 것이 능숙한 마사지를 하는 요령이다.
③ 다음에 지방을 밖으로 문질러 밀어낸다. 배꼽 주변부터 옆구리에 걸친 군살을 양손으로 크게 잡는다. 그리고 이것을 문지르거나 혹은 양손으로 약간 비틀어 자극을 준다. 너무 통증을 느끼지 않을 정도로 자극하자. 운동과 마찬가지로 지방조직을 자극하고 지방의 연소를 높이는 효과가 있다.

이상의 마사지를 1회에 3~5분 간 행한다. 마사지와 운동으로 효과가 즉석에서 나타나지는 않지만, 끈기 있게 계속해야 한다. 2~3주일 후에는 반드시 효과가 나타날 것이다.

 배의 군살을 제거하는 급소 지압

급소 지압은 그것만으로 군살을 제거할 수 없지만, 마사지와 운동의 효과를 높여주는 작용이 있다. 여기에서 사용하는 것은 복부의 3개의 급소이다.

 급소 찾는 법과 누르는법

중완(中脘)　위(胃)의 바로 위에 있는 급소이다. 배꼽과 명치를 연결한 선의 바로 중앙에 있다. 위와 관계가 깊은 급소로, 위염(胃炎)이나 위통(胃痛), 위약(胃弱) 등의 치료에도 사용된다.

양손의 집게손가락이나 가운데손가락 끝을 사용해서 2~3초 간 천천히 누른다.

천추(天樞)　배꼽에서 좌우 약 4cm(손가락 폭 3개 정도) 바깥쪽 부분에 있는 급소로, 주로 소화기의 기능에 관계하는 급소이다.

배꼽의 양쪽에 있으므로 양손의 집게손가락을 사용해서 좌우 균등하게 지압을 해준다.

관원(關元)　하복부에 있는 급소이다. 배꼽과 치골(恥骨)이 시작되는 부분을 똑바로 연결하고, 이 선을 5등분한다. 그 중 위에서 4번째의 부분에 있는 것이 관원이다. 관원은 기운이 나는 급소라고 말해진다. 역시 양손의 집게손가락이나 가운데손가락으로 지압한다.

모든 급소는 각각 10회 정도 배가 2~3cm 들어갈 정도로 지압한다.

② 허리를 다잡는 법

배의 군살을 제거하는 급소지압

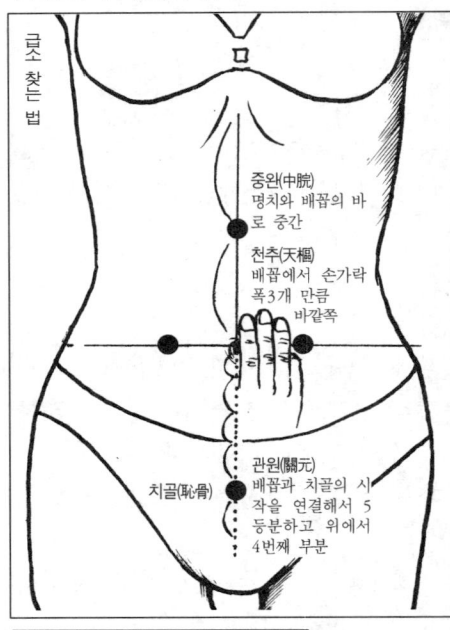

급소 찾는 법

중완(中脘)
명치와 배꼽의 바로 중간

천추(天樞)
배꼽에서 손가락 폭 3개 만큼 바깥쪽

치골(恥骨)

관원(關元)
배꼽과 치골의 시작을 연결해서 5등분하고 위에서 4번째 부분

배의 군살을 제거하는 마사지

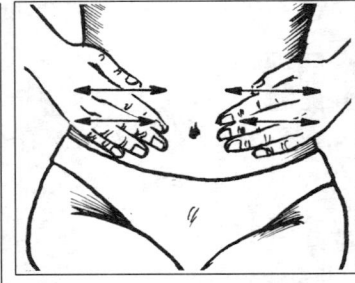

손바닥을 배에 딱 대고, 안쪽에서 바깥쪽, 바깥쪽에서 안쪽으로 반복해서 문지른다.

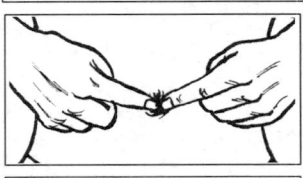

중완은 양손의 집게손가락을 합해서 누른다.

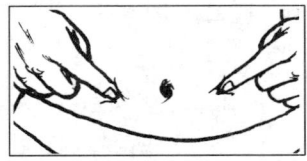

천추는 양손의 집게손가락으로 좌우 균등하게 누른다.

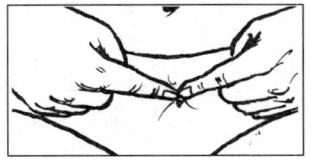

관원은 중완과 마찬가지로 양손의 집게손가락으로 누른다.

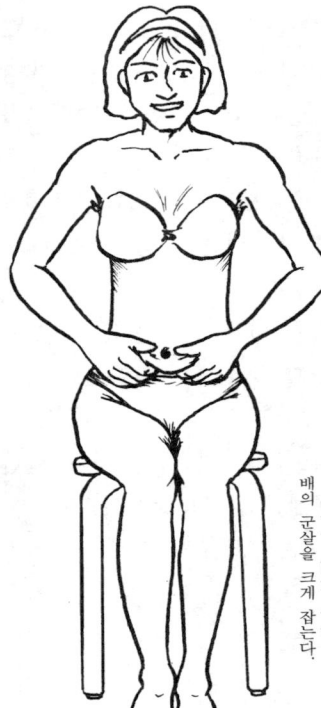

엄지와 네 손가락으로 배의 군살을 크게 잡는다.

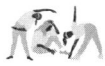 3) 허벅지를 가늘게 하고 각선미를 만든다.

우리 나라 사람의 체형도 상당히 좋아졌지만, 그래도 아직은 외국 미인들에 비해 하반신이 굵은 것은 사실이다. 원래부터 우리 나라 사람은 체형적으로 허벅지가 굵고, 하반신이 무거워 보이는 결점을 짊어져 왔다.

그 탓인지 지금도 다리를 가늘게 하고 싶다는 희망이 여성들 사이에 압도적으로 많아 보인다.

허벅지를 가늘게 하는 가장 효과적인 방법은 운동을 해서 다리를 자주 움직이는 일이다.

운동을 하면 오히려 다리가 굵어지는 것이 아닌가 라고 걱정하는 사람이 있는데, 이것은 운동의 종류에 따라 다르다. 경륜(經輪) 선수와 같이 순발력을 다투는 운동을 매일 장시간에 걸쳐서 계속하면 하나하나의 근육이 굵게 되고, 허벅지도 억세어진다. 그러나 지구력을 필요로 하는 느긋한 운동이라면 여분의 지방을 연소시켜 다리를 가늘게 다잡아 준다. 그 좋은 예가 마라톤 선수이다.

여기에서 소개하는 운동도 근육을 긴장시키는 일을 목적으로 천천히 하라. 매일 계속하고 있으면 늘어진 허벅지가 아주 팽팽해 진다.

 다리의 상하 운동

의자에 허리를 걸치고 행하는 간단한 다리 운동이다. 허벅지의 전부(前部)에 있는 대퇴사두근(大腿四頭筋)을 긴장시키는 효과가 있다.

① 우선 의자에 편히 앉는다.
② 수평이 될 때까지 천천히 다리를 올리고, 천천히 다리를 내린다. 이것을 10회 정도 반복하는데, 기세좋게 다리를 상하시키지 말고, 다리의 근육이 떨릴 정도로 천천히 행하는 것이 포인트이

다.
 발목 위에 1kg 정도의 무게가 있는 물건, 예를 들면 설탕봉지 등을 얹어서 행하면 더욱 효과적이다.

 엉덩이 두드리기

역시 다리의 대퇴사두근을 펴는 운동이다.

① 엎드려서 턱 아래에서 양손을 깍지낀다.
② 왼다리의 뒤꿈치로 엉덩이를 가볍게 두드린다.
③ 이것을 10회 행하고, 오른 다리로도 10회 반복한다.
 뒤꿈치를 엉덩이에 접근시킬 때에 근육을 충분히 펴도록 하라.

 한쪽 발 벌리기

허벅지의 측면을 가늘게 하는 운동이다.

① 반드시 누워서 우선 오른발만을 되도록 천천히 옆으로 벌리고 난 다음, 천천히 되돌린다.
② 왼발도 마찬가지로 행하며, 좌우 각각 10회씩 반복한다.

대퇴를 가늘게 하는 체조

엉덩이 두드리기

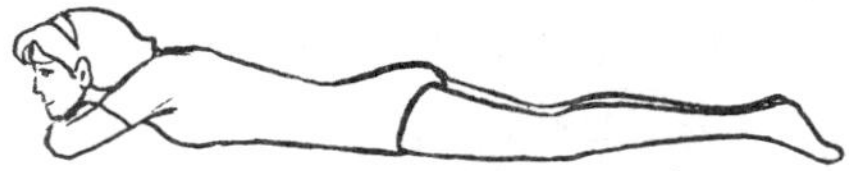

엎드려 누워서 턱 아래에 손을 놓는다.

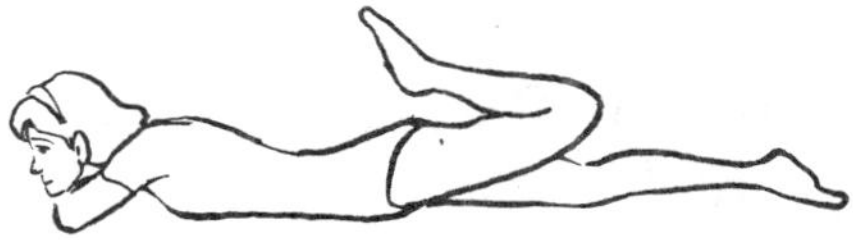

왼발의 뒤꿈치도 엉덩이를 가볍게 두드린다.
다음에 오른발로 엉덩이를 두드린다.

다리의 상하운동
의자에 걸터 앉아서 천천히 다리를
상하로 움직인다. 설탕 봉지 등으로
무게를 높이면 더욱 효과적

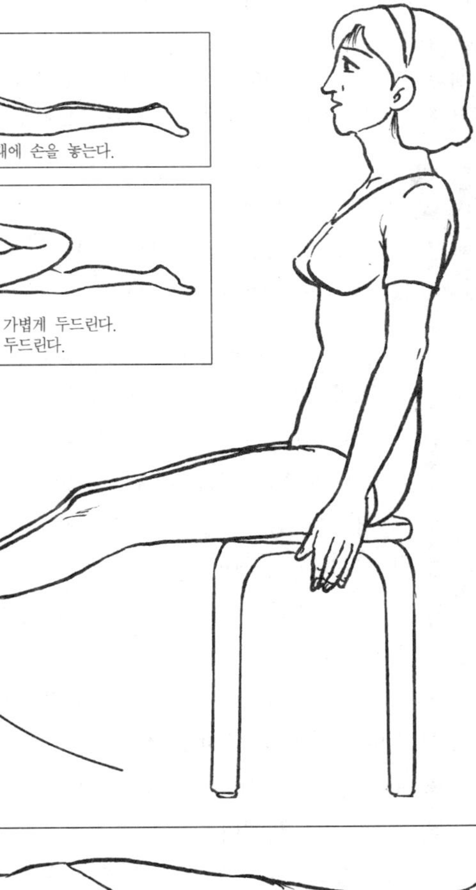

설탕 봉지

한쪽다리 벌리기

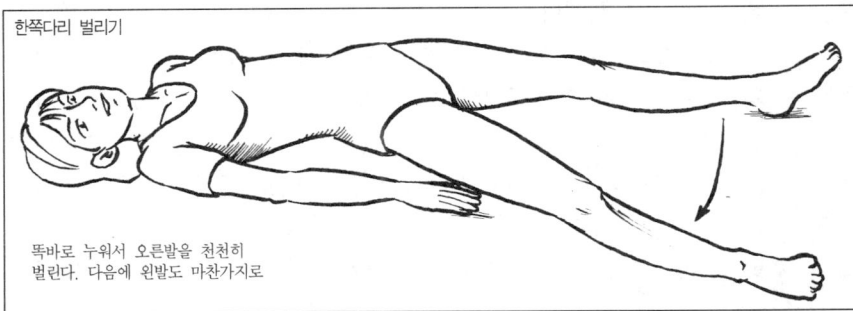

똑바로 누워서 오른발을 천천히
벌린다. 다음에 왼발도 마찬가지로

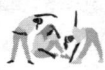 ### 4) 허벅지를 가늘게 하는 마사지

허벅지를 가늘게 하는 또 하나의 방법은 마사지이다.
목욕 후와 자기 전에 하면 피로회복에도 도움이 된다.

 허벅지 마사지

마사지는 몸의 어느 부분이든지 말단부(末端部)부터 몸의 중심을 향해서 행하는 것이 기본이다.

① 양손의 손바닥을 허벅지에 대고, 허벅지를 덮치듯이 한다.
② 무릎의 관절에서 다리의 발목 부분을 향해 피부를 가볍게 문질러 올린다. 이것은 경찰법(輕擦法)이라는 마사지로, 혈액과 림프액의 흐름을 좋게 하고 피로 물질을 제거함과 동시에 다음의 본격적인 마사지를 효과적으로 한다. 허벅지 전체를 5회 정도 문질러 올리듯이 한다.
③ 다음은 본격적으로 근육을 자극하는 마사지이다.
엄지와 다른 4개의 손가락으로 허벅지를 크게 잡듯이 손을 대고, 엄지와 4개의 손가락으로 각각 작은 원을 그리면서 무릎에서 위를 향해 마사지를 행한다. 손목을 리드미컬하게 움직이면 제대로 할 수 있다. 1군데당 2~3회, 원을 그리고 손을 조금씩 위로 이동시킨다.

원을 그리면서 근육을 주물러 풀 때에는 너무 힘을 넣지 말 것. 다음날까지 근육에 통증이 남으면 힘이 너무 들어갔다고 판단한다.
④ ③의 방법으로 허벅지의 전면·측면·후면을 구석구석 마사지한다. 전부 5~6회 행하면 충분하다.
⑤ 마지막엔 무릎의 마사지이다. 여기가 가늘어지면 다리가 쭉 다

잡아지므로 잊지 말고 마사지하도록 한다.

무릎을 양손으로 크게 잡고, 손 전체로 크게 원을 그리듯이 마사지하는 것이 요령. 좌우 모두 5~6회씩 실시한다.

 허벅지를 가늘게 하는 급소 지압

체조와 마사지의 효과를 높이기 위해 허벅지에 있는 두 개의 급소를 지압한다.

 급소 찾는 법과 누르는 법

위중(委中) 무릎의 뒤에 생기는 주름의 바로 중앙에 있는 급소이다. 누르면 압통이 있으므로 엄지로 그 부근을 누르면서 찾는다. 양쪽 손의 가운데손가락으로 약간 통증이 느껴질 때까지 2~3초 눌렀다가 뗀다. 좌우 10회씩 지압한다.

혈해(血海) 허벅지의 안쪽에 있는 급소로 냉증, 생리불순 등 부인과계의 병에 탁효가 있는 급소이다. 무릎의 중앙에서 허벅지 안쪽을 향해서 비스듬히 후방에 있다. 역시 심한 압통이 있으며, 엄지로 10회 정도 누른다.

허벅지를 가늘게 하는 마사지와 지압

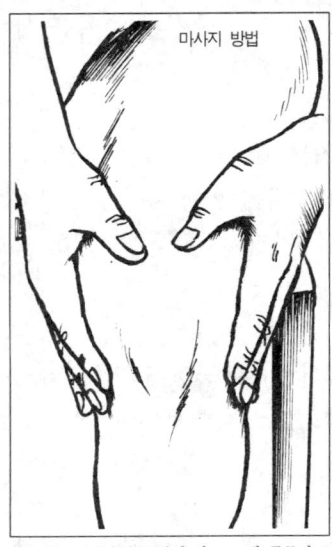
마사지 방법

양손으로 무릎을 누르듯이 잡고 크게 주물러 푼다.

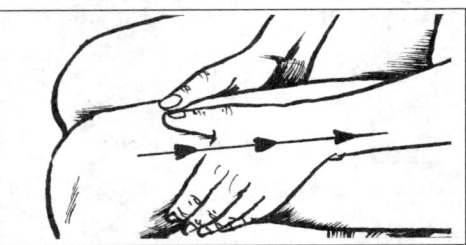
손바닥을 대고, 무릎에서 위를 향해 허벅지를 문질러 올린다.

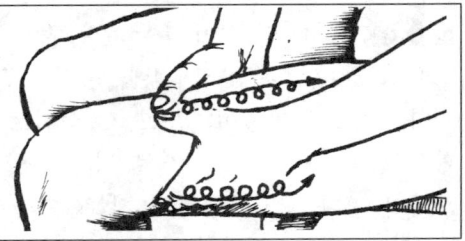
다음에 엄지와 네 손가락으로 원을 그리듯이 허벅지를 마사지 한다.

급소 지압 방법

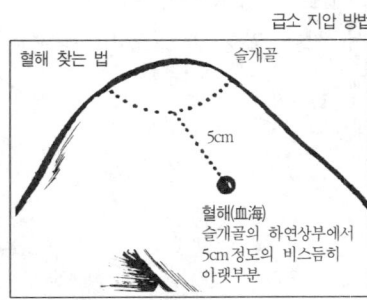
혈해 찾는 법 슬개골 5cm
혈해(血海)
슬개골의 하연상부에서 5cm 정도의 비스듬히 아랫부분

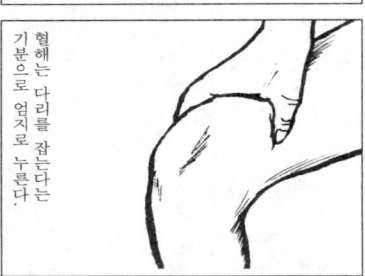
혈해는 다리를 잡는다는 기분으로 엄지로 누른다.

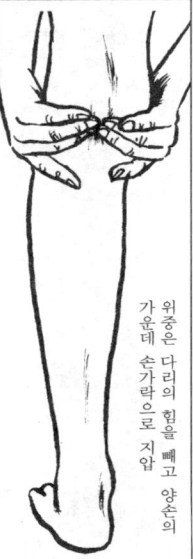
위중은 다리의 힘을 빼고 양손의 가운데 손가락으로 지압

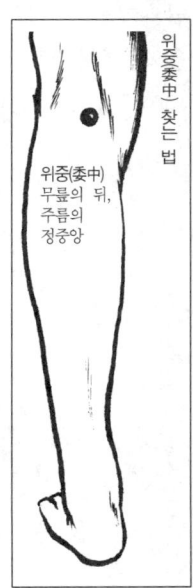
위중(委中) 찾는 법
위중(委中) 무릎의 뒤, 주름의 정중앙

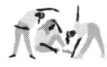 5) 엉덩이의 늘어짐을 없애고 보기 좋게 들어올린다.

 허벅지와 병행해서 우리 나라 사람의 하반신을 무겁게 하고 있는 것이 엉덩이의 군살이다. 우리 나라 여성에게는 확실히 엉덩이가 뚱뚱한 분이 많은 것 같은데, 스포츠로 단련하고 있는 사람의 엉덩이는 근육이 발달해서 샤프하다. 엉덩이가 늘어져 있는 것은 운동부족의 증거이기도 하므로 엉덩이의 근육을 단련해서 히프 업(hip up)을 도모하자.
 엉덩이의 근육에서 중요한 기능을 하고 있는 것은 대전근(大殿筋), 중전근(中殿筋), 소전근(小殿筋)의 3가지이다. 여기에서 우선 3가지의 근육을 집중적으로 강화하는 운동을 소개하겠다. 어느 운동이든 근육을 단련해주고, 여분의 지방을 제거해주는 동시에 히프의 위치를 끌어 올려주는 효과가 있다.

 엉덩이를 뒤로 올리는 운동
 처음엔 간단한 운동부터 하자.

① 엎드려서 양다리를 모으고 30cm 정도 위로 올린다.
② 올린 다리를 내려도 상관없지만, 될 수 있으면 3초 정도 정지하고 나서 원래의 자세로 돌아온다. 이것을 5회 정도 반복한다.
③ 이 운동을 할 수 있게 되면 조금 운동을 강화하자. 양다리를 올림과 동시에 가슴을 젖혀 상체를 일으킨다. 팔도 올리고, 되도록 상체를 뒤로 젖히도록 하는 것이 요령이다.

 상당히 괴로운 운동이므로 처음에는 다리와 상체를 들어올리는 것만으로도 상관없다. 익숙해지면 3초 정도 정지하고 나서 원래의 자세로 돌아온다. 역시 5회 정도 반복한다.
 이 운동은 히프 업(hip up)만이 아니라 등근육과 복근, 허벅지, 팔의 근육도 단련시키는 효과가 있으므로 전신의 쉐이프 업(shape up)에 아주 유효하다. 부디 익혀두기 바라는 운동의 하나이다.

hip up 운동

① 팔과 다리를 몸에서 수직으로 내리고 포복자세를 취한다.
② 그 자세로부터 오른발을 스윙시켜서 되도록 높이 올린다. 얼굴은 정면을 향해 무릎을 똑바로 펴고 실시하는 것이 요령이다. 허벅지의 군살을 제거하는 효과도 있다.
③ 다음에 스윙시킨 다리를 될 수 있는 한 깊이 구부리고, 가슴으로 당긴다. 얼굴도 팔에 바짝 붙도록 한다. 목부터, 등, 엉덩이, 다리뒤면의 근육이 쭉 펴지는 것을 알 수 있을 것이다.
④ 왼다리에도 똑같은 운동을 실시한다. 좌우 각 5회씩 계속한다.

그밖에 평소부터 발 끝으로 서도록 명심하고 있으면 엉덩이 근육을 다잡을 수 있다.

엎드려 누워 다리와 팔을 동시에 끌어올린다. 가슴을 젖히고 상체를 일으키는 것이 요령.

Hip up 체조

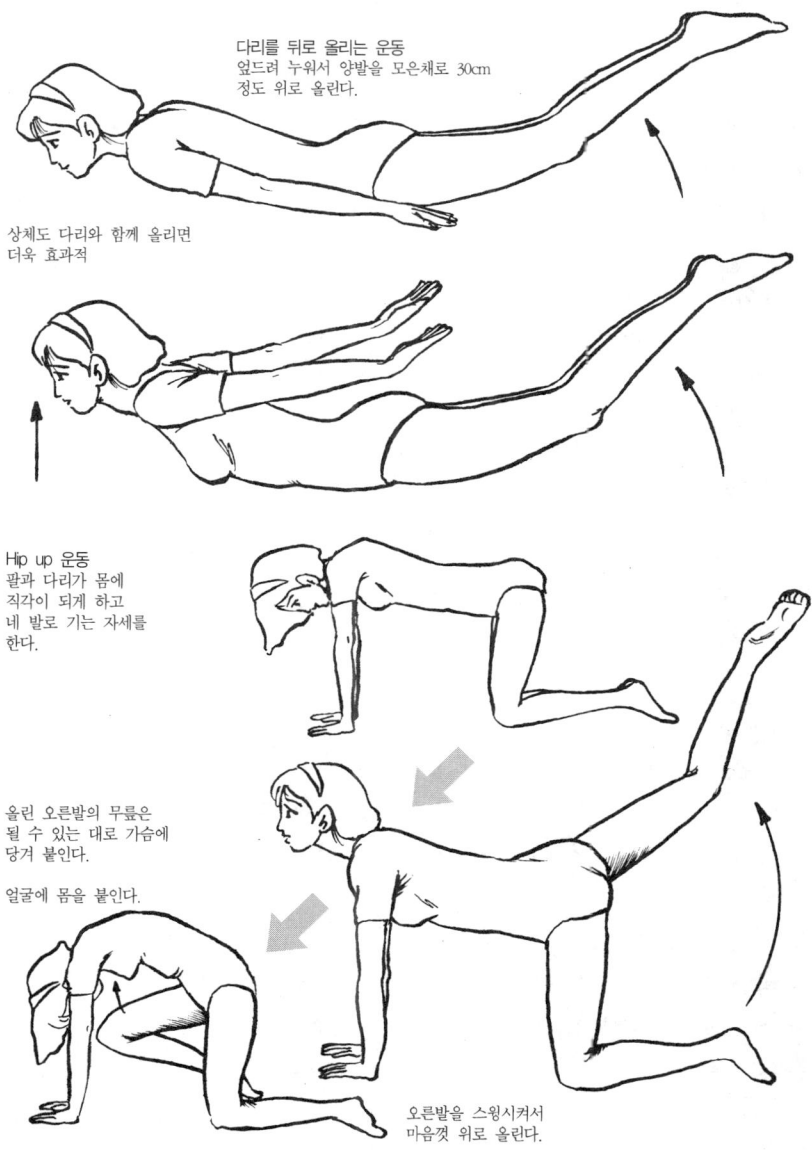

다리를 뒤로 올리는 운동
엎드려 누워서 양발을 모은채로 30cm 정도 위로 올린다.

상체도 다리와 함께 올리면 더욱 효과적

Hip up 운동
팔과 다리가 몸에 직각이 되게 하고 네 발로 기는 자세를 한다.

올린 오른발의 무릎은 될 수 있는 대로 가슴에 당겨 붙인다.

얼굴에 몸을 붙인다.

오른발을 스윙시켜서 마음껏 위로 올린다.

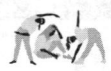 6) 히프 업(hip up) 마사지

운동을 해서 근육을 안쪽부터 단련시켰으면 이번에는 마사지로 근육을 밖에서 자극해 주자. 몸의 안과 밖에서 엉덩이의 근육이 자극되어 히프 업(hip up) 효과도 배로 증가한다.
 마사지는 목욕 후에 행하면 보다 효과적이다.

 엉덩이의 마사지

엉덩이는 지방이 두껍기 때문에 마사지도 정성들여 실시한다.
① 양손을 엉덩이에 꽉 대고, 안쪽부터 바깥쪽, 바깥쪽에서부터 안쪽으로 크게 원을 그리면서 문지른다.
② 다음에 엉덩이를 들어 올리듯이 아래에서 위를 향해 손바닥으로 문질러 올려주자. ①과 ②를 합해서 3분 간 정도 실시한다.

 마무리는 운동과 마사지의 효과를 높이기 위한 급소 지압이다. 지압의 기본적인 방법도 아울러 설명하므로 능숙한 지압방법을 익혀 두기 바란다.

 엉덩이의 급소 지압

급소는 몸의 조정점(調整点)에 맞추고 급소를 자극하면 눈에 보이지 않는 에너지의 흐름(동양의학에서 말하는 기(氣)이 개선된다. 그것에 의해 각부(各部)의 작용을 원활히 하며, 건강을 회복시키려고 하는 것이 급소 지압이다.
 비만도 일종의 병적인 상태이므로 급소를 지압하면 몸의 기능에 정상이 되고, 여분의 군살이 빠진다고 생각할 수 있다. 엉덩이의 군살을 빼는 효과가 있는 급소는 다음의 세 가지이다.

급소 찾는 법과 누르는 법

신유(腎兪)   등가운데에 좌우 대칭으로 존재하는 급소이다. 신장(腎臟)과 관계가 깊은 급소로, 물의 흐름을 좋게 하고 부종과 냉증, 정력감퇴에 효과가 있다.

바로 배꼽 높이에 있으며, 배꼽에서 등가운데를 향해 한 바퀴 빙그르르 선을 긋고, 등골(背骨)로부터 좌우 5cm 바깥쪽에 있는 것이 급소이다.

좌우의 급소는 같은 힘으로 균등하게 자극을 주는 것이 원칙이다. 신유는 양손을 허리에 두고, 엄지 끝으로 좌우 동시에 지압을 한다. 2~3kg의 힘으로 2~3초 간 누르고 나서 한 박자 누른다는 리듬으로 10회 정도 반복한다. 같은 리듬으로 누르면 자극이 깊게 침투한다.

승부(承扶)   엉덩이의 급소이다. 뒷모습을 거울에 비추면 엉덩이 아래에 다리가 이어지는 부분에서 밖을 향한 주름이 보인다. 그 중앙이 승부이다. 양손의 집게손가락으로 엉덩이를 위로 들어올리듯이 지압을 한다.

역시 10회 정도 자극한다.

관원(關元)   하복부에 있는 급소이다. 위치와 누르는 법은 앞부분(허리 다잡는 법)을 참고해 주기 바란다.

Hip up 마사지와 지압

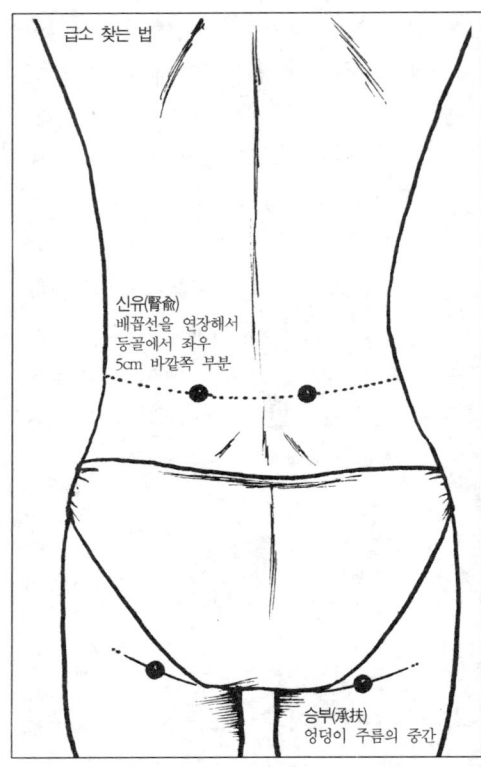

급소 찾는 법

신유(腎兪)
배꼽선을 연장해서
등꼴에서 좌우
5cm 바깥쪽 부분

승부(承扶)
엉덩이 주름의 중간

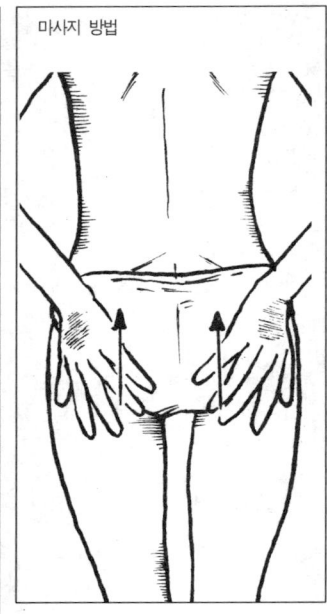

마사지 방법

엉덩이에 손바닥을 대고,
밑에서 위로
문질러 올린다.

급소 지압 방법

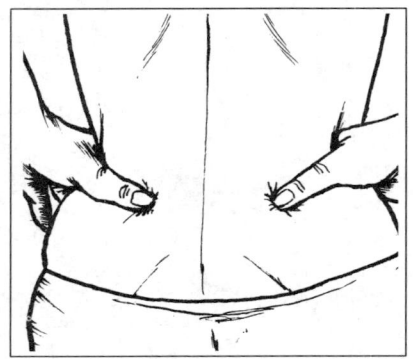

신유는 양손으로 허리를 잡고, 엄지로 지압

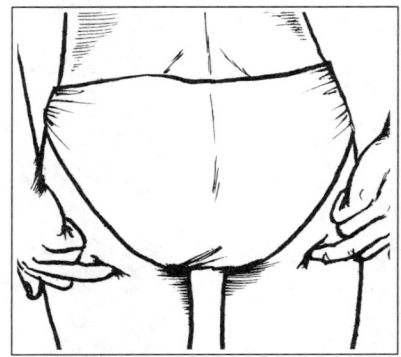

승부는 인지로 아래에서 위를 향해서 누른다.

제9장 실전 다이어트 운동 치료

7) 두 팔을 가늘게 한다.

중년에 달할 즈음의 여성에게 두드러지는 것이 두 팔에 붙은 군살이다. 젊은이나 거의 살이 찌지 않은 사람이라도 만져보면 의외로 두 팔, 그것도 안쪽의 근육이 늘어져 있는 경우가 많다.

팔은 일상생활에서 자주 움직이고 있는 것 같지만, 실은 두 팔의 근육은 자주 움직일 기회가 적은 것이다. 운동으로 늘어져 있는 근육을 다잡고 지방이 붙는 것을 방지하도록 하자.

 손 펴는 운동

간단한 운동이므로 일하는 막간, 가사의 막간 등 생각나는 때에 실시한다.

① 똑바로 서서 손바닥을 위로 하여 손을 깍지끼고, 기지개를 펴듯이 손을 마음껏 위로 편다. 마치 심호흡을 하는 요령이다.

② 일단 손을 내리고 등의 중앙쪽으로 당기면, 이번에는 손목을 흔들흔들하며 머리 위까지 가져가서 실시한다. 두 팔의 군살이 떨리도록 손목부터 팔 전체를 흔들흔들시키는 것이 요령이다.

③ 다음엔 손에 힘을 빼고 뚝하고 아래로 내린다. ②와 ③의 동작을 팔이 약간 피로할 때까지 몇 번이나 반복한다.

 추를 이용한 운동

팔운동은 2kg 정도의 추를 가지고 실시하면 근육을 다잡을 때에 효과가 있다. 되도록 2kg, 3kg으로 무게가 다른 쇠아령을 두 개씩 준비하고, 몸이 익숙해짐에 따라 무게를 증가시키면서 운동을 실시한다.

이 운동은 팔의 근육을 충분히 긴장시키는 일이 중요하므로 천천히 팔을 움직인다. 팔이 조금 진동하거나 피곤할 정도라면 딱 좋은 것이다.

① 양손에 2kg의 쇠아령을 들고 앞쪽에서 머리 위까지 들어 올린다. 팔꿈치를 쭉 펴도록 동작을 천천히 실시할 것.

② 그대로 손을 천천히 내리고, 몸의 정면까지 가져온다.

③ 이번에는 양손을 좌우로 크게 벌려준다. 처음에는 약간 고통스러울지도 모르겠으나 팔이 똑바로 옆으로 퍼지도록 주의한다.

④ 팔에 힘을 넣으면서 천천히 손을 내린다. 천천히 올리고, 천천히 내린다. 팔을 급하게 내려서는 안된다.

⑤ 다음에 되도록 양팔을 뒤로 올린다. 천천히 올리고 천천히 내린다.

이상의 운동을 10회 반복한다. 2~3일은 팔에 통증이 남을지도 모르지만 1주일 정도 하면 통증도 없어질 것이다. 이 무렵부터 몸안에서 근육이 진동하기 시작하므로 매일 쉬지 않고 계속하도록 한다.

2kg의 쇠아령을 가지고 팔꿈치를 펴면서 머리 위, 정면, 옆으로 팔을 움직인다.

두 팔을 가늘게 하는 운동

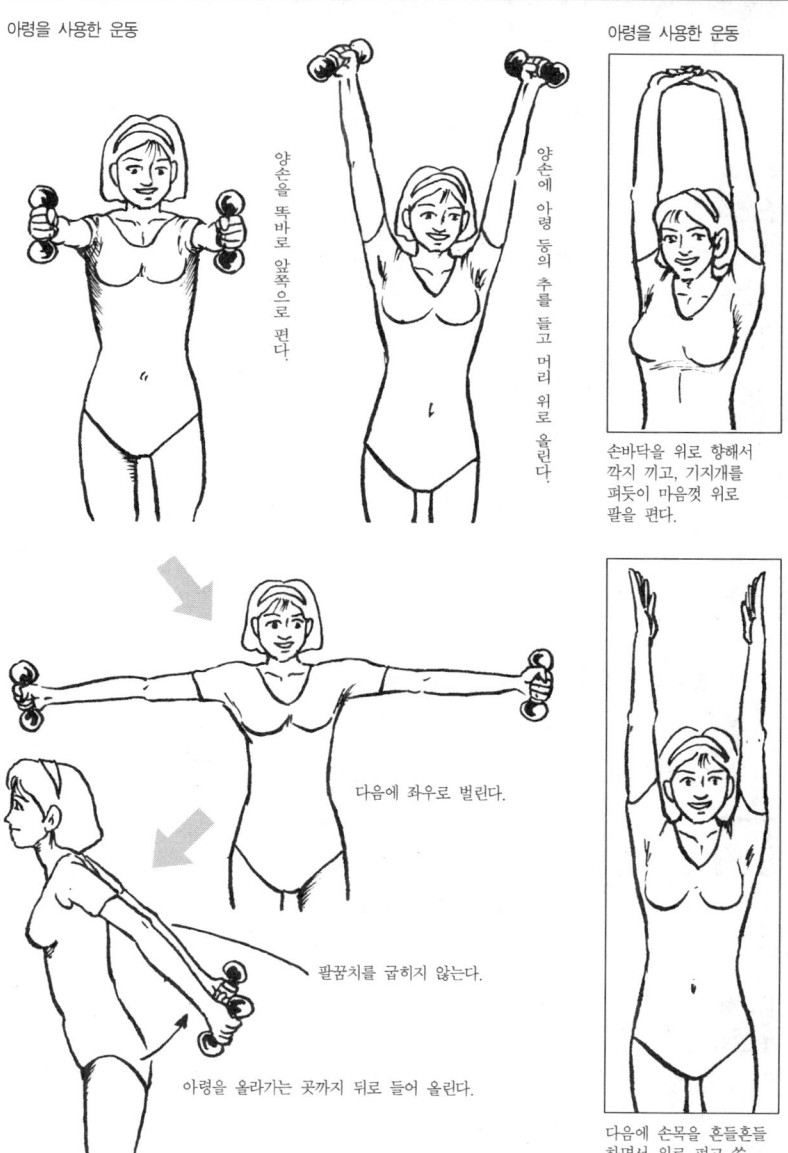

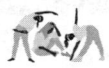 8) 팔을 호리호리하고 홀쭉하게 하는 마사지

팔을 다잡는 운동이 끝났으면 마사지와 급소 지압을 실시한다.

 팔의 마사지

팔 전체를 호리호리하게 다잡기 위해서 마사지는 손목부터 실시한다. 손목부터 어깨를 향해 심장에 혈액을 되돌려 보낸다는 기분으로 실시한다.

① 처음에는 팔 전체를 가볍게 문지른다. 반대손으로 팔을 잡고, 아래에서 위를 향해 손바닥으로 피부를 문질러 올린다. 너무 힘을 넣지 말고 가볍게 문질러준다. 팔 전체를 5~6회 문지른다.

② 다음에는 유연법(柔然法)이라고 해서 근육을 자극하는 마사지이다. 역시 반대쪽의 손으로 팔을 크게 잡고 엄지와 다른 네 손가락으로 작게 원을 그리면서 손목부터 어깨를 향해 근육을 주물러 풀어간다.

특히 옆구리 아래 가까운 두 팔 안쪽의 근육을 손바닥으로 잡듯이 해서 2~3회 주물러 풀어준다.

이상의 마사지를 팔의 안쪽의 바깥쪽에서 5회씩 한다.

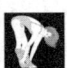 팔의 급소 지압

이용하는 것은 손목부터 어깨까지의 6개의 급소이다. 팔의 안쪽 급소와 바깥쪽 급소를 각각 아래부터 순서대로 지압해 준다.

 급소 찾는 법과 누르는 법

양지(陽池) 손등쪽에 있는 급소이다. 손바닥을 뒤로 젖히면 손목에 굵은 주름이 새겨진다. 그 중앙에 있는 것이 양지로, 열을 발산시키는 급소라고 불리고 있다. 엄지의 배로 눌러 준다.

지강(支講)   양지(陽池)로부터 손가락 폭 3개 만큼 위로 올라간 위치에 있는 것이 이 급소이다. 누르면 찡하고 울리는 듯한 통증이 있으므로 그곳을 찾는다. 급소의 위치는 사람에 따라 조금씩 다르므로 손가락으로 눌러 반응을 보면서 찾도록 해야 한다. 양지와 마찬가지로 누른다.

곡지(曲池)   팔꿈치를 폈을 때에 주름의 선단에 있는 급소로, 누르면 강하게 통증이 울린다. 지압을 할 때 팔꿈치를 굽혀 몸에 고정시켜 실시하면 근육이 이완되어 자극이 잘 전달된다.

대능(大陵)   손목의 안쪽 주름의 중앙에 있는 급소이다. 엄지로 2～3초씩 리드미컬하게 지압한다.

내관(內關)   대능에서 손가락 폭 2개 만큼 위에 있는 급소로, 역시 압통이 있다.

견우(肩髃)   팔을 옆으로 뻗쳤을 때, 어깨 끝의 굵은 근육이 시작되는 부분에 봉오리가 생긴다. 여기가 견우로, 누르면 통증이 어깨쪽으로 퍼진다. 집게손가락이나 가운데손가락으로 지압을 한다.

이들 급소를 매일 10회 정도 지압한다.

팔을 크게 잡고 엄지와 다른 네 손가락으로 작게 원을 그리면서 주물러 푼다.

팔을 다잡는 마사지와 지압

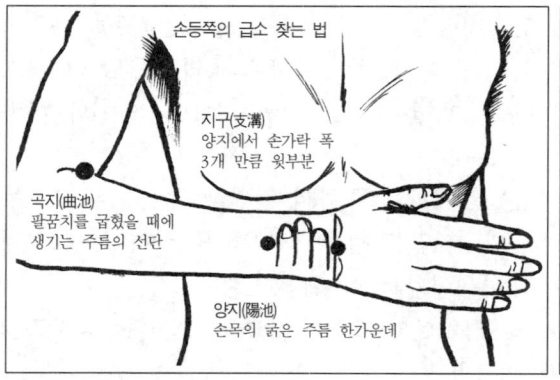

손등쪽의 급소 찾는 법

지구(支溝)
양지에서 손가락 폭
3개 만큼 윗부분

곡지(曲池)
팔꿈치를 굽혔을 때에
생기는 주름의 선단

양지(陽池)
손목의 굵은 주름 한가운데

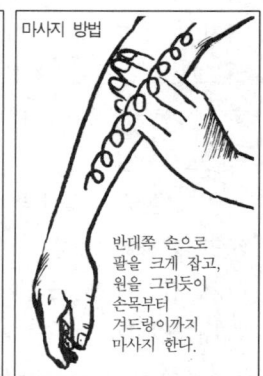

마사지 방법

반대쪽 손으로
팔을 크게 잡고,
원을 그리듯이
손목부터
겨드랑이까지
마사지 한다.

급소 지압 방법

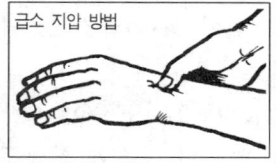

양지는 엄지로 지압

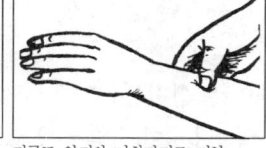

지구도 양지와 마찬가지로 지압

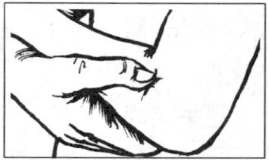

곡지는 팔을 굽혀서 누른다.

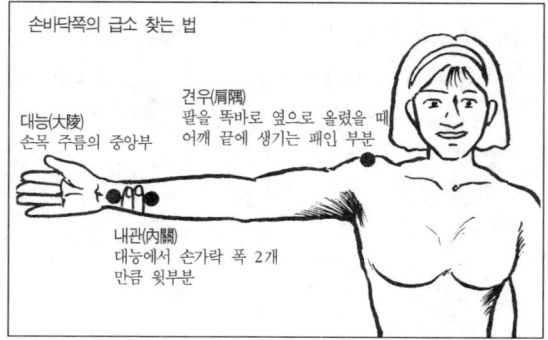

손바닥쪽의 급소 찾는 법

대능(大陵)
손목 주름의 중앙부

견우(肩隅)
팔을 똑바로 옆으로 올렸을 때
어깨 끝에 생기는 패인 부분

내관(內關)
대능에서 손가락 폭 2개
만큼 윗부분

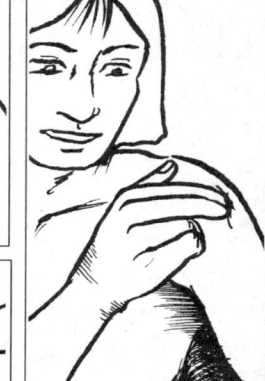

급소 지압 방법

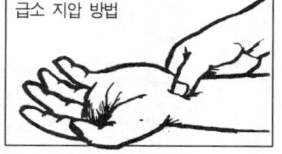

대능은 엄지의 배로 지압

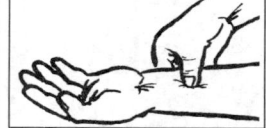

내관을 누르면 압통이 있다.

견우는 통증이 울릴 때까지
집게손가락으로 내관을 누르면
압통이 있다.

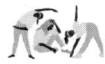 9) 볼의 군살을 제거하고 얼굴을 호리호리하게 보여준다.

볼이 홀쭉한 사람은 다소 몸에 군살이 붙어 있어도 눈에 띄기 어려운 법이다. 그것에 비해 볼에 군살이 잘 붙는 사람은 겉으로 보는 인상으로 상당한 손해를 보고 있다.

이러한 사람은 운동과 마사지로 얼굴을 작게 다잡도록 하자.

 볼을 다잡는 운동

얼굴의 근육을 자주 움직여 여분의 지방을 제거하는 가장 간단한 방법은 표정을 풍부하게 하는 일이다. 여기에서는 볼의 근육을 집중적으로 움직이기 위하여 입을 크게 움직인다.

① 입을 크게 벌리고 볼의 근육을 편다. 세로와 가로로 크게 벌리는 것을 잊지 않도록 한다.
② 휘파람을 불듯이 입술을 모으고, 앞으로 마음껏 내민다.
③ 이번에는 가능한 입을 옆으로 크게 벌린다.

그밖에 윗턱은 우(右), 아랫턱은 좌(左)로 움직여서 입술의 위치를 엇갈리게 하는 등, 거울을 보면서 입을 움직이는 방법을 연구한다.

한 방법을 2~3회 반복한다.

 얼굴 마사지

마사지는 얼굴의 근육을 다잡아주고 피부를 아름답게 할 뿐만 아니라 잔주름의 예방이 되기도 한다.

① 얼굴의 마사지는 양손의 엄지손가락과 새끼손가락을 뺀 3개의 손가락으로 실시한다. 마사지를 실시하기 전에 얼굴 전체에 크림을 바르면 자극이 너무 강해지는 것을 방지할 수가 있다.

② 마사지의 방향은 우측의 그림 '볼의 군살 제거 법'과 같은데, 볼의 경우는 턱, 구각(口角), 콧방울의 옆에서 관자놀이를 향해 3개의 손가락 배로 문질러 올리듯이 마사지한다.

얼굴의 마사지는 손가락 끝을 사용하고, 근육을 주무르지 말며 가볍게 문지르듯이 하는 것이 요령이다.

 볼의 급소 마사지

이용하는 것은 다음 2개의 급소이다.

하관(下關) 볼뼈의 바로 아래이며, 귀에서 3~4cm 코쪽 부분에 있다. 누르면 윗니에 찡하고 울리는 듯한 둔통이 있으므로 그것을 더듬어 찾는다.

볼의 양쪽에 있는 급소를 엄지나 집게손가락으로 좌우 동시에 지압한다. 볼뼈를 아래부터 찔러 올리듯이 비스듬히 위쪽을 향해 누르면 자극이 잘 전달된다.

협차(頰車) 턱뼈의 각(角)에 있는 급소이다. 턱의 힘을 빼고 지압을 하면 아랫니에 울리는 압통이 있다. 어느 급소든지 5회 지압을 한다.

입을 크게 움직여서 볼의 근육을 다잡고, 세 손가락의 배로 마사지한다.

제9장 실전 다이어트 운동 치료

볼의 군살 제거법

마사지 하는 방향

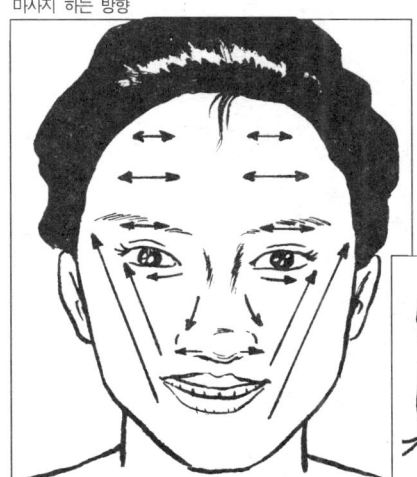

볼을 다잡는 운동

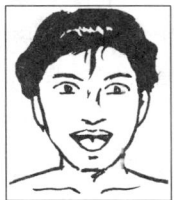
입을 크게 벌린다.

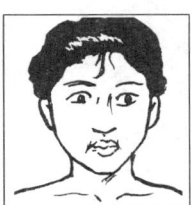
입을 오므려서 힘껏 내민다.

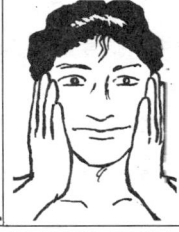
볼은 아래에서 위를 향해 문질러 올린다.

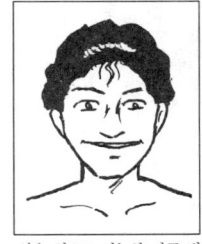
입을 옆으로 가능한 만큼 벌린다.

급소 찾는 법

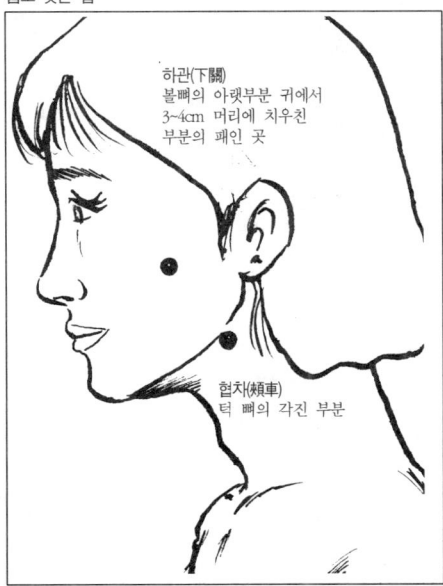

하관(下關)
볼뼈의 아랫부분 귀에서 3~4cm 머리에 치우친 부분의 패인 곳

협차(頰車)
턱 뼈의 각진 부분

급소 지압 방법

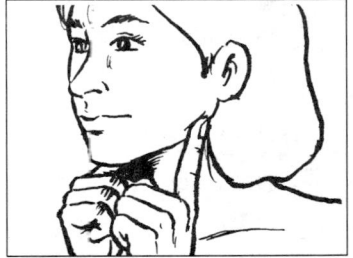
하관은 비스듬히 상방을 향해서 지압한다.

협차도 위를 향해서 집게손가락으로 지압

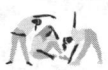 10) 이중턱을 제거하고, 얼굴 피부를 팽팽하게 한다.

얼굴을 크게 보이게 하는 또 하나의 대적(大敵)은 턱 아래의 늘어짐이다. 즉 이중턱이다. 이중턱을 방지하고, 얼굴의 선을 짧고 샤프하게 유지하기 위해서는 일찌감치 처치를 시작해야 한다.

 턱을 다잡는 운동

일정한 연령에 달하면 많든 적든 턱의 군살이 붙으며, 늘어지기 시작한다. 그러나 이상하게도 성악가 중에는 다소 뚱뚱한 사람은 있어도 턱이 늘어져 있는 사람은 적기 마련이다.

이것은 언제나 커다랗게 입을 벌려서 발성 연습을 하기 때문에 턱 근육이 단련되고 있는 이유라고 생각한다.

그래서 여기에서는 아에이오우의 발성연습을 하면서 구윤근(口輪筋 ; 입 주위의 근육)과 광경근(廣頸筋 ; 턱 아래의 근육)을 단련하는 체조를 소개해 두겠다.

이 체조의 요령은 입을 아에이오우형으로 분명히 벌리고 배의 밑에서부터 소리를 내는 것이다.

식사 때마다 꼭꼭 씹어서 턱을 사용하도록 하는 것도 근육의 단련이 된다.

 턱의 마사지

마사지는 엄지의 배를 사용해서 실시한다.

① 얼굴을 덮치듯이 4개의 손가락을 볼에 얹고, 엄지의 배를 턱아래에 댄다.
② 귀 아래에서 턱 끝을 향해 엄지를 이동시키면서 턱을 문지른다. 힘을 너무 세게 넣지 말고 10회 정도 문질러 준다.

얼굴의 마사지와 병행해서 실시하면 한층 효과적이다.

 턱의 급소 지압

목에 있는 두 개의 급소를 지압한다.

 급소 찾는 법과 누르는 법

인영(人迎)   목젖의 뒤쪽에 있는 급소이다.

얼굴을 좌우로 움직이면 귀의 아래에서 목이 시작되는 부분 중앙을 향해 굵은 근육이 나타난다. 이것이 흉쇄유돌근(胸鎖乳突筋)이다. 이 근육의 바로 앞에서 목젖의 뒤에 있는 것이 인영(人迎)이다. 손가락으로 만지면 손가락 끝에 맥이 닿으므로 간단하게 발견할 수가 있다.

인영은 집게손가락이나 가운데손가락으로 가볍게 지압을 한다.

대단히 민감한 급소이므로 다른 급소와 같이 강하게 누르지 말고, 가볍게 누를 정도로 그치는 것이 중요하다.

대영(大迎)   아랫턱의 중앙 부근에 있는 급소이다.

턱의 각에서 그림과 같이 아랫턱의 중앙을 향해 똑바로 선을 긋는다. 이 선상으로 턱에서 3cm의 부분에 있는 것이 대영이다. 양쪽의 집게손가락으로 좌우 급소를 동시에 지압한다. 인영, 대영과 함께 매일 10회 정도 지압을 해준다.

아에이오우의 발성 연습을 했으면 귀 밑에서 턱 끝을 향해서 엄지로 문지른다.

이중턱을 제거하는 체조와 지압

이중턱을 제거하는 발성운동

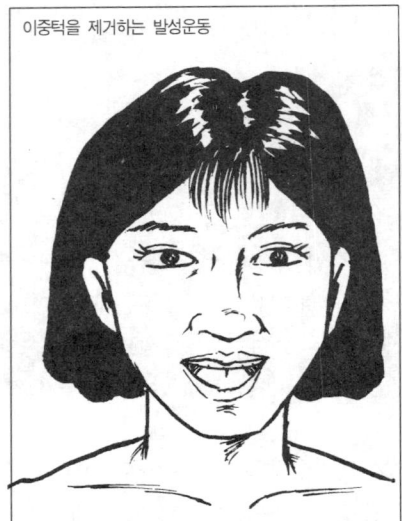

입을 아의 형태로 하고 발성한다.

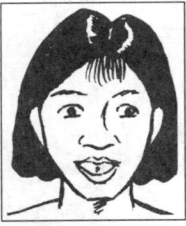

입을 에의 형태로 하고 발성한다.

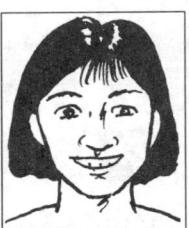

입을 이의 형태로 하고 발성한다.

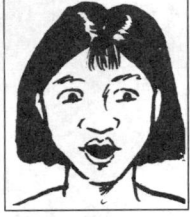

입을 오의 형태로 하고 발성한다.

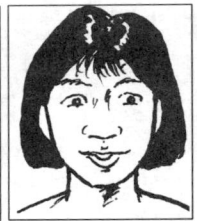

입을 우의 형태로 하고 발성한다.

얼굴 피부를 다잡는 급소지압

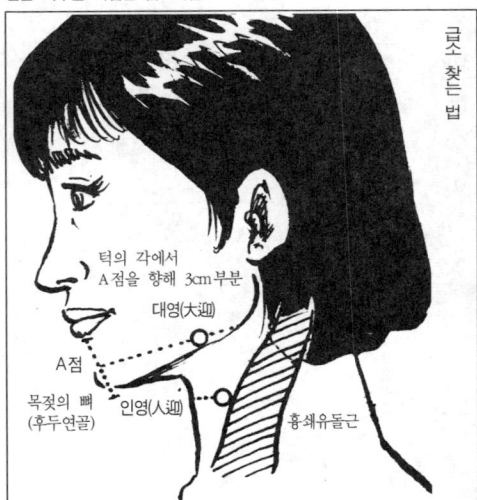

턱의 각에서 A점을 향해 3cm 부분 — 대영(大迎)

A점

목젖의 뼈 (후두연골) — 인영(人迎) — 흉쇄유돌근

급소 찾는 법

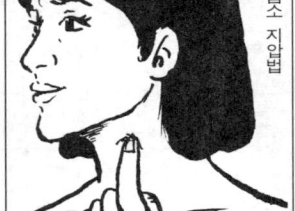

인영은 집게손가락으로 가볍게 누른다.

급소 지압법

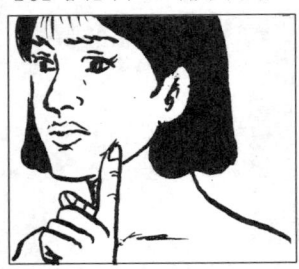

대영은 턱 뼈를 누르는 기분으로

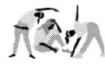 **11) 솟아오른 어깨의 지방을 깨끗이 제거한다.**

관절 부분은 자주 움직이기 때문에 비교적 피하지방(皮下脂肪)이 붙기 어려운 부분이다. 그러나 너무 뚱뚱한 사람이나 체질에 따라서는 어깨 주변에도 피하지방이 붙는 사람이 있다.

원래 딱 벌어지고 올라간 어깨인 사람은 별도겠지만, 어깨에 지방이 붙어서 부풀어 올라 있는 경우는 몸을 움직여 어깨의 지방을 씻어내자.

 어깨의 상하운동

단지 막연히 몸을 움직이기 보다는 반대 방향의 힘을 가하거나 해서 저항을 붙이는 쪽이 완고한 지방을 잘 연소시켜 준다.

① 우선 왼손을 오른 어깨 위에 얹고, 어깨를 가볍게 아래로 눌러 준다.
② 왼손의 힘은 그대로 빼지 말고, 오른쪽 어깨를 저항에 역행해서 위로 올린다.
③ 되도록 오른 어깨를 위로 들어올린 부분에서 어깨의 힘을 뺀다. 이것을 10회 반복한다.
④ 이번에는 오른손으로 왼쪽 어깨를 누르고 같은 운동을 10회 반복해 준다.

간단한 운동이지만, 대단히 효과가 있는 방법이다. 적어도 2~3주일은 매일 반복해서 실시하도록 한다.

그밖에 양손을 위로 똑바로 올리고, 쭉 편 부분에서 어깨의 힘을 빼는 운동도 효과가 있다. 어떤 운동이든지 힘을 능숙히 빼고 실시해 준다. 혈행이 좋아지며 지방이 연소하기 쉬워진다.

어깨의 급소 지압

어깨와 등, 배에 있는 3개의 급소를 사용한다.

 ## 급소 찾는 법과 누르는 법

견정(肩井) 어깨 결림의 특효 급소로 알려져 있다.

목이 시작되는 부분과 어깨 끝을 연결한 선의 한중간이며 반대쪽 손을 엄지가 목에 붙도록 해서 어깨 위에 두었을 때에 가운데손가락에 해당하는 것이 이 급소이다. 누르면 찡하고 아프므로 이것은 눈대중으로 찾는다. 반대쪽 손의 가운데손가락으로 지압한다.

대서(大抒) 등의 위쪽에 있는 급소이다.

목을 앞으로 떨어뜨리면 등골의 가운데에 쑥 크게 튀어나오는 뼈가 있다. 이 뼈에서 2~3cm 바깥쪽에 있는 것이 대서이다. 견정을 누를 때보다도 손을 등에 더 뻗어서 가운데손가락으로 눌러준다.

중부(中府) 팔이 시작되는 부분에 있는 급소이다.

쇄골의 아래에 있는 패인 곳을 바깥쪽으로 더듬어서 실시하면 커다란 둥근 뼈(상완골(上腕骨)의 관절)에 부딪친다. 그 교차점에서 약 3cm 아래로 내려간 부분이 중부이다. 둔한 통증이 있으며, 여기를 집게손가락으로 누른다.

어느 급소나 5~10회 정도 지압한다.

왼손으로 오른 어깨를 누르면서 오른 어깨를 올리고 힘을 뺀다. 왼쪽 어깨도 마찬가지로 각 10회 반복한다.

어깨의 지방을 제거하는 체조와 지압법

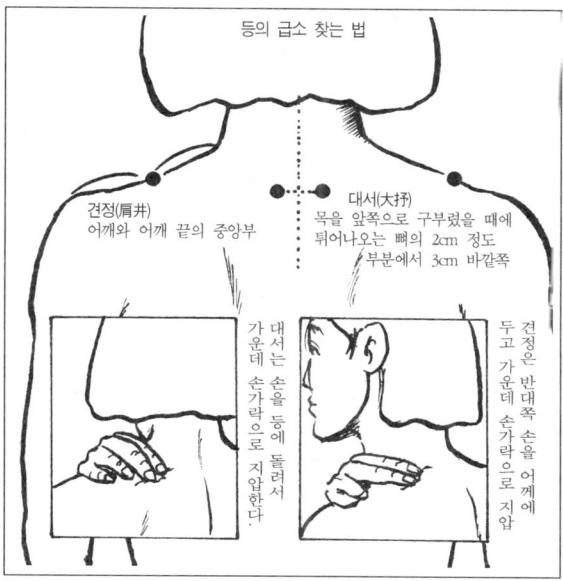

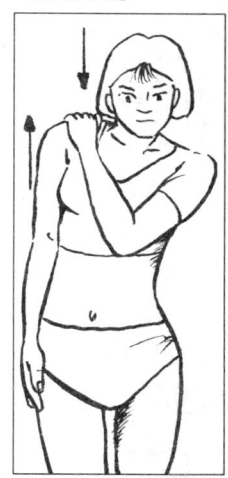

왼쪽으로 오른쪽 어깨를 누르면서 오른쪽 어깨를 올린다.

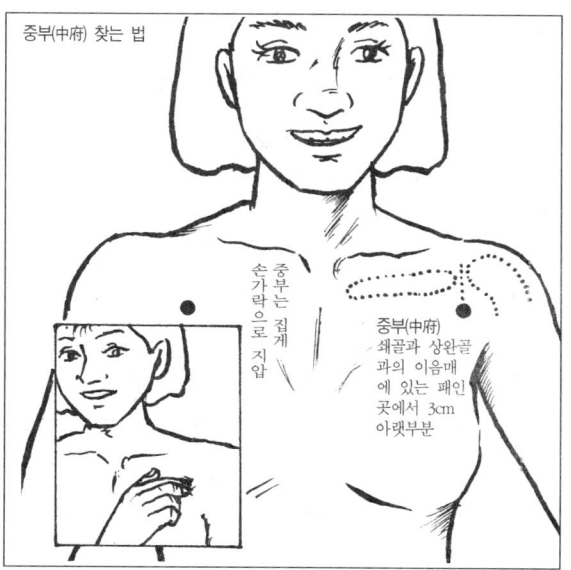

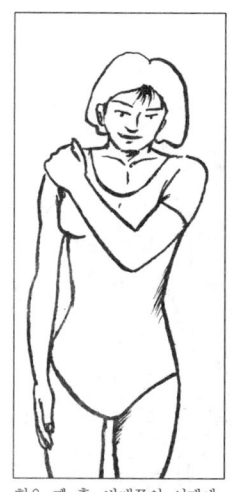

힘을 뺀 후, 반대쪽의 어깨에서도 마찬가지의 운동을 행한다.

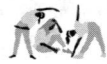 12) 등의 늘어짐을 제거하고 날씬한 선으로

 몸의 어느 부분이든지 마찬가지이지만 근육이 쇠퇴하면 거기에 반비례하는 것처럼 피하지방이 늘기 시작한다. 등은 등줄기를 충분히 사용할 기회가 적은 만큼 근육의 쇠퇴가 특히 눈에 띈다.
 이러한 등줄기의 쇠퇴는 평소부터 자세를 바르게 하는 것만으로도 꽤 방지할 수 있는 것이다. 또 히프 업(hip up)의 항에서 소개한 엎드려서 머리와 다리를 동시에 올리는 운동도 등 근육의 강화에 도움이 된다.
 여기에서는 그것에 덧붙이는 방법으로 등의 마사지를 소개하도록 하겠다.

 등 마사지

 등의 마사지는 다른 사람에게 부탁한다.
 ① 마사지를 받는 사람은 엎드려 눕는다.
 ② 마사지를 행하는 사람은 양손바닥을 등골의 양쪽에 대고, 위에서 아래를 향해 5~6회 문지른다.
 ③ 다음에 등골에서 약 3cm 바깥쪽에 있는 등 근육을 엄지의 배로 주무른다. 엄지의 배로 작은 원을 그리면서 위에서 아래로 마사지를 해 준다. 마사지를 받는 사람이 기분 좋게 느낄 정도의 힘으로 행하는 것이 원칙이다. 반대쪽의 등 근육도 마찬가지이다.
 ④ 이번에는 옆으로 누워 견갑골의 안쪽 선을 따라서 집게손가락과 가운데손가락으로 원을 그리며 위에서 아래로 마사지한다. 견갑골의 위치를 알기 어려울 때에는 팔꿈치를 펴고 팔을 움직이면 찾기 쉬워진다. 반대쪽도 마찬가지로 행한다.
 이상의 마사지를 아울러 5~10분 간 한다.

등의 급소 지압

마사지의 효과를 높이는 급소는 다음 두 가지이다.

 급소 찾는 법과 누르는 법

폐유(肺兪)　등골에서 손가락 폭 2개 만큼 바깥쪽으로, 목을 앞으로 굽혔을 때에 튀어나오는 가장 커다란 뼈에서 손가락 폭 2개 만큼 아랫부분, 즉 제3흉추와 제4흉추 사이의 높이가 된다.

심유(心兪)　폐유(肺兪)에서 손가락 폭 4개 만큼 아래에 있다. 제5흉추와 제6흉추 사이의 높이가 된다.

격유(膈兪)　심유(心兪)에서 수직으로 내려간 선과, 견갑골의 하선에서 연장된 선이 교차하는 부분이다.

어느 급소든 좌우 대칭으로 두 개씩 있으므로 지압을 하는 사람은 좌우의 엄지로 각각의 급소를 균등하게 지압해 준다. 손가락 끝에 체중을 실듯이 해서 몸 전체로 누르는 것이 능숙한 지압의 요령이다.

등 전체를 가볍게 문지른 뒤, 등골의 양쪽과 견갑골의 안쪽을 마사지한다.

어깨의 지방을 제거하는 체조와 지압법

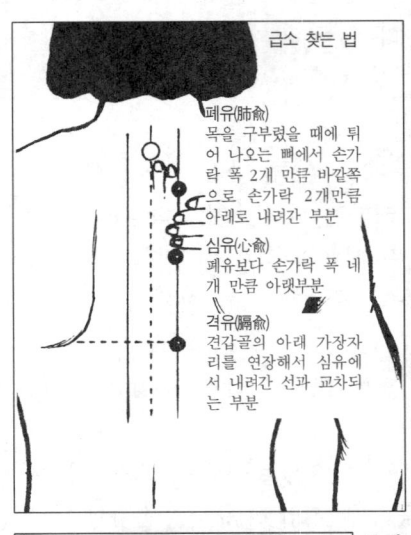

급소 찾는 법

폐유(肺兪)
목을 구부렸을 때에 튀어 나오는 뼈에서 손가락 폭 2개 만큼 바깥쪽으로 손가락 2개만큼 아래로 내려간 부분

심유(心兪)
폐유보다 손가락 폭 네 개 만큼 아랫부분

격유(膈兪)
견갑골의 아래 가장자리를 연장해서 심유에서 내려간 선과 교차되는 부분

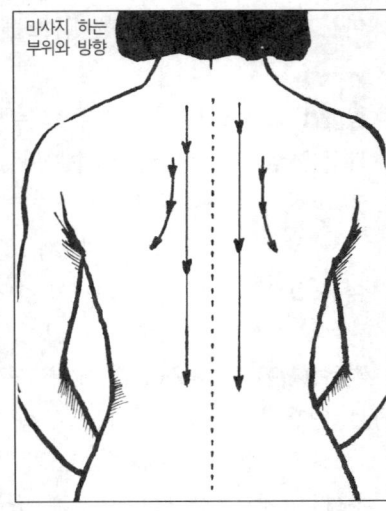

마사지 하는 부위와 방향

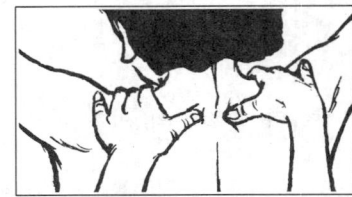

폐유는 양손의 엄지로 균등하게 내린다.

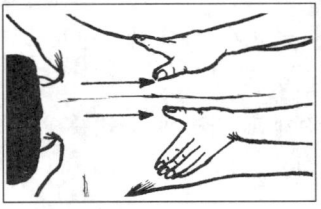 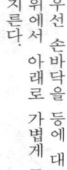

우선 손바닥을 등에 대고 위에서 아래로 가볍게 문지른다.

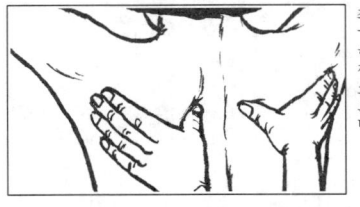

심유도 폐유와 마찬가지로 좌우 함께 누른다.

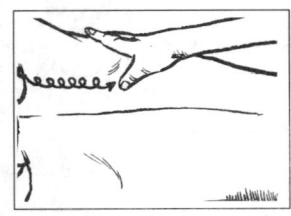

등골의 3㎝ 정도 바깥쪽 부분을 위에서 아래를 향해 엄지로 원을 그리듯이 마사지 한다. 반대쪽도 마찬가지 한다.

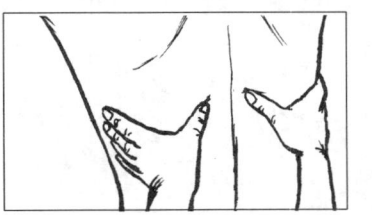

격유도 마찬가지로

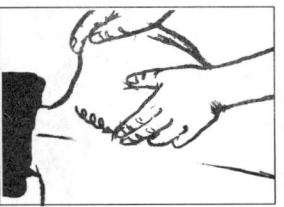

견갑골의 안쪽을 따라서 집게손가락과 가운데 손가락으로 원을 그리듯이 위에서 아래로 마사지 한다.

제9장 실전 다이어트 운동 치료

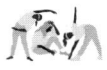 13) 손가락을 가늘고 부드럽게 한다.

 몸의 근육은 언제나 균형있게 사용하면 지방도 붙기 어렵지만, 일상 생활에서는 아무래도 불균형한 사용법이 되기 쉽다. 일상생활에서는 목과 등을 뒤로 젖히는 일이 거의 없는 것을 보더라도 그것을 잘 알 수 있다. 손가락의 경우도 마찬가지로 엄지와 집게손가락은 자주 사용해도 새끼손가락과 넷째손가락에 힘을 넣는 경우가 거의 없는 것이 아닐까.
 이러한 편중된 근육의 사용법이 피하지방의 침착을 초래하는 원인이 되기도 하는 것이다. 운동을 하면 이러한 불균형을 시정할 수가 있다.
 손가락을 가늘게 하기 위하여 다음과 같은 운동과 마사지를 실시하자.

 손의 운동
 ① 5개의 손가락에 힘을 넣어 마음껏 벌린다.
 ② 이번에는 손에 힘을 넣고 힘껏 주먹을 쥔다. 이것을 지칠 때까지 반복해 준다.
 간단한 운동같지만 진지하게 하면 상당히 피로해질 것이다. 끝났을 때에는 손이 따뜻해질 정도로 혈행이 좋아진다. 어깨결림의 예방과 치료에도 아주 잘 듣는 운동이므로 매일 아침에 1번, 침상에서 행하는 것을 일과로 삼으면 좋을 것이다.

 손가락의 마사지
 마사지로 손가락을 밖에서 자극해 주면 지방조직(脂肪組織)의 분해를 촉진시켜 준다.

① 엄지와 집게손가락으로 손가락이 시작되는 부분을 꽉 잡는다.
② 손가락을 잡아당기면서 손가락 끝을 향해 손가락을 잡았다가 놓는 동작을 반복한다. 손가락 끝이 혈액을 운반한다는 기분으로 행한다.
③ 마지막으로 손가락 끝을 쥐고 한번 잡아당기고 나서 탁 놓는다. 이렇게 하면 손가락 끝의 혈행이 즉시 좋아진다. 손가락 끝은 원래부터 피의 순환이 나쁘며, 그 때문에 지방의 대사도 저하되어 있다. 손가락의 마사지는 그 상태를 개선시켜 지방이 연소하기 쉬운 상태를 만들어 주는 셈이다.
④ 마사지가 끝났을 즈음해서 손톱이 나온 부분에서부터 2mm 아랫부분을 엄지와 집게손가락의 끝으로 꽉 눌러 준다. 1～2초 누르고는 떼는 것을 5～6회 반복한다.

이 방법은 급소 지압에 해당한다. 손톱이 난 끝에는 급소 중에서도 특히 효과가 좋은 '정혈(井穴)'이라고 총칭되는 급소가 있다. 마사지의 마무리에 이 급소를 지압하면 지방의 분해는 물론 전신의 건강에도 도움이 된다.

이상의 마사지와 지압을 10개의 손가락 전부에 정중히 실시한다.
엄지와 집게손가락으로 손가락을 잡고 손가락 끝을 향해서 손가락을 잡았다가 떼는 것을 반복한다.

손가락을 가늘게 하는 체조와 마사지

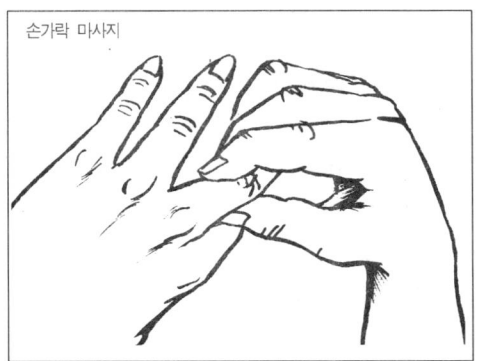

손가락 마사지

손가락이 시작되는 부분부터 손가락 끝을 향해서 집게손가락과 엄지로 손가락을 잡았다가 뗀다.

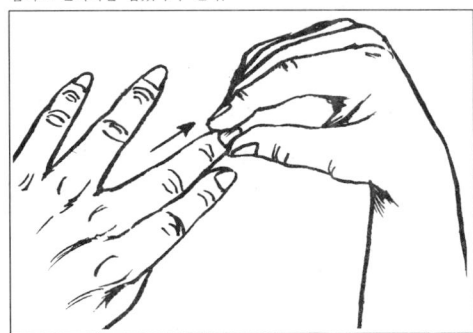

손가락 끝을 잡고 잡아당기고 나서 확 뗀다.

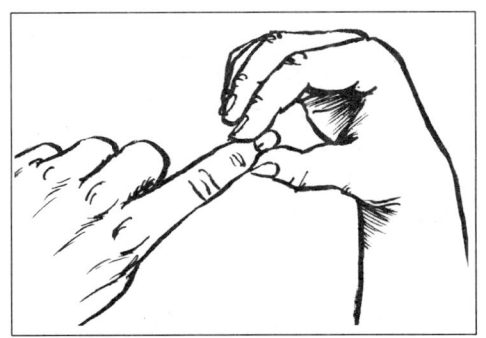

마지막으로 손톱이 시작되는 곳을 손가락의 배로 1~2초간 꽉 누른다.

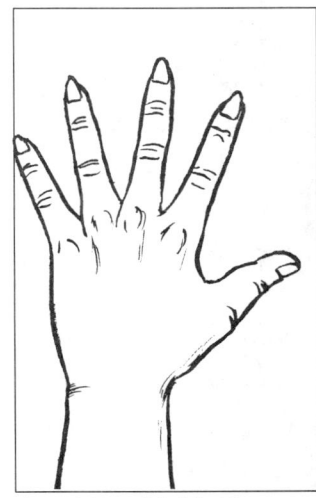

다섯 손가락을 동시에 힘껏 편다.

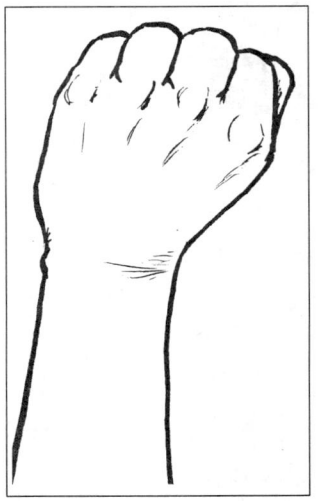

다음에, 손에 힘을 넣어서 꽉 쥔다.

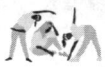 14) 굵직한 목을 날씬하고 가늘게 한다.

목에는 원래부터 굵고, 가늘고 또 깊고, 짧다는 개인차가 있기 때문에 굵은 원인이 피하지방 때문이라고 하는 것은 곤란하다. 그 중에서도 군살이 붙기 쉬운 것이 목의 뒤쪽이다. 와이셔츠의 깃에 군살이 덮여서는 멋있는 남자도 볼품이 없게 된다.

여성이라도 마찬가지이다. 목은 얼굴의 일부라고 하더라도 좋을 정도로 미용에 미치는 영향은 헤아릴 수 없는 것이다.

또한 건강면에서의 마이너스 요소도 간과할 수 없다. 비만 자체가 성인병의 온상인 사실은 말할 필요도 없겠지만, 목이 파묻힐 정도로 지방이 붙으면 수면 중의 호흡까지 저해된다는 보고도 있다.

그리고 동양의학에서는 목이 지방으로 잘록해져서 깊은 고랑의 주름이 생기는 상태를 심장 비대(心臟肥大)의 징조라고 생각한다. 비만 자체가 심장의 부담을 크게 해서 비대를 일으키는 원인이므로 목의 군살을 그 지표로 삼았는지도 모른다. 어쨌든 목에 지방이 붙기 시작하면 금방 해소하도록 노력한다.

 목의 운동

목의 근육을 움직이는 일이 군살을 제거하는 지름길이다.

① 등이 아플 정도로 목을 앞으로 깊게 구부린 다음, 될 수 있는 대로 뒤로 확실히 젖힌다.
② 다음에 목의 오른쪽 근육이 충분히 퍼지도록 목을 좌로 쓰러뜨린다. 오른쪽도 마찬가지로 쓰러뜨린다.
③ 목을 크게 돌린다. 오른쪽과 왼쪽에 교대로 반복해 준다.

어느 것도 마찬가지의 운동이지만, 적당히 끝내지 말고 진지하게 실시한다. 언제 실시해도 상관없지만 목욕 중에 하는 것이 가장 효과적이다.

 목의 급소 지압

지압은 가장 군살이 붙기 쉬운 목의 뒤쪽에 있는 급소에 한다.

천주(天柱)　목의 뒤쪽에 있는 움푹 패인 곳의 바깥쪽에 있는 급소이다.

목의 뒤쪽을 만지면 중앙에 두 개의 굵은 근육이 있으며, 그 한가운데에 깊이 패인 곳이 있다. 이 패인 곳이 1.5~2cm 바깥쪽으로 치우친 부분으로 근육의 바깥쪽 옆에 있는 것이 이 급소이다. 누르면 압통이 있을 것이다. 이 급소를 양손의 가운데손가락으로 좌우 균등하게 지압한다. 10회 정도 리드미컬하게 2~3초 간 눌렀다가 떼는 동작을 반복한다.

천주와 함께 이중턱의 항에서 소개한 인영(人迎)을 지압하면 보다 효과적이다.

목욕 중에 목운동을 한다. 친숙한 운동도 확실히 하면 효과는 완전히 달라진다.

목을 가늘게 하는 체조와 지압법

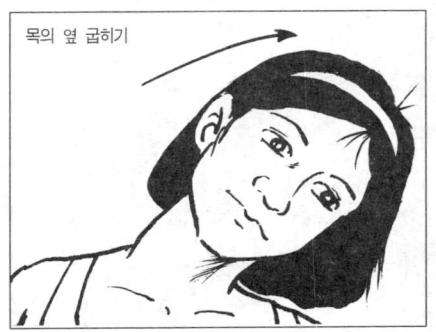
목의 옆 굽히기

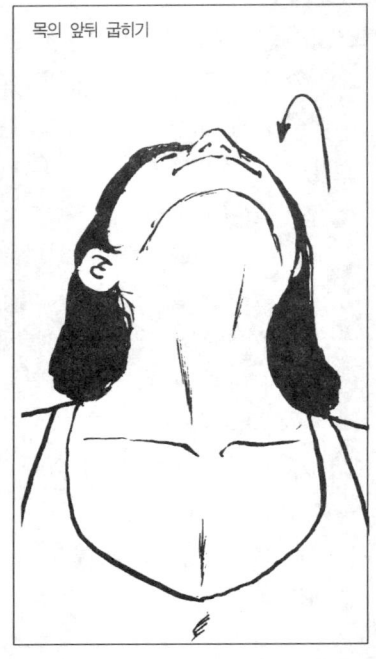
목의 앞뒤 굽히기

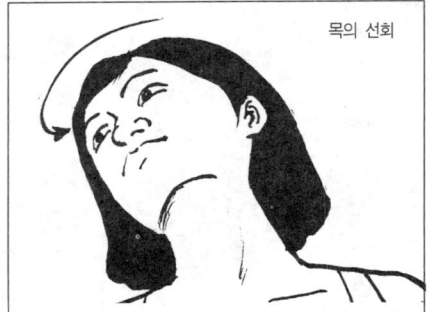
목의 선회

급소 지압 방법

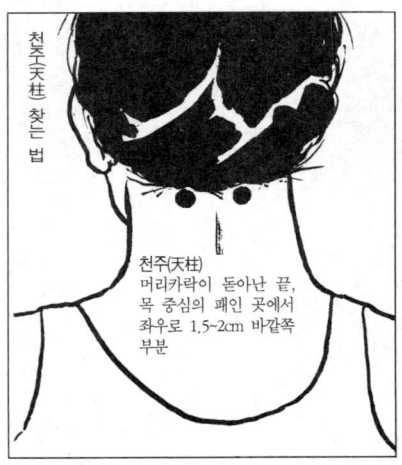

천주(天柱) 찾는 법

천주(天柱)
머리카락이 돋아난 끝, 목 중심의 패인 곳에서 좌우로 1.5~2cm 바깥쪽 부분

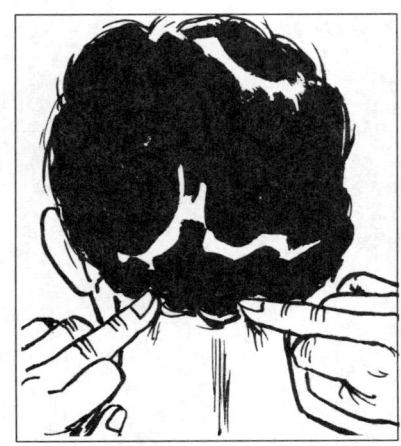
천주는 양손의 가운데 손가락으로 위로 향하게 지압

제9장 실전 다이어트 운동 치료

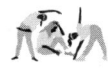 **15) 발목을 꽉 다잡는다.**

호리호리하고 아름다운 다리를 일컬어 자주 영양과 같은 다리라고 한다. 그러나 다리는 단지 가늘 뿐만 아니라 각선미가 있는 것이 아름다움의 조건이다. 그 포인트가 발목으로 발목이 다잡혀 있으면 다소 굵은 다리라도 충분히 아름답게 보인다.

운동에 덧붙여 급소 지압으로 발목을 다잡아 주자.

 발가락 운동

발가락을 움직이는 일로 발목의 근육을 다잡아 주는 운동이다.

① 다리를 펴고 앉아 발톱 끝을 될 수 있는대로 발등쪽으로 젖힌다.
② 다음에 발가락을 마음껏 아래로 굽혀 준다.

이 운동을 10회 반복한다.

 발목의 회전

발목은 평소에 자주 사용하고 있는 것 같아도 관절을 한계에 이를 때까지 충분히 움직이는 일은 거의 없다. 손을 사용해서 충분히 움직여 주어 지방을 제거한다.

① 우선 다리를 엇걸고, 위에 얹은 쪽의 발가락 끝을 손으로 단단히 잡는다.
② 그대로 다리를 오른쪽과 왼쪽으로 10회씩 돌린다. 그것이 끝나면 반대 발로 마찬가지로 관절이 한계까지 움직이도록 천천히 크게 돌리도록 한다.

동시에 똑바로 서서 발가락 끝으로 섰다가 원래의 자세로 되돌아오는 운동을 10회, 뒤꿈치로 서는 운동을 10회 정도 겸해서 행하도록 하면 보다 효과적이다.

발목은 복부 등에 비교하면 지방도 단단하고 빠지기 어려운 경향이 있다. 운동은 정성들여 실시해야 한다.

 발목의 급소 지압

한 차례 운동이 끝나면 이번에는 급소를 지압한다.

 급소 찾는 법과 누르는 법

곤륜(崑崙) 바깥 복숭아뼈의 뒤쪽에 있는 급소로, 요통에도 매우 잘 듣는 급소이다. 다리 바깥쪽의 복숭아뼈의 바로 뒤이며, 아킬레스건과 복숭아뼈의 사이의 패인 곳 부분에 있다.

다리의 아래쪽에서 손을 돌려 엄지로 10회 정도 지압한다. 지압의 세기는 2~3kg을 눈대중으로 하여 헬스메타를 눌러 연습해 두면 좋을 것이다.

태계(太谿) 발목의 안쪽 급소이다. 다리의 안쪽 복숭아뼈의 바로 뒤에 있는 아킬레스건과 복숭아뼈 사이의 패인 곳 부분에 있다. 누르면 통증이 있으므로 이것을 눈대중으로 찾기 바란다.

다리 위에서 발목을 잡고, 엄지의 끝으로 10회 정도 리드미컬하게 지압을 한다.

살이 많이 쪄 있거나 다리의 부종에도 효과가 있다.

발이 발가락 끝을 등쪽으로 젖히고, 발목 회전을 정성들여 한다. 복숭아뼈 주변의 지압도 좋다.

발목을 다잡는 체조와 지압법

발가락 운동

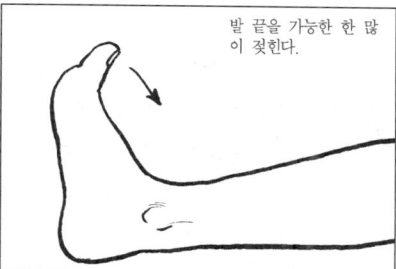

발 끝을 가능한 한 많이 젖힌다.

발목의 회전
의자에 앉아서 발가락을 손으로 잡고, 우로 10회 다시 좌로 10회씩 발목을 돌린다.

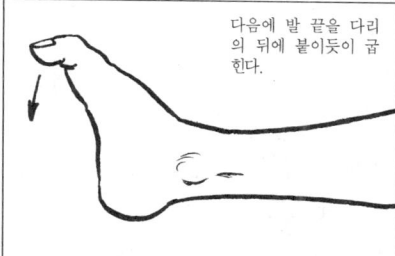

다음에 발 끝을 다리의 뒤에 붙이듯이 굽힌다.

급소 지압 방법

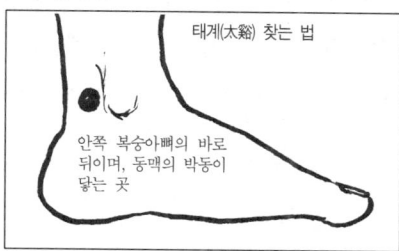

태계(太谿) 찾는 법

안쪽 복숭아뼈의 바로 뒤이며, 동맥의 박동이 닿는 곳

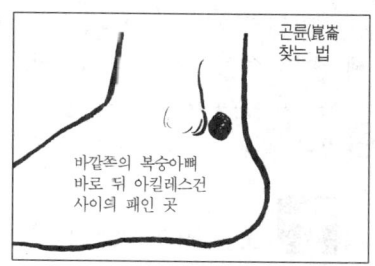

곤륜(崑崙) 찾는 법

바깥쪽의 복숭아뼈 바로 뒤 아킬레스건 사이의 패인 곳

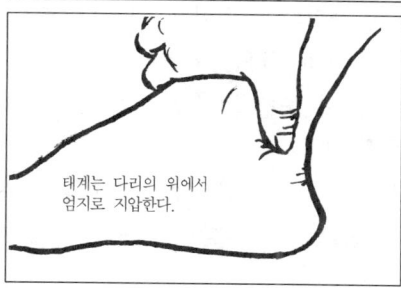

태계는 다리의 위에서 엄지로 지압한다.

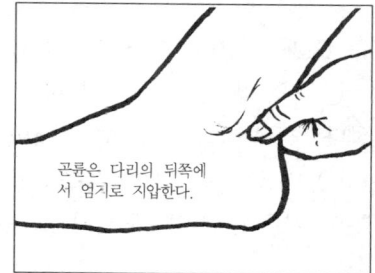

곤륜은 다리의 뒤쪽에서 엄지로 지압한다.

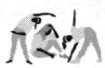 16) 날씬하고 아름다운 종아리를 만든다.

종아리는 배복근(拜腹筋), 넓적근 등 굵은 근육이 발달해 있기 때문에 피하지방이 붙기 어려울 것 같지만, 잡아보면 의외로 지방이 붙어 있는 것을 알 수 있다. 종아리의 굵기가 피하지방의 탓이라면 가늘게 할 여지는 충분히 있다.
 우선 운동부터 시작하자.

 발목의 상하운동

종아리의 운동은 근육이 시작되는 부분인 발목과 무릎 관절을 중점적으로 움직인다.
① 의자에 걸터앉아 다리를 발가락 끝까지 앞으로 똑바로 편다.
② 그대로 발목을 상하로 움직여 준다. 위를 향할 때에는 발가락 끝을 다리쪽으로 가능한 한 젖히고 나서 발가락 끝을 쭉 편다.
 종아리의 근육이 조금 아플 정도가 딱 좋은 자극이다. 한 번에 10회 정도 실시하면 충분하지만, 언제라도 생각이 날 때 실시해 준다.
 또 이 운동과 아울러 앉은 채로 다리를 흔들흔들 움직이면 무릎 관절의 운동이 된다.

 종아리의 마사지

마사지는 지방의 분해를 촉진하고 다리의 부종이나 피로를 제거하는 효과가 있다. 목욕 후, 취침 전에 마사지하는 것을 일과로 삼자.
① 의자에 걸터 앉든지 바닥에 앉아서 무릎을 세우고 다리를 편히 한다. 근육의 긴장을 푸는 것이 요령이다.
② 다음에 목욕용의 부드러운 부러시나 손바닥으로 종아리를 발목부터 무릎을 향해 문질러 올린다. 손으로 실시할 경우는 양손으로

종아리 자체를 잡듯이 덮고 아래에서 위로 문질러 올려 준다.

③ 정강이 옆의 근육도 발목부터 무릎을 향해 군질러 올리는 것을 잊지 않도록 한다. 5~6회 반복한다.

④ 다음으로 걸터앉아서 실시할 때는 다리를 반대쪽 다리의 무릎에 얹어 편하게 한다.

⑤ 엄지와 4개의 손가락으로 종아리를 크게 잡고, 작은 원을 그리면서 마사지를 한다. 주로 엄지를 중심으로 종아리의 뒷면, 측면, 정강이의 옆을 아래에서 위를 향해 마사지한다. 전부 10회 정도 가볍게 실시한다.

 종아리의 급소 지압

종아리의 중앙에 있는 승산(承山)이라는 급소를 사용한다.

승산(承山) 무릎 뒤의 주름과 발목을 연결해 그 중앙에 있는 것이 이 급소. 종아리에 힘을 꽉 넣었을 때, 긴장해서 부풀어 오르는 근육이 시작되는 부분에 위치해 있다. 다리에 힘을 빼고, 엄지로 10회 정도 지압을 한다.

다리를 편히 하고 근육의 긴장을 풀며, 브러시나 손바닥으로 마사지한다.

종아리를 가늘게 하는 체조, 마사지

체조 발목의 상하운동
의자에 앉아서 발 끝까지 발을 쭉 펴고, 발 끝을 젖힌다.

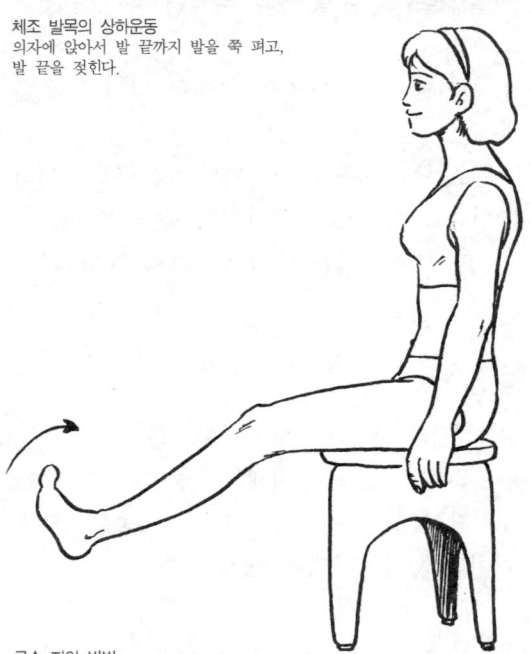

급소 지압 방법

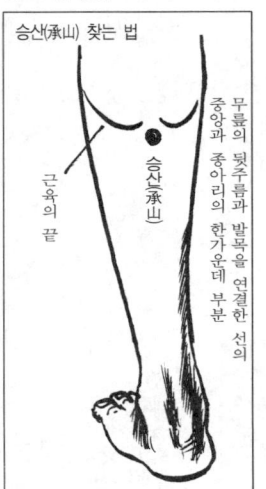

승산(承山) 찾는 법
- 근육의 끝
- 승산(承山)
- 무릎의 뒷주름과 종아리의 발목을 연결한 선의 한가운데 부분

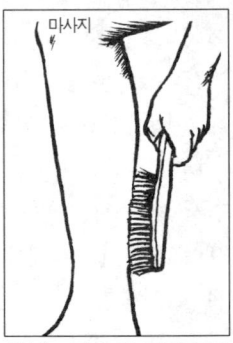

마사지

목욕용 브러시 또는 손바닥으로 종아리를 아래에서 위로 문질러 올린다.

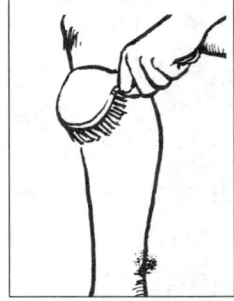

정강이 옆도 아래에서 위로 문질러 올린다.

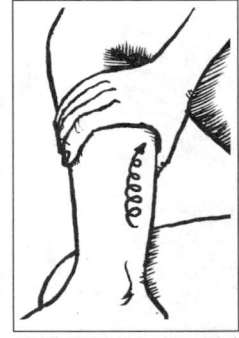

엄지에 가볍게 힘을 넣고, 종아리의 아래에서 위를 향해 원을 그리듯이 마사지 한다.

승산은 다리를 잡듯이 해서 엄지로 지압

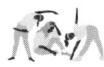 17) 가슴을 들어 올려 탄력있게 만든다.

20세를 넘길 무렵부터 몸의 탄력성이 없어지기 시작하고, 또 그냥 방치해 두면 가슴도 처지기 시작한다. 풍만하고 탄력있는 앞가슴을 만들려면 우선 가슴을 지탱하는 대흉근(大胸筋)을 강하게 하는 것이 중요하다.

 기도 체조
대흉근(大胸筋)을 단련하는 운동이다.

① 등줄기를 펴고 자세를 바르게 한다.
② 가능한 한 팔꿈치를 당기고 양손바닥을 가슴 앞에서 합한다.
③ 합한 손에 힘을 꽉 쥐고, 그대로 이마 앞까지 천천히 팔을 올린다. 팔꿈치에서 아랫부분은 똑바로 한 채 위로 올려준다.
④ 이마 앞에서 2~3초 정지한 후, 힘을 뺀다.

이 운동을 10회 정도 반복한다. 손바닥에 힘을 넣을 때마다 대흉근이 긴장해서 단련된다. 마지막으로 힘을 빼는 것은 신선한 혈액을 근육에 보내는 효과가 있기 때문이다.

 가슴을 펴는 운동
① 등쪽에서 손을 뒤로 돌려 깍지낀다.
② 그 손을 위로 올리고, 가슴을 마음껏 젖힌다. 역시 10회 정도 실시한다.

 가슴의 마사지
마사지는 근육을 단련하고 가슴에 탄력을 갖게 하는 효과가 있다.

① 한쪽 가슴에 양손바닥을 대고, 우(右)에서 좌(左), 좌(左)에서 우(右)로 원을 그리며 문지른다. 양쪽 가슴에 한다.
② 다음에 한쪽 손으로 가슴을 아래에서 위로 들어 올리듯이 마사지 한다. 반대손은 가슴 위치에 대고 가슴을 고정시킨다.

이상의 마사지를 2~3분 간, 목욕 후에 실시하면 좋을 것이다.

 가슴의 급소 지압

가슴의 지압은 근육의 발달을 촉진하는 동시에 성호르몬의 균형을 좋게 해준다.

 급소 찾는 법과 누르는 법

단중(壇中) 가슴의 중앙에 있는 급소이다. 양쪽의 유두를 연결한 선의 중앙으로, 흉골의 바로 위에 있으며 누르면 둔통이 있다.

여기를 집게손가락이나 가운데손가락을 2~3초 간 눌렀다가 떼는 동작을 10회 정도 반복한다. '1, 2, 3'에서 누르고 '4'에서 떼는 요령이다. 자극을 깊게 침투시키기 위해서는 일정한 리듬으로 같은 세기의 자극을 반복하는 것이 중요하다.

신봉(神封) 단중과 유두를 연결한 중앙에서 약간 아래로 내려간 부분이다. 역시 집게손가락이나 가운데손가락으로 10회 정도 누른다. 또 다른 한쪽도 잊지 말고 지압해 준다.

근육을 강하게 해서 가슴의 탄력을 되돌리는 마사지와 가슴의 지압을 맞춰 짠다.

풍만하고 아름다운 가슴을 만드는 운동

가슴을 펴는 운동

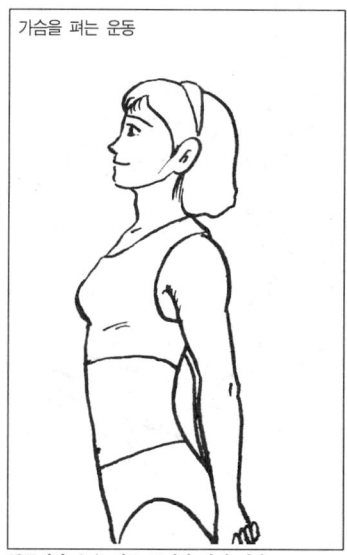

등쪽에서 손을 뒤로 보내서 깍지 낀다.

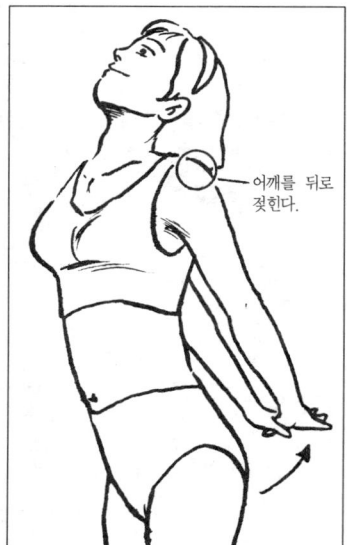

어깨를 뒤로 젖힌다.

깍지낀 손을 끌어올려서 마음껏 가슴을 편다.

기도 운동

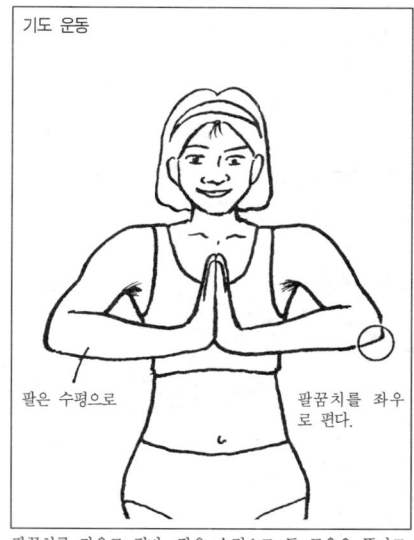

팔은 수평으로 / 팔꿈치를 좌우로 편다.

팔꿈치를 좌우로 편다. 팔을 수평으로 등 근육을 똑바로 펴고 팔의 앞에서 손바닥을 합친다.
그대로 합친 손바닥에 힘을 세게 넣는다.

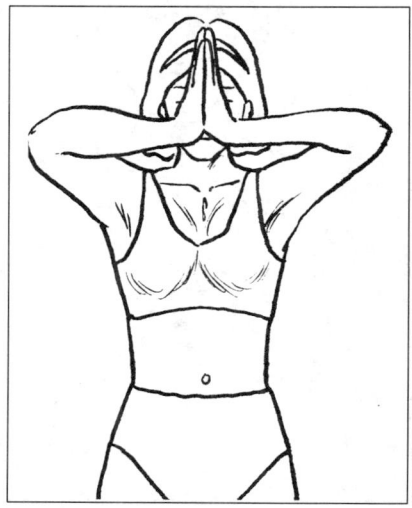

손바닥에 힘을 넣은 채 이마 앞까지 팔을 올린다.
2~3초 하고 나면 힘을 뺀다.

가슴을 들어 올려서 풍만하게 하는 마사지와 지압법

가슴 마사지

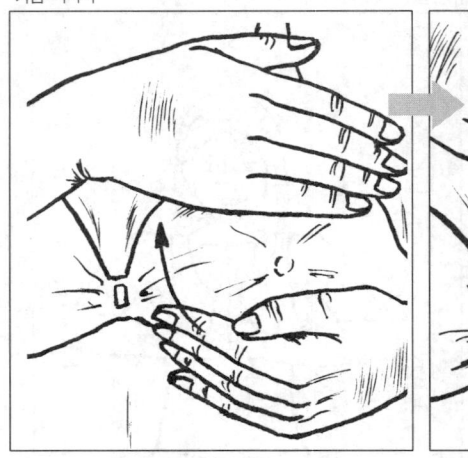

양쪽 손바닥을 가슴에 대고 크게 원을 그리듯이 마사지 한다.

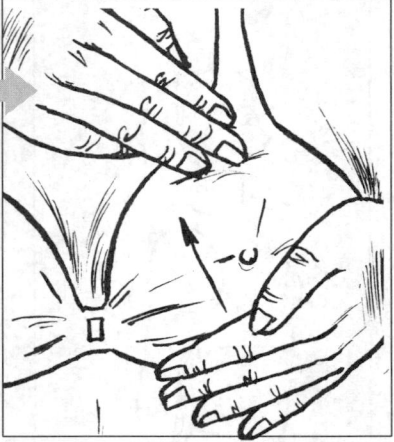

다음에 한쪽 손으로 가슴을 아래에서 들어 올리듯이 마사지 한다. 또 한쪽 손은 가볍게 가슴 위에 꼭 댄다.

가슴을 풍부하고 탄력 있게 하는 급소 지압

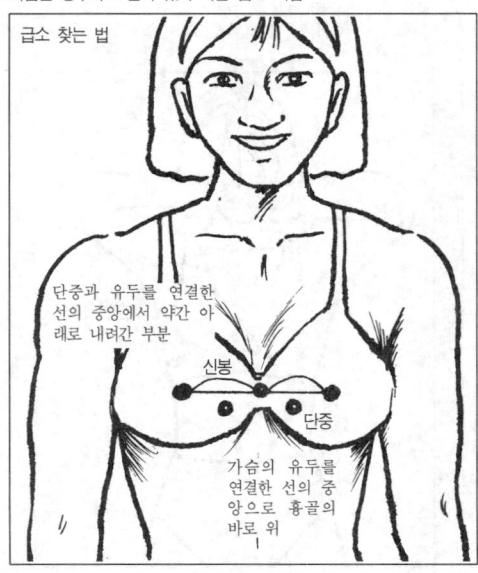

급소 찾는 법

단중과 유두를 연결한 선의 중앙에서 약간 아래로 내려간 부분

신봉

단중

가슴의 유두를 연결한 선의 중앙으로 흉골의 바로 위

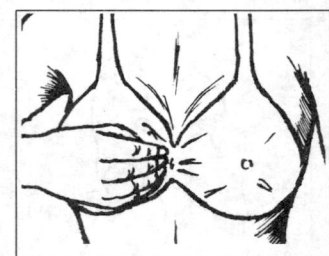

단중은 위에서 가운데손가락이나 둘째 손가락으로 지압한다.

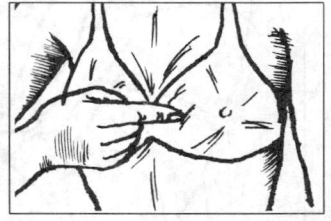

신봉은 집게손가락이나 가운데손가락으로 지압한다.

제10장
초스피드 다이어트 요법

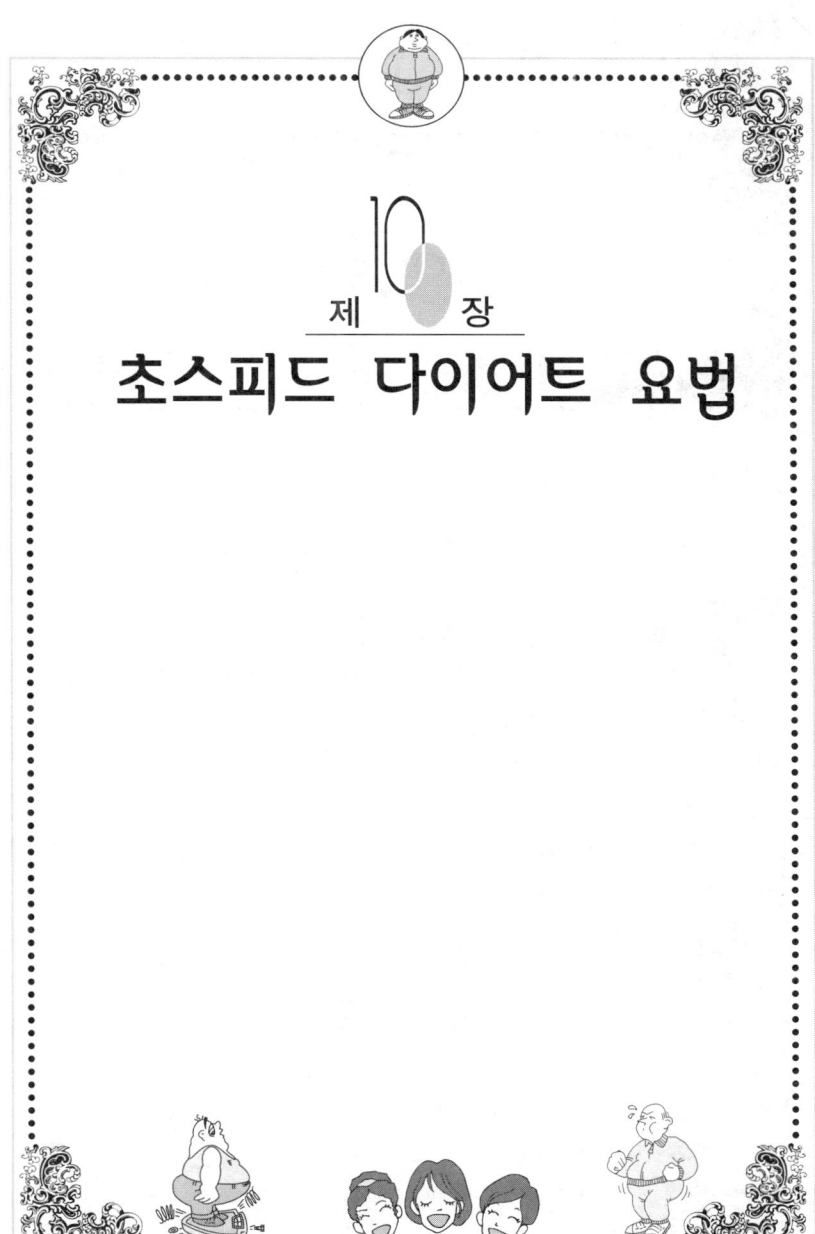

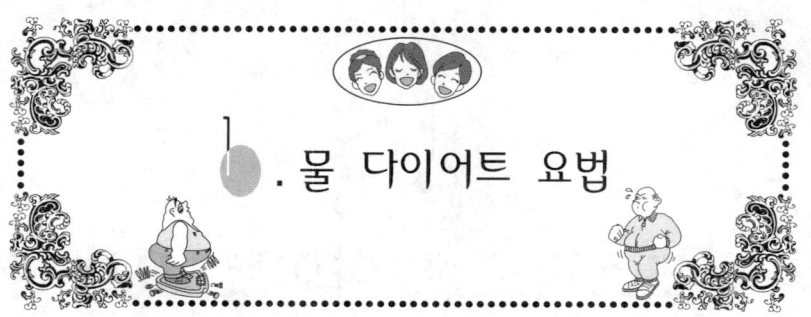

1. 물 다이어트 요법

물로서 살을 뺄 수가 있다.

우리가 마시는 물로 살을 뺄 수 있다고 하면 궁금해 할 사람이 많을 것이다. 하지만 분명 물을 이용해 살을 뺄 수 있는 방법이 있다.

그중 대표적인 것이 일본의 비만 연구가인 케이모토 아이코씨의 「물 다이어트 요법」이다. 아이코씨가 물 다이어트 요법을 발표하자 한때 일본 비만여성들에게는 최고의 관심사였다. 그러나 가만히 생각해보면 우리에게도 이와 같은 요법이 없었던 것은 아니다. 옛부터 우리 조상들은 건강을 지키기 위해 이 물 요법을 시행해 왔다.

"아침 일찍 공복에 물을 한 사발 마셔라"

이것이 건강을 지키는 치료 요법이 아니고 무엇이겠는가? 아침 일찍 기상과 동시에 마시는 물은 곧장 소장으로 흘러들어가 혈액과 섞였다가 신장을 거쳐 배설이 되는 것이다. 다시말하면 몸에 쌓

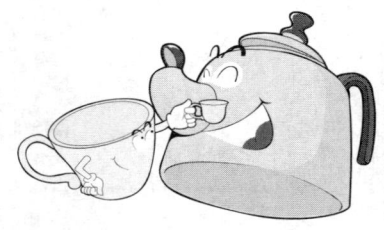

인 찌거기를 물로 청소한다고 생각하는 것과 같은 것이다. 이것이 한 두번이 아니고 지속적으로 계속된다고 하면 몸 안에 쌓인 노폐물을 완전히 씻어내는 결과와 같은 이치가 될 수 있다.

지금부터 이야기하는 물 다이어트 요법은 한마디로 원천적 자연요법이라 할 수 있다. 그러므로 누구나 가벼운 마음으로 한번쯤 도전해 볼만한 다이어트 방법이라고 할 수가 있을 것이다.

건강을 회복시키는 물 다이어트 치료

먼저 물이 인체와 어떤 연관이 있는가 하는 사실부터 알게된다면 물 다이어트로 건강을 회복 시킬 수 있다는 사실을 믿게 될 것이다. 원래 인체는 약 70%가 '물'이라는 것은 누구나 다 잘 알고 있는 사실이다. 그러므로 신체를 유지하고 있는 것은 물로 이루어져 있다고 해도 틀린말은 아니다.

그러나 이 물을 양질과 그렇지 않은 악질로 구분할 수 있다.

쉽게 표현을 하면 좋은 물을 많이 간직하고 있는 사람은 건강한 사람이고 그 반대인 사람은 건강하지 못한 사람인 것이다. 그러므로 신체가 '건강하다'고 하는 것은 병이 없는 것이고, 비만도 앞에서 언급한 것 같이 병이라 하였으니 건강하지 못한 것이 되는 것이다.

다시 물의 설명으로 돌아가서 우리는 어머니의 뱃 속에서 부터 물 속에 들어 있었다. 그것이 양수라는 것이다. 그래서 그런지 세상에 나와서도 물이 없으면 한시도 살아갈 수 없다. 그렇다면 이런 물의 공급이 인체의 영양면에서 어떤 영향을 미치는가 하는 사실을 알 필요가 있다.

우리가 물을 마시면 곧 바로 소장으로 들어 갔다가 혈액을 거쳐 소변과 땀으로 배출하게 되어 있다. 물도 일종의 배설작용을 하는 것이다. 이 과정에서 물이 모자랄때 신체는 이 물을 저장할 것이고, 그렇지 않다고 하면 물을 배설해 낼 것이다. 처음에는 여유분으로 지방에도 다소 남길 것이다. 그러나 "물만 마셔도 살이 찐다"라고 하는 말이 있듯이 여유분이 있는데 자꾸 들어온다면 살이 찌게 되는 것이다. 그러므로 건강한 체질을 만들기 위해서는 이 수분대사의 순환이 잘 이루어지게 만드는 것이다. 수분대사가 잘 이루어지면 건강한 체질인 것이고, 그렇지 않으면 비만증이나 기타 질병이 있는 것이다.

물은 대체로 자극이 없다는 것은 다 아는 사실이다. 그러므로 물을 지속적으로 공급하여 악질(惡質 : 나쁜 물)을 배출시키고 새로운 양질의 물로 씻어내고 공급한다면 건강이 원상으로 회복 될 것이다. 건강이 정상으로 회복되었다고 하면 먼저 감기(感氣) 같은 단순한 병도 앓지 않게 된다. 비만증인 사람은 감기도 잘 앓는다. 이미 신체 속에 좋지 않은 악질의 물이 많이 잔류해 있기 때문이다. 또한 여름에는 더위를 잘 타고 겨울에는 추위를 잘 타게 된다. 건강한 체질은 몸에 들어있는 적당한 물이 온도를 유지시키고 있기 때문에 감기 같은 한냉균에도 끄떡하지 않는다. 따뜻한 온도를 유지시키고 있는 상태에서는 바이러스균이 접근하지 못하기 때문이다. 그리고 자연 피부도 고와져 화장도 잘 먹게 되어 있다. 또 변비가 없어지고 정확한 배변을 볼 수 있게 된다. 그러는 사이 어느새 살이 빠지고 건강한 체질로 돌아가 있게 되는 것이다.

다음은 식변(食弁)과 관련이 있는 비만의 3가지 종류를 살펴보았다.

① 육(肉)살 : 이는 고기와 생선같은 단백질을 주로 선호하는 체질이다.
② 쌀(米)살 : 쌀이나 밀가루 음식을 선호하는 체질이다.
③ 물(水)살 : 음료나 커피를 즐기는 체질이다.

그런데 마지막의 물살은 사실 물을 많이 먹었다고 해서 살이 찌는 것은 아니다. 순수한 물이 아닌 주스나 커피, 콜라 등 당분이 들어 있는 것이 살을 찌게 한 것이다. 순수한 물은 아무리 많이 마신다고 해도 결코 살이 찌지는 않는다. 그러므로 물을 많이 마셔야만 한다.

그래야 건강한 체질을 만들 수 있다. 물살이라그 생각하여 물까지 살이 찐다고 먹지 않으려 한다면 이는 위험한 생각이다. 물로서 다이어트를 한다고 하는 것은 물을 많이 마셔도 이상이 없기 때문에 물 다이어트를 강조하게 된 것이다.

질병의 원인은 수분(물) 이상에서 온다

수분을 다량으로 섭취하면 난치병도 고칠 수 있다. 이는 병원에서 입원환자에게 놓는 수액제인 링거·포도당·생리식염수 등과 같은 1,000cc 이상되는 주사를 맞는것도 그런 연유라 할 수 있다. 물론 다소의 약제도 들어 있기는 하지만 대체로 80%~90%는 물이다.

물은 자연의 원천이기 때문에 동양철학이나 한의학에서는 오행중 하나로 수(水)를 꼽고 있다. '금목수화토'의 오행중 하나가 물인 것이다. 물이 없으면 자연은 존재하지 못한다. 둘이 있기에 싹이 트고, 나무의 잎새가 푸르며, 꽃이 피고, 녹음이 짙어진다. 이와 같이 인체의 활동도 오로지 수분에 있다고 해도 과언은 아니다.

다음은 물을 이용해 여러 질병을 다스리는 방법을 살펴 보았다.

감기 : 우리가 감기에 걸렸을때 따뜻한 물에 발을 담그고 있으면 효과가 있다. 그리고 한방에서는 백비탕이라그 끓인 물을 많이 마시면 치료된다고하여 가정에서도 감기가 들면 물을 많이 마시게 한다. 이는 혈액 속에 들어 있는 바이러스를 씻어내는 역할도 하지만 몸의 균형을 잡는데 한몫을 하기 때문이다. 확실이 더운물을 많이 마시면 효과가 있다.

기관지염 : 기관지염은 감기가 악화되어 합병증이 생기면 일어나는 병이다. 그래서 감기때 보다 몸을 더욱 따뜻하게 하고 수분 공급을 충분히 하지 않으면 안된다. 그래서 이 때는 따뜻한 물을 충분하게 공급해야 한다.

고혈압 : 좁은 혈관에 혈행의 길을 콜레스톨 같은 물질이 막아 압

력이 높아지는 것을 두고 하는 말이다. 잘 알다시피 혈액의 주성분은 물과 염분이라 할 수 있다. 외부에서 급히 신선한 물이 공급된다고 했는데 혈액의 농도가 묽어질 것이다. 이는 염분의 농도가 높아진 것이므로 물로서 농도도 희석하는 결과가 되는 것이다. 즉 수분이 대량으로 많이 공급되면 저절로 혈압상승을 완화할 수 있다.

동맥경화 : 혈관속에 떠돌고 있던 콜레스톨이 점차 늘어나 혈관벽에 붙게 된다. 이때는 혈류를 방해하기도 하지만 그보다도 혈관 벽에 늘어 붙게되는 이 콜레스톨 때문에 혈관 자체가 굳어져 동맥경화가 된다. 또한 혈압도 올라가게 된다. 이를 방지하기 위해서는 역시 수분을 많이 공급하여 염분을 희석하고 혈류의 유통을 원활하게 해야만 한다. 동맥경화를 그대로두면 뇌혈전이나 심근경색, 그리고 위축신과 같은 위험한 질병의 원인이 된다.

설사 : 일반 설사도 그렇지만 호열자 같은 병에 걸리면 주로 탈수증상이 나타난다. 이렇게 되면 치명적 타격을 입게되는데, 이 때는 무엇보다 대량의 수분공급이 최우선이다. 탈수현상은 어느 병보다도 더 무섭다고 할 수가 있다.

화상 : 심한 화상을 입게되면 왕왕 수분 부족으로 사망하는 경우가 많다. 화상으로 인한 극도의 화열상태이므로 수분을 대량 공급시켜 이를 완화해 주어야 한다.

숙취 : 술이 만취 한 이튿날 잠자리에서 깨면 골이 빠게지듯 아프고 목이 탈때로 탄다. 그래서 자연 물을 찾게 된다. 이는 자연적 현상이다. 이것을 가수분해현상이라 하는데 알콜을 분해하는 것이 바로 이 수분이라 할 수 있다.

요독증 : 소변의 양이 줄기 때문에 소변 속에 배설되야 하는 뇨성분이 혈액 속에 고여 있는 상태이다. 그러므로 원인 치료로서 수분을 늘려 염분을 제거하기 위해 물을 대량공급 해야 한다. 염분 섭취가 많으면 수분을 체외로 배출시키기 어렵다. 그러므로 수분을 늘리는 것은 당연한 이치라 할 수 있다. 다만 붓거나 설사가 심할 때

는 염분과 수분의 가감이 있어야 한다.

방광염 : 하복부의 통증, 소변이 자주 마려우면서 나오지 않고 고통스러울 때, 소변이 탁할 때 등 초기증상에는 수분을 대량 공급해서 씻어내는 일이 가장 중요하다 할 수 있다. 방광 점막에 붙어 있는 세균을 흘려보내기 위해서도 수분 공급은 필수적인 것이다.

암 : 녹황색 야채를 먹는 것이 이 병에 대단히 효과적이다. 야채는 곧 수분이라는 사실은 두말 할 여지가 없다. 또한 혈액의 혼탁을 막기 위해서도 수분 공급이 효과가 크다고 할 수 있다.

열병 : 열이 심하면 자연 수분의 탈수 현상이 일어나게 되어 있다. 이때 대량 수분을 공급해 해열의 기틀도 잡고 탈수현상도 막는다.

이외에도 물의 효능은 수없이 많다. 자연의 현상에서도 물과 불이 없으면 세상을 살아갈 수 없다.

그외 우리가 입원했을 때 항균제나 항생제 주사를 많이 맞게 되는데 이는 세균을 위해 부득한 조치일 것이다. 하지만 이 항균제나 항생물질이 몸에 쌓이게 되면 인체에 주는 해가 크다. 옥토에 벌레를 잡기 위해 농약을 치는 것과 같은 이치이다. 잔유농약이 있는 채소나 과일, 농산물을 우리가 섭취하는 결과가 된다. 또 토양은 비료를 주어 강한 산성토를 만들고 있다. 이때 하늘에서 내리는 비가 없다면 어떻게 될 것인가? 황폐하게 될 것은 불을 보듯 뻔한 것이다. 그러나 비라는 고마운 하늘의 물이 내려져 훨씬 부드럽게 중화하는 것이다. 항생제를 계속 맞으면 자연 유독물질 때문에 또다른 질병을 유발하게 될 것이다. 이를 대비하여 물을 많이 마시고 소변을 되도록 많이 보도록 권하고 있는 것은 이같은 이유 때문이다. 만약 수분 공

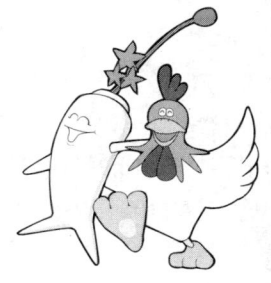

급이 없다면 인간은 한시도 살 수 없을 것이다. 물이 갖고 있는 이 신비의 힘을 신체에 불어 넣어서 만병으로부터 벗어날 수 있다. 물은 이렇게 소중하고 만병의 치료약임이 분명하다. 세계의 장수촌으로 널리 알려져 있는 코카스지방, 안데스지방, 위크로지방들은 한결같이 물이 깨끗하고 좋아서 오래산다고 하는 사실은 이미 입증한 바가 있다. 대부분 산속 깊이 들어 있어서 미네랄 성분이 풍부하게 녹아 있는 우수한 눈(雪)녹은 물을 마심으로 병이 없고, 건강하게 산다고 하는 것은 이미 입증되었다. 한마디로 물은 만병을 치료하는 하늘이 내린 치료약인 것이다.

실패한 다이어트 원인을 분석하라

물 다이어트를 알고 실행하기 전에 다시 한번 지금까지 해온 다이어트 실패 원인을 생각해 볼 필요가 있다. 인간의 본능적 욕망이라면 대체적으로 크게 4가지로 볼 수 있다.

첫째는 식욕이며, 둘째는 수면욕, 셋째는 배설욕, 넷째는 성욕으로 분류할 수 있다. 그 중에서도 첫째로 꼽는 것이 식욕이다. 지금까지 다이어트를 하면서 식욕을 감량으로 억제하여 비만을 치료하고자 해왔다. 그러나 우리 인간은 세상에 태어날 때부터 본능적 욕구를 억제시킬 만큼 둔감하게 태어나지 않았다. 이 식욕을 억제하면 할수록 더 큰 욕구가 배가 된다는 것은 우리는 경험으로 잘 알고 있다. 그러므로 하루에 한 끼, 그리고 메추리알 한 개, 바나나 한 꼭지 이런 식으로 정하여 본능을 억제하고 목적에 도달하려는 생각은 참으로 우둔하다고 할 수 밖에 없다. 공을 강하게 때리면 반사적으로 더 멀리 튀는것과 흡사하다. 사람의 식욕도 한 순간에 억지로 억제하고자 하면 이는 어떻게 될 것인가? 본능적 욕구는 반사적으로 더 크게 일어날 것이다. 이것을 해결하지 않고는 감량효과는 결코 얻을 수 없을 것이다. 하지만 실제로 그렇게해서 성공한 경우가 전혀 없는 것은 아니지만 대개는 본능적 욕구 앞에 그만 무릎을 꿇고 마는 것이다. 그렇다면 지금까지 실패한 원인을 간략하게 생각해 보기로 하자.

① 무리하게 칼로리를 제한한 반동 때문에 더 먹게되어 오히려 이전보다 더 살찌게 되었다.
② 사과만, 혹은 한천만, 계란만 이라고 하는 편식 다이어트 결과때문에 이 다이어트가 끝나고 나자 먹고 싶었던 것만을 더 찾게 된다.
③ 이렇게 해서 체중이 감량목표에 가까워지면, 그것을 더욱 더 내리려고 많이 먹은 뒤에는 설사 등으로 흘려보내 해결하게 되었다.
④ 극단적인 다이어트 충격에 의해서 머리가 빠지며 빈혈이 생기게 되었다.

이것이 크게 나눈 실패의 원인이다. 혹시 당신은 이중 어느 부류에 속하는가를 다시 한번 곰곰히 생각해 볼 필요가 있을 것이다. 그리고 압도적 다수의 사람들은
- 마르고 싶은 욕망(날씬해 지고자)
- 다이어트
- 다이어트의 실패
- 먹어버림

이상과 같은 다이어트 순서로 실패하고 말았다. 이것을 계속적으로 반복하려 하고 있는 것이다. 그렇다면 과연 방법은 없는 것일까? 여기서 생각해 낸 것이 바로 물 다이어트인 것이다. 다시 말하자면 돈이 들지 않고 아주 손쉬운 방법임으로 결심만 하면 얼마든지 할 수가 있다.

그러나 지난날 겪어본 숱한 착오들 때문에 선뜻 결심이 서지 않을 것이다. 그러나 지금까지 원인에 대한 사항을 대략 밝혔으므로 그 원인에 대한 이해가 간다고하면 다시 한번 속는 심정으로 해 볼 필

요가 있지 않겠는가? 먼저 귀찮은 칼로리 계산이나 고통스러운 절식 같은 것이 필요없는 것이 다행스럽다. 그뿐만 아니라 과격한 운동이 필요없다는 것이다. 그렇다면 한번쯤 생각할 필요가 잇을 것이다. 누군가가 말했던가 실패는 성공의 어머니라고 한 말도 있다. 서양에서는 물이 비싸 마시는데 많은 돈이 든다. 그러나 물론 우리나라도 '생수'라는 이름으로 시판되고 있는 것이 없는 것은 아니지만 마음만 먹으면 수도물도 있고 주변에는 얼마든지 돈 안들이고 마실 수 있는 물이 있다. 그러나 단지 같은 값의 물이라면 입에 맞는 물을 고르는 것이 가장 현명한 방법이라 할 수 있다. 우리는 물을 마셔도 입에 맞는 물이 있는가하면 입에 맞지 않는 물도 있기 마련이다. 이런 입에 맞는 물을 찾기 위해서는 본인 자신이 스스로 노력하는 것이 가장 현명하다.

내 구미에 맞는 물을 찾자

물이면 물이지 물맛이 어디 있는가라는 사람도 있을 것이고, 이와는 반대로 물 한 잔을 마시고 "그 물맛 참 좋다"고 탄성을 지르는 이도 있다. 사람은 누구나 얼굴이 다르듯 구미(口味)도 서로 다르다. 그래서 입맛과 같이 자신이 선호하는 물이 있기 마련이다. 이는 자신의 몸이 바라는 구미 즉, 원하는 물이 자신의 입에 제일 맞는 물일 것이다. 사람은 본능적으로 예민한 감각을 가지고 있어서 좋은 것은 받아들이고 싫은 것은 거부하는 습성이 있다. 모르면 몰라도 사람에게 따라 다니다고 할 수 있겠으나 필자가 경험한 바로는 내가 태어나고 자란곳이 내 구미에 맞는 물맛이 아닌가 생각을 한다.

충청도 청주 근교에 있는 '초정리 약수'는 우리 귀에 낯설지 않는 약수터로 일찍부터 알려져 있다. 이 약수물에 설탕만 넣어 마시면 사이다 맛이난다고 선전하고 있다. 이것이 신체를 건강하게 하는 물이 아닌가 싶다.

즉 자신의 몸에 좋은 것은 "맛이 있다"라고 느끼도록 되어 있다. 예를들어 계란을 먹으면 알레르기가 있는 사람은 계란이 맛있다라는 생각은 들지 않는 것과 같은 이치다. 그래서 사람은 자신이 가진 본능으로서 내몸에 맞는 음식도 구별 할 수가 있고 물론 물맛도 가려낼 수 있는 것이다.

구미적으로 감각적으로 맛있다고 느낀다면 이것이 자신의 몸에 맞는 물인 것이다. 사람들은 물속에 미네랄이 다량으로 함류되어 있으면 흔히 제일 좋은 물이라 생각한다. 그러나 이 미네랄을 너무 다량으로 섭취를 하면 오히려 해로운 물이 될 수도 있다. 이 경우 대체로 미네랄이 풍부하게 함유된 「미네랄 워터」를 맛있는 물이라고 할 사람은 아마 없을 것이다. 또한 "생수를 마시면 좀....."이라고 말을 하는 사람이 있다고 하면 이는 저항감이라 할 수 있다. 이런 사람은 두말 할 여지없이 벌써 몸에서 저항감부터 느끼고 있는 것이니 결코 몸에도, 입에도 맞지 않을 것이다. 이런 사람이 물을 억지로 마신다면 심한 사람은 설사를 할 수도 있을 것이다. 이는 몸이 앞서 벌써 '생수를 마시면' 이라고 분명하게 거부감을 표시하였기 때문이다.

집에서 좋은 물 만드는 방법

이제 앞장에서 물의 소중함도 알았고 물에 맛이 있는 것도 알았다. 그렇다면 좋은 물을 찾고 내입에 닺는 물을 찾기위해 이 땅 방방곡곡 찾아 다니면서 '맛있는 물', '입에 맞는 물'을 찾아 다녀만 할 것인가? 생수나 정수기가 부담스러울 경우 집에서 양질의 물을 만들어 마시는 방법이 있다. 비록 입에 맞지는 않는다 하더라도 양질의 물을 만들어 마실 수 잇으면 이것도 괜찮을 것이다.

다음은 수도물로 양질의 물을 만드는 방법이다.

① 아침에 처음 받은 수도물은 마시지 말아야만 한다.

밤새 잠가두었던 수도꼭지에는 반드시 침전된 오염물이 나오기 때문이다. 또 한동안 사용하지 않던 수도꼭지를 틀어 받은 물도 삼가해야만 할 것이다. 여기에는 각종 대기하고 있던 녹슨 물이 한꺼번에 쏟아지기 때문이다.

② **물은 끓여서 먹도록 한다.**
마시고나니 배가 아프고 설사가 나는 경우가 잇다. 이런물은 깨끗하다고 할 수가 없다. 물에 세균이 들어가 장염을 일으키기 때문에 이같이 설사를 하게되는 것이다. 그러므로 일단 끓여서 식혔다 먹는 것이 좋을 것이다.

③ **물을 받아 두었다가 염소가 날아간 후 마신다.**
어항 물은 절대 수돗물을 그대로 사용하지 않는다. 물을 받아서 한동안 그대로 두면 염소가 공중으로 날아가고 이 물을 어항용으로 사용한다. 사람도 염소가 발화된 물을 마시는 것이 좋다고 할 수 있다. 아침에 일찍 마셔야만 할 물이라면 밤에 받아 두었다가 마시면 무난하다고 할 수 있다.

④ **세라믹을 넣어서 정수시킨다.**
시중에는 세라믹을 이용한 정수기도 많이 판매되고 있다. 이것을 가정에서 이용해 본다. 작은 돌인데 이것을 물속에 담가두면 물이 활성화 된다. 물이 활성화된다고 하는 것은 부패를 방지하는 동시에 세균의 발생도 억제하게 하는 것이다. 동시에 염소 트리할로메탄은 물론이거니와 나쁜 냄새도 제거해준다. 그러므로 어느 정도 양질 물이라 할 수가 있다.

이상과 같은 물을 쉽게 만들어 수시로 복용한다면 손쉽게 양질의 물을 이용할 수 있다. 다음은 양질의 물을 얻어서 어떤 방법으로 복용하는가를 살펴보고자 한다.

비만력에 따라서 대략 결정이 될 수 있는데 절대로 조급하게 생각해서는 아니된다. 여기서도 다시 한번 강조하지만 단순히 '살을 뺀다'고 하는 생각은 버리고 비만이란 질병에 걸린 몸을 치료하는 것이라는 생각을 가다듬을 필요가 있다.

먼저 자신의 체중을 계산하기 위해서 제1장(16쪽과 40쪽 체중표)을 참조하고 현재의 비만체중이 될때까지 걸린 시간을 확인한 다음 (　)에 O을 표시한다.

( )　　1~6개월
( )　　6개월~1년간
( )　　1~3년
( )　　3년 이상

당신의 비만력을 알게 되었다면 다음으로 그 기간에 늘어난 체중을 계산해 본다.

( )　　3kg 이내
( )　　3~5kg
( )　　5~10kg
( )　　10kg

이 두 가지를 파악한 다음 아래의 표에서 당신의 물 다이어트의 이상적인 코스를 얻을 수 있다. 그러나 이것은 추정의 수치에 불과할 뿐 지나치게 이 계산 목표에 신경 쓸 필요가 없는 것이다.

측정방법은 아침기상과 동시에 배료 후, 체중계에 올라 측정한다.

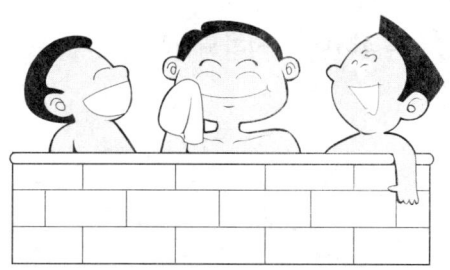

당신에게 맞는 다이어트 코스

	3kg이내	3~5kg	5~10kg	10kg이상
1~6개월	C	D	D	D
5개월~1년	B	C	C	C
1~3년	A	B	C	C
3년이상	A	A	B	B

먹을 수 있는 물 선택이 중요

물 다이어트를 하겠다고 결심을 했다면 무엇보다 소중한 것은 언제 마셔도 거부감을 느끼지 않은 물을 선택하는 것이다.

그렇다면 우리가 쉽사리 마실 수 있는 물은 어떤 것이 있을가 살펴볼 필요가 있을 것이다.

① 미네랄 워터(시판되는 생수)

② 정수기물(활성탄·마이크로 필터·세락믹·역침투막 등을 사용한 것)

③ 손수 만들어 마시는 물

　끓여서 식힌 물이나 미리 받아 둔 물

물 다이어트를 시작하려는 아침에 기상과 동시에 빈속에 한컵 마셔 본다(식전 내키지 않으면 마실 필요는 없다). → 마실수 있다면 몇잔이고 마신다(억지로 많이 마실 필요는 없다). → 아침 식사를 한다(거를 필요는 없다).

이것으로 물 다이어트가 시작되었다.

A 코스 (가벼운 비만상태)

아침 식사는 반드시 먹고 다음의 원칙을 지키도록 한다.

아침식사

① 아침(밥, 혹은 빵)을 먹는다
  거르지 않고 식사는 해야만 한다 밥이라면 가볍게 1공기, 식빵이라면 1개 정도면 괜찮다.
② 유제품을 섭취한다(우유, 치즈)
  칼슘은 인체에 가장 필요로하는 영양중 하나이다. 그러므로 이것을 필이 공급하도록 한다.
③ 동물성 단백질을 먹도록한다.
  고기가 아니라면 날계란이라도 먹는 것이 좋다.
④ 야채류를 먹는다
  비타민 C를 섭취하기 위해서도 반드시 필요하다. 샐러드, 시금치 등이나 스프에 야채를 넣어 먹어도 된다.
⑤ 물을 마신다.
  물 다이어트의 가장 중요한 부분이다. 지금까지 밥을 먹으면 반찬, 반찬을 먹으면 밥…. 이렇게 걱던 습관부터 고쳐야 한다. 음식을 먹을 때면 반드시 물을 마신다. 매끼니 식사때마다 지켜야 할 중요한 철칙으로 물을 마신다. 물은 질리지 않는 것으로 신중히 선택하지 않으면 안된다. 1리터 가량 섭취한다.

점심식사

점심식사도 반드시 먹는 것이 좋다. 그러나 가정주부들은 아침에 남은 식사를 다 먹어 치우는 경우가 있다. 물 다이어트를 시작하였다면 이런 습관은 없어져야만 한다.
① 주어진 양에서 더이상 먹지 아니한다.(도시락 식사가 가장 적합하다)
② 동물성 단백질도 먹는다.
③ 밥이나, 빵같은 주식은 되도록 남기지 아니한다.
④ 야채도 필히 먹어야만 한다.
⑤ 음식을 한입 먹은 후 반드시 물을 마시도록 한다.

저녁식사

① 술이라면 맥주 1병, 소주 2잔, 위스키는 더블 1잔, 싱글 2잔, 와인 1잔이면 좋다.
② 알콜을 마셨으면 밥은 먹지 아니한다.
③ 동물성 단백질은 조금이라도 먹는다.
④ 야채류는 1접시면 남기지 않는다.
⑤ 더이상 먹지를 않는다.(칼로리를 더 올려서는 안되기 때문이다)
⑥ 최저 15분 걸어서 시작을 한다.
⑦ 물을 마신다.

하루의 식단을 이 정도로 하고 물 마시는 것을 습관처럼 이행하는 것이 좋다.

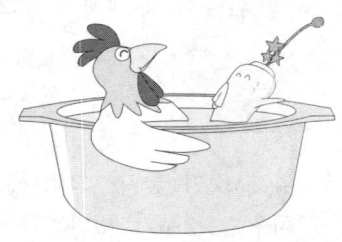

B코스 (다른 사람들이 비만증이라 볼 정도로 뚱뚱하다)

　권투선수의 감량법은 물을 마시지 않는 것이다. 즉 자신이 가진 몸무게를 걸레를 비틀어 짜듯 감량하는 것으로 운동시합을 앞두고 가장 다급해진 최후의 수단이다. 이렇게 하면 3일에 7kg까지 잡아 끌어 내릴 수 있다. 그러나 물 다이어트는 일시적으로 살을 빼려는 것이 아니기에 물과 친해야만 하고 치료를 하기 위해서는 끊임없이 물을 마셔야만 한다. 물 다이어트를 하겠다고 결심을 한 사람이라면 습관을 길러야만 할 일이 있는데 앞에서도 잠시 언급했지만 공복에 물을 마시는 습관을 기르는 것이 좋다는 사실을 명심해야만 한다. 일어나자마자 마시는 물은 살을 빼는데 가장 효과가 있다고 할 수 있다. 처음에는 고통스러울지 모르겠으나 습관이 되면 즐겁게 컵을 들 수가 있게 될 것이다. 그리고 하루 중 다음의 차림표에 따라 식사와 함께 물을 마시는 습관을 가져야만 한다.

아침식사

① 밥이나 빵을 먹는다(주식).
② 유제품을 먹는다.
③ 단백질이 적어도 좋으니 먹는다.
④ 야채류를 한 접시 먹는다.
⑤ 밥을 한 술 먹고 물을 한모금 마시고, 야채를 한 접 먹고 다시 물을 한 모금 마신다. 밥이나 야채에 대하여 반찬 대신에 물을 마셔야만 한다.

점심식사

① 평소 식사 이상 더 먹지 않는다.
② 동물성 단백질도 먹는다.

③ 주식은 반드시 한 입 정도는 남긴다.
④ 야채는 식사 전반에 다 먹는다.
⑤ 한 입 먹고 물 한 모금 마신다.

저녁식사

① 반주라면 맥주 1병, 소주 2잔, 위스키 더블 1잔, 싱글 2잔, 와인 1잔
② 밥이라면 반공기(알콜을 마셨다면 반공기도 먹지 아니한다.)
③ 단백질은 작지만 반드시 먹는다.
④ 더 먹지 않는다.
⑤ 최저 15분 이상 걸려 식사를 한다.
⑥ 물을 마신다.

C코스 (비만증이 심한 사람)

아침식사

1. 죽(미음)을 먹는다.
2. 유제품을 섭취한다.
3. 조금이라도 좋으니 단백질을 먹는다.
4. 야채를 한 접시 먹는다.
5. ①~④를 먹으면서 필히 물 한 모금씩을 마신다.

점심식사

1. 정량외 더 먹지 않는다.
2. 동물성 단백질을 조금이라도 먹는다.

3. 주식(밥 및 빵)을 무리하게 더 먹지 않는다.
4. 야채류는 식사전반에 다 먹는다.
5. 식사나 야채를 한 입 먹으면 물도 한 모금 마신다.

저녁식사

① 술은 전항과 같다.
② 식사는 죽으로 하고, 알콜을 마셨다면 죽은 먹지 않는다.
③ 동물성 단백질을 반드시 먹는다.
④ 야채류는 남기지 않는다.
⑤ 정량 외에는 더 먹지 않는다.
⑥ 최저 15분이상 걸려 먹는다.
⑦ 물을 마신다.

D코스 (갑자기 살이 찐 사람)

아침식사

① 죽을 먹는다.
② 유제품을 섭취한다.
③ 조금이라도 단백질을 먹는다.
④ 야채류를 두 접시 이상 먹는다.
⑤ ①~④ 한입 먹으면서 물 한 모금을 마신다.

점심식사

① 더 먹지 않는다.
② 동물성 단백질을 조금이라도 섭취한다.

③ 주식(밥 및 빵)은 반드시 한입 남긴다.
④ 야채는 식사 전반부에 다 먹는다.
⑤ 한 입 먹으면 반드시 물을 한 모금 마신다.

저녁식사

① 술이라면 전항과 같다.
② 죽을 먹으나 술을 마셨다면 이것도 먹지 않는다.
③ 동물성 단백질을 한 입이라도 섭취한다.
④ 야채류는 남기지 않는다.
⑤ 더 먹지 않는다.
⑥ 최저 15분이상 걸려 식사를 한다.
⑦ 물을 마신다.

　이상이 대략 물 다이어트의 식사요령이다. 이 식단표를 읽어 본 사람이라면 대부분 다이어트 요령을 익힐 수 있고 어떻게 식사를 해야만 하고 왜 식사 중 물을 마셔야 하는것인지 이해할 것이다. 주로 물을 많이 섭취하기 위해서이다. 그러므로 이점에 있어서는 지나치게 식단 차림표에 신경을 쓰지 말고 물 다이어트임을 판단하여 식사하는 방향으로 노력을 해야만 할 것이다. 단지 독자가 물 다이어트를 하면서 필히 알아야 할 일은 위장은 수축활동(유동)이 부실해지면 위장의 쇠퇴가 올 수가 있다. 그러므로 물만 마시면 위장은 힘없이 활동능력을 잃는다. 그러므로 위장이 활동 촉진할 정도의 식사는 반드시 해야한다.
　예를 들어 주식으로 죽만 계속 먹는 사람은 위의 활동저하로 위무력증을 낳게 할 우려가 있다. 그러므로 이런점에 대해 본인 자신이 상황을 좋게 대처한다면 이상적 다이어트 요법이라 할 수 있다.

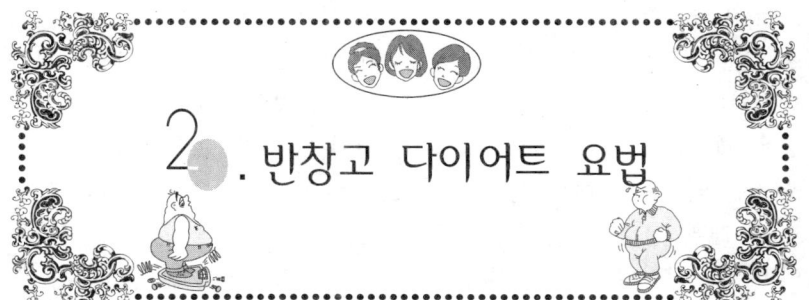

반창고로 살을 뺀다

한번 살이 빠진 상태에서 그대로 있었으면 좋겠지만 인체의 기계는 그렇게 쉬운 것이 아니고 복잡한 것이므로 살찐 과거를 기억해 다시 돌아간다는 것이 문제이다. 이것을 반복적으로 살을 뺏다가 또 살찌고 살찐 것을 다시 빼고 하다보니 어느새 몸은 망가지고 아름다움을 잃어버리는 것이 비만이다.

결국 비만에 걸린 여성들의 경우 수많은 치료요법들을 찾아 방황하지만 결국 마땅한 방법을 찾지 못하고 포기하고 만다. 이에 여기서는 몇해전 일본의 이시바시 데루미씨가 주장하는 「반창고 다이어트 요법」에 대해 다루어 보기로 한다.

이 요법은 첫째 다른 다이어트 요법과는 달리 식사에 제한을 두지 않고 손가락·발가락 같은 부위에 반창고를 감거나 아니면 붙여서 살을 뺀다는 것이다. 데루미 씨가 제창한 이 요법 역시 새로운 발견은 아니고 옛날 우리의 고유 한의학의 하나인 침술(鍼術)인 경혈요법을 이용한 것임을 알 수가 있다. 유태우 박사의 경우 수지침을 제창하여 손바닥을 인체로 보고 전신의 경혈을 손바닥에 옮겨서 자극함으로 질병을 치료할 수 있다고 하는데 이 이치와 유사한 것이다. 시술방법은 침과 반창고라고 하는 차이점은 있으나 침혈이라고 하는 손가락 밑과 발가락 끝 부위 등을 강하게 반창고로 감아 악박하여 살을 빼는 것이다. 비만도 하나의 질병이므로 침치요법이라는 치료법으로도 얼마든지 대치 할 수가 있는 것이다. 반창고를 손가락에 감는 순간에 신체가 이때부터 가늘어진다고 한다. 즉 경혈의 자리를 악박내지 혈행의 유통을 저지 시키므로 그 효과를 보는 것으로 알려져 있다. 무엇보다 대부분 비만치료법이 식사의 감량을 요구하고 있지만 이 반창고 요법은 그것과는 별개이기에 획기적이고 다양한 요법이라 할 수 있다.

반창고 요법은 자신이 살을 빼고 싶어하는 부위에 맞추어서 손가락에 감기만 하면 되는 것으로 되어 있다. 단 3~4주 동안 강하게 감기만 하면 된다. 이것은 악박일 것이고 혈행의 저지일 것이다. 비닐 반창고는 공기가 유통하지 않고 알레르기를 유발할 위험이 있으므로 되도록 면반창고가 좋다.

이 반창고를 감는 기본적인 방법은 다음과 같다.

반창고는 4mm 폭으로 가늘게 잘라서 끝 부분을 가위로 3본으로 칼집을 낸다. 그리고 이것을 하나씩 찢어서 손가락에 감기 시작하는데 처음 붙이는 위치는 반드시 손가락 옆면의 중앙이다. 중앙이라 하는 것은 손등쪽과 손바닥쪽의 경계선인 피부색이 변하는 부분이다. 어느 손가락을 어떤 방향으로 감기 시작하느냐 하는 것은 중지(中指)를 중심으로 바깥에서 안쪽으로 감는 것이 원칙이다.

반창고 감는 방법

• 중지의 약지쪽 측면, 정확히 손톱의 하얀 반달모양의 옆쪽에 반창고 끝을 단단히 붙이고 이 손톱에 걸리지 않도록 손톱이 나는 언저리쪽으로 감아간다. 즉 손등쪽을 지나가게 감아간다.

• 조금씩 손가락 뿌리쪽(손가락 끝의 반대방향 즉 아래쪽)으로 겹

치지 않게 비켜가면서 나선형으로 감고 한바퀴 다 감으면 조금 틈을 벌려서 다시한번 감기 시작한다. 이때 틈의 간격은 반창고 폭의 절반인 2mm이상 벌려준다.
- 반창고로 두 바퀴 다 감았으면 중지의 제1관절을 바닥쪽으로 지나갈 수 있게 감아서 제1관절과 제2관절 사이에 있는 가운데 마디를 감는다. 여기서 반창고가 관절등쪽이 아니라 바닥쪽으로 지나가게 한 것은 손가락의 움직임을 쉽게 하기 위허서이다. 절대 손가락 등쪽으로 지나가게 해서 아니된다.
- 중간마디부분은 사람에 따라 길이가 다르므로 대게 3~4번 감고 나서 다시 손바닥쪽으로 제2관절을 지나 손가락 뿌리 방향으로 감는다.
- 다시 한바퀴반으로 감고나서 반창고를 잘라낸다. 그리고 위에서 눌러서 단단히 고정시킨다. 즉 반창고의 마지막 부분은 시작부분과 반대쪽인 검지쪽의 측면이 되도록하게 한다.

반창고는 손가락을 편채로 감아야 하지만, 손가락을 구부릴 때 통증을 느끼거나 아니면 감은 뒤 약 15분후 손가락이 저리거나 손끝이 많이 차가워지면 조금 풀어서 다시 늦추어 주는 것이 좋다.

손바닥 속의 작은 인체와 반창고 살빼기

국내 수지침(手指鍼)의 권위자 유터우 박사는 손은 인체의 축소판이라 하여 인체 모든 부위를 신체에 관련시키고 있다. 예를 들면 중지(中指) 첫 마디는 사람의 목위 얼굴로 상징시켰고, 손바닥은 복부, 인지(人指)는 오른손과 팔, 약지(藥指)는 왼손과 팔, 엄지는 오른쪽 발과 다리, 소지(새끼손가락)은 오른발과 오른다리라 하여 통증부위를 알아내어 침이나 뜸을 뜨는 것으로 되어 있다. 그렇다면 또 하나의 인체가 손바닥 하나 속에 다 들어있다는 것으로 된다.

이시바시 데루미 씨가 보는 작은 인체도 바로 이 손바닥 속에 들

어 있다고 하여 다섯 손가락을 반창고로 동여매여 살을 빼는 것이다. 그의 주장대로라면

  무지(拇指 ; 엄지손가락) － 얼굴, 턱, 목 부위이고
  인지(人指 ; 검지 ; 집게손가락) － 팔과 어깨, 가슴이고
  중지(中指 ; 가운뎃손가락) － 배(상복부) 부위이고
  약지(藥指 ; 약손가락) － 아랫배(하복부와 허리부분)이며
  소지(小指 ; 새끼손가락) － 허벅지, 종아리, 발목이라고 한다.

  이는 유태우 박사가 손은 인체의 부위와 같다고한 맥락과 흡사 한 것이다. 결국 자신이 살을 빼고자 하는 부위의 살을 손가락에 맞추어 반창고를 감으면 그 부위의 살을 뺄수가 있다는 것이다. 여성들 대부분은 전체적인 비만보다는 일부만 비만이 있는 것이 보편적이다. 따라서 뺨이나 허리 부분, 아니면 발목 등 마음에 걸리는 부분만을 세이프 업하면 아름다움을 누릴 수 있을 것이다.

  지금까지 체조나 아니면 지압 혹은 마사지를 이용한 다이어트 가운데「부분 살빼기」라고 장담하며 내세운 요법이 있었으나, 이를 이용하여 실제로 허벅지를 가늘게 만들다가 매력있게 튀어나온 히프까지 살이 빠졌다는 웃지 못할 경우도 없지 않았다. 반대로는 팔을 가늘게 하려다가는 그만 어깨에 근육이 붙어버려 이상한 스타일이 된 일도 많았다. 이런점에서 반창고 다이어트는 원하는 부분만 확실하게 살을 뺄수가 있다니 참으로 놀라운 일이 아닐수가 없다.

  한 예로 오른쪽 뺨만 블룩한 여성의 경우라 한다면 오른손의 엄지손가락 중심에 반창고를 감으면 분명히 살이 빠지는 것이다. 그러니 손가락마디 하나하나에도 신체에 대응하는 놀라운 관계가 있음을 명심해야만 한다.

  반창고 다이어트에 있어서 기본은 손톱이 나는 언저리부터 손가락 뿌리쪽으로 향해 감는 것이다. 이것은 다이어트의 기본이 신체를 떠받치는 골반부터 죄여 준다라고 하는 이유 때문이다. 부분 살 빼기

의 경우도 골반에 자극을 주면 확실한 효과가 나는 것으로 되어 있다. 반창고 다이어트 방법은 이점이 다른 다이어트 방식과는 완연히 다른 방법이라 할 수 있다. 그래서 다이어트 반창고를 사용하게 되면 살을 뺄수가 있을 뿐만아니라 당신의 몸에 붙어 있는 지방 자체가 어떻게 분포되어 있는가를 알게된다. 먼저 알기 쉽게 검지나 중지에 손톱이 나는 언저리에서부터 손가락 뿌리 윗쪽으로 감아 올라와 본다. 그러면 대부분 사람은 반창고와 반창고 틈 사이에 살이 볼록하게 튀어져 나오기 마련일 것이다. 이런 경우는 손 그리고 제1관절 제2관절 사이가 통통한 사람은 피하지방이 많은 편이며, 이와는 반대로 손바닥 쪽으로 제2관절과 제3관절 사이가 통통한 사람은 내장지방이 많은 것이다. 비만은 이렇게 두 종류의 지방으로 생기게 되는 것이다. 내장지방형 비만쪽이 대체로 반창고 다이어트 효과가 속히 나타나는 것을 볼 수 있다. 예를 들면 반창고를 손가락에 감는다는 것 만으로 허리가 잘룩하게 가늘어 지는 것을 볼 수 있다. 이것은 바로 내장지방의 분해가 촉진되기 때문이다. 그러므로 이때 체중은 별로 준 것은 알 수 없으나 허리가 줄었다는 사실은 분명하게 알게 되는 것이다. 그러나 그대로 계속 반창고를 감고 있으면 서서히 지방쪽도 분해되기 때문에 체중도 서서히 감소되어 가는 것을 볼 수 있다. 이런것을 보면 이 반창고 다이어트는 순간적으로 내장지방에 자극을 주어 신체를 세이프 업하고 그 다음으로 이 상태를 신체 부위에 학습시켜서 피하지방을 줄이는 것이다. 뿐만 아니라 자연적으로 식사량도 줄이게 한다. 참으로 기적과 같은 일이라 할 수 있다. 이 다이어트는 단순히 몸만 날씬해지는 것이 아니라 체중도 함께 줄어들기 때문에 물찬 제비 같은 날씬한 몸이 될 수 있는 것이다.

복부의 살빼기 반창고 요법

중년기 이후의 남녀가 불룩하게 배가 튀어난 모습을 어디서나 종종 볼수가 있다. 특히 여성들은 출산을 하면 처녀시절의 몸매를 잃어버리게 되어 있다. 아랫배가 늘어지고 엉덩이가 쳐지며 허리가 굵어지는 현상은 누구나 피하기 어려운것만 같다. 이 출산으로 시작된 뱃살은 외관상 보기가 싫을뿐만 아니라 중년의 비만으로 이어져 가장 큰 골치거리라 할 수 있다. 이러한 불룩배는 남녀를 불문하고 뱃속까지 살찌는 내장형비만으로 이어져 당뇨병으로 가는 지름길이 되기도 한다.

상복부를 날씬하게 하는 방법

① 반창고는 양쪽 손가락의 중지(가운뎃손가락)에 모두 감는다. 손가락 끝쪽(위쪽)에서부터 손가락 뿌리쪽(아래쪽)으로 감아가야 한다. 먼저 중지의 약지쪽 측면에 반창고 끝을 단단히 붙인다 그리고 돌려 등을 통과하여 검지쪽으로 감아주어야만 한다.

② 조금씩 틈을 벌리면서 힘껏 2번을 감아준다. 제1관절을 손바닥쪽으로 통과한다.

③ 제1관절과 제2관절 사이의 중간마디는 사람에 따라서 길이의 차이가 있으므로 3~4번을 단단히 감는다. 그리고 제2관절을 손바닥쪽으로 지나가게 한다.

④ 제2관절을 지난 다음 다시 1번을 더 감는다. 마지막에는 검지쪽 측면 중앙에 감고 마무리한다.

하복부를 날씬하게 하는 방법

① 약지(넷째손가락)의 손톱이 나는 부분의 새끼손가락쪽 측면

에 반창고 끝을 단단히 붙인다. 그리고 손톱 아래에서 손가락등쪽을 지나서 중지쪽으로 향해서 간다.
② 조금씩 틈을 벌리면서 2번을 단단이 감고, 반드시 제1관절 부근까지 감아야만 한다. 그리고 손바닥쪽으로 제1관절을 통과한다.
③ 제1관절과 제2관절 사이인 중간마디를 자기 손가락 길이에 맞추어 3~4번 감는다. 그리고 제2관절을 손바닥쪽으로 지나가게 한다.
④ 제2관절을 통과한 다음은 다시 1번을 감는다. 그리고 중지쪽의 측면 중앙에서 감는 것을 끝맺도록 한다.

다리 살 빼기 반창고 요법

무처럼 쭉 뽑아올린 여성의 각선미. 이것은 남성이라면 누구나 동경 대상이 아닐 수 없을 것이다. 여성의 아름다움중에는 얼굴모습도 있겠으나 가는 허리와 가는 다리도 무시 할 수 없을 것이다. 그래서 그런지 젊은 남성들이 유행시켰다고 하는 웃긴 소리가 있는데 '무릎 미인'이라는 소리다. 이는 반월반(半月盤) 즉 무릎 슬개골에 지방이 별로 없어 늘씬한 여성의 다리를 지칭하는 말이다.

다리를 늘씬하게 만드는 반창고 요법

① 시작은 새끼손가락 손톱이 나는 위에서부터 붙이기 시작을 한다. 새끼손가락의 바깥쪽(약지와는 반대쪽)의 측면에 반창고의 끝을 붙여준다.
② 손톱 아래에서 손가락 등쪽으로 통과를 해서 약지쪽으로 향해 감는다. 결국 손가락 뿌리쪽으로 감는 모양새가 된다.
③ 조금씩 틈을 벌리면서 2번을 감는다. 제1관절을 손바닥쪽

으로 지나도록 한다.
④ 제1관절과 그리고 제2관절, 다시말하면 손가락 끝에서 두번째의 관절 사이를 2번반이나 아니면 3번 감는다. 그리고 약지쪽 측면 중앙에서 마무리를 한다. 이 중간 마디 길이에는 개인차가 있을수 있으므로 긴사람은 3회정도 감고, 짧은 사람은 2회정도 가아서도 무난하다.

허벅지와 히프살을 빼는 반창고 요법

여성의 미의 기준도 옛날과는 많이 달라졌다. 옛날은 맏며느리감의 미 기준은 수수하고도 복스러운 얼굴 모습에 히프가 넓적하고 펑퍼짐한 건강 모습을 아름다움으로 쳤다. 그러나 오늘날 여성의 허벅지나 히프가 굵고 크고 넓다고 해서 건강하거나 아름답다고 할 사람은 아무도 없을 것이다. 여성의 모습은 아무래도 군살없고, 허리도 가늘며, 엉덩이도 크지 않고, 허벅지 역시 일직선으로 쭉 빠진 몸매를 아름답다고 할 것이다.

그러므로 여성들 자신도 단지 단순한 건강형 모습보다는 자연스럽게 허리부위로부터 히프에 이르도록 이루는 유선형 멋스러움을 바라는것이 일반적이라 할 수 있다.

① 시작은 새끼손가락 제2관절, 즉 손가락 끝에서 두번째 관절의 손가락뿌리쪽 위치부터 시작한다. 바깥쪽의 측면(약지와는 반대) 중앙에 반창고 끝을 붙인다.
② 손가락 등쪽으로 통과하여 뿌리쪽으로 향해 가도록 한다.
③ 조금씩 틈사이를 벌리면서 한 번만을 감는다. 그리고 약지쪽의 측면 중앙에서 마무리 하도록 한다.

체중을 빼는 반창고 요법

여성들은 주로 임신과 출산을 통해 몸매의 급격한 변화를 가져오게 되고 이것이 원상복귀 되지 못했을때 비만이 되기 쉽다. 체중이 나간다고 하는 것은 또다른 질병의 원인이 된다. 즉 합병증을 유발할 수 있다는 것이다. 그러므로 하루 빨리 가벼운 몸매가 되도록 노력을 아끼지 말아야만 할 것이다.

① 반창고는 양손의 엄지와 중지에 감는다. 엄지는 손톱 끝에서 손가락뿌리쪽으로, 중지는 제2관절에서 손가락 끝 방향으로 감아간다.
② 먼저 엄지의 바깥쪽(검지와는 반대방향쪽) 측면에 반창고 끝을 단단히 붙인다. 손톱에는 반창고가 덥히지않게 손가락쪽을 통과하여 검지쪽을 향해서 감아간다.
③ 반창고로 한번 감고 검지쪽의 측면 중앙에서 끝을 맺는다.
④ 중지는 손가락 뿌리쪽에서 손가락쪽으로(아래에서 위로) 언제나 역방향으로 감는다. 시작은 제2관절 즉 손가락 끝에서 두번째에 해당되는 관절에서 약간 손가락 끝쪽으로 치우친 위치다.
⑤ 약지쪽의 측면 중앙에 반창고의 끝을 단단히 붙인다. 그리고 손가락 끝을 향하여 3번반에서 3번을 감도록 한다. 검지쪽의 측면 중앙에서 끝을 맺는다.
⑥ 제1관절과 제2관절 사이에 있는 중간마디의 길이는 개인의 차이가 있다. 긴 사람은 3번, 짧은 사람은 2번반을 감아도 상관이 없다.

※ 이 정도라면 반창고를 붙여서 감는 방법을 충분히 알았을 것으로 짐작이 간다. 그런데 이렇게 손가락에다 더덕더덕 반창고를 붙여

놓으면 외관상에 보기도 흉할뿐 아니라 활동에도 상당한 지장이 있을 것이다. 그래서 손가락에 감는 것말고 발가락에도 같이 감도록 한다. 가령 손가락 두개쯤 감았다면 발가락에 몇개를 감아도 좋을 것이다. 그렇게되면 효과는 훨씬 더 상승 할 수가 있을 것이다.

발가락 반창고 다이어트 요법

손가락에 반창고를 감으면 다이어트가 된다고 하였다. 그러나 비단 손가락에만 해당되는 것이 아니고 발가락에도 해당이 된다고 하면 놀랄 사람도 없지 않을 것이다. 즉 발가락에 감아도 똑같은 효과가 있다. 다만 발가락의 경우는 여성들이라면 스타킹을 신고 그 위에 구두를 신어야 하고, 스타킹 때문에 저절로 습기가 차기 일쑤다. 이런 점이 불편하다고 한다면 불편할 수가 있다. 그러나 집안에만 있고 외출을 자주하지 않는 사람이나, 여름철 맨발로 다닐때 감는 것은 무난하다고 할 수 있다. 손가락은 사람의 눈에 많이 띄어서 불편하기도 하지만 발가락은 감추어져 있는 곳이므로 시도해 볼만할 것이다. 이 발가락에 반창고를 감을때도 기본적으로는 손가락과 꼭 같다고 할수가 있겠는데 '살을 빼고 싶다'라고 하는 신체 부위에 따라 역시 감게된다.

그리고 같은 발가락 중에서도 뿌리쪽이 상반신에 해당이 되고, 발가락 끝쪽은 하반신에 해당되는데 이는 손가락과 대동소이 하다고 할 수 있다. 반창고를 감는 방법은 손의 경우와 같이하면 된다. 여기서도 기본적으로 손가락 반창고를 짜를 때와 마찬가지로 3등분을 해서 4mm 폭으로 만든 다음 감는 것이 원칙이다. 발가락은 손에 비해 짧기 때문에 잘 감지 못하는 사람은 3mm로 해도 상관은 없을 것이다. 감는 방법은 역시 발가락 끝에 뿌리쪽으로 향해 진행하여 감는다. 또한 반창고 끝을 발가락측면에 붙인 다음 감아내려 가는 것도 손가락과 마찬가지라 할 수 있다. 단지 손가락에서는 중지를 중심으로 해서 바깥쪽에서 안쪽방향으로 한 바퀴 감았으나 발의 경우는 엄지 발가락의 중심이 된다.
① 엄지발가락은 바깥쪽의 측면에서 감기 시작을 하고 발가락 등을 통과하여 검지 발가락쪽으로 감는다.
② 검지, 중지, 약지, 소지(새끼발가락)은 엄지와 반대쪽의 측면에서 감기 시작해서 발가락등을 거쳐 엄지발가락을 감아간다.

발의 경우는 기본적으로는 우선 엄지 발가락에 감고, 거기에 더하는 형식으로 다른 발가락에도 반창고를 감는 방법이 효과적이다. 그럼 여기서는 엄지발가락을 사용하여 발가락에 다이어트 반창고를 감는 연습을 해 보겠다.
① 발 역시 기름기가 묻어 있다면 잘 씻고 수건으로 닦은 다음 건조하게 말린다. 반창고를 4mm 폭으로 잘라서 준비해 둔다. 길이는 대략 30cm 정도가 적당할 것이다.
② 반창고의 끝을 엄지발가락의 바깥쪽 측면에 붙인다. 위치는 손과 똑같이 발톱이 나는 주변이다.
③ 그런 다음 발톱 아래를 통과하도록 감기 시작하고, 조금 틈을 벌려서 2번을 감은 다음 발가락 바닥쪽으로 제1관절을 지나가도록 한다.
④ 다시 또 2번반을 감고, 반대쪽의 측면 중앙에서 반창고의 폭을 확실하게 고정시키도록 한다. 여기서 남은 반창고는 자르거나 그대로 감아도 된다.

먼저 이 상태로 하루가 지나도 벗겨지지 않는다면 본격적으로 다이어트로 들어가기로 한다. 반창고를 감을때의 강도는 역시 혈액의 흐름을 느낄수 있게 중간 정도로 감는다.
발가락 쪽에 감을 때는 어느 정도 당겨서 강하게 감는다. 바닥쪽으로 감을 때는 조금 헐렁하게 감는 것이 좋을뿐만 아니라 감은 다음 한참 후에 발가락 끝을 만져 보아 만약에 차갑게 느껴진다면 반창고를 약간 느슨하게 한다. 이 다이어트를 하기 위해 반창고를 감아 두는 기간은 역시 3~4주 동안을 목표를 하여 감아 두도록 한다. 그리고 너무 조이거나 아니 느슨해지면 서둘러 교환해야만 한다. 또한 발은 손에 비해 습기가 대단히 많으므로 피부가 약해지기가 쉽다. 따라서 반창고를 교환할때 세게 벗기면 반드시 염증이 올 위험이 있으므로 잘 다루지 않으면 안될 것이다.

하복부 살빼는 발가락 반창고 다이어트
① 엄지 발가락에 반창고를 감는다. 감는 방법은 발톱이 나는 언저리에서 제1관절까지 2번감고 제1관절에서 뿌리쪽까지 2번반 감게 된다.
② 다음에 약지에도 반창고를 감는다. 새끼발가락 측면에 반창고 끝을 붙이고 발톱이 나는 언저리를 지나서 제1관절까지 2번을 감는다. 그리고 발가락 바닥쪽에서 제1관절을 지나 다시 2번반을 감고 중지쪽의 측면 중앙에 반창고를 고정한다.

허리 줄이는 발가락 반창고 다이어트
① 엄지발가락과 약지에 반창고를 감아둔다.
② 그리고 중지에도 반창고를 감는다. 약지쪽의 측면에 반창고 끝을 붙이고 발톱이 나는 언저리를 통과하여 제1관절까지 2번반을 감는다. 그리고 발가락쪽으로 제1관절을 지나 다시 2번반을 감고 검지발가락의 측면 중앙에서 반창고를 고정한다.

다리 전체를 날씬하게 하는 발가락 반창고 다이어트

① 엄지발가락에 반창고를 감는다. 감는 방법은 발톱이 나는 언저리에서 제1관절까지 2번감고, 제2관절에서 뿌리까지 1번반을 감는다.

② 새끼발가락에도 반창고를 감는다. 바깥쪽(약지와는 반대쪽)의 측면에 반창고 끝을 붙이고 발톱이 나는 언저리를 통과하여 제1관절을 통과하여 다시 2번반을 감고 약지쪽의 측면 중앙에서 확실하게 반창고를 고정시킨다.

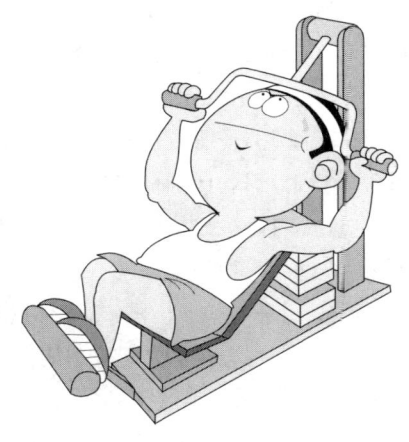

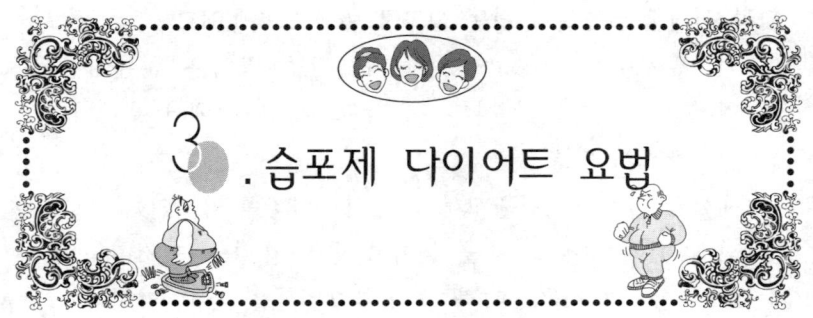

3. 습포제 다이어트 요법

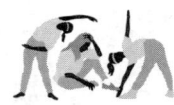
습포제(濕布劑)는 여러형이 있지만 쉽게 말하면 붙이는 것을 의미하는데 「밴드」나 「파스」 같은 것을 의미한다.

반창고는 단순히 접착만 하도록 되어 있지만 밴드는 비닐 접착제 안에 작은 소독된 가제가 붙어 있다. 얼핏 보기에는 하얀 가제만 조금 붙어있는 것으로 생각들 하지만 그 가제에는 바세린과 같은 약이 뿌려져 있어서 치료도 되고 세균도 막을 수 있다. 이것을 붙인다는 의미에서 도포(塗布)한다고 하는데 여하튼 비상 의료품으로 가정에서 많이 이용되고 있는 것만은 사실이다.

「파스」는 주로 신경통 같은 곳에 자주 붙이는 것으로 잘 알려져 있다. 이런 것을 습포제라고 하는데 붙이고 있는 동안 습한 느낌이 들며 여기에 칠해져 있는 여러 가지 약제가 환부의 통증을 가시고 상쾌한 기분을 느끼게 한다.

이런 밴드나 파스 역시 살을 빼는데 큰 효과가 있다. 즉 습포제도 살을 빼는 인체의 경혈점(침 놓는자리)에 붙이면 다이어트를 할 수 있는 것이다. 비만은 한방에서도 경혈에 적절한 침을 놓으면 살이 빠지는 것으로 되어 있다. 인체에 살(肉)과 가장 관련이 있는 부위는 신(腎)에 속한다. 왜냐면 신은 수분을 조절하는 것이므로 비만은 수분과 관련이 있는 곳이 아닌가? 이런 의미에서 이 경혈점에 습포제를 부착하면 침의 효력과 같은 효과가 발생하여 살을 뺄 수 있다.

경락을 자극기의 순화를 촉진한다. 그러므로 원활한 순환은 비만을 해소시킨다.

① 밴드, 파스 같은 습포제를 적당히 잘라서 경혈지점에 붙인다. 1일 1회 갈아 붙이면 된다. 오래 붙이면 알레르기 체질이 있는 사람은 부작용이 있을 수 있기 때문에 의사와 사전에 상담하여 지시에 따라 붙인다.

② 경혈점 : 가장 효과가 있는 곳은 전중(全中)혈과 수도(水道)혈이다. 그외에 소해, 내관, 혈해, 삼엄교, 외귀래, 관골, 풍지, 천추, 관골, 극천, 곡지, 합곡, 삼리 등에도 효과가 있다.

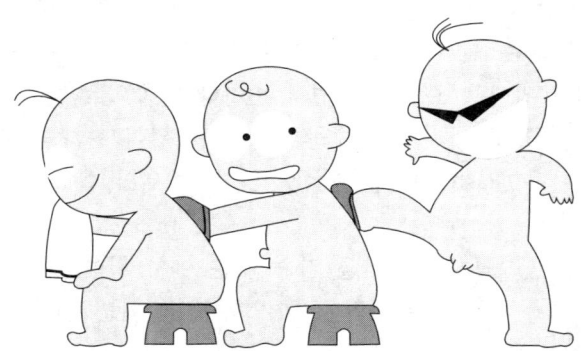

4. 링 다이어트 요법

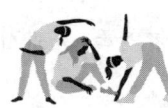

반창고 요법은 손바닥이나 발가락이 인체의 축소판으로 보고 여기에 반창고를 감아서 뚱뚱해진 살을 빼는 다이어트 방법이다.

다이어트를 위해 손가락에 반창고를 강하게 감으면 이 반창고의 압박 때문에 혈행순환(血行循環)이 순리대로 나가지 못하게 된다. 결국 이 반창고를 감아 두번 손톱쪽 마디는 시퍼렇게 충혈이 되고 또 감아놓은 반창고 역시 억누르는 역할을 하는 것이다. 이것이 다이어트를 하는 요법으로 에너지를 억제시키는 역할을 하는 것이다.

이 이시바시 데루미 씨의 반창고 요법이 한때는 우리나라 여성들 사이에서도 큰 인기를 얻은 것만은 확실하다. 여하튼 반창고를 사용해 밖에서 감아 안으로 돌리면서 손가락 안쪽으로 감아 올리는 것은 흡사 원을 그리는 것과 흡사하다. 그러한 원이 손가락 마디 이쪽 저쪽을 차단하면서 악박하는 것이 이 다이어트의 목적이자 방법인 것이다.

이렇게 둥그렇게 손가락을 감는 것은 마치 원형과 같으니 지금 우리가 반지를 끼듯이 손가락에 끼기만 하면 되는 것이 바로 이 '링 요법'이다. 결국 사용 방법은 반창고와 같고 단지 가락지라고 하는 매개체만 다르다고 할 수 있다. 그래서 가락지를 끼고 다니면 저절로 살이 빠진다는 말이 유행한 적도 있다.

　가락지(링)라면 금가락지도 있고 옥가락지도 있으며 은가락지도 있지 않는가? 다같은 효능이 있는지는 모르겠다. 그러나 이 가락지는 금이나 옥보다는 은가락지가 제일 좋다고 한다. 은가락지는 손가락에 끼워져 한상 피부와 마찰을 하는데도 부작용을 최소화하기 때문에 제일 좋다고 하는 것이다.

　링 요법은 바로 이것이다. 이치는 반창고 요법과 같으나 반창고보다는 외관상이나 아니면 행동상에서도 가락지가 휠씬 보기가 좋으므로 이 요법을 사용하는 것도 좋은 방법일 것이다.

　손가락이나 발가락에 반창고를 감아 불편을 느끼는 것보다는 오래 전부터 알고있는 가락지를 손가락에 끼움으로서 반창고 요법을 대신할 수 있다면 다행한 일이라 할 수 있다.

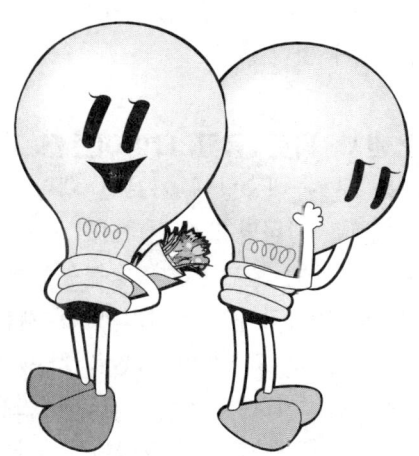

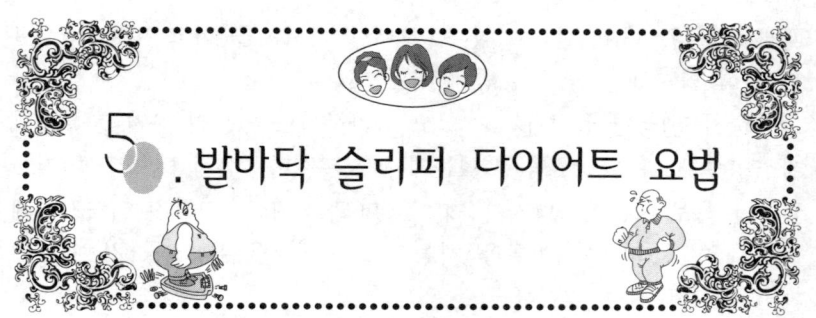

5. 발바닥 슬리퍼 다이어트 요법

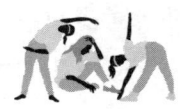
발바닥 슬리퍼 다이어트 역시 손바닥과 마찬가지로 인체를 소우주로 보면서 발바닥 전체에 이르는 기혈에 자극을 주어 기운을 원활하게 하면서 신체의 신진대사를 촉진시키는 것은 물론 다이어트의 효과를 기대하는 것이다.

발바닥에도 여러개의 경혈이 있다. 그 중 하나인 용천혈(涌泉穴)은 사람의 기운이 샘솟듯 솟아 오른다고 해서 오래전부터 용천혈을 자극해 피로 등을 풀어 왔다.

걸으면서 피로 풀고 다이어트를

목욕을 하고 대중탕에 가보면 냉탕 앞에 작은 돌자갈을 깔아 놓았는데 이것은 발바닥을 마찰하라고 깔아 놓은 것이다.

근래 신발 아래에 까는 깔판들은 울퉁불퉁하게 만들어 튀어나오게 해서 신발을 신으면 발바닥과 마찰하게 만든 제품들이 많이 나왔다. 걸음을 많이 걸을수록 더 오랫동안 마찰을 하여 피로는 사라지고 에너지가 넘쳐날 것이다. 이것이 발바닥 슬리퍼 요법인 것이다.

집에서도 부엌이나 현관 혹은 화장실에서 신는 신이 바로 울퉁불통 튀어나오게 하여 발바닥을 자극하고 마찰을 강하게 할 수 있게 만들어 놓았다. 이렇게 하면 신진대사가 활발히 움직여 살을 빼는데 큰 효과가 있다. 즉, 슬리퍼 다이어트 요법은 발바닥에 흩어져 있는 경혈을 자극시켜 더욱 건강한 체력을 유지시켜 날씬하게 몸매를 만드는 목적에서 생겨난 것이다. 슬리퍼 다이어트, 꾸준하게 실행하여 효과를 얻어야만 할 것이다.

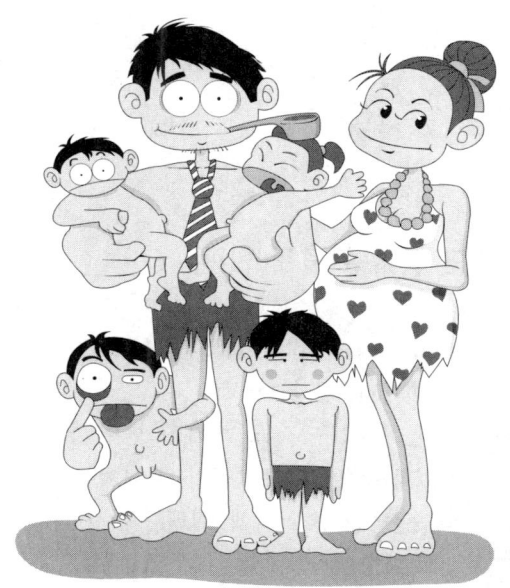

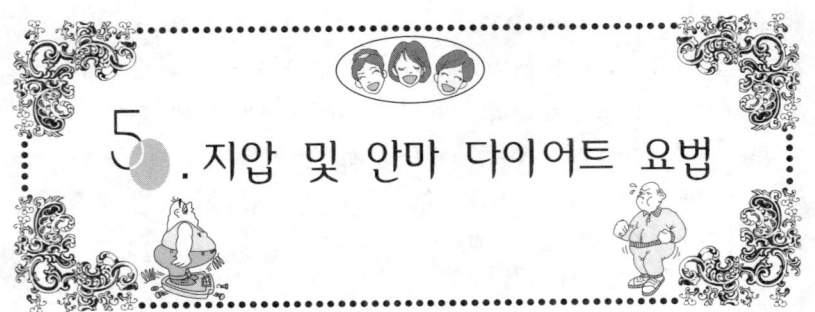

5. 지압 및 안마 다이어트 요법

　지압이나 안마는 기의 순환을 원활하게 하여 비만을 해소 시킬 수 있다. 중년이 넘어서게 되면 필요 이상으로 살이찌게 된다. 이는 호르몬의 바란스가 깨져 생기는 것으로 전경부의 4점목과 연수(延髓), 그리고 등쪽(背部)에서는 부신계통 및 부신에서 등줄기의 허리뼈에 닿는 곳까지 지압을 해야만 한다. 그리고 지방은 배에 가장 많이 있으므로 복부 부위를 동그라미를 그리듯 지압을 계속하면 배의 살이 빠지게 된다. 그리고 전신요법을 함께 하면 더욱 좋다고 할 수가 있다.(393쪽의 '4. 부위별 다이어트' 참조)

뚱뚱한 것을 다듬는 안마

　여성들 중에는 살이 많이 쪄서 고민하는 사람이 적지 않다. 그 고민거리의 포인트가 되고 있는 것은 젊은 여성들일 경우, 다리의 뚱뚱한 것과 히프가 크다는 것이 많고, 중년 여인의 경우에는 배(복부) 전체에 군살이 있는 것과 허리 주변이 뚱뚱한 것이 대부분이다. 그러므로 여기에서는 고민 거리의 중심이 되고 있는 국소부위의 살찐 부분을 다듬는 안마 기법에 대해서 이야기하고자 한다.
　살이 찐 것은 피하지방이 많이 뭉쳐져 있는 것으로 안마기법은 그것을 제거 시키는 목적으로 시술되는 것이다.

다리살 빼는 안마

뚱뚱한 다리를 알맞은 다리의 굵기로 살을 빼는 안마 기법은 다음과 같이 하면 된다. 왼쪽 하지부터 시작하는 것으로, 먼저 무릎을 세우고 앉은 다음 오른쪽 하지를 앞으로 뻗고 왼쪽 하지는 바짝 굽혀서 무릎을 세우고 발을 오른쪽 대퇴부 가까이 놓는다.

다음은 하퇴, 상퇴의 전측 외측을 좌우의 손바닥을 거꾸로 해서 손바닥 경찰의 순서로 안마기법으로 시술한다. 이 경찰의 소요시간은 3분~5분. 매일 취침하기 전에 1시간 가량 꼭하고 잔다.

히프 살 빼는 안마

히프가 너무 큰 것을 알맞게 다듬는 안마기법은 요를 펴서 깔고 엎드려 누운다. 다음은 크게 편 양손바닥을 각각 좌우의 대퇴 우측의 상부에 거꾸로 한 모양으로 하여 밀착시키고 윗쪽으로 향하여 밀어 올리듯이 하면서 수없이 원을 그리며 반복하여 손바닥 경찰을 한다. 이어 같은 방법으로 양 손바닥을 거꾸로 하면서 히프 전체에 손바닥으로 근을 붙들어 쥐고 서서히 문질러 마찰한 다음 다시 여러번 손바닥 경찰을 시술한다. 이것도 소요시간 3분~5분. 매일 1회 취침하기 전에 반드시 실행을 한다.

허리살 빼는 안마

허리 주위의 뚱뚱한 살을 빠지게 하는 안마기법으로 엎드려 누운 자세가 좋을 것이다. 먼저 손바닥 경찰을 다음의 세가지 경로로 나누어서 시술을 한다.

① 요추의 양쪽에서 옆구리에 걸쳐서 시술한다.
② 요추의 양측에서 선골부까지 시술한다.

③ 요추의 양측에서 장골의 상연을 따라 뒤편 아래쪽으로 향하여 시술한다.

방법은 손가락 끝을 아래쪽으로 향하게 하고, 좌우의 손가락을 각각 요추에 밀착시키고 강한 힘을 가해서 시술을 한다. 또한 허리 부위의 뚱뚱한 것을 다듬는 안마기법은 전술한 안마기법과 같은 방법으로 시술을 한다. 허리 부위의 안마기법 시술 소요시간은 5분.

복부(배)의 군살을 빼는 안마

복부의 군살을 제거하는 안마기법은 똑바로 누운 자세가 제일 좋다.

① 배꼽주위에 한쪽 손바닥으로 크게 동그라미를 그리듯이 손바닥 경찰을 시술한다.
② 배꼽의 윗쪽과 아래쪽에 각각 좌우의 손바닥을 옆으로 대고 그대로 동시에 좌우로 왕복시킨다.
③ 그러면서 손바닥 경찰을 시술한다. 이의 세가지 경찰을 매일 5분간씩 한다.

이것을 계속하면 복부의 군살을 제거시킬 뿐만 아니라 장의 작용을 왕성하게 하여서 변비를 예방하게 된다.

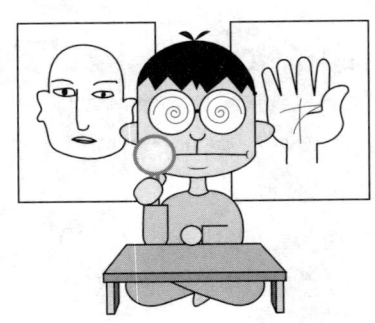

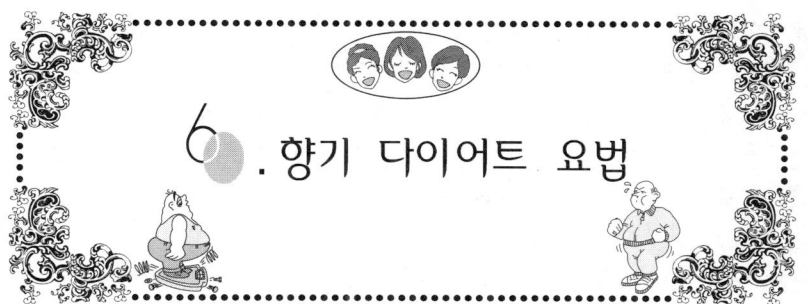

6. 향기 다이어트 요법

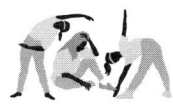

향기로 다이어트 할 수가 있다고 이야기하면 별의별 다이어트도 다 있다고 생각을 할 것이다.

화장실에서 꽃의 향기나 관엽식물의 향기를 맡고 있으면서 배변(排便)을 보고 있노라면 기분이 차분하게 가라 앉을 것이다. 신경이 상쾌해지거나 아니면 차분해지는 역할 이것이 '향기'가 하고 있는 일인 것이다. 대부분의 비만 환자들은 신경이 안정되어 있지 못하기 때문에 살이 찐 경우가 많다. 그래서 비만에 걸려 있거나 아니면 살이 찔 소질이 있는 사람은 아래의 다섯까지 영역에 필히 속한다.

① 잠이 잘 안온다.
② 숙면이 되지 않는다(잠을 설친다)
③ 언제나 초조하다(침착하지 않다)
④ 집중이 잘 되지 않는다.
⑤ 변비가 있다.

우리는 배가 고파도 잠이 잘 오지 않고 배가 너무 불러도 잠이 오지 않는 경험을 누구나 한두번 격어본 일이 있을 것이다. 변비가 있는 사람은 집중력이 없고 잠을 제대로 잘 수가 없는 것도 바로 이 신경이 날카로워져 있기 때문인 것이다. 그러므로 외부속의 자신이 아닌 내부속의 자신이 이러한 불안속에 사로잡혀 있다고 하는 사실은 바로 대사기능의 장애가 있다는 의미이므로 자연 식사조절이 어렵게 되어 있는 것이다. 여기서 향기로 다이어트 할수가 있다고 하는 결론이 나온 것은 바로 이 '향기로 신경을 안정시킨다'는 연유 때문인 것이다. 그러나 그렇다고 우리가 흔히 즐겨 뿌리는 향수와 같은 향기는 아니다. 문제는 내속에 들어 있는 자아가 즐기는 향기, 이 향기를 많이 흡수함으로서 신경을 안정시키고 잠을 푹 잘수 있게 해야 한다.

몸이 쉬고 있는 동안은 「또 하나의 나 자신」은 몸안에 축적된 노폐물을 없애는 작업을 열심히 해 줄것이다. 혈액, 뼈, 살을 새것으로 바꾸는 활동을 좀더 활발하게 전개할 것이다. 향기요법에서 가장 중요한 것은 무엇보다 내부 나 자신의 신경이 안정되어야한다는 것을 거듭 강조하고 싶다.

향기에는 좋은 향기와 나쁜 향기가 있다. 좋은 향기는 몸안에 들어와 상쾌하고도 즐거운 기분을 느끼게 하여 신경을 안정시켜주지만 나쁜 향기는 신경을 거슬러 초조하게 만들거나 혈압을 상승시키는 등 몸의 컨디션을 좋지 않게 만드는 것이 나쁜 향기인 것이다.

살을 빼기 위해서는 좋은 향기를 맡고 자라

냄새는 정신적인면 뿐만 아니라 우리들의 육체에 있어서도 여러 가지 영향을 나타낸다는 사실을 알게 되었다. 그래서 이번에는 구체적으로 살을 빼기 위해서는 어떤 냄새가 필요한가를 알아보도록 하겠다. 좋은 냄새는 호흡을 깊게 느리게 하는 작용이 있고, 나쁜냄새는 자신도 모르는 사이에 무의식적으로 호흡이 정지가 된다. 호흡은 다시 시작이 되지만 그 회복은 느리게 이루어진다. 이런 호흡 변화는 혈압의 변동을 수반하는데 좋은 냄새는 혈압이 내려가고 과도했던 긴장이 저절로 풀어진다. 그러므로 살을 빼기 위해서는 무엇보다 냄새가 좋은 것이어야 한다. 향수는 여러 종류의 것이 있어 그 값도 천차만별이라고 할 수 있으나 값이 비싸다고 결코 좋은 향수가 아니고 뇌의 신경에 어느 정도 좋은 영향을 미치는가에 따라 좋은 냄새, 나쁜 냄새로 결정이 되는 것이다. 필자가 여기서 이야기 하고자 하는 좋은 향기란 천연의 것으로 신경을 안정시키는 효과있어야 한다. 첫째 온화하고 향기로우며 상쾌해야만 한다. 이 향기를 맡음으로 인해서 신경을 안정시킬 뿐만 아니라 편안하게 깊이 잠들게 할 수가 있을 것이다.

향기를 무기삼아 살을 뺀다.

분명히 알아야만 할 것은 향수가 살을 직접 빼기 위한 것이 아니고, 신경에 작용해서 몸의 기능이 정상적으로 활동하도록 돕는다는 것이다. 즉, 향수만으로 살을 뺄 수 있다고 하는 말을 전적으로 믿어서는 않된다. 그러나 좋은 향수를 사용한다라고 하면 신경이 안정되어 다이어트는 물론 그외의 다른 질병에도 효과가 작용한다는 사실을 설명할 수가 있다. 그렇다면 어떻게 사용을 해야만 좋은 효과를 얻을 수 있는지를 5개의 전략으로 나누어 생각해 보게된다.

① 향수는 밤에 사용한다.
② 향수는 자기 자신을 위해 사용한다.
③ 몸에 좋지않는 냄새를 없앤다.
④ 좋은 향기가 나는 화장품을 사용한다.
⑤ 향기 카드를 응용한다.

첫째, 하루중 어느때 가장 효과적일까? 이는 주로 밤에 자기전에 사용을 하면 가장 효과적일 것이다.
잠이 잘 들게하기 위해서는 신경을 흥분시키지 말아야하며 지나친 만복 혹은 공복도 좋지 않다. 잠자리에 들기위해 향수를 뿌린후 TV

를 그대로 켜 놓거나 음악을 듣거나 아니면 친구와 길게 전화 통화를 하는 것은 안정에 방해가 됨으로 삼가하는 것이 좋다. 이는 사람이 잠에들면 곧 성장 호르몬이 대량으로 분비되고 특히 사춘기의 경우 성장 호르몬이 1시간이 지나 최고에 다다른다고 하는 의학적 견해가 있으므로 향기를 대신하는 향수는 밤에 사용하는 것이 가장 이상적이라고 할수가 있다.

둘째, 향수는 자기 자신을 위해 사용한다. 향수를 뿌리면 가장 그 향기를 느낄수 있는 사람은 자기 자신인 것이다. 대게 사람들은 자신에게 뿌리기는 하나 남에게 좋은 느낌임을 주기에 뿌리는 것이 사실이다. 그러나 다이어트를 위해서는 자신을 위해 사용한다는 관념을 떨쳐버려서는 안된다는 것이다.

셋째, 몸 주변에 좋지않고 탁한 냄새를 없애기 위해 사용해야만 한다는 것이다. 그래서 직장이나 집에서 가능한 좋지 않는 냄새는 맞지 않도록 해야만 한다. 즉 주부의 경우 주방에서 조리를 할때 기름같은 것을 사용하여 각종 음식을 만들때가 있다. 좋은 기름 같으면 몰라도 역겨운 냄새를 맡을 때는 골치가 아플수도 있다. 가정에 가스 냄새도 이와 유사하다고 할 수 있다. 이런점에 관심을 같고 되도록 좋지 않은 냄새는 맡지 않는 노력을 해야만 한다.

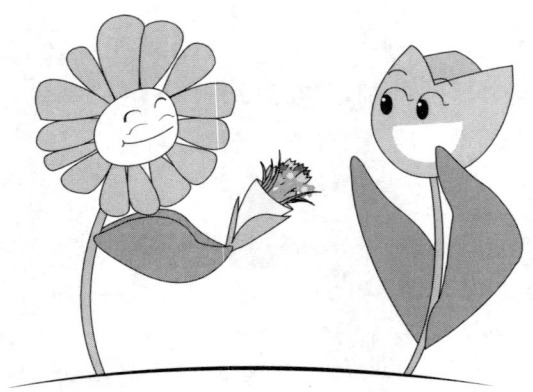

넷째, 좋은 향기가 나는 화장품을 사용해야 한다. 가령 친구에게 선물로 받은 향수가 냄새에 있어서 자신에게 맞지 않다면 신경을 혼란스럽게 하거나 자극이 되어 안정에 도움이 되지 아니할 것이다. 그러므로 향수 이것을 필히 자신이 좋다고 하는 기분을 느끼는 그런 것을 사용해야만 할 것이다.

다섯째, 향기카드라는 것을 만들어 사용하는 것도 좋은 방법의 하나라고 할 수 잇다. 가령 향기의 성분과 같은 엷은 명함 2장을 붙여놓은 요지에 향기를 배어들게 하는 것이다. 카드는 한가운데 접은 것이어서 정기권 케이스나 수첩 등에 간편하게 끼워둘 수 있다. 이것을 수시로 꺼내여 향을 맡는 것이다. 이렇게 하면 몸에 뿌리지 않아도 언제나 수첩을 열기만 하면 좋은 향기를 맡을수가 있다.

이 향기카드는 여러 종류로 이용될 수가 있다. 잠을 자기전에 베개 밑에 끼워 잔다. 책속에 끼워 책을 펼때마다 이 향수의 냄새를 맡도록한다. 그리고 화장대 가까이 두어서 언제나 좋은 향기를 맡도록 한다. 자동차를 운전할 때도 양복 윗주머니에 꽂아두어 향기를 어느 때고 수시로 맡도록 한다. 공부를 할때 도 책상 위에 놓고 한다. 거실 테이블위에 둔다. 이렇게 향기카드는 용도가 다양하다. 이러한 것은 모두 신경의 안정관계에 도움이 되어 건강은 물론 저절로 살이 빠지는데에 있어서 큰 도움이 된다고 할 수 있다.

좋은 향기로 신경을 안정되게 노력하자.

향기의 작용으로 불면증, 초조감 등은 물론 변비가 사라질 수 있음을 알았다. 그러한 이유는 향기가 몸의 내부에 주는 영향력이 크고 무엇보다 신경에 좋은 영향을 주기 때문이라 할 수 있다. 이러한 증명은 일상에서도 얼마든지 체험할 수가 있다. 내가 좋아하는 음식의 냄새를 맡을 때 갑자기 배가 고프고 입에 군침이 생겨나는 것은 후각을 통한 신경의 작용임을 누구나 다 알고 있는 일이다.

근래 필자가 자주 가는 곳은 인천의 모 콤퓨레샤 대리점이다.

아랫층은 넓은 홀을 만들어 여기에 각종 부속품과 기구들을 두고 고장난 기계를 실어와 펼쳐놓고 기름헝겊으로 딱고 부속을 갈아끼고 도색을 새로하여 새 기계를 만들어 파는데 이곳에 가보면 언제나 역겨운 냄새를 금하기 어렵다. 더구나 헌 기계를 페인트로 도색할때는 이층에 있는 사무실은 문을 다 닫아야만 했다. 그러나 이것도 직업상 맡지 않을 수 없어서 2층에서 사무를 보는 직원들의 고통은 이루 말할 수 없었다.

이 공장의 사장 부인인 이부장은 40대 후반의 미모의 여성인데 그 얼굴에 기미가 끼어 있는 것을 볼 수 있었다. 그래서 필자만 만나면 언제나 「기미」 타령만 하고 있어서 변비가 있느냐고 물었더니 그렇다는 대답을 하는 것이었다. 그래서 필자는 이부장의 책상 옆에 향기나는 꽃 화분을 가져다 놓고난 후 이 좁은 사무실 안은 향기로 가득찼다. 이부장은 이렇게 꽃화분을 가까이 책상 위에 두면서 변비가 없어졌다는 실토를 했다. 과연 기미도 없어지고 살도 빠져서 훨씬 날씬한 몸매가 되었다.

이는 분명 향기 때문이라고 할 수 있을 것이다. 그녀가 변비에 걸린 것은 바로 이 냄새의 영향 때문이라 할 수 있다. 왜냐하면 싫은 냄새를 맡으면 신경이나 감정이 불안해지고 그 긴장으로 인해 장이 수축되어 변비를 유발하는 원인이 되었던 것이다. 여기에 책상 위의

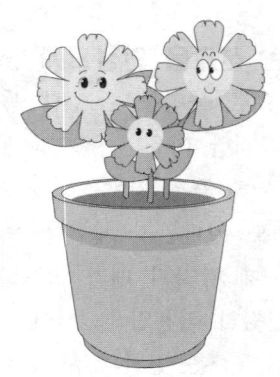

꽃 향기는 신경에 유익한 안정된 향기를 공급하여 신경을 확실히 개선하게 된 것이다.
 살을 빼고 싶다. 이 책을 읽는 독자 여러분의 귀결은 바로 이것일 것이다. 그러나 그저 단지 "살을 빼고 싶다"라는 것만으로는 목적 달성을 하기는 어려울 것이다. 그동안 숱한 방법으로 다 동원해보았으나 그 목적을 달성하기가 어려웠기 때문이다.
 '헛된 노력은 인생에 있어서 시간의 낭비'라는 사실은 누구도 다 아는 일이기 때문이다. 그렇기 때문에 다이어트란 과연 무엇이고 무엇때문에 살을 빼야 하는가 하는 목적부터 분명하게 하지 않으면 않된다. 즉 다이어트란 단순히 살을 빼려는 것이 아니라 자신의 장래를 위해 건강하려고 살을 뺀다라고 하는 관념을 확실히 갖어야 한다.
 여기서 육체와 함께 정신(마음)을 건전하게 만드는 것이 이 다이어트의 목적이기 때문이다. 이 향기 다이어트 요법은 '향기와 신경이' 어떻게 결합을 하는가에 달려 있는 것이다. 그러므로 마구 먹기식 거식증이나 아니면 비만, 성인병, 아토피성 피부염, 불면증, 변비, 불안 등이 해소 될 수 있는 것은 바로 살을 빼어서 되는 것이 아니고 건강을 회복시키기 위한 노력임을 다시한번 느껴야만 할 것이다.

1) 거식증(巨食症)

 물론 자신의 결심도 중요한 것은 사실이겠으나 이미 자제력을 잃어버린 거식증에 있어서는 옆에서 먹고 싶어하는 생각을 제어하게 해주는 것이 바로 이 향기요법이다. 내부 또 하나의 자아에서 요구하는 마구먹기를 이 향기요법으로 신경을 차단하여 진정시키는 것이다. 과도한 칼로리 공급은 확실한 질병이라 할 수 있다.

2) 꽃 가루 알레르기증

 계절에 따라 꽃가루가 날릴때면 꽃가루 알레르기를 견디다 못해 병원을 찾는 이가 많다. 그래서 꽃가루 알레르기라는 말이 생겼을 것이다. 하루 1통 이상의 휴지를 사용할 정도로 코를 풀고, 눈이 충혈되며, 눈알을 비비기도 한다. 이런 것은 꽃가루 알레르기가 원인이라고 하게 되는데 이 꽃에 붙은 농약도 함께 들어 마실수가 있기 때문에 이런 증세를 이르키는 것이다 이럴때 향기 요법으로 막을 수 있다.

3) 변비(便秘)

변비의 원인은 여러 가지 있으나 그중 싫어하는 냄새를 장기간 맡고 있을때도 변비 증세를 일으키게 된다. 이때 향기요법을 이용하여 변비를 고칠 수 있고, 살도 자연적으로 뺄 수 있다.

4) 무생리(無生理)

무생리가 발생하는 것은 대부분 호르몬 이상에서 온다고 보고 있다. 호르몬은 자기의 몸 안에서 "또 하나의 자기 자신"이 필요한 양만을 만드는데, 주사나 화장품에 들어 있는 호르몬제(피부부터 침투함)를 오랫동안 계속 투여하면 호르몬을 만들 수 없게 되어 무생리 현상을 만들 수 있다. 이때 향기요법으로 치료하면 깨끗이 낳을 수 있다.

5) 아토피성 피부

아토피성 피부증의 환자도 향기요법으로 신경을 안정시켜 효과를 얻을 수 있다. 초등학교 시절부터 심하게 앓았던 이 아도피성 피부병을 향기요법으로 완전히 낳은 것이다.

6) 초조함

식욕 중추가 정상적으로 활동하지 않으면 식욕도 떨어지고 초조함도 자연 높아지게 되는데, 몸에 필요한 에너지원을 제대로 보급해 준다고 하면 "또 하나의 자기자신이" 활발하게 활동하게 되어 대사기능을 회복시킨다. 좋은 향기의 뒷바침은 기분을 전환시켜 이 초조함을 가시게 한다.

7) 긴장(緊張)

현대 생활의 생존 경쟁에서 긴장(스트레스)이라 하는 것은 피할 수 없는 숙제중 하나이다. 그런데 향기 다이어트의 최고 목표는 일생동안 자신을 건강하게 지키는 것이라고 할 수 있다. 이 긴장을 완화하고 건강한 체력을 유지하려 한다면 우선 사물을 두고 생각하는 방식을 올바르게 대해야만 한다. 한마디로 긍정적 사고방식이라 할 수 있다. 기분이 안정되고 평화로운 마음가짐을 갖고 있는 사람은 무엇보다 건강하다. 그러나 긍정적이 아닌 부정적으로 대할 때 긴장은 피할 수 없는 것이다. 무엇보다 심신의 안정에는 이 향기요법이 가장 훌륭한 치료제라 할 수 있다.

나쁜 향기를 추방하는 것, 이것이 건강의 지름길이요 다이어트의 지름길이라 할 수 있다. 건강의 천적은 바로 나쁜 향기에 있는 것이다. 매연으로부터 시작하여 각종 유해로운 농약 냄새까지 현대화 사회는 한마디로 향기의 수난시대라고 할 수 있다. 그러므로 오늘날 닥친 각종 무서운 질병은 우리를 구속하고 있고 불건강을 만들고 있다고 할 수 있다. 이 건강을 회복하기 위해서도 좋은 향기는 반드시 필요로 하다. 비만도 일종의 불건강이므로 좋은 향기를 필요로 하는 것은 두말 할 여지가 없다. 좋은 향기와 더불어 적당한 식사요법을 취한다면 다이어트에 큰 효과가 있다고 할 수 있다.

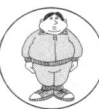

부록

1. 운동과 지도
2. 휴양과 지도
3. 처방 열량에 따른 식품군 단위
4. 식품중 콜레스테롤 함량

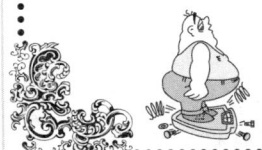
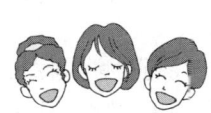
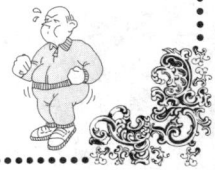

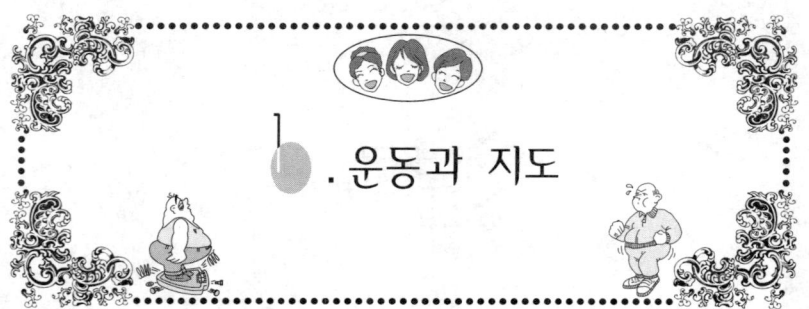

1. 운동과 지도

1) 운동의 생리학적 효과

① 심장, 폐, 혈관관계, 근육 등 넓은 범위에서 산소 이용률이 높아진다.
② 폐의 폐활량이 높아진다.
③ 질병 예방 효과로서 비만의 예방 및 개선, 당뇨병의 예방, 체질의 개선, 혈압의 정상화 등 여러가지 많은 효과가 있다.
④ 교감신경의 긴장완화와 기분전환에 의한 정신적 스트레스 해소에 효과가 있다.

2) 유산소운동 및 무산소운동

① 유산소운동 : 걷기운동 등 장시간 계속되는 운동은 산소를 공급하기 위해 당질을 연소 시켜서 에너지를 산출하기 때문에 유산소운동이라고 한다.

② 무산소운동 : 100m 경주 등 단시간에 끝나는 운동은 필요한 에너지를 산출하기 위해 산소를 필요로 하지 않기 때문에 무산소운동이라고 한다.

3) 유산소운동과 효과

① 몸의 최대 산소 섭취량이 증대되어 심장, 폐 등의 순환기계통의 지구력을 높이는 효과가 있다.
② 지방을 연소시켜 에너지원으로 삼으므로 비만의 예방 및 치료에 효과가 있다.
③ 비만 위험인자인 심장병, 고혈압 등의 예방에 효과가 있다.
④ 혈압을 정상 수준으로 조절한다.
⑤ HDL 콜레스테롤을 증가시켜 혈청지질의 개선을 촉진 시킨다. 이상과 같은 효과를 통하여 동맥경화의 진행을 지연시키는 효과가 기대된다.

4) 운동선택 방법

건강을 목적으로 하는 운동지도에 있어서는 운동종목의 내용에 따라 적합 혹은 부적합한 것이 있음을 고려해서 필히 지도받을 필요가 있다. 운동종목을 선택함에 있어서 유의할 점을 들면 다음과 같다.
① 몸체의 이동이 있는 정신적일 것.
② 너무 심한 운동이 아니고, 1회 30분 이상 지속할 수 있는 것.
③ 혼자서 언제 어디서나 할 수 있는 운동이어야 한다.
④ 운동중 다소나마 즐거움을 안겨주어야만 한다.
⑤ 1주간 최소한 2회는 실행할 수가 있는 운동이라야 한다.

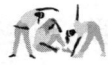# 5) 운동시 반드시 주의해야 할 일

① 지나친 운동은 건강을 해칠 위험이 있으므로 주의할 필요가 있다. 그러므로 운동의 강도가 강하면 강할수록 좋은 것이 아니고, 운동시간이 길다고해서 결코 좋은 것은 아니라고 할 수 있다. 몸에 무리가 없고 부담이 없어야만 한다.
② 질병이 있는 사람, 성인병의 요소를 갖고 있는 사람 및 일상의 생활 강도가 특히 낮은 사람이 건강을 위해 운동을 할 경우에는 반드시 의사의 지시를 따르는 것이 좋다고 할 수 있다.

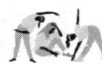# 6) 건강을 위한 운동소요량

건강을 유지하기 위해 필요한 운동으로 설정한 최대산소섭취량의 목표치를 획득, 유지하기 위한 운동량으로서 연령대별로 운동강도를 최대산소섭취량의 50%로 하였을 때 1주간당의 운동시간계로 나타내고 있다.

연령단계	20대	30대	40대	50대	60대
일주간 운동시간의 합계 (목표심박수)	180분 (130)	170분 (125)	160분 (120)	150분 (115)	140분 (110)

※ 목표심박수는 안정시 심박수가 대략 70박/분이고, 평균적인 사람이 50% 강도운동을 할 때 심박수를 나타낸 것이다.
※ 주의점
　① 신체가 유산소운동으로 반응하기 위해서는 최소한 10분 이상 연속적 운동을 한다.
　② 1일 운동시간 합계는 20분 이상인 것이 바람직하다.
　③ 운동빈도는 원천적으로 걸르지 말고 매일하는 것이 좋다.

7) 생활활동별 1일 운동량의 목표

생활활동 정도가 가벼운 사람이나 중간정도 활동을 하는 사람들은 사회 경제적 발달에 따라 에너지 소비량이 감소하는 경향을 나타내고 있다고 할 수 있다. 따라서 이들을 위해 에너지 소비량을 높인다고 하는 관점에서 1일 운동량을 목표량으로 제시를 한다. 1일 직종별 운동량 목표는 운동스포츠에 한정을 하지 않고 일상 생활 활동의 내용을 변화시켜 에너지 소비량을 높이는 것을 목표로 하고 있다. 그리고 1회에 실시하는 운동량을 소비에너지에 계산하여 운동을 처방함으로서 체력이 약한 사람, 비만자, 당뇨병 환자에 이르도록 이같은 방법을 사용할 수 있다.

다이어트를 성공후 유지할 점

(1) 계속 체격을 그대로 유지하기 위해
　① 때때로 당신에게 문제가 되는 부분을 평가해 보아야만 한다.
　② 기록을 계속 유지 시킨다.
　③ 식사에 관련되는 것에는 집중을 하고 식단을 다시 읽는다.
　④ 새롭게 설계 제안한 전략을 시행한다.
　⑤ 주위 환경의 지원을 계속 유지한다.
　⑥ 표준체중의 안정을 위해 준비를 한다. 안정된 체중감량과 프로그램을 계속 지속 시킨다.
　⑦ 때때로 문제를 추측하고 대처하는 방법을 예상한다.
　⑧ 이상체중에 도달했을 때 체중유지 칼로리 수준에 도달할 때까지 점차 매주 200칼로리를 더해준다.

(2) 유지
　① 일단 체중을 알아야만 한다. 체중은 자주(적어도 주마다 1

회 이상) 기록을 한다.
② 주기적으로 음식기록을 지속한다.
③ 당신의 이상체중과 그것에 관련한 보상을 즐긴다.
④ 좋은 식사습관을 유지시켜야만 한다. 살찐 사람처럼 먹지 않는 것이 좋다. 행복을 위해 먹는 법을 항상 알아둔다.
⑤ 오래되고 낡은 옷을 버리고 기분좋은 옷을 산다. 헌옷 사이즈를 다시 입게되도록 자신을 방치하지 않고 늘 계속해 노력을 해야만 한다.
⑥ 1.5kg을 체중 증가 한계선으로 정한다. 당신은 이 한계선을 초과해서는 안된다. 건전한 식사 회복 습관을 살리기 위해 지금 곧 시작을 해야만 한다.
⑦ 습관 교정이 필요하다고 생각하면 이 체중감량보다는 체중유지를 결심해야만 한다.
⑧ 이상체중에 도달했을 때 항상 체중관리에 관심을 갖는다.
⑨ 행동을 매일 개선하기 위해서 계속적인 활동을 한다.
⑩ 자신에 대해서 주의를 기울여야만 한다.

직종별 1일 운동량 목표

직 종	운동에 의한 에너지소비량 목표(Kcal 일)	
	남	여
1. 가벼운 활동 일반사무원, 수위	200~300	100~200
2. 중간정도 활동 운전수, 제단사, 제조업, 판매업	100~200	100 정도
3. 심한 활동 광산업, 건설업		
4. 격심한 활동 운동선수		

에너지 소비량을 증가시키는 예(30대 직장 남성)

▶성별: 남자 ▶연령: 30~39세
▶체중: 67 kg 정도 ▶신장: 170 cm 정도
▶생활 강도: 가벼운 활동 ▶1일 운동량 목표: 200~300 kcal

구체적 예	증가에너지량
1. 아침에 10분 빨리 기상하고 체조를 10분 정도 한다.	약 31 kcal
2. 아침에 10분 빨리 기상하고 조깅을 보통 속도로 10분 정도 한다.	약 116 kcal
3. 집에서 전철역까지 급한 걸음으로 15분 정도 걸리며 버스 타는 대신에 걷는다.	약 57 kcal
4. 출근전 10분 동안 차를 점검한다.	약 31 kcal
5. 집에서 회사까지 승용차로 30분 정도 운전해 출근한다.	약 30 kcal
6. 직장에서 하루에 여러차례 엘리베이터를 이용하고 20분 정도 계단을 이용해 걷는다. (10분 오르고 내리기)	약 32 kcal
7. 점심시간에 식후 20분 정도 테니스를 한다.	약 120 kcal
8. 점심시간에 식후 20분 정도 수영을 한다.	약 120 kcal
9. 점심시간에 식후 20분 정도 탁구를 친다.	약 176 kcal
10. 퇴근후 20분 정도 노래를 부른다.	약 98 kcal

30대 직장 남성 에너지 증가량 계산

예 1 1 + 3 + 7 = 약 208 kcal
(아침체조 10분 + 걷기 15분 + 테니스 20분)

예 2 1 + 3 + 9 = 약 186 kcal
(아침체조 10분 + 걷기 15분 + 수영 20분)

예 3 1 + 8 = 약 207 kcal
(아침체조 10분 + 수영 20분)

예 4 2 + 7 + 10 = 약 254 kcal
(아침조깅 10분 + 테니스 20분 + 노래부르기 20분)

예 5 2 + 9 + 10 = 약 232 kcal
(아침조깅 10분 + 탁구 20분 + 노래부르기 10분)

예 6 6 + 8 = 약 208 kcal
(계단 20분 걷기 + 수영 20분)

예 7 3 + 7 + 10 = 약 195 kcal
(걷기 15분 + 테니스 20분 + 노래부르기 20분)

예 8 3 + 8 + 10 = 약 251 kcal
(걷기 15분 + 수영 20분 + 노래부르기 20분)

예 9 4 + 5 + 8 = 약 267 kcal
(차점검 10분 + 운전 30분 + 수영 20분)

예 10 5 + 8 = 약 236 kcal
(운전 30분 + 수영 20분)

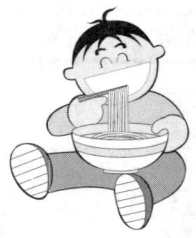

에너지 소비량을 증가시키는 예(20대 직장 여성)

▶성별: 여자　　　　▶연령: 20~29세
▶체중: 53kg 정도　　▶신장: 155cm 정도
▶생활 강도: 가벼운 활동　▶1일 운동량 목표: 100~200kcal

구체적 예	증가에너지량
1. 아침에 10분 빨리 기상하고 체조를 10분 정도한다.	약 24 kcal
2. 몸치장을 10분 정도한다.	약 13 kcal
3. 집에서 전철역까지 빠른 걸음으로 10분 정도 걷는다.	약 30 kcal
4. 직장에서 엘리베이터 대신에 20분 정도 계단을 이용한다.	약 25 kcal
5. 점심시간에 식사후 20분 정도 테니스한다.	약 47 kcal
6. 점심시간에 식사후 20분 정도 수영을 한다.	약 70 kcal
7. 점심시간에 식사후 20분 정도 탁구를 한다.	약 39 kcal
8. 퇴근후 30분 정도 뜨개질을 한다.	약 18 kcal
9. 퇴근후 30분 정도 노래를 부른다.	약 21 kcal
10. 퇴근후 20분 정도 피아노를 친다.	약 30 kcal

20대 직장 여성 에너지 증가량 계산

예1 1 + 2 + 6 = 약 107 kcal
    (아침체조 10분 + 몸치장 15분 + 수영 20분)

예2 1 + 3 + 5 = 약 101 kcal
    (아침체조 10분 + 걷기 10분 + 테니스 20분)

예3 1 + 6 × 2 = 약 154 kcal
    (아침체조 10분 + 수영 40분)

예4 2 + 4 + 6 = 약 210 kcal
    (몸치장 10분 + 계단 20분 걷기 + 수영 20분)

예5 2 + 5 + 10 × 2 = 약 120 kcal
    (몸치장 10분 + 테니스 20분 + 피아노 40분)

예6 3 + 6 = 약 100 kcal
    (걷기 10분 + 수영 20분)

예7 3 × 3 + 7 × 2 = 약 168 kcal
    (걷기 30분 + 탁구 40분)

예8 4 + 7 + 10 = 약 94 kcal
    (계단 20분 걷기 + 탁구 20분 + 피아노 30분)

예9 4 + 5 + 9 = 약 93 kcal
    (계단 20분 걷기 + 테니스 20분 + 노래 30분)

예10 7 × 3 = 약 117 kcal
    (탁구 60분)

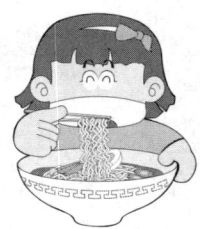

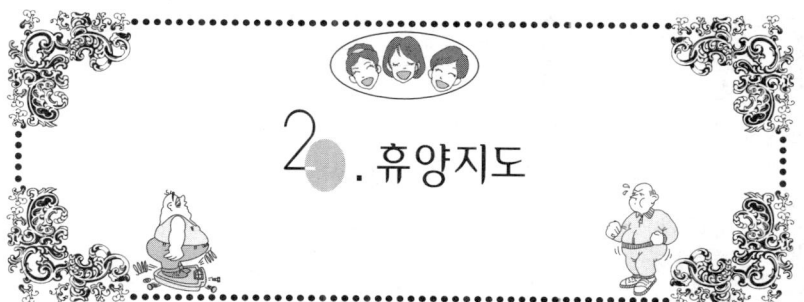

2. 휴양지도

1) 휴양의 의의

휴양이란 신체 혹은 마음을 편안한 상태로 유지하는 것을 말한다. 휴양의 목적은

① 매일의 일이나 생활활동에 따른 피로를 회복시킨다.
② 일상의 일과 생활활동에 적극적으로 임할 수 있는 기력과 활력을 충전 시킨다.

신체는 1일을 단위로 생리적 리듬에 의해 움직이고 있지만 두뇌피로, 육체노동의 구분 없이 적당한 휴식을 필요로 한다. 그리고 피로의 회복, 스트레스의 해소, 성인병 예방, 건강증진 등의 관점에서도 합리적인 휴양을 가질 필요가 있다.

2) 피로와 휴양

일반적으로 신체적 피로와 정신적 피로로 구분할 수 있다. 그리고 중요한 것은 피로를 회복시키는 방법이 각각 다르다는 점이다.
① 신체적 피로의 회복 방법 : 충분한 휴식을 취하거나 잠을 잔다.
② 정신적 피로의 회복 방법 : 신체를 쉬게 하는 것만으로는 회복하기 어렵고 오히려 스포츠를 한다든지 적극적으로 신체를 움직이는 방법과 취미에 몰두해 기분전환하는 방법이 효과적이다.

그리고 신체적인 피로에 비해 정신적인 피로는 축적되기 쉬우므로 그날의 피로는 그날로 회복시키기 위한 행동계획을 일상생활 중에 실행하는 것이 필요하다.

3) 피로회복과 휴양방법

(1) 휴양의 방법
피로회복을 위해 적절한 휴식이 필요하지만 휴양방법에는 일상생활을 중지하고 신체를 쉬게해서 피로를 회복하는 소극적인 휴양법과 일상의 일과 전혀 다른 행동을 한다든지 신체의 부분을 움직임으로 해서 피로회복을 도모하는 적극적인 휴양법이 있다.

① 소극적 휴양법 : 수면, 목욕, 독서, TV 시청 등 신체를 쉬게 함으로서 피로회복을 돕는다.
② 적극적 휴양법 : 각종 스포츠, 원예 등을 통하여 보통 사용하지 않는 근육을 움직인다든지 기분 전환 등으로 피로회복을 돕는다.

(2) 주요한 휴양법과 요점
① 수면
　수면은 가장 자연스러운 형태로 이루어지는 휴양이다. 근육의 피로는 단지 옆으로 누워 휴양하고 있는 것만으로도 회복되지만 뇌의 피로는 자지 않으면 회복되지 않는다. 결국 수면이란 마음이 요구하는 '뇌의 휴식'이라 말할 수 있다. 일반적으로 성인의 경우 수면시간은 8시간을 표준으로 하고 있다. 그러나 수면은 그 사람의 생활습관이나 생활스타일 혹은 체질, 건강상태 등의 차이에 따라 달라지므로 그다지 8시간에 얽매일 필요는 없다. 그러므로 푹 자고 상쾌한 기분으로 눈을 뜨는 것이 이상적인 수면방법이다.
② 목욕
　전신을 뜨거운 물에 담그는 목욕은 혈액순환을 좋게 함과 동시에 심리적 긴장을 풀어줘 전신을 편하게 해주기 때문에 휴양법의 하나로서 대단히 효과적이라고 말할 수 있다. 42°C 이상의 뜨거운 탕은 교감신경이 긴장해 신진대사가 높아져 육체 피로의 회복에 효과가 있다.
③ 운동과 스포츠
　현대사회의 일은 자동화의 영향으로 신체적인 피로보다는 정신적인 긴장이나 스트레스에 따른 피로가 크고 축적되기 쉽다. 이와 같은 상태일 때는 휴일에 잠을 자도 피로가 풀리지 않는다. 오히려 바깥에 나가 가벼운 운동이나 스포츠를 즐기는 등 적극적으로 신체를 움직이는 편이 적당히 교감신경을 높여주고 스트레스를 발산시켜주어 피로회복에 큰 도움이 된다.

④ 취미

취미란 '사람이 즐길 수 있는 일'이며 누구나 한 가지 이상의 어떤 취미를 갖고 있는 것이 보통이다. 취미는 그 사람이 좋아하는 것이므로 취미에 빠져 있는 시간은 시간가는 줄 모르고 골치거리 등을 잊을 수 있어 여유있는 마음을 갖게 해 줄 수가 있다. 또한 취미를 함께하는 사람과 사귀는 일도 일상생활의 인간관계와는 달리 정신건강상 좋은 관계를 가질 수 있다는 점에서 뛰어난 휴양법의 하나라고 말할 수 있다.

휴양과 스트레스

(1) 스트레스의 개념

생체에 심리적, 사회적, 물리 화학적인 어떠한 요인(스트레스)이 가해질 때 뇌하수체 부신피질계의 내분비 계통이 관여해서 일어나는 방어적 반응이 생긴 상태를 스트레스라고 한다. 한편 스트레스라고 해서 모두가 유해성을 띤 것이라고 말할 수가 없고 적당한 스트레스는 인간이 강하고 건강하게 살기 위해 필요한 저항력과 정신력을 키워주는 유익한 면도 있음을 인식할 필요가 있다.

(2) 물리적 스트레스와 영양

외부상처 치료와 수술시에는 생체의 회복에 필요한 새로운 에너지를 얻는 것과 상해 조직의 회복을 위해 단백질의 손실량이 크기 때문에 단백질을 충분히 섭취할 필요가 있다. 또한 일상생활에서 생긴 스트레스와 환경의 변화(기온, 온도 등)에 따른 스트레스는 단백질 대사를 항진시킨다.

(3) 심리적 스트레스와 영양

사람은 인간관계와 업무상의 실패 등에 의해 심리적, 사회적 스트레스를 받았을 때 기분은 우울해지고 식욕이 저하되는 등 섭식, 소화, 흡수를 포함한 영양대사가 저해받고 체중의 감소를 보이는 것은 일상생활에서 경험하는 일이다. 또한 심리적 스트레스를 받았을 때 그 욕구불만, 기분전환을 식사로 해결하려고 고식해서 비만이 되는 경우도 종종 있다.

(4) 스트레스와 영양소

스트레스에 지지 않기 위해서는 적당한 음식물 섭취로 영양상태를 유지하는게 필요하지만 특히 양질의 단백질과 비타민 C를 충분히 섭취할 필요가 있다.

① 단백질

스트레스가 강한 상태에서는 부신피질에서 분비되는 호르몬의 작용으로 단백질의 이화 작용이 항진되어 신체의 단백질이 소모된다. 이 때문에 단백질의 보급이 충분하면 할수록 스트레스에 대한 저항력이 강하고 또한 회복도 빠르다.

② 비타민 C

신체에 강한 스트레스가 가해지면 부신피질에서 아드레날린을 생성하고 부신피질에서 피질호르몬을 생성하지만 이때 비타민 C를 충분히 보충하는 것은 스트레스에 대한 저항력을 증진시켜 준다.

(5) 스트레스와 대응

인간은 본래 약간의 스트레스에는 견딜 수 있는 저항성, 유연성이 있으며 스트레스를 반복해서 경험함으로써 저항력도 늘게 된다. 그러므로 다소의 고통이나 근심 혹은 화가 나는 스트레스는 두려움 없이 적극적으로 처리해가는 것이 중요하다.

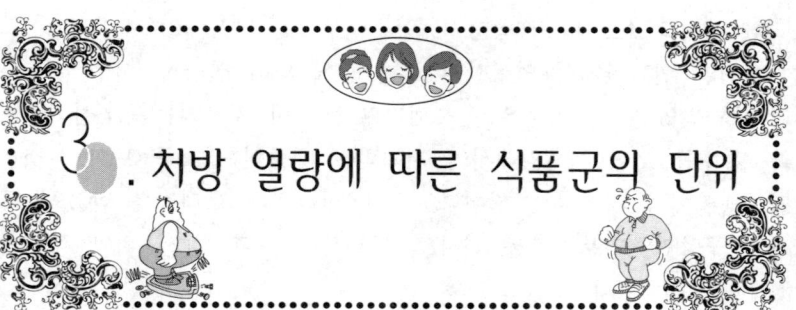

3. 처방 열량에 따른 식품군의 단위

식품교환표 (1단위 80칼로리의 눈대중)

당질		단백질		지방	비타민 무기질
표1	표2	표3	표4	표5	표6

1) 빠르고 간편한 아침식사(200~300kal/지방 10g 이하)

①	바나나	1/2개	50	②	미싯가루	5T.S	100
	우유	1컵	125		우유	1컵	125
	식빵	1쪽	100		토마토 1개 (250g)		50
			275				275
③	인절미	4개(50g)	100	④	야채죽		
	우유	1컵	125		쌀	30g	100
	귤	1개(中)	50		야채	70g	20
			275		김치	70g	20
					우유	1컵	125
							265
⑤	식빵	1쪽	100	⑥	바게트	5T.S	100
	달걀후라이	1	75		토마토 1개 (250g)		50
	식용유	2	18		우유	1컵	125
	오렌지쥬스 150ml		75				275
			268				
⑦	크림스프	30g	125	⑧	볶음밥		
	식빵	1쪽	100		쌀밥	70g	100
	딸기	200g	50		야채	70g	20
			275		햄	1쪽 40g	75
					식용유	5	45
					오렌지쥬스	$\frac{1}{2}$C	50
							290
⑨	바게트	3쪽	100				
	요플레	(딸기)	120				
	생오이	$\frac{2}{3}$개(100)	30				
			250				

2) 외식의 열량

현재 식당에서 판매되고 있는 식사이므로 체중조절을 하는 사람들은 열량에 따라 1, 1/2, 1/3, 1/4로 줄여서 선택한다.

[일식]

음식명	내용물	분량(g)	열량(kcal)	나트륨(mg)	콜레스테롤(mg)	비 고
생선초밥	전 복	7	9.46	33.6	9.8	
	장 어	15	32.55	9.75	30	
	문 어	10	7.4	21.1	9	
	새우(중하)	30	27	81	39	
	참 치	15	19.95	7.5	15	
	새 조 개	7	7.98	7	-	
	연 어 알	5	12.25	-		
	밥	160.	222			
	설 탕	6	23.22	22.08		
	식 초 물					
	냉이겨자					
	소 금	0.5		200		
합계			361.81	382.03	102.8	

※ 1인분 10개 250g 정도

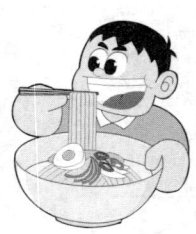

음식명	내용물	분량(g)	열량(kcal)	나트륨(mg)	콜레스테롤(mg)	비 고
대구매운탕	대 구	200	162	238	120	
	콩 나 물	50	19.5			
	쑥 갓	10	1.8			
	미 나 리	10	1.6			
	고춧가루	5	18.3			
	양 파	30	9.9			
	간 장	5	2	400		
	소 금	3		1,200		
	마 늘	2	2.86			
	참 기 름	1	8.83			
	밥 1공기	210	300.3	28.98		
합계			527.09	1,866.98	120	

음식명	내용물	분량(g)	열량(kcal)	나트륨(mg)	콜레스테롤(mg)	비 고
메밀국수	삶 은 면	350	462	7		
	외간장(국물)	15	6.3	885		
	미림(국물)	15	-			
	파(국물)	20	5.6			
	무즙, 김(국물)	약간				
합계			473.9	892		

※ 1인분 10개 300 g 정도

음식명	내용물	분량(g)	열량(kcal)	나트륨(mg)	콜레스테롤(mg)	비 고
김초밥	김 (1장)	2	-			
	밥 1공기	210	300.3	28.98		
	맛 살	15	13.65			
	달걀지단	10	17.6		47	
	오 이	15	1.8			
	우 엉	10	8.1			
	소 금	1		400		
	설 탕	6	23.22			
	식 초 물					
합계			364.67	428.98	47	

음식명	내용물	분량(g)	열량(kcal)	나트륨(mg)	콜레스테롤(mg)	비 고
유부초밥	유 부	40	155.2			
	간 장	7.5	3.15	600		
	설 탕	7	27.09			
	밥 1공기	210	300.3	28.98		
	설 탕	6	23.22			
	식 초 물					
	소 금	0.5		200		
합계			508.96	828.98		

※ 1인분 10개 300 g 정도

음식명	내용물	분량(g)	열량(kcal)	나트륨(mg)	콜레스테롤(mg)	비고
회덮밥	참치	100	133	50	50	
	상추	30	5.7			
	양배추	30	6.6			
	오이	20	2.4			
	무	30	9			
	참기름	2	17.66			
	밥 1공기	210	300.3	28.98		
	홍고추,풋고추,김	약간				
	고추장	20	27.2	800		
	설탕	4	15.48			
	물엿	5	17.55			
	고추가루	1	3.66			
	사이다	5	2			
	마늘	1	1.43			
	식초					
합계			541.98	878.98	50	

※ 맛을 내기 위해 참기름을 사용함.

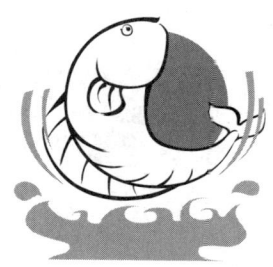

[양식]

음식명	내용물	분량(g)	열량(kcal)	나트륨(mg)	콜레스테롤(mg)	비 고
불고기버거	소고기(양지)	40	76	32.5	26	
	돼지고기(안심)	20	36.2		11	
	빵가루	5	18.6			
	양파	10	3.3			
	달걀	5	7.7		23.5	
	식용유	1	8.8			
	빵	65	201			
	양상추	10	1			
	마요네즈	6	39.3	54	12	
	소금	1		400		
합계			391.9	486.5	72.5	

※ 햄버거 patty를 만들 때 소고기는 우지도 섞기 때문에 양지로 계산함

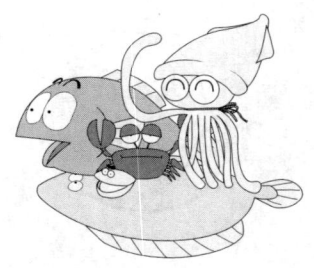

음식명	내용물	분량(g)	열량(kcal)	나트륨(mg)	콜레스테롤(mg)	비 고
통닭 (후라이드)	닭	930	1,738		1,034.9	
	감자전분	70	237.3			
	밀가루	28	98			
	식용유	110	968			
	소금	1		400		
합계			3,041.3	400	1,034.9	

※ 체인점 형태의 통닭집을 sample로 조사
※ 완성된 양 650g 정도
※ 닭 930g 중 실제 가식부는 790g
※ 식용유의 사용량을 정확하게 측정할 수 없어서 대한영양사회에서 펴낸 '단체급식조리'의 닭 튀김을 참고함.

음식명	내용물	분량(g)	열량(kcal)	나트륨(mg)	콜레스테롤(mg)	비 고
통닭 (양념) (양념소스)	닭	930	1,738		1,034.9	
	전 분	70	237.3			
	밀가루	28	98			
	식용유	110	968			
	소 금	1		400		
	물 엿	70	245.7			
	케 참	30	34.2	420		
	고추장	30	40.8	1,200		
	땅 콩	10	45			
	통 깨	약간				
합계			3,407	2,020	1,034.9	

※ 완성된 양 750g 정도

음식명	내용물	분량(g)	열량(kcal)	나트륨(mg)	콜레스테롤(mg)	비 고
오므라이스	밥	250	347.5	34.5		
	소고기(설도)	30	50.1		19.5	
	당근	20	7			
	피망	10	2.2			
	양파	30	9.9			
	케찹	25	28.5	350		
	달걀	50	77		235	
	식용유	20	176.6			
	소금	1		400		
합계			698.8	784.5	254.5	

음식명	내용물	분량(g)	열량(kcal)	나트륨(mg)	콜레스테롤(mg)	비 고
카레라이스	양파	50	16.5	-		
	돼지고기(안심)	40	72.4		22	
	감자	30	24			
	당근	20	7			
	샐러리	10	3.3			
	카레 가루	20	86.2			
	식용유	5	44.15			
	마늘, 후추	약간				
	소금	0.3		120		
	밥	250	347.5			
합계			601.05	120	22	

음식명	내용물	분량(g)	열량(kcal)	나트륨(mg)	콜레스테롤(mg)	비 고
피자 (소스)	밀가루	150	525			
	양송이	40	9.6			
	햄	30	61.2	330	12	
	피망	20	4.4			
	소고기(설도)	20	33.4		13	
	돼지고기(등심)	20	51.4		11	
	페파로니	10	-			
	모짜렐라치즈	120	336	317		
	버터	5	36.15	37.5	10.5	
	소금	1		400		
	케첩	15	4.95			
	양파	5	1.65			
	샐러리					
	오레가노,후추					
	소금	0.2		80		
	마늘	1	1.43			
합계			1,110.78	1,724.5	46.5	

※ Regular는 직경 9 inch 크기, 480 g 정도

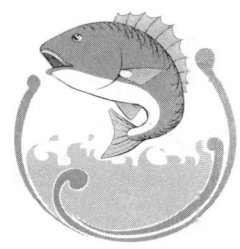

음식명	내용물	분량(g)	열량(kcal)	나트륨(mg)	콜레스테롤(mg)	비 고
포크커틀릿 (곁들인 채소) (채소 샐러드)	돼지고기(안심)	90	162		49.5	
	빵가루	10	37.2			
	달걀	15	23.4		70.5	
	밀가루	3	10.5			
	식용유	20	176.6			
	소금	0.3		120		
	밥	140	194.6	19.32		
	크림스프	150cc	125.7	576		
	브라운 소스		62	184	84	
	감자	50	40			
	식용유	5	44.15			
	브로콜리	20	5.6			
	당근	30	10.5			
	버터	3	21.69	22.5	6.3	
	오이	10	1.2			
	양배추,적채	60	13.2			
	마요네즈	6	39.3	54	12	
합계			967.64	975.82	222.3	

※ 곁들인 채소: 감자튀김, 당근
※ 크림스프 150cc : 인스턴트 크림스프가루 30g

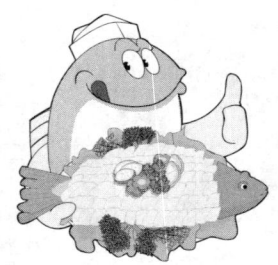

음식명	내용물	분량(g)	열량(kcal)	나트륨(mg)	콜레스테롤(mg)	비 고
정식	포크커틀릿	50	170.58	66	54.2	
	생선커틀릿	50	157.42	66	28.2	
	햄버거스테이크	70	122	66	64.05	
	튀김새우	15	37.02	47	24.2	
	곁들인채소		121.94	22.5	6.3	
	채소샐러드	70	53.7	54	12	
	크림스프	150cc	125.7	576		
	밥	140	194.6	19.32		
	브라운소스		62	814		
합계			1,044.96	1,100.82	188.95	

음식명	내용물	분량(g)	열량(kcal)	나트륨(mg)	콜레스테롤(mg)	비 고
생선커틀릿	소금	0.3		120		
	동태살	100	161.9			
	빵가루	10	37.2	65		
	달걀	15	23.1		70.5	
	밀가루	3	10.5			
	식용유	20	176.6			
	곁들인채소		121.94	22.5	6.3	
	채소샐러드		53.7	54	12	
	크림스프	150cc	125.7	576		
	밥	140	194.6	19.32		
	타르타르소스	1ts	40	54	12	
합계			945.24	910.82	100.8	

※ 1개에 30g 정도

음식명	내용물	분량(g)	열량(kcal)	나트륨(mg)	콜레스테롤(mg)	비 고
햄버거스테이크	소고기(설도)	120	200.4		78	
	돼지고기(안심)	30	54.3		16.5	
	빵가루	10	37.2	65		
	달걀	15	23.1		70.5	
	양파	30	9.9			
	식용유	2	17.66			
	채소샐러드	70	53.7	54	12	
	곁들인채소		121.94	22.5	6.3	
	크림스프	150cc	125.7	576		
	밥	140	194.6	19.32		
	브라운소스		62	184	84	
	소금	0.5		200		
합계			900.5	1,120.82	267.3	

※ 햄버거 patty는 180g 정도로 만듦

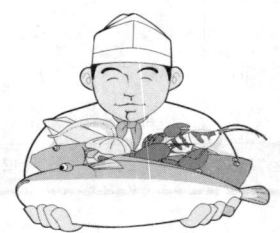

[분식]

음식명	내용물	분량(g)	열량(kcal)	나트륨(mg)	콜레스테롤(mg)	비 고
사골만두국 (만두)	소고기(양지)	20	38		13	
	참기름	2	17.66			
	마늘	1	1.43			
	사골		20	345	1.7	
	달걀지단	10	17.6	13	47	
	소금	3		1,200		
	밀가루	45	157.5			
	돼지고기(어깨등심)	20	5.14		13	
	두부	50	45.5			
	숙주	130	33.8			
	양파	20	6.6			
	간장	15	6.75	1,200		
	참기름	3	26.49			
	마늘	2	2.86			
합계			425.59	2,758	74.7	

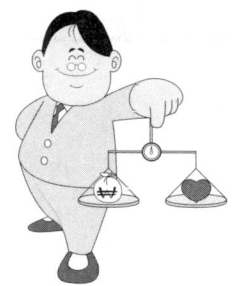

음식명	내용물	분량(g)	열량(kcal)	나트륨(mg)	콜레스테롤(mg)	비 고
칼국수 (사골국물)	삶은면	300	342			
	양지	30	57		19.5	
	애호박	30	8.7			
	참기름	3	26.49			
	사골국물		20	345	1.7	
	마늘	2	2.86			
	소금	4		1,600		
합계			457.05	1,945	21.2	

음식명	내용물	분량(g)	열량(kcal)	나트륨(mg)	콜레스테롤(mg)	비 고
수제비	밀가루	90	315			
	바지락살	30	20.4	111	10.8	
	애호박	30	8.7			
	감자	50	40			
	참기름	3	26.49			
	마늘	2	2.86			
	파					
	소금	4		1,600		
합계			413.45	1,711	10.8	

음식명	내용물	분량(g)	열량(kcal)	나트륨(mg)	콜레스테롤(mg)	비 고
고기만두 (1인분)	밀가루	45	157.5			
	무말랭이	35	52.5			
	돼지고기(어깨등심)	30	77.1		19.5	
	간장	15	6.75	1,200		
	대파	10	2.8			
	참기름	3	26.49			
	마늘	2	2.86			
	생강	약간				
	소금	0.3		120		
합계			326	1,320	19.5	

※ 1개에 180g 정도
※ 1인분에 10개

음식명	내용물	분량(g)	열량(kcal)	나트륨(mg)	콜레스테롤(mg)	비 고
돌냄비우동	삶은면	270	307.8			
	흰떡	30	68.4			
	어묵	50	80	520	15	
	튀김새우	10	19.43		13	
	맛살	5	4.55			
	밤	5	7.8			
	은행	5	8.25			
	달걀	50	77		235	
	말린대추	1개				
	마늘, 파	약간				
	소금	4		1,600		
합계			573.23	2,120	263	

음식명	내용물	분량(g)	열량(kcal)	나트륨(mg)	콜레스테롤(mg)	비 고
김밥 (1줄)	밥	140	194.6	19.32		
	시금치	30	9.3			
	맛살	15	13.65			
	단무지	15	2.55	426		
	당근	15	5.25			
	달걀지단	10	17.6		47	
	참기름	3	26.42			
	김	2				
	마늘	약간				
	소금	0.6		240		
합계			269.37	685.32	47	

※ 1줄에 200g 정도임

[한식]

음식명	내용물	분량(g)	열량(kcal)	나트륨(mg)	콜레스테롤(mg)	비 고
갈비탕	갈비	70	178.5	-	28	
	양지	30	57	-	19	
	당면	15	52.95	-		
	달걀지단	10	17.6	13	47	
	파, 마늘					
	소금	2		800		
	밥 1공기	210	300.3	28.98		
합계			606.35	841.98	94	

※ 국갈비 70g 중 20g은 뼈임. 실제 가식량은 50g임

음식명	내용물	분량(g)	열량(kcal)	나트륨(mg)	콜레스테롤(mg)	비 고
설렁탕	양지	50	95	345	32.5	
	사골		20		1.7	
	마른당면	15	52.95			
	마늘	1	1.43			
	파	약간				
	소금	2		800		
	밥 1공기	210	300.3	28.98		
합계			469.68	1,173.98	34.2	

음식명	내용물	분량(g)	열량(kcal)	나트륨(mg)	콜레스테롤(mg)	비 고
삼계탕	영계	400	748		445.4	
	찹쌀	30	103.2			
	마늘	2	2.86			
	대추, 미삼					
	삶은 국수	40	50.55	48		
합계			904.61	48	445.4	

※ 보통 영계는 350 g ~ 400 g 사이이며 본 자료는 영계 400 g 짜리를 기준으로 폐기물을 15%로 계산했음.
※ 닭 100 g당 각 부위별 평균치인 220 kcal로 계산
※ 가식부는 340 g 임.
※ 실제 식탁에서 섭취되는 나트륨치는 1,600 mg 이상임.

음식명	내용물	분량(g)	열량(kcal)	나트륨(mg)	콜레스테롤(mg)	비 고
진곰탕	양지	50	95		32.5	
	사골		20	345	1.7	
	삶은국수사리	90	100	108		
	파, 마늘					
	소금	2		800		
	밥 1공기	210	300.3	28.98		
합계			515.3	1,281.98	34.2	

음식명	내용물	분량(g)	열량(kcal)	나트륨(mg)	콜레스테롤(mg)	비 고
전복죽	쌀	50	183			
	전복	25	19.25	120	35	
	참기름	8	70.64			
	깨소금	약간				
	소금	2		800		
합계			272.89	920	35	

※ 물 3컵 사용

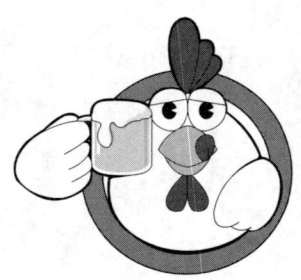

음식명	내용물	분량(g)	열량(kcal)	나트륨(mg)	콜레스테롤(mg)	비 고
회냉면	함흥냉면(생것)	150	354			
	홍어	50	44	-		
	무	30	9	111		
	배	10	4.8	-		
	설탕	4	15.48	-		
	물엿	5	17.55			
	고추가루	3	10.98			
	소금	3				
	생강약간			1,200		
	달걀	25	38.5		117.5	
	참기름	2	17.66			
	마늘	1	1.43			
합계			513.4	1,311	117.5	

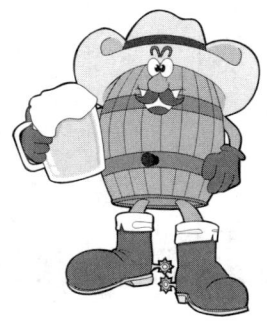

음식명	내용물	분량(g)	열량(kcal)	나트륨(mg)	콜레스테롤(mg)	비 고
비빔냉면	함흥냉면(생것)	150	354	-		
	무김치	30	9	240		
	양지	30	57	-	19	
	오이	20	2.4			
	마늘	1	1.43			
	고추장	20	27.2	800		
	물엿	5	17.55	-		
	설탕	4	15.48	-		
	고추가루	1	3.66			
	사이다	5	2			
	달걀	25	38.5	32.5	117.5	
	참기름	2	17.66			
합계			545.88	1,072.5	136.5	

음식명	내용물	분량(g)	열량(kcal)	나트륨(mg)	콜레스테롤(mg)	비 고
물냉면	함흥냉면(생것)	150	354	-		
	무김치	30	9	240		
	양지	30	57	-	19	
	달걀	25	38.5	32.5	117.5	
	오이	20	2.4			
	마늘	1	1.43			
	겨자, 식초					
	소금	4		1,600		
합계			462.33	1,872.5	136.5	

음식명	내용물	분량(g)	열량(kcal)	나트륨(mg)	콜레스테롤(mg)	비 고
갈비구이	소갈비	170	499.8		77	
	양파	30	9.9	1.8		
	간장	15	6.3	1,200		
	설탕	5	19.35			
	참기름	3	26.49			
	배	30	14.4			
	마늘	3	4.29			
합계			580.53	1,201.8	77	

※ 소갈비는 170 g 중 가식량은 140 g
※ 1인분에 양념 재서 250 g 정도

음식명	내용물	분량(g)	열량(kcal)	나트륨(mg)	콜레스테롤(mg)	비 고
육개장	양지	50	95		32.5	
	고사리	30	5.7			
	대파	30	8.4			
	달걀	20	30.8	26	94	
	고추가루	3	10.98			
	식용유	5	44.15			
	마늘	2	2.86			
	소금	2		800		
	밥 1공기	210	300.3	28.98		
합계			498.19	854.98	126.4	

음식명	내용물	분량(g)	열량(kcal)	나트륨(mg)	콜레스테롤(mg)	비 고
순두부백반	순두부	200	80			
	돼지고기(어깨등심)	20	51.4	-	13	
	바지락	5	3.4	18.5	1.8	
	달걀	50	77	65	235	
	식용유	5	44.15			
	고추가루	3	10.98			
	마늘	2	2.86			
	참기름	1				
	소금	1.5	8.83	600		
	밥 1공기	210	300.3	28.98		
합계			578.92	712.48	249.8	

음식명	내용물	분량(g)	열량(kcal)	나트륨(mg)	콜레스테롤(mg)	비 고
김치찌개	김치	100	32	524.4		
	돼지고기(등심)	30	82.5	16.5	16.5	
	두부	50	45.5	-		
	양파	30	9.9	1.8		
	참기름	1	8.83			
	소금	1.5		600		
	파 약간					
	밥 1공기	210	300.3	28.98		
합계			479.03	1,171.68	16.5	

음식명	내용물	분량(g)	열량(kcal)	나트륨(mg)	콜레스테롤(mg)	비 고
보 쌈	돼지고기(사태)	350	920.5	-	210	
	배추	200	26			
	무	300	90			
	생굴	30	26.1	81	15	
	쪽파	30	7.2			
	고구마	30	30			
	고추가루	10	36.6			
	참기름	3	26.49			
	통깨	1	6.18			
	마늘	10	14.3			
	생강	약간				
	소금	6		2,400		
합계			1,183.37	2,481	225	

※ 주문량이기 때문에 실제 1인분의 양은 줄어들 수 있으며 Serving시 새우젓도 같이 제공되기 때문에 나트륨치는 더 올라갈 수 있음.

음식명	내용물	분량(g)	열량(kcal)	나트륨(mg)	콜레스테롤(mg)	비 고
녹 두 전	녹두	50	152.5			
	밀가루	10	35			
	김치	50	16	262.2		
	숙주	30	7.8			
	돼지고기(어깨등심)	20	51.4		13	
	참기름	1	8.83			
	식용유	5	44.15			
	소금	0.3	-	120		
합계			315.68	382.2	13	

음식명	내용물	분량(g)	열량(kcal)	나트륨(mg)	콜레스테롤(mg)	비 고
김치전	밀가루	50	175			
	김치	70	22.4	367.08		
	양파	20	6.6			
	달걀	15	23.1	19.5	70.5	
	식용유	5	44.15			
	소금	0.2		80		
합계			271.25	466.58	70.5	

음식명	내용물	분량(g)	열량(kcal)	나트륨(mg)	콜레스테롤(mg)	비 고
비빔밥	콩나물	50	19.5			
	시금치	50	15.5			
	고사리	20	3.8			
	당근	30	10.5			
	참기름	3	26.49			
	소고기(설도)	30	50.1		19.5	
	고추장	20	27.2	800		
	설탕	2	7.74			
	식용유	5	44.15			
	달걀	50	77	65	235	
	파, 마늘	약간				
	밥 1공기	210	300.3	28.98		
합계			582.28	893.98	254.5	

음식명	내용물	분량(g)	열량(kcal)	나트륨(mg)	콜레스테롤(mg)	비 고
생등심구이	등심(한우) (1인분)	200	294		140	
합계			294		140	

※ 생등심구이는 소금기름 및 쌈장과 같이 먹기 때문에 실제 섭취되는 나트륨량은 높다고 봄.

음식명	내용물	분량(g)	열량(kcal)	나트륨(mg)	콜레스테롤(mg)	비 고
불낙전골 (1인분)	낙지	70	37.8	181.3	63	
	불고기	40	50.12	153.89	15	
	삶은 국수	50	57	60		
	콩나물	30	11.7			
	호박	30	8.7			
	두부	20	18.2			
	쑥갓	10	1.8			
	미나리	10	1.6			
	풋고추	5				
	고추가루	5	18.3			
	참기름	3	26.49			
	소금	2		800		
	밥 1공기	210	300.3	28.98		
합계			532.01	1,224.17	78	

※ 낙지 콜레스테롤 분석치는 없어서 문어와 같은 수치로 계산함.

음식명	내용물	분량(g)	열량(kcal)	나트륨(mg)	콜레스테롤(mg)	비 고
된장찌개	감자	30	24			
	호박	30	8.7			
	두부	50	45.5			
	바지락(3개)	5	3.4	18.5	1.8	
	된장	20	25.6	800		
	마늘	2	2.86			
	풋고추, 파	약간				
	밥 1공기	210	300.3	28.98		
합계			410.36	847.48	1.8	

음식명	내용물	분량(g)	열량(kcal)	나트륨(mg)	콜레스테롤(mg)	비 고
불고기 1인분	소고기(설도)	140	233.8		91	
	간장	12	5.04	960		
	설탕	5	19.35			
	배	30	14.4			
	양파	30	9.9	1.8		
	참기름	3	26.49			
	마늘	3	4.29			
	후추가루	약간				
합계			313.27	961.8	91	

※ 정육점에서 불고기감으로 설도 및 채끝살을 쓰고 있는데 여기서는 설도로 계산함.
※ 불고기 1인분은 대중음식점에서 통용되는 양이 200g인데 양념 잴 때 물을 넣기 때문에 실제 고기는 140g 정도가 됨.

[중식]

음식명	내용물	분량(g)	열량(kcal)	나트륨(mg)	콜레스테롤(mg)	비 고
자장면	삶은면	300	342	1,200	13	
	양배추	50	11			
	돼지고기(어깨등심)	20	51.4			
	양파	50	16.5			
	호박	30	4.5			
	설탕	1	3.87			
	춘장	30	47.1			
	쇼트닝	20	176.8			
	오이	10	1.2			
	녹말가루	5	16.95			
	마늘	2	2.86			
	생강, 파	약간				
합계			674.18	1,200	13	

※ 자장면 만들 때 쇼트닝을 사용하므로 포화지방 함량이 많아짐.

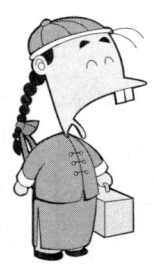

음식명	내용물	분량(g)	열량(kcal)	나트륨(mg)	콜레스테롤(mg)	비 고
짬뽕	삶은면	300	342	-		
	양배추	30	6.6			
	물오징어	50	47.5	90.5	150	
	바지락살(3개)	5	3.4	18.5	1.8	
	양파	50	16.5			
	당근	10	3.5			
	호박	30	4.5			
	고추가루	3	10.98			
	식용유	10	88.3			
	마늘	2	2.86			
	소금	4		1,600		
합계			526.14	1,709	151.8	

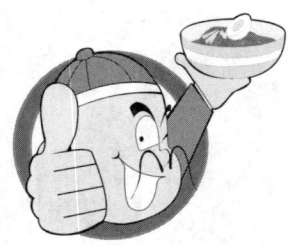

음식명	내용물	분량(g)	열량(kcal)	나트륨(mg)	콜레스테롤(mg)	비 고
탕수육 (소스)	돼지고기(어깨등심)	300	771		195	
	달걀노른자	20	71.6		260	
	녹말가루	80	271.2			
	마늘	3	4.29			
	생강, 후추	약간				
	식용유	70	618.1			
	소금	2		800		
	설탕	32	123.84			
	간장	17	7.14	680		
	녹말	20	67.8			
	오이	30	3.6			
	당근	30	10.5			
	양파	50	16.5			
합계			1,965.57	1,480	455	

※ 식용유 사용량에 대한 정확한 자료가 없어 사용전의 식용유량과 사용후의 식용유량을 비교해서 계산한 것임.
※ 주문제공량이므로 실제 1인분량은 줄어들 수 있음.

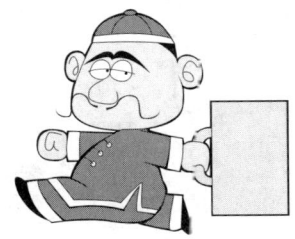

음식명	내용물	분량(g)	열량(kcal)	나트륨(mg)	콜레스테롤(mg)	비 고
볶음밥 (중국식) (자장소스)	밥	250	347.5	34.5		
	돼지고기(안심)	20	36.2		11	
	양파	30	9.9			
	당근	20	7			
	대파	10	2.8			
	달걀	50	77		235	
	식용유	20	176.6			
	춘장	10	15.7	400	0.6	
	쇼트닝	5	44.2			
	녹말	2	6.78			
	양파	15	4.95			
	호박	10	1.5			
	소금	1		400		
합계			730.13	834.5	246.6	

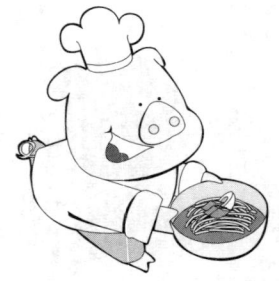

명절음식과 열량

[설날]

음식명	제 공 량	열 량(kcal)
떡국	흰떡 150 g, 쇠고기	400
닭찜	80 g 내외	240
누름적	100 g 내외	150
전유어	50 g	110
절편	50 g	100
식혜	200 cc	90

[추석]

음식명	제 공 량	열 량(kcal)
토란국	토란 70 g, 쇠고기	100
갈비찜	150 g 정도	440
산적	60 g 정도	120
전유어	50 g 정도	110
삼색나물	100 g 정도	70
송편	50 g (2개)	130(깨)
		120(동부)

기타 가공식품의 열량

유제품	포장단위 각 1개(g)	열 량(kcal)
요플레(딸기)	110	120
꼬모(딸기)	110	115
요델리퀸(딸기)	110	100
다농(딸기)	110	115
비피더스(딸기)	110	85
요델리퀸(플레인)	110	100
바이오거트(딸기)	100	100
바이오거트(플레인)	100	95
한국요쿠르트	65	80
불가리스	150	150
파스퇴르 요쿠르트	150	87
덴마크 요쿠르트	180	69

※ 대부분의 유제품은 과즙, 과실시럽, 설탕 등이 함유되어 있으므로 사용할 때 주의를 요한다.

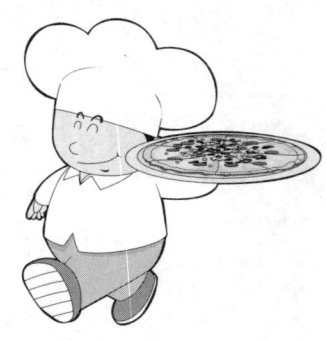

과 자 류	포장단위 1 봉지(g)	열 량(kcal)
초코빼빼로	40	175
아몬드빼빼로	45	240
더브러	121	335
에이스	154	810
양파링	95	470
새우깡	85	440
포테이토칩	55	310
쌀로본	192	925
쌀로랑	125	600
초코파이	38	160
밀크카라멜	57	220
조리퐁	90	370
버터링	80	430
다이제스티브		
(일반)	149	425
(초코)	178	580
쌀로별	80	425
고래밥		
(볶음양념맛)	55	70
(불고기맛)	55	75
컨츄리콘	80	400
홈런볼	50	250
카라멜콘과 땅콩	85	420
후레쉬베리	40	180

음 료 수	포장단위 1캔(ml)	열 량(kcal)
코카콜라	250	100
펩시콜라	250	100
라이트콜라	250	30
킨사이다	250	120
칠성사이다	250	100
데미소다(사과)	250	100
환타(오렌지)	250	120
환타(포도)	250	160
전원메론	250	100
미에로화이바	100	50
탄산미에로화이바	100	30
크리미	250	125
밀키스	250	150
스프라이트	250	75
게토레이(레몬맛)	250	80
포카리스웨트	250	60
하이칼스	250	95
이오니카	250	60
아쿠아리스	250	40
마하7	250	60
미에로화이바베타	100	30
화이브미니	100	40

※ 대부분의 청량음료는 설탕 및 과당을 함유하고 있으므로 당뇨병인 경우 사용에 주의를 요한다.

술	알코올 농도(%)	1병 용량(cc)	1병 열량(kcal)	1회 용량(cc)	열량(kcal)
고 량 주	40	250	690	50	140
소 주	25	360	630	50	90
이 강 주	25	750	1,310	50	90
문 배 주	40	700	1,960	50	140
안동 소주	45	400	1,260	50	160
청 주	16	300	390	50	65
막 걸 리	6	750	410	200	110
맥 주	4	500	240	200	95
생 맥 주	4	500	190	500	185
샴 페 인	6	640	280	150	65
위 스 키	40	360	1,000	40	110
백포도주	12	700	650	150	140
적포도주	12	700	590	150	125

※ 술은 영양소는 없으나 열량을 내기 때문에 일반적으로 당뇨병 환자에게 금하고 있다. 부득이한 경우에도 1~2주에 2번 이상은 술을 마시지 않는 것이 좋으며 한 번의 기준은 소주 1잔(50 cc)이다.

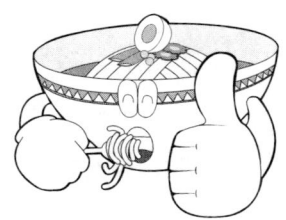

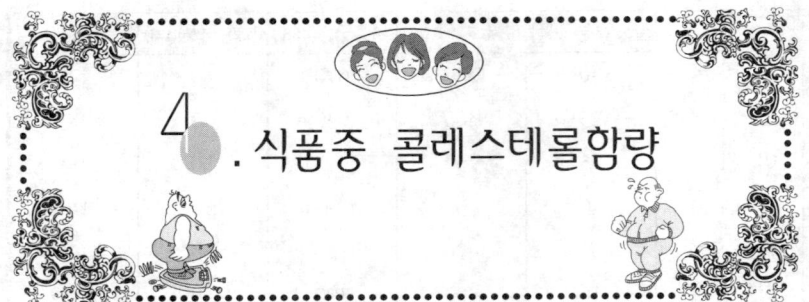

4. 식품중 콜레스테롤함량

1) 빵류

음 식	콜레스테롤(mg/100g)	지방(g/100g)
카스테라	257.6	8.5
롤케이크	132.6	16.5
생크림케이크	116.8	23.1
슈크림	97.3	3.4
머핀(전유로 만든 것)	93.2	12.0
파운드 케이크	88.9	22.8
푸딩	70.2	5.4
꽈배기	67.0	-
도우넛	52.1	26.0
패스트리	46.0	21.9
팥도우넛	28.9	15.3
파이	27.9	17.2
피자(냉동)	27.0	6.8
햄버거	26.5	13.1
곰보빵	26.5	13.2
피자	26.4	11.9

음 식	콜레스테롤(mg/100g)	지방(g/100g)
고르케	26.0	18.2
식빵	14.9	5.8
팥빵	4.4	6.1

2) 스낵류

음 식	콜레스테롤(mg/100g)	지방(g/100g)
쿠키	71.4	27.5
비스켓	17.6	12.9
초코렛	14.2	36.9
밀크카라멜	8.5	10.7
웨하스	5.5	26.9
팝콘	2.0	22.8

3) 유지류, 종실류 및 그 가공품

음 식	콜레스테롤(mg/100g)	지방(g/100g)
돼지기름	93.2	100.0
쇠고기	92.0	99.8
쇼트닝	34.2	100.0
야자유	1.8	-
팜유	1.6	100.0
대두유	ND	100.0
채종유	ND	100.0
고추씨유	ND	-
마가린(식물성)	ND	81.4
땅콩버터	ND	51.2
프림	ND	34.4

4) 육류 및 그 가공품

음 식	콜레스테롤(mg/100g)	지방(g/100g)
쇠고기(머리골)	2247.5	8.2
돼지고기(허파)	438.6	2.7
돼지고기(간장)	304.1	3.9
닭고기(근위)	275.4	2.1
쇠고기(간장)	247.2	4.6
쇠고기(천엽)	215.0	0.7
쇠고기(소장)	173.7	11.3
쇠고기(양)	163.9	2.0
쇠고기(육포)	161.1	8.2
돼지고기(심장)	138.5	4.6
개구리고기	122.3	0.4
닭고기(구운것)	120.0	12.6
쇠고기(심장)	117.7	4.2
토끼고기	99.5	4.9
닭고기(넙적다리)	97.9	3.9
닭고기(오골계)	97.8	6.1
꿩고기(숫컷)	93.9	0.8
오리고기	88.7	6.0
닭고기(가슴)	77.6	1.2
쇠고기(정육)	74.8	4.7
닭고기(살코기)	72.6	10.4
베이컨	71.2	25.5
칠면조고기	68.3	6.5
돼지고기(정육)	65.2	16.1
쇠고기(한우, 등심)	64.2	6.8

음 식	콜레스테롤(mg/100g)	지방(g/100g)
소혀	61.0	14.5
쇠고기(수입우, 등심)	60.4	12.3
돼지고기(목살)	59.7	-
소세지	55.3	21.9
돼지고기(삼겹살)	54.8	28.4
쇠고기(수입우, 우둔)	52.9	4.6
양고기(살코기)	52.9	8.0
쇠고기(수입우, 사태)	52.5	4.7
쇠고기(수입우, 양지)	52.5	6.6
쇠고기(한우, 양지)	50.9	9.2
햄	49.9	4.2
쇠고기(한우, 안심)	49.1	8.0
쇠고기(한우, 사태)	48.7	3.4
쇠고기(한우, 우둔)	47.2	4.7
쇠고기(한우, 홍두깨)	45.5	6.7
개고기	44.4	20.0
선지	34.1	0.5
쇠고기(수입우, 홍두깨)	32.4	6.9
돈까스(냉동)	25.6	18.2
미트볼(냉동)	24.2	-

5) 난류 Eggs

음 식	콜레스테롤(mg/100g)	지방(g/100g)
메추리알(난황)	1668.8	-
오리알(난황)	1348.3	-
계란(난황)	1280.7	29.7
오리알(전란)	630.9	14.0
메추리알(전란)	602.9	12.1
계란(전란)	475.1	11.0
메추리알(난백)	ND	-
계란(난백)	ND	ND
오리알(난백)	ND	-

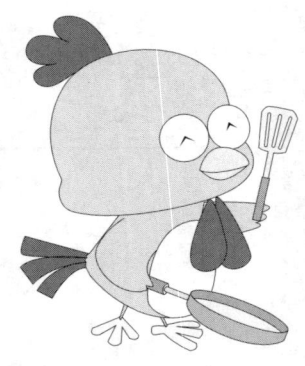

6) 우유 및 유제품

음 식	콜레스테롤(mg/100g)	지방(g/100g)
버터	260.9	84.5
고지방크림	107.9	45.0
분유, 전지분유	89.7	27.0
치즈분말(치즈 100%)	83.9	-
치즈(어린이용)	81.8	27.8
체다치즈	75.2	24.2
피자치즈	72.7	-
분유, 조제분유	46.7	24.4
아이스크림	46.6	12.0
연유, 가당	27.6	8.1
탈지분유	20.2	1.0
이유식	17.3	-
우유	10.9	3.2
우유(어린이용)	9.6	2.9
요구르트, 호상, 딸기	8.0	2.7
저지방우유	1.6	1.5
요구르트, 드링크	trace	0.1

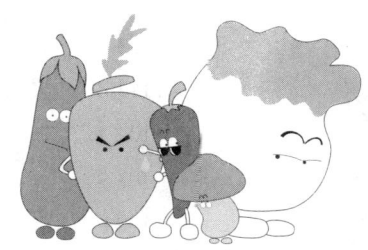

7) 어류 및 그 가공품

음 식	콜레스테롤(mg/100g)	지방(g/100g)
뱅어포	833.8	11.0
대구포	562.9	0.7
멸치(저건품, 잔멸치)	557.2	5.3
멸치(저건품, 중멸치)	494.3	4.9
멸치(저건품, 큰멸치)	417.7	7.3
명태알	387.1	1.5
날치알	377.8	2.2
연어알	346.3	13.6
대구냉장(생)	299.8	2.3
북어	297.4	3.4
캐비어	258.4	-
바다장어	256.2	19.3
양미리(반건조)	248.6	8.5
명태, 노가리(건)	235.1	3.2
민물장어	218.3	20.4
쥐취포	201.4	2.3
빙어(생)	200.7	5.7
연어(훈제품)	176.8	7.7
미꾸라지	164.1	4.2
가자미	134.9	3.7
송사리(생)	128.8	-
뱅어(생)	112.8	1.0
멸치(생)	107.4	4.1
도루묵(생)	102.9	6.6
번데기(통조림)	100.0	6.7

음 식	콜레스테롤(mg/100g)	지방(g/100g)
광어(생)	93.9	1.8
우럭	93.7	1.1
박대(반건조)	93.0	1.4
볼락(생)	91.8	3.9
청어	91.6	19.0
붕어	90.6	1.7
방어	89.1	6.6
가오리	88.4	1.0
명태	87.6	1.5
조기	87.1	6.2
갈치	83.7	7.5
삼치	82.8	10.6
참치	82.4	1.8
고등어	81.9	20.8
임연수어	81.0	13.1
전갱이(아지)	78.0	7.4
대구(생)	77.4	1.1
가물치(생)	73.7	1.6
삼수기	73.6	2.0
숭어(생)	73.2	3.5
민어	73.1	3.0
잉어	73.0	4.3
정어리(생)	71.9	9.1
병어	70.9	11.1
도미	68.6	1.6

음 식	콜레스테롤(mg/100g)	지방(g/100g)
학꽁치(생)	68.4	7.8
향어	67.5	7.3
적어(생)	67.0	2.1
도다리(생)	66.7	2.7
금눈돔	66.5	-
메기	64.1	10.2
꽁치	63.7	19.4
꽁치(통조림)	60.8	18.8
연어	60.2	8.1
복어	57.6	0.6
참치(통조림)	54.5	16.5
바가사리	54.3	8.8
농어(생)	54.2	5.1
아귀	54.0	0.5
서대(생)	49.5	1.2
정어리(통조림)	47.1	5.9
고등어(염장품)	46.7	18.1
고등어(통조림)	46.2	9.9
전어(생)	31.0	14.4
어묵(찜)	21.4	0.7
혼합어육 소시지	13.9	6.9
어묵(튀김)	13.5	2.3

8) 어패류

음 식	콜레스테롤(mg/100g)	지방(g/100g)
꼴뚜기(저건품)	1201.0	9.9
오징어(건, 다리)	1106.0	-
오징어(말린 것)	846.7	6.2
오징어(건, 몸통, 껍질 포함)	678.8	-
잔새우(말린 것)	620.4	3.4
오징어(건, 몸통, 껍질제거)	607.4	-
문어(건)	549.3	3.1
한치(생)	501.1	1.8
오징어(구운것, 다리)	439.1	1.2
보리새우(건)	397.0	0.7
오징어(구운것, 몸통)	395.4	1.2
오징어채(건)	384.5	3.7
두절새우(건)	379.6	6.9
오징어(훈제품)	336.1	1.6
새우(중하)	296.1	0.9
꼴뚜기	241.1	1.6
오징어(생것)	228.3	1.0
갑오징어	180.4	0.9
새우(대하, 생)	158.8	0.6
전복	135.9	0.7
문어	127.8	1.0
골뱅이	113.9	0.7
새우(소하, 중)	112.0	0.8
바다소라	106.3	0.8
꽃게	104.6	5.0

낙지	103.8	0.5
석굴	95.2	1.2
재치조개	90.9	2.0
바닷가재	76.4	1.2
맛조개	75.2	1.0
참굴(양식산)	74.0	2.2
멍게	66.8	1.7
바지락(양식산)	66.0	1.1
새꼬막	53.4	1.5
모시조개	52.9	0.7
홍합	49.1	1.7
대합	47.5	1.2
조개살(생)	42.7	1.2
가리비 패주	24.7	1.0
새우 튀김(냉동)	41.8	0.4
미더덕	20.8	0.3
해파리	9.7	0.2
해삼	trace	0.1

9) 젓갈류

음 식	콜레스테롤(mg/100g)	지방(g/100g)
명란젓	350.4	2.6
꼴뚜기젓	239.3	1.8
오징어젓	177.6	2.3
명태, 창란젓	165.0	2.2
새우젓	138.5	0.9
밴댕이젓	132.7	11.7
아가미젓	132.4	-
멸치젓	108.8	5.92
굴, 어리굴젓	54.1	3.6
조개젓	44.1	1.1
멸치액젓	trace	-

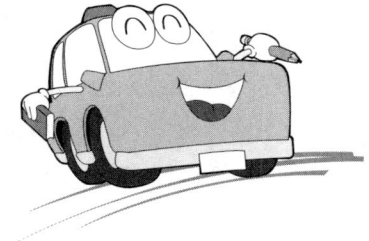

```
판 권
본 사
소 유
```

비만·군살 클리닉

2012년 5월 20일 인쇄
2012년 5월 30일 발행

지은이 | 황 종 찬
펴낸이 | 최 상 일
펴낸곳 | 태 을 출 판 사
서울특별시 중구 신당6동 52-107(동아빌딩내)
등 록 | 1973 1.10(제4-10호)

ⓒ2009. TAE-EUL publishing Co.,printed in Korea
※잘못된 책은 구입하신 곳에서 교환해 드립니다

■ 주문 및 연락처
우편번호 100-456
서울 특별시 중구 신당 6동 제52-107호(동아빌딩내)
전화: 2237-5577 팩스: 2233-6166

ISBN 89-493-0392-2   13510